U0386537

范冠杰简介

范冠杰，1964 年出生，河南洛阳伊川县人。

1987 年毕业于河南中医学院（现河南中医药大学）中医系，获学士学位。1998 年毕业于北京中医药大学，获中医内科学博士学位。2001 年广州中医药大学博士后出站，获博士后证书。长期致力于中医内科学的临床、教学及科研工作。

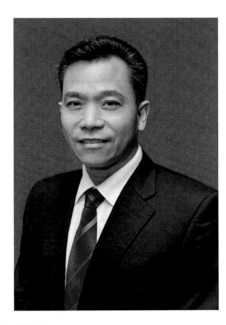

在硕士、博士、博士后期间，先后师承"国医大师"吕仁和教授、王永炎院士、熊曼琪教授。学术思想承继于施今墨、秦伯未、祝谌予等中医大家。

2002 年入选广西"十百千人才工程"人才，2003 年获"广西名中医"称号。2005 年到广东省中医院工作以来，先后荣获"羊城好医生""广东好医生"等称号。

现为广州中医药大学教授，博士生导师，国家优秀中医临床人才指导教授，国家中医药管理局重点专科中医糖尿病学科带头人，广东省中医院大内分泌科主任。"动-定序贯范氏八法"中医原创理论创始人。

历任中华中医药学会糖尿病分会副主任委员；世界中医药学会联合会糖尿病分会副会长；广东省中医药学会内分泌专业委员会主任委员；广东省医学会糖尿病学分会副主任委员；广东省医师协会内分泌科医师分会副主任委员；广东省健康管理学会代谢与内分泌专业委员会副主任委员。

兼任 Diabetes Care 中文版、《广州中医药大学学报》等杂志编委；"十二五"普通高等教育本科国家级规划教材及中医执业医师考试指定教材《中西医结合内科学》副主编。

先后主持国家科技支撑计划、国家中医药行业专项等国家、省部级科研项目近 20 项，发表论文 80 余篇，主编专著 10 余部，获国家发明专利 1 项，实用新型专利 2 项。

魏华简介

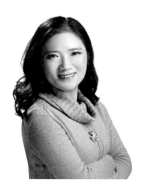

　　魏华，女，汉族，主任中医师，研究生导师。现任广东省中医院总院内分泌科主任，全国名老中医药专家首批国医大师路志正学术经验继承人，广东省"千百十人才工程培养计划"师承岭南名中医内分泌专家范冠杰教授，2017年1月至今师承当代中医脉学家李树森老师学习长桑君脉法。兼任中华中医药学会长桑君脉法传承与创新发展国际论坛专委会副主任委员，世界中医药联合会脉学研究分会常务理事，中国民族医药学会慢病管理分会副会长，广东省中西医结合学会慢性病管理委员会副主任委员，广东省中医及中西医结合消渴病专委会、广东省中西医结合学会代谢病专委会、心理睡眠专委会、广东省健康管理学会甲状腺病学专委会、代谢与内分泌学专委会、广东省女医师协会糖尿病专委会常委等职。

　　长期从事内分泌代谢病学中西医临床、教学与研究工作，在中医、中西医结合诊治内分泌疾病尤其是糖尿病、甲状腺病及其并发症、肾上腺病、下丘脑垂体病等方面，具有丰富的临床经验和独到的诊治特色，能灵活运用路志正国医大师中医湿病学说思想和动-定序贯范氏八法理论及李氏长桑君脉学精准诊病技能等，临证每每收效显著。主持及参与相关课题研究项目50余项，主编和参编专著及教材30余部，在国家级、省级杂志上发表相关论文80余篇等。

唐咸玉简介

　　唐咸玉，男，副主任医师，临床医学博士，硕士研究生导师，广东省中医院二沙岛医院内分泌科主任。现任广东省中西医结合学会内分泌专业委员会常务委员，广东省医师协会内分泌科医师分会委员，世界中医药学会联合会糖尿病专业委员会理事，广东省中西医结合学会肥胖与体重管理专业委员会委员。擅长中西医诊治糖尿病及其并发症、甲状腺疾病、痛风、骨质疏松症等内分泌代谢性疾病；在中医辨治超重/肥胖2型糖尿病方面积累了较丰富的实践经验和体会。主持广东省自然科学基金及广东省中医药管理局课题1项，参与国家科技支撑计划课题等多项课题研究，发表论文30余篇，主编著作1部，副主编2部，参编教材《中西医结合内科学》内分泌学部分；参与行业标准《糖尿病足中医诊疗标准》的制定。

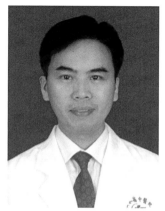

哲 学 中 医

——"动-定序贯范氏八法"与中医临床思维

范冠杰　魏　华　唐咸玉　主编

科学出版社

北　京

内 容 简 介

范冠杰教授首次提出"动-定序贯范氏八法"理论体系及其临床应用的展示，深刻把握中医发展的哲学脉络，清晰梳理中医思维发展的内在规律特点。其核心学术思想——动-定序贯理论全面接纳了中西方重要哲学观念，创新中医临床理论，其理论融合中医学的动态观与象思维，借鉴了"十四纲辨证"与"药对"，提出了"药串"，形成了核心病机-证素-药串一体化的辨证模式。其内涵主要包括以"核心病机"为靶点，以"证素"为辨证的基础和规范，以"药串"动态组合为组方思路，针对动态变化的证（核心病机）进行有序连贯的治疗。上中篇主要介绍"动-定序贯八法"的理论基础，下篇对"动-定序贯八法"的临床运用进行了分析举例，不仅运用于内分泌代谢性疾病的中医临床，更对一些内科杂病的诊治有明显的疗效，对推广中医药治疗起到了辐射作用。"动-定序贯八法"理论既是对中医学的恒动观和整体观的创新继承，又是对中医学辨证论治内在规律更深层次的精准诠释，丰富了近现代中医思维的哲学认知内涵，是把看似深奥的哲学理论具体可视化地运用于临床实践，将中医独特的疗效和优势更淋漓尽致地发挥出来。

本书适用于中医临床、科研读者。

图书在版编目（CIP）数据

哲学中医："动-定序贯范氏八法"与中医临床思维 / 范冠杰，魏华，唐咸玉主编. —北京：科学出版社，2020.3

ISBN 978-7-03-063571-6

Ⅰ. ①哲… Ⅱ. ①范… ②魏… ③唐… Ⅲ. ①中医临床-研究 Ⅳ. ①R24

中国版本图书馆 CIP 数据核字（2019）第 273478 号

责任编辑：郭海燕 王立红 / 责任校对：王晓茜
责任印制：赵 博 / 封面设计：北京图阅盛世文化传媒有限公司

科学出版社 出版
北京东黄城根北街 16 号
邮政编码：100717
http://www.sciencep.com
三河市春园印刷有限公司印刷
科学出版社发行 各地新华书店经销

*

2020 年 3 月第 一 版 开本：787×1092 1/16
2024 年 10 月第八次印刷 印张：22 1/4 插页：1
字数：542 000
定价：**118.00** 元
（如有印装质量问题，我社负责调换）

哲学中医

吕仁和题

本书编委会

主　编　范冠杰　魏　华　唐咸玉

副主编　张　鹏　黄皓月　符　宇　卢绮韵　谢雯雯

编　者（按姓氏笔画顺序）

王一婷　卢绮韵　刘振杰　孙　璐　孙晓泽

李秀铭　吴明慧　吴露露　何　柳　何嘉莉

邹冬吟　宋　薇　张　园　张　鹏　张锦明

林玉平　范冠杰　罗广波　罗露露　赵　玲

赵晓华　夏亚情　唐咸玉　黄皓月　符　宇

梁庆顺　曾慧妍　温建炫　谢雯雯　魏　华

路 志 正 序

　　近百年来随着西学东渐，曾为中华民族繁衍昌盛数千年做出卓越贡献的中医药学一直饱受诟病，在深陷存废之争的旋涡中步履蹒跚，艰难前行。可以预料今后我们仍会时不时地听到关于"中医不科学"的非和谐之音。中华文化本源于"易"，成于"孝"，"医易同源"，这是不容忽视和否认的事实。正是依据和借鉴易学有关宇宙万物"变"与"不变"的规律，早在《内经》时代，中医药学就构建创立了自己独特的医学核心理论体系，此后历经千年逐步完善丰富。如今中医药学发展所面临的可悲可叹之困境，与其说是源于"西学东渐"，倒不如说是我们对"中华文化"的认知不足和"文化自信"的缺失所引发的必然结果！

　　虽说中华文化是迄今世界上唯一没有中断、亘古至今的最古老文明，而中医及其思维方式根植中华优秀文化亦是不争事实。但随着时代的变迁，人们生活居处、文化氛围，伴随字词语意、行文表述，尤其是思维方式等变化，无形之中给中医学传承教育培养增添了不少难度；又由于中西医并存是现今中国社会主义医疗体系的重要特色之一，临床实践时中、西医学在症、证候以及病名等方面的相互交叉、借用和影响，也会使中医学子们易受西医"病名"所囿，亦难以摆脱此前所学的现代知识体系先入为主的影响，甚至包括从中小学教育就开始渗透的现代生理、解剖等科学知识和认知模式等的羁绊。而中华传统文化氛围这一大环境不可逆转的改变，可以说是导致中医总体水平逐渐下降最直接的原因之一。但在"'疗效'是检验医学行为的唯一标准"这一公理认知面前，中医人别无选择，只能迎难而上，苦练内功！扎扎实实提高临证诊治能力和实际疗效水平，以满足广大人民群众日益增加的对中医药服务的迫切需要，是当务之急！中医是中华文化的一部分，因此，必然也带有中国文化的朴素、直观、唯物、辩证的思维特点。薪火相传，是中医得以发展的主导教育模式；而传承重点，并不在于一方一药！其关键之处，是如何真正运用中医的思维方法统领"辨证论治"的全过程，充分保证中医学价值实现的理法适用条件和配置得当的方药手段，以期发挥和取得应有的预期疗效。基于思维方式决定了行动，行动决定了结果，所以必须坚持用中医思维模式诊病处方，才是提高中医临证疗效的不二法门。

　　近日，欣闻岭南名中医广东省中医院范冠杰教授领衔编撰，凝聚其十余年临证精华的《哲学中医——"动-定序贯范氏八法"与中医临床思维》一书，即将付梓面世，甚为欣喜！范教授先后师承多位当今著名中医学大家，如北京吕仁和国医大师、王永炎院士、岭南名家熊曼琪教授等，学术思想一脉相承于近代京城名医施今墨、祝谌予等，更因之勤奋不懈地扎根于中医临床一线，持之以恒地研究探索，不仅积累了丰富临床经验，且疗效彰显。尤其难能可贵的是，其溯本求源、发皇古义，并有所创新和发展，逐渐形成了自己成熟的学术风格和思维体系，特别是创造性地提出"动-定序贯范氏八法"中医辨治理论，在当今中医学界可谓独树一帜、自成一家。该书针对中医思维的理论渊源和哲学内涵，深入浅出地探讨了中医学根植于博大精深之中华文化的原创性特点，紧紧围绕中医整体观念和辨证论治的主体核心学术思想，深刻把握了中医思维发展的哲学脉络，清晰梳理了中医思维自身发展的内在规律，尤其是紧扣当今中医"传承精华，守正创新"的时代需求，系统阐释了"动-定序贯范氏八法"的理论构建体系和学术特色。将动态把握核心病机和病证内在规律作为临证思维的关键着力点，独创相对固定而又动态变化的中药药串为施治特色，并强调随临证实践不断丰富中医关于药物、病因病机、辨证规律及治法方药等系统认知的开放性思维发展原则，这不仅仅对中医消渴病等临床诊治极具实际指导意义，而且是能够普遍运用和指导中医临床实践的重要思维方法。其"动-定序贯"理论既是对中医学的恒动观和整体观的创新继承，又是对中医辨治规律更精准的诠释，进一步丰富了当代中医思维的哲学认知和内涵。更难能可贵的是，该书上篇看似深奥的哲学理论，均与下篇临证实案一一呼应，并通过对典型案例的剖析与示范，尽展其疗效确切，且具可操作性的特点。

"授人鱼，不如授之以渔"，出于对《哲学中医——"动-定序贯范氏八法"与中医临床思维》出版的热切期盼，该书将引领广大中医人及学子勤于思考、勇辟蹊径，提升中医临床疗效，是为序！

首届国医大师：张志远

己亥冬月

吕 仁 和 序

继承是创新的摇篮，创新是进步的生命力，而守正创新是打开中医药学伟大宝库的钥匙。根源于朴素唯物主义等中国古代哲学思想形成的中医药理论体系，经历几千年诊疗实践的积累和总结，为中华民族几千年的繁衍生息做出了卓越贡献。当今，中医学的发展充满活力，中医药理论探讨思潮方兴未艾，中医理论创新面临更多的机遇。

全国优秀中医临床人才指导教授、省级名中医范冠杰教授，在行医之路上始终坚持临床一线，在漫漫求索之途中感悟中医发展之源、时代之需、创新之迫，创造性提出了"动-定序贯范氏八法"中医原创思维理论，用于指导中医临床、科研等实践，并获益良多。

有感于此，范教授潜心思考，溯本求源，指导撰写《哲学中医——"动-定序贯范氏八法"与中医临床思维》一书。该书以"动-定序贯范氏八法"原创思维为纲目，以古今中外哲学思想为线索，展现了中医与哲学的融会贯通，从哲学层面阐释"动-定序贯范氏八法"基本内涵、形成背景、理论渊薮等，从哲学的高度把握了中医辨证论治的方向。可喜的是，该书还借鉴了"十四纲辨证"与"药对"，提出了"药串"，形成了核心病机-证素-药串一体化的辨证模式。此外，书中还对"动-定序贯范氏八法"的临床运用进行了可分析举例，为运用理论指导临床实践提供了典范。

"动-定序贯范氏八法"是中医原创思维的典型代表，是基于临床实践、传承名医和融合经典的产物。在范冠杰教授的统筹指导下，广东省中医院内分泌科魏华主任、唐咸玉主任也担任主编，承担了大量具体工作，科室骨干、各届研究生亦积极参与了该书的编写。

《哲学中医——"动-定序贯范氏八法"与中医临床思维》一书是中医原创思维的再次升华，这种升华是我国宝贵的卫生、经济、文化资源，蕴含着巨大的创新潜力。该书整体上层次丰富、内容全面，从细节上结合中医特色，实用性强，指导精细入微，不仅可满足中医爱好者的需求，还可以成为对国学传统文化感兴趣者的有益读本。见字如面，该书体现了编者大医之德、之心、之情，深感敬意。在此我对该书的完成表示由衷的祝贺，更希望《哲学中医——"动-定序贯范氏八法"与中医临床思维》一书尽早与读者见面，使传承与创新之花灿烂开放，有鉴于此，特别推荐。

国医大师：

乙亥冬至

禤 国 维 序

　　中医之理论，在于传承；中医之临床，在于疗效；中医之发展，在于创新。现代人们生活方式、体质特点和疾病谱也发生巨大变化，社会对卫生保健和医疗技术水平的需求亦日益提高，因此，中医理论面临着新的机遇与挑战。

　　省级名中医、广东省中医院大内分泌科主任、博士生导师范冠杰教授在治学上溯本求源、博采众方、古为今用，他从医 30 多年来，始终坚持以振兴中医为己任，坚信传承是中医药发展之根，创新是中医药发展之路。他在中医创新之路上引领潮流，从未懈怠，永不停歇，敢于冲破思想的牢笼，大胆进行临床实践。不仅主攻糖尿病、甲状腺疾病、痛风、肥胖等各种内分泌与代谢性疾病，而且对失眠、抑郁、银屑病等疑难杂症的临床诊治也屡见奇效，并通过一系列的临床研究验证，逐步形成了"动-定序贯范氏八法"的中医原创理论，形成了一系列的学术成果。

　　"动-定序贯范氏八法"临床诊疗思维立足于人与自然、社会三位一体和谐平衡的宇宙观，动态地观察错综复杂的生命现象，运用"象思维"的方法"捕捉"机体的各种象素，分析、判别、归纳为"证"。以整体观念和辨证论治为主导思想，以动态把握核心病机内部规律为思维方式，以相对固定而又动态变化的中药药串为施治特点，从而指导中医临床、科研实践的思维方法。

　　《哲学中医——"动-定序贯范氏八法"与中医临床思维》一书以"动-定序贯范氏八法"原创思维为纲目，以古今中外哲学思想为线索，展现了中医与哲学的融会贯通，从哲学的高度把握中医辨证论治的方向；书中还列举、总结范教授临证运用"动-定序贯范氏八法"的典型病例，体现范教授临床辨治思路和用药特色。全书上篇讲理论，下篇论实践，各有侧重，浑然一体，相得益彰。

　　该书是集范冠杰教授近年来理论与实践之大成，全书融合哲学思想、中医理论及临证经验，深入浅出，丰富全面地呈现了中医原创思维的魅力，是一本体现"守正创新"思想的中医学力作，更是其领导下的广东省中医院大内分泌科团队反复讨论、数易其稿的结晶。全书可满足不同角色读者的需求，不仅对中医从业可以起到开拓思维，提高理论及临床水平的作用，更是国学传统文化爱好者的有益读本。此书打磨数年，全书字里行间体现了医者精益求精、大医精诚的态度，如今瓜熟蒂落，水到渠成，非常欣喜看到该书与读者见面，本人欣赏之余，不吝为序。

国医大师：禤国维

2019 年 12 月

范冠杰自序

——"动-定序贯范氏八法"与中医临床思维

"哲学"是研究人类的思想和认知社会、万物、宇宙的学科，注重启迪智慧，引发思维上的升华。中医学理论根植于中国古代哲学，其思维方法、价值取向和人文精神等无不渗透着中国传统文化气质、品格和特征，在发展过程，汲取和融合了儒、道、法、墨等各家的思想精华，并在大量临床实践中应用、验证、提炼和升华，形成了人文与生命科学相融的系统整体的医学知识体系。

随着现代医学科学的发展、人类对疾病认识的深化、生活方式的转变，中医药学继承、创新和发展面临新的挑战，而中医原创思维理论的创新尤为凸显。众所周知，中医原创思维是中医的根本和灵魂，是中医可持续发展的内在驱动力，也是提升临床疗效的关键点。

"动-定序贯范氏八法"既是指导临床诊疗实践的辨证思维方法，又是以治疗内分泌与代谢性疾病为主的临床实战范例，且能够为认识疾病发生、把握疾病走势、制定治疗决策等提供一定的指导。事实上，该理论的提出并非偶然，而是融合临床实践、名医传承和科学研究的产物。本人在硕士、博士、博士后求学阶段，有幸得到国医大师吕仁和教授、王永炎院士、伤寒大家熊曼琪教授等多位名师指导和栽培，在此期间研读了大量的中医经典名著，系统学习了施今墨、秦伯未、祝谌予等名医大家学术思想，深受《中医临证备要》《谦斋医学讲稿》《施今墨对药》等著作启发和影响，深感中医"辨证论治"已陷入教条化、程序化和简单化的诊疗模式，背离了中医个体化精准治疗本质，失去了中医特有的神韵。从医三十余载以来，本人专注于中医诊疗思维研究，旨在提高临床疗效。

多年来，围绕中医临床诊疗思维与临床实践脱节、不适应的关键问题，以中医药治疗内分泌与代谢性疾病为载体，在系统梳理文献和临证验案基础上，提出了"动-定序贯范氏八法"中医原创思维理论。该理论融合了中医学的恒动观与序贯思维，借鉴了"十四纲辨证"与"药对"，提出了"药串"概念，形成了"核心病机-证素-药串一体化"的辨证模式。其内涵主要包括以"核心病机"为靶点，以"证素"为辨证的基础和规范，以"药串"动态组合为组方思路，针对动态变化的证进行有序连贯的治疗。该理论创新了中医临床诊疗的思维方法，提高了中医药治疗内分泌与代谢性疾病的临床疗效，架起了中医理论创新与临床实践的桥梁。当然，作为一种新的学说或理论，如何融合现代先进科学技术、理念和方法，诠释理论内涵的现代阐述，是今后需要进一步解决的关键问题，将有助于推动中医药理论的现代化、国际化。

衷心感谢恩师吕仁和老师、王永炎老师在我硕、博连读期间；熊曼琪老师在我博士后期间等求学道路关键时期，给予我思想上的启迪、认知上的提高、学术上的引领以及精神上的支持。

衷心感谢全国名老中医成都中医药大学张发荣老师，在我成长路上一直以来的关心、支持和帮助。

衷心感谢国医大师路志正老师、国医大师吕仁和老师、国医大师禤国维老师在百忙之中为本书作序。

衷心感恩慈父母范广瑞、于秀娈大人的养育之恩和教育之恩；衷心感谢岳父母林宝宁、李桃肖大人无私的关怀和帮扶；感谢兄、弟、姐、妻子、女儿等所有家人，一直以来毫无保留的支持！

本书在编撰的过程中，得到了全国人大常委会教科文卫委员会教育室主任叶齐炼教授和中山大学哲学系李平教授的支持、指导和帮助，在此表示感谢！

本书从策划到成稿，离不开广东省中医院内分泌科团队及本人历届博士、硕士们的努力和付出，是集体智慧的结晶，在此表示感谢！

本书编撰，2009 年初稿形成，历经十载，系统性大的修稿 6 次，小的修稿不计其数，力求反映"动-定序贯范氏八法"的实质和内涵，特别说明的是，文中"动-定序贯理论""动-定序贯思想""动-定序贯理论八法""动-定序贯理论范氏八法"等表述因上下文语境不同，均为该理论的不同阐述方式，不宜统一术语。

《哲学中医——"动-定序贯范氏八法"与中医临床思维》一书，是本人多年来对中医理论、临床实践的一些深层次思考和临证体验。然由于本人学识水平有限，难免存在不足或疏漏，敬请中医界同仁批评指正。

2019 年 12 月 23 日

目　录

上　篇

中　篇

下　篇

上　篇

第一章 继承，突破，创新

第一节 应运而生：形成背景

一、中医理论缺乏创新：内容形式陈旧

中医学是中国传统文化的一个重要组成部分，根植于传统文化之中，凝聚着祖先对自然和社会的思考、对人生和事业的忠告，是民族之瑰宝、国人之财富，为中华民族的繁衍昌盛做出了巨大贡献。

中医理论是对人体生命活动和疾病变化规律的理论概括，是中医临床活动的纲领，是在长期的医疗实践的基础上形成并受到古代唯物论及辩证法思想的深刻影响。

恩格斯在《自然辩证法》中指出："不管自然科学家们采取什么样的态度，他们总还是在哲学的支配之下"。医药学和其他自然科学一样，总要受一定的世界观支配和影响。中国传统哲学思想是中医体系的灵魂，直接参与了中医理论的构建过程，并成为中医理论的重要组成部分。

中医以朴素唯物主义和朴素辩证法为理论基础，树立大体正确的人体观、疾病观和辨证论治的原则，并以朴素唯物主义和朴素辩证法为基础，建构了自己的整个理论体系。中医是借助哲学建构了自己的理论框架，它的一些重要思想和基本概念，如阴阳、五行、天、象、气等就是直接从哲学中移植过来的，这些哲学理论和概念贯穿于中医的整个理论体系之中，或者说，中医是运用这些哲学理论和概念进行思维的。

任何一种自然科学都有其特有的思维方法，中医辨证思维的方法起源于《周易》和《黄帝内经》（简称《内经》）；辨证论治的思维方法源于《周易》，辨的思维源于秦汉时期的经典作品。《内经》首次提及辨的思维，《周易》的作者认为，宇宙间存在着万物生长，从幼至壮和由盛转衰的运动，宇宙万物的变易永不停息。这种恒动观念首次出现于《易经》中，为辨证论治奠定了思维基础。

《内经》是中医临床思维的源泉。《内经》的理论体系首当其冲的就是整体观，《内经》认为天、地、人是一体的。《内经》曰："天地者，万物之上下也""天地之间，六合之内，其气九州、九窍、五脏、十二节，皆通乎天气"。就是说自然界的一切物体，它们是相互联系、相互影响的。《素问·宝命全形论》说："人以天地之气生，四时之法成。"这是说人和宇宙万物一样，是禀受天地之气而生、按照四时的法则而生长的。

《内经》理论体系的另一个重要学术观点就是运动的观点，《内经》谓："成败倚伏生乎动，动而不已，则变作矣"，认为世界上万事万物都处于永恒的运动变化之中，疾病也是一样，也是一个由轻到重的变化发展过程。

可以说《内经》是辨证的萌芽，虽然未形成完整的辨证体系，但后世辨证思想皆源于此。

中医辨证思维的方法奠定于《伤寒论》，该书开始真正把理、法、方、药结合起来，形成了辨证论治的治疗原则。《伤寒论》是我国医学史上第一部关于辨证论治的专著，自其创立辨证论治原则和六经辨证方法以来，相继有了八纲辨证、脏腑辨证、气血津液辨证、卫气营血辨证、三焦辨证、邪伏膜原辨证等。

从更高的角度、更深的层次而言，《伤寒论》对中医学的辨证论治进行了一般规律的研究。

辨证是中医的特色之一，是治疗的前提，决定治疗的成败，六经辨证是一个包括脏腑、经络、阴阳、气血、津液等在内的辨证论治体系。张仲景以六经为经线贯穿全书，却又落实到脏腑中去，如少阴病证的实质是在疾病过程中，人体正气严重损伤而形成的一类病证，病变部位主要表现在少阴经和所属的脏腑（以肾、心为主），治疗上最终必须全部或部分落实到脏腑辨证上，之后才能在治疗上有明确的立法、处方和用药。如真武汤温肾阳利水。可见仲景虽未言脏腑，却是以脏腑的生理、病理，邪正的消退和脏腑、经络定位为六经辨证基础的，两者有机结合，缺一不可。

中医辨证论治的思想和方法早在《内经》和东汉张仲景的《伤寒论》中就已确立，后世医家又在《伤寒论》的基础上充实发展了中医辨证论治体系。明代医家对六经辨证和病因、脏腑辨证等方法已有系统的认识和临床运用。整体恒动观不仅是伤寒辨证的特点，也是中医外盛热病辨证的特点，后世温病学中的卫气营血辨证和三焦辨证，都是在这种思路指导下产生的。比如，叶天士创卫气营血辨证，吴鞠通倡三焦辨证，卫气营血辨证长于定病性，三焦辨证侧重定病位，并逐渐成为温病辨证体系的核心。张元素是宋金元时期最早的革新派之一，他在前人的基础上，总结出了脏腑的寒热虚实病机、辨证、论治、立法和处方，使脏腑学说自成体系，并结合五运六气制方遣药，拟订五行生克制方大法，这对后世药物学和方剂学的发展有一定的影响。

明清时期，随着医家四诊水平的提高，辨证思想和辨证方法较前代得到进一步的重视。明清医家对当时一些医家仅据病证出方的态度提出批评，认为诊病应首在辨证，对辨证的纲领进行了归纳总结，并不完全限于八纲辨证，还有一些辨证纲领如辨气血、辨标本、辨脏腑等提法。清代叶天士在《外感温热篇》中创造了卫气营血病理学与卫气营血辨证纲领；清代吴鞠通在《温病条辨》中创造了三焦病理学与三焦辨证纲领，与此同时，他还制定了一整套温病治疗方剂，从而构成了温病学的完整体系。

（一）辨病与辨证相结合

吴鞠通创立的三焦辨证体系即是以三焦为"纲"辨证，九种疾病为"目"辨病，在病名之后，又按疾病的症状、性质分型论治，病证结合。辨病有利于把握疾病本质、传变趋势和变化规律。只有先明确病的诊断，才能把握证的实质。

（二）脏腑定位与辨证相结合

外感病具有由轻到重、由浅至深的基本发展规律。吴鞠通继承叶天士卫气营血理论，在辨病的前提下进行卫气营血辨证，卫气营血辨证体现了病程和病变阶段的不同，有利于揭示温病不同种类的本质特征，使卫气营血辨证更具体化。吴鞠通创立三焦辨证的重要意义就在于将脏腑辨证引入温病辨证领域，而且确立了三焦的正常传变方式是由上而下的"顺传"途径，"温病由口鼻而入，鼻气通于肺，口气通于胃，肺病逆传则为心包，上焦病不治，则传中焦，胃与脾也；中焦病不治，则传下焦，肝与肾也。始上焦，终下焦。"传变方式决定了治疗原则："治上焦如羽，非轻不举；治中焦如衡，非降不安；治下焦如沤，非重不沉。"《温病条辨》将卫气营血分期辨证与脏腑定位相结合，如"太阴温病，气血两燔者，玉女煎去牛膝加元参主之"，使辨证向更深层次发展，证型具体化，治疗更有针对性。又如吴鞠通在上焦篇"秋燥"名下论述"秋感燥气，右脉数大，伤于太阴气分"，体现了吴氏三焦辨证、病名分类、卫气营血辨证、六经辨证相结合的完整独特的辨证体系。

到了近代，由于历史原因，中医处境艰难，但经过诸多医家的不懈努力，辨证论治仍在曲折中发展。中医发展到现代，随着人们对疾病本质的科学研究的不断深入，丰富了临床四诊的内容，疾病的定位越来越趋明确，辨证的范畴变得更约缩，中医辨证论证的系统也越趋完善。模糊的类病化逐渐形成了清晰的专科及专病化，疾病出现了固定的病名、分型、治则和治法，中医形成了辨病与辨证相结合的辨证方法。

近年来，医家根据古籍思想及临床经验，提出了机素辨证及证素辨证等辨证方法，以期完善目前的中医辨证体系。

机素辨证：周仲瑛教授鉴于病机是理论联系实际的纽带，是通向论治的桥梁，因此认为探究中医病机学较之于中医证候学的研究，更具有临床实际指导意义。南京中医药大学提出了"机素-机元-病机-复合病机"，对逐级升级病机辨治理论进行了一系列研究，其是对周仲瑛教授"审证求机"理论的深化和具体化，也是中医病机学理论的创新和突破。基于机素和机元的病机辨治方法是对传统辨证论治理论的细化和深化，它的特点是找到了病证形成的更小前体单元：机素和机元。以期基于机素和机元辨证，充分发挥中医辨证高度灵活性的特点，克服证候分型的机械性和繁杂性，从而达到中医辨证的具体灵活，执简驭繁。机素、机元与传统辨证论治相比，更具有针对性、本质性。

证素辨证：王永炎教授提出了证候要素的概念，"证候要素"，简称"证素"，是辨证的基本要素，通过对"证候"（症状、体征等病理信息）的辨识而确定的病位和病性，是构成"证名"的基本要素，其自身组合也具有一定的规则。从宏观范畴讲，证候要素具有以下特征：①组成证候的最小单元；②每一证候要素都有不同于其他要素的特异性症状；③临床所见的所有证候都可由证候要素组合而成。证候要素的基础研究形成了"证候-证素-证名"的认识过程，具体地揭示了中医辨证的基本规律和基本原理。"以象为素，以素为候，以候为证"，证候要素不仅分类简单，容易掌握，而且较少的证候要素可提供疾病的大部分信息。

经过两千余年的发展，中医理论逐步形成了自己特殊和固定的模式，但始终未脱离朴素唯物主义认识论的思维轨迹。中医理论缺乏创新，内容形式陈旧，部分内容已不能适应现代科技社会的发展。如果继续纯粹地依靠传统的理论和方法，以积累、辨察宏观领域里的直观想象的细微差别来认识各种具体事物的特质，不能不日益困难，这种方法指导下的理论发展已日趋极限，只有不断创新和完善才能将它引向更广阔的发展领域。

二、中医临床面临困境：理论实际脱节

随着现代医学的发展，病证结合已经成为临床实现辨证论治的主要方式，通过辨病来加强辨证论治的准确性，通过辨证指导对疾病的下一步治疗，其核心仍为辨证论治。然而西医的辨病，是通过先进的现代化设备，进行全面、系统检查，从宏观到微观，乃至细胞的组织结构、病理变化、新陈代谢的相对平衡等多方面入手，进行动态分析，得出疾病病名诊断。

但中医对疾病的认识往往从症状入手，主要是以四诊所收集的资料为依据的，尽管是第一手资料，但相对于以各种仪器检测指征为主体的西医各病诊断标准而言，无论在准确性、稳定性、敏感性等方面都更多地受到医患双方主观因素的影响。这是中西医辨病的最大区别，也是造成目前中医诊断及疗效问题的一个重要来源。比如咳嗽，肺炎以咳嗽为主者，常诊断为"咳嗽"，其与上呼吸道感染所致"咳嗽"虽诊断相同，但在治疗及疗效上有着很大差别。

事实上，病证结合可以从中医发展的历史长河中找到证据，经历了重辨病轻辨证和轻辨病重辨证两个阶段，逐渐发展成目前借助于现代科学的病证结合辨证论治方法。传统的理论缺乏创新，且内容形式陈旧，主要表现为以下几个方面：

首先，分型论治或固定疗法失去辨证论治的实质，不能反映疾病的动态变化。目前，随着现代病因学的发展与基因水平的诊断，西医病种层出不穷，而中医常见证候只百余种，且随着对中医疾病理论认识和实践研究的日渐丰富和深入，复杂的病因与病机特点决定了分型论治或固定疗法的局限性，并日渐显露其疗效的不足。

其次，在中医治疗方面，强调一证一方，随证用药。在每个证型用相对固定的方药，专证专方，以方剂药理、中药药理指导临床用药。正如焦一鸣等所说"由于诊断的局限性和疗效的有限性，使目前中医临床可治疗的疾病谱也越来越少"。传统辨证论治往往要分很多证型，正是由于证型引入，有时不免会导致辨证的机械性，在某种程度上，失去中医辨证的"圆机活法"，在辨证论治的过程中，往往先辨病，再辨证，虽然抓住了疾病过程中的主要矛盾，却忽略了疾病本身固有的病理特征。且在辨证过程中，所辨之证候往往不够准确。

最后，缺乏个体化原则。现代医学根据自身学科特点，建立了以病为中心在同质人群中抽样开展临床评价的方法学，得到了学术界和社会的普遍认可。但随着临床研究的深入开展，现代评价体系中对"个体诊疗"、复杂干预，以及对"患病个体"的评价方法和测量指标的缺陷越来越受到人们的重视。现代评价体系的缺陷直接影响着"以人为中心"的中医辨证论治的持续发展，制约了中医药优势特色的充分发挥。

纵观历史，我们可以看出中医的发展一直是与时代的需求和发展相适应的，同时也是中国文化多方位的优化融合，"六经、三焦、卫气营血辨证"理论的建立，都与当时历史背景环境有密切关系；阴阳五行理论、针灸子午流注的研究也都显示了多学科的融合。在中

医学的发展中，辨病论治与辨证论治一直都是并存的，由于科技水平的局限，在不同的历史时期，相应的社会文化背景，使医家认识和诊治疾病的思维方法与模式在不同的阶段侧重不一。在不同历史时期，由于自然环境、社会环境、生活环境的变化，疾病谱也会发生改变，因而需要有新的医学理论来指导临床实践。古代关于温病的辨证准则"卫气营血辨证"的建立就是一个中医理论与时代结合的创新。创新是艰苦的科学研究过程，是理论与实践相结合的过程，是回答、解决现实问题的过程，而加强自主创新是产生核心竞争力和内在驱动力的关键。

正是源于这种不断创新，中医为中华民族的繁衍昌盛做出了不可磨灭的贡献。即使到了今天，在健康领域，依然有不可替代的优势。中医以其卓著的疗效深受广大群众的信赖。近几年来，不论国内还是国外，都在大唱中医药发展之歌。随着党和政府对中医药工作重视程度的不断提高及对中医药事业投入的不断增长，中医院得到了长足发展。在"努力发掘、加以提高"中，在"中西结合"里，在所谓的"中西并重"下，表面上中医似乎得到了大力发展，但是发展处境却不容乐观，主要体现在以下几方面。

（一）清末开始的废除中医呼声不断

自清末国学大师俞樾在 1879 年发表《废医论》，提出"医可废，药不可尽废"的观点开始，就一直有废除中医的争论。在中国近代百年历史中，关于中医的存废问题，有过 3 次大规模的争论：北洋政府统治时期的教育系统漏列中医案、1929 年中医存废之争、中华人民共和国成立初期中医科学化之争。在反对中医者当中甚至有很多知识界的文人，如鲁迅、梁启超、郭沫若、严复、李敖等。2006 年初，中南大学的张功耀教授发表《告别中医中药》，以及在网络上发动"取消中医"的签名，引起了医学界网络时代的中医存废的争辩。2006 年 10 月 30 日的新浪网刊登了《环球人物》杂志记者路琰对中国科学院院士何祚庥的访谈。何祚庥表示中医理论落后，阴阳五行、金木水火土这套理论是不科学的。曾获美国密歇根州立大学生物化学博士学位的方舟子在 2007 年所做的新书《批评中医》中提出：中医理论体系不是科学，它与现代科学思想、方法、理论、体系格格不入，应该彻底地否定、抛弃。

（二）中医已沦为西医陪衬

在所谓的"中西并重"下，全国几乎每个县都建有中医院，可又有几家中医院不是以西医为主、中医搭配呢？现在，难得有一家独立的中医院，难得有一家独立的中医诊所。现在的中医队伍，仍然和新中国成立初期的 30 万人差不多，而西医队伍在 2000 年就已达 157 万人。面对全国中医院如此尴尬的处境，国家的政策实难敌市场的选择。国家扶助中医医疗机构的经费虽然逐年递增，但直到 2001 年，国家单列的中医机构基建经费也只有 3500 万，与之相对应的是全国县级及县级以上中医院有 2000 多家。2002 年，国家卫生事业费为 371.68 亿元，占国家总财政支出的 1.69%，但中医事业的费用仅有 31.33 亿元，不到卫生事业费的 10%，仅占国家财政支出的 0.14%。再者，在全国，盈利的中医院寥寥无几，亏损或濒于亏损者为数众多，因此，许多基层医院已相继取消了中医科。有的医院虽然保留了中医科，但其目的只是为了在整体上保持科目的齐全，对于其是否盈利则并不寄予多大希望。虽然中医有顽强的生命力，虽然中医在某些方面尚显局部的繁华，但是，如果我们依然抱着盲目乐观的态度，如果我们不能及时地找到正确的发展方向，那么，终有一天，中医会沦落成为一种普通的民俗疗法。

（三）中医人才严重短缺

近百年来，中医的继承发生断层，许多民间医师丧失了祖辈的行医资格，许多珍贵的秘方随着持有人的离世已经失传，还有的正处在失传的边缘。再看中医教育，中医没有现代科学那样的通透性，必须靠学生个体自身去用功，因此师徒传承就显得必不可少。但是，现在严重西化的教育模式则中断了这个过程。不少老中医哀叹："辛辛苦苦五十年，培养中医掘墓人！"时至今日，老中医的东西绝大多数没被继承下来，随着一大批老中医的离世，许多中医绝技都被带进了黄土，使新一代中医的水平远不如老一辈，并且还一年比一年差，使现在确有真才实学、真正能解决问题的中医越来越少，现在老百姓已很难找到真正的好中医了。在医院里，一方面，由于看中医的患者日渐稀少，中医业务难以为继，许多正值年富力强、有多年临床经验的中医从业人员正在大量流失；另一方面，国家还在大批地培养新人，相当多的学员毕业后难以就业，或从事医药保健品推销，或到健身娱乐中心去做按摩，由于此类工作并不稳定，许多人最终不得不弃医从商，另谋他就。

（四）中医地位在群众心中有所动摇

长久以来，中医在我国从来不乏支持者。根据中国青年报社会调查中心与腾讯网新闻中心联合实施的一项调查（14 677 人参与）显示，87.8%的受访者表示自己"相信中医"。不过，有趣的是，调查中仅有 27.7%的人声称"如果生了病，愿意首先看中医"。针对中南大学张功耀教授"中医中药是伪科学"的说法，卫生部表明了态度：坚决反对并同时指出国家对中医药事业的发展非常重视，"中西医并重"是我国卫生工作的方针之一。这些现象都说明中医虽然有很多优点，也有广泛的群众基础，但是还有很大一部分人显示出了对中医的不了解、不信任，甚至导致有人排斥中医，提出要抛弃、废除中医药。

三、基础理论停滞不前：理论创新乏力

任何一种医学的发展都是一定文化的产物，与特定的思维方式相联系。中医学的产生、发展根植于中国传统文化的土壤中，其演进和中国传统文化的发展之间具有同步规律。先秦诸子学—两汉经学—魏晋玄学—隋唐佛学—宋明理学—清代朴学，中国传统文化的连续性发展是中医学术不断发展壮大的根本保障之一。但自鸦片战争以来，西方文化凭借着先进的技术与科学，给我国传统文化以前所未有的冲击，许多民族精英也将我国落后的原因简单归结于传统文化而加以指责，造成了我国传统文化的式微、断裂。由此对中医学造成两方面的冲击：一方面，中医学的发展失去了固有文化发展的支持，诚如李致重所指出："当扎在国学之中的研究方法的根系被切断的时候，中医的科学理论体系与临床技术体系将随之衰落。而当中医的临床治疗失去原有的科学与技术体系支撑的时候，中医便沦落为不见文化思想深根的浮萍草——游离于自身科学与技术体系之外的中医，所留下的只是原有

体系中的经验部分了。然而经验是人类认知过程的初阶段，它是不能称之为科学的。"另一方面，患病人群文化、意识形态观念的更替变化，在就医选择时对中医和其学术的信任与理解，决定了中医的社会心理地位与真实发展的规模及其潜能；同时伴随着西医学的超速发展及占据科学与技术的高台阶，而中医学发展滞后，自然导致中医疗法受众对中医学理解的困难，以及随之而来的认受性和公信力的降低，中医学面临着话语权的不断丧失。

为了解决中医理论上的问题，中医人历经了百年的探索，从最早的中西汇通，到中西医结合理论研究，以及近年提出的中医现代化研究，都是借用现代科学（包括现代医学）的理念、方法、知识来研究中医理论，试图揭示中医理论的现代科学内涵，达到现代科学背景的受众对中医学的理解、接受，当然也是为了借助现代科学及技术以促进中医学的发展。以中医对"肾"的研究为例，沈自尹等从 20 世纪 50 年代始，历经数十年的研究，提出中医肾与下丘脑-垂体-靶腺（肾上腺、性腺、甲状腺、胸腺）轴相关的观点。国家重点基础研究发展计划中医理论基础研究专项"基于'肾藏精'的脏象理论基础研究"，也是借助现代生物学理论与技术，试图证明"肾精命火"主要体现为干细胞、微环境和神经-内分泌-免疫（NEI）网络的动态平衡；"肾藏精"主要体现为干细胞及微环境的调和状态；补肾填精法主要通过调控干细胞、微环境和 NEI 网络发挥作用，此理论创新是建立"肾藏精"藏象理论与干细胞和 NEI 网络关系研究的新思路。类似的研究无疑都是对中医学固有理论的一种科学诠释性研究，即借用现代科学技术方法与知识对中医理论加以解析说明或论证。

此类研究的问题主要有两个方面：一是随着现代科学技术的不断发展，对中医理论的科学诠释从器官、组织、细胞到分子、基因等，似乎难以穷尽；二是借用库恩范式理论的观点，中医学与现代科学范式具有不可通约性，对中医理论的科学诠释性研究的成果，绝大部分并未为中医基础理论提供新的概念、理论，既不能纳入中医学的理论体系，又无法归入西医学的范畴，也未能在西医学已有的理论基础上提出新的假说、新的发现或尚未注意到的新的事实，因此，也受到了一些中医学者的批评。

在理论建构性研究方面，虽然《内经》确立了中医学理论体系的基本范式，但从形式而言，则不能说《内经》建构了中医理论框架。历代分类研究《内经》之诸家，可谓是从形式建构中医理论框架的最早尝试者，从唐代杨上善《黄帝内经太素》分摄生、阴阳、人合、脏腑、经脉、腧穴、营卫气、身度、诊候、证候、设方、九针、补泻、伤寒、寒热、邪论、风论、气论、杂病十九大类，到明代张介宾《类经》分摄生、阴阳、藏象、脉色、经络、标本、气味、论治、疾病、针刺、运气、会通十二大类，明代李中梓《内经知要》分道生、阴阳、色诊、脉诊、藏象、经络、治则、病能八类，可谓古代中医理论框架建构的概况。中医教育事业发展中的教材建设可谓重中之重，而教材建设也是基于文献梳理的理论建构性研究的重要方面。古代中医教育大多以《素问》《神农本草经》《伤寒论》《脉经》《针灸甲乙经》《难经》《诸病源候论》《备急千金要方》《圣惠选方》等经典及名家著作为教材，还谈不上对中医理论的系统梳理。《医宗金鉴》作为清代皇家主编的专用教材，虽说具有综合性、经典性、先进性、实用性等特点，但从中医药理论建构的角度而言，以上特点恰恰是其不足之处，因为《医宗金鉴》缺乏对《内经》理论的扼要论述，也缺少本草药性部分，造成其在基础理论上有所欠缺。进入近现代以来，随着西方科学技术知识与教育模式的传入，中医教育与教材建设也发生根本性的转变，基于文献整理研究的教材建设，有力地促进了中医理论体系框架的建构。早在 1928 年，由秦伯未、蒋文芳等提议，在上海召开的我国中医史上第一次全国性的中医学校教材编辑委员会，虽因学术见解不同、意见不统一，最终未能就课程、教材、学制等问题达成共识，但蒋文芳提出的"整理固有医学之精华，列为明显之系统，运用合乎现代的理论，制为完善之学说"，成为其后中医学课程教材建设的指导原则。中华人民共和国成立后中医教材建设的思路，基本没有超越此原则。20 世纪五六十年代，北京中医学院编著的《内经讲义》（1955）、杉原德行编著（白羊译）的《中医学基础简释》（1957）、南京中医学院编著的《中医学概论》（1958）、福建中医学院编著的《中医学基础》（1963）等，开启了运用现代语言文字整理、建构中医理论的步伐，随着统编、规划教材的不断修编，从《内经讲义》的原文选编与现代中医理论建构混合，分化出包含基础理论与中医诊断学的《中医学基础》，再到《中医基础理论》和《中医诊断学》的独立，至今已修编至第 9 版，加之 20 世纪 80 年代中后期各地出版的《中医学导论》《中医藏象学说》《中医病因病机学》等基础理论的分化教材，教材建设有力促进了中医理论的发展。主要体现在以下几点：一是系统梳理了历代中医理论研究的成果，建构了富有时代特征的中医理论体系框架；二是定义、规范了中医理论的相关概念，并引入了一些新概念；三是丰富、完善了中医理论，补充了思维方法、精气学说、体质学说等内容。此外，基于文献梳理或结合临床研究编著的中医工具书、制定的术语标准等，也是现代中医药理论研究的重要成果，其中有代表性的如《中医大辞典》《中医基础理论术语》《中医临床诊疗术语》等，都为中医理论的规范化做出了重要贡献。虽然文献梳理的理论建构性研究对中医理论体系的丰富、完善做出了重要贡献，但也存在着一些问题，主要表现为集成有缺漏、归真有变异、纳新有西化等，故还需进一步加强。

临床实践经验是中医理论建构与不断发展的不竭动力，中医学术发展史上各种流派的形成，均是临床实践经验的总结和升华，中医学在现代社会的存在、发展，也以临床实践所取得的疗效与经验为根本保障。故邓铁涛指出中医学的传统研究方法是：继承前人的理论—进行临床实践—总结提高—创立新论。临床实践是传统研究中最重要的一环，在继承前人理论的指导下诊察患者、治疗患者，给患者以治疗信息，进而收集接受治疗后反馈的信息，如是循环往复，总结提高上升为理论，以修改、补充前人的论述。因此，从名老中医诊治现代重大疑难疾病的经验入手，总结创新中医理论，仍然是中医理论发展的重要途径。例如，现代临床常见的脑血管意外、脑动脉硬化症、癫痫病、震颤麻痹综合征等多属于中医内风证的范畴，中医称之为中风、眩晕、痫证、颤证等。临床实践证明，这类病证除了具有动摇、眩晕、震颤、抽搐等风气内动的症状外，还常常兼见舌质紫暗或舌下脉络青紫、面色灰暗或青黑、皮肤粗糙、血液黏稠度增高等瘀血症状。何绍奇在《现代中医内科学》中总结临床实践经验，明确提出："瘀血阻滞，脉道不通，血行不畅，筋脉失濡而手足颤动，屈伸不利，此即瘀血生风。"刘昭纯等结合临床实践经验，总结出瘀血生风多见于老年患者、多继发于慢性病、多出现神志异常、多与其他内风证并存，进一步完善了瘀血生风的病机理论。再如 20 世纪 80 年代后期，日本学者运用黄连解毒汤治疗中风取得良好疗效，继而国内也有大量运用黄连解毒汤加减治疗中风的报道，加之临床大多以清开灵、醒脑静注射液为主运用于中风病急性期的治疗取得显著效果，而清开灵、醒脑静注射液皆可谓集清热解毒药之大成,具有明显的清热泻火解毒之功。通过临床观察发现,中风急性期的转归与腑气不通有密切的关系,随着大便秘结或不通程度的加重,病程延长、病情加重、疗效降低,而采用通腑化痰、泄热法治疗中风急性期患者,常可取得良好的疗效,较早地减轻脑水肿。一般认为,通腑化痰、泄热法对中风急性期的良好疗效,是其发挥了畅利枢机,疏导蕴结之热毒、痰浊的作用,为内生之毒的清除打开了门户之故。这也为中风毒损脑络病机假说的形成提供了临床经验的支持,在此基础上,现代学者提出了中风"毒损脑络"的病机假说。现代中医理论研究的重大课题也无不与解决现代人类重大疾病及健康问题密切相关,特别是中医诊疗理论的研究,更是着眼于中医治疗的优势病种。中医药类国家级成果奖绝大多数为临床研究成果,即使是国家重点基础研究发展计划中医理论基础研究专项也多与临床研究密切联系。其研究的基本路径为:首先,从名医大量临床病案中提炼科学假说;其次,考镜源流,寻找文献依据;再次,通过临床研究体现创新理论的实践意义;最后,通过实验研究揭示中医理论的科学内涵。当代重大疾病的中医药治疗经验为中医理论的总结提供了经验材料,但目前基于临床实践的中医理论总结创新明显滞后,由于课题研究的分散,结论的离散度很大,如何将其提炼升华为逻辑自洽的理论还任重道远。总之,人类防治疾病、促进健康的需要提出种种实用性或技术性的问题,解决已有理论与经验事实的矛盾,寻找经验事实之间的联系并做出统一的解释,无疑是中医理论发展的永恒动力,也是中医理论研究永远的着眼点。

自然科学发展的历史表明,问题是科学发展的真正灵魂,贯穿于科学研究的始终。科学研究不但开始于问题,而且正是问题在推动研究,指导研究。自然科学发展的历史,就是它所研究问题发展的历史,是问题不断展开和深入的历史,正如著名科学哲学家卡尔·波普尔所说:"科学和知识的增长永远始于问题,终于问题——愈来愈深化的问题,愈来愈能启发新问题的问题。"中医学历经千百年的实践所积累的经验,以及与中国古代哲学融合所形成的中医理论中蕴含着许多科学问题。从大的方面来说,如中医学在中国古代哲学"天人合一"整体思维指导下所形成的形与神辨证统一的思想,为研究人体生命活动与心理活动的关系提供了思路,围绕这一命题,现代学者在系统梳理古代文献的基础上,结合当代自然科学的相关研究成果,建构了中医心理学、中医情志学等理论体系。再如人类生活于空间与时间两个维度环境之中,相对而言,现代医学的发展主要着眼于空间维度,相关的研究也达到了很高的水平,但对于时间与生命的关系研究较为薄弱;而传统中医学更重视时间维度,对时间与生命活动及疾病的防治积累了较为丰富的实践经验,并从理论上进行了有益的探索,提出了时脏相关的命题。时脏相关命题具有丰富的科学价值,但并未引起中医学界的足够重视和深入研究,大多只局限于古代文献的梳理和临床验案的报道,已有的实验研究也仅仅是力图证明有关经典理论的正确性,缺乏创新性的研究。现代中医应当在临床流行病学调研和实验研究的基础上,系统总结和归纳中医有关人体生理、病理节律模式,探索时间节律的调控机制,建构新的时脏相关理论,进而指导中医临床诊断与治疗,并开发针对时间相关性疾病的治疗方法与技术。从小的方面来说,如《素问·六元正纪大论》提出"有故无殒,亦无殒"的观点,认为药物的效用、毒性反应与患者机体的状态相关,提示在完全符合辨证治疗的理想状况下,在一定的范围内,药物的耐受性及毒性反应是随着机体疾病状态的不同而变化的,由此开启了中药毒性评价的新思路与新方法。

诸如此类，不胜枚举。对此也可借用林德宏评价东方自然观对现代科学的价值时所说进行总结，即"古老的东方自然观不能代替现代的科学研究，它的功能是为科学研究提供一种理论思想、思维的方法，提供某种思路和角度"。中医学经验与理论中所蕴含的科学问题，则为现代学者的研究提供了极佳的研究思路与方法。

所以，现代中医理论发展与创新方式可概括为科学诠释的解析说明性研究、基于文献梳理的理论建构性研究、通过实践升华的理论创新性研究、提炼科学问题的发现创新性研究四个方面。其中在总结历代学术思想基础上的教材建设与相关辞书、标准的编著，可以说是中医理论体系丰富、规范及框架建构的主体；面对现代重大疾病的中医诊疗实践，是中医理论创新的动力；凝练科学问题，结合中医临床，借用现代科学技术开展实验研究，是中医理论加速发展的必由之路。以上仅是对现代中医理论发展与创新方式的分析归纳，仍不能解决中医基础理论发展滞后的问题。

四、适应全新时代需求：中医理论升级

中医应当发展，这肯定是无疑的。但是，中医的发展不能总是迟缓地徘徊在传统的层面上。在古代社会，科学技术比较落后，中医基本是在古代哲学的支撑与指导下发展的，发展水平也基本局限于对现象的描述和猜测性思辨上，中医理论带有明显的笼统性与模糊性，该体系具有相对的封闭性，也就是说，其与对于不使用这些理论做说理工具的其他科学理论格格不入，无法结合，具有极大的排斥力。这也就是现代科学体系不能认同和接纳中医的原因之一。

在现代科学高度发达的背景之下，中医理论要取得突破性发展，必须从"现象的描述和猜测性思辨"中走出，必须对中医理论的笼统性与模糊性进行必要的整理与优化。也就是要从哲学层面上实现突破，进而指导理论、临床上的新进展，这是中医发展的当务之急。

哲学上有"整体恒动"的观点，其意义是指事物总是处于变化之中，应以动态的眼光看待事物。在错综复杂的事物发展过程中，常有许多矛盾存在，其中必有一种是主要矛盾，由它决定或左右着其他矛盾的存在和发展。矛盾的诸方面，其发展是动态的、不平衡的，并依一定条件互相转化。事物的性质，主要由取得支配地位的主要矛盾和矛盾的主要方面所决定。因此，在一定阶段或时期内，若集中力量解决事物的主要矛盾和矛盾的主要方面，就能把握住事物发展的主动权。

基于上述哲学观点，应当充分认识到疾病是在不断发展变化的，形成了不同的传变、转归趋势，其特点是动态的、演变的、发展的。而在疾病发展的某些阶段，具有相对稳定性，反映了病情的轻重、病势的进退、病机的侧重。

应用到具体临床上，在整个治疗过程中，疾病的"整体恒动"有规律可循，因而整个治疗过程是连贯、有序和系统的，充分体现中医理论核心——整体恒动观和辨证论治的精神。

在总结临床实践经验的基础上，根植于中医阴阳哲学体系，以辨证论治、整体观念为基础，中医提出了"脉证-核心病机-主症-治法-药串"的实用有序的临床辨证规律，既整体把握疾病发展规律，又动态把握病证演变，序贯治之，这就是"动-定序贯"的来源。

疾病的发生、发展并非一成不变，中医辨证论治必须根据不同的病因病机、证候特点、

个体差异等进行遣方用药；针对不同核心病机，总结出有确切疗效的中药药串，并根据不同证候进行随症加减；动态把握疾病的演变，总结规律，制定有序的、连贯的个体化的诊治方案并进行有计划的疾病管理。

在科学高度发达的现代，中医学仍将继续以积累和继承的方式，运用"动-定序贯"理论沿着原有的辨证发展道路前行，使理论不断地丰富、具体和深化。学术中真正的精华将在"否定之否定"的矛盾运动中愈加光彩夺目。如果不是采取欢迎起步、允许争论和逐步完善的态度，那么，中医的发展也只能是空谈。因而，我们对待新思想、新观点、新方法，应当予以包容，"海纳百川，有容乃大"，在这有容中，中医必将得到迅猛的发展。所以，我们有理由相信，"动-定序贯"理论势必在中医的发展道路上发挥自己的力量。

（张　园）

第二节　继承发扬：理论渊薮

一、范氏师承：继承先贤积淀

范冠杰师从施今墨（1881—1969，北京四大名医之一）、秦伯未（1901—1970，名之济，号谦斋，出身于中医世家）、祝谌予（1914—1999，20 世纪 30 年代初即师从于施今墨先生）三老的嫡传弟子吕仁和教授，因此在学术渊源上，范氏一脉相承诸位老先生的经验、思想与学术真谛，尤其是在辨证论治糖尿病的实践中深得诸位老师理论精髓的墨染和熏陶，加上在长期大量的临床实践与科研工作中不断思考与积淀，逐渐形成了自己扎实的学术风格与独特的经验和理论认识。

（一）注重脏腑辨证论治

脏腑辨证，是在认识脏腑生理功能和病理变化的基础上，对四诊所获得的临床资料进行综合分析，以判断疾病的病因病机，确定脏腑证型的一种辨证方法。简而言之，即以脏腑为纲，对疾病进行辨证。秦老尤其重视运用脏腑辨证用药的诊治手段。他认为中医的理论核心是脏腑的辨证，无论是外感或内伤、外因或内因，都是通过脏腑后发生变化，所有病证，包括病因、病机在内，都是脏腑生理、病理变化的反映，而药物的功效也是通过脏腑后才起作用的。探讨脏腑用药，首先要明确脏腑发病的基本概念，结合药物的气味、效能和归经，针对发病病位、病因、病证得出用药的法则。施老辨证以三焦为目，分属脏腑辨证，上消病在肺，以口干思饮、渴饮无度为主症；中消病在脾胃（胆），以消谷善饥、食不知饱为主症；下消病在肾与肝，以饮一溲二、尿量频多、夜间尤甚为主症。施老临证分三消而不泥于三消，按三焦及脏腑病变的主次，安排药物。范氏八法正是抓住主症，从而定病位、病性。如肾气不足证：腰膝酸软，倦怠乏力，小便频数。肝气郁结证：性情易怒烦躁，或郁郁寡欢，女性月经不调。血分热郁证：面红唇赤，舌红。肺胃燥热证：多食易饥，口渴喜饮；可兼有阳明腑实之大便干燥或秘结难行，脉滑实。心神失养证：心烦，多梦，夜眠不安。

施今墨、祝谌予二老均提出糖尿病"脾胃虚弱，气阴两虚"的病机理论，认为三消之表现，仅为糖尿病的一个方面，不容忽视的是糖尿病患者大多具有神疲气短、不耐劳累、虚胖无力或日渐消瘦、舌质胖大或有齿痕、脉沉微或沉无力等正气虚弱的征象。气虚之证的出现，系因脾失健运，精气不升，生化无源之故耳。脾为后天之本，若脾失健运，脾不散精，使水谷精微不得运化利用，则血中之糖不能输布于脏腑而增高，蓄积过多的血糖随小便漏泄而排出体外，致尿甜、尿糖阳性。脾者喜燥恶湿，一味应用甘寒、苦寒滋阴降火之品常使脾胃受损，中焦不运，造成患者气虚更趋严重，病情迁延不愈。治疗糖尿病，除滋阴清热外，健脾补气实为关键一环。肾为先天之本，脾为后天之本，滋肾阴以降妄炎之火，补脾气以助运化之功，水升火降，中焦健旺，气复阴回，糖代谢即可随之恢复正常。施老喜用"黄芪配山药，苍术伍玄参"两对药味。黄芪甘温，入手足太阴气分，健脾补气止消渴，且偏于补脾阳；山药甘平，入肺脾肾三经，益肾而补脾阴之力显著，二药配合，一阴一阳，气阴兼顾，补脾功用益彰。苍术辛苦温，入脾胃二经，燥湿健脾，有敛脾精、止漏浊之功；玄参甘苦咸微寒，入肺肾二经，滋阴降火，清热解毒，二药配伍，以玄参之润制苍术之燥，又以苍术之燥制玄参之腻滞，一润一燥互相制约，既能健脾又能滋阴。总以脾肾为重点，从先后天二脏入手，扶正培本。祝老在应用施老先生"降糖对药"治疗过程中发现，黄芪配生地黄的疗效优于黄芪配山药，故将山药易为生地黄。

吕仁和教授遵《内经》理论，结合临床，概括出糖尿病诊治之"三期"辨证，将其病机演变分成动态发展的三个阶段，虽各有不同的病理特点，其病变趋势却又相互关联。其实纵览《内经》原文，对于疾病的认识往往是基于疾病发展的动态过程，如《素问·热论》论及外感热病便是基于从太阳、阳明、少阳到太阴、少阴、厥阴的传变，及至于其预后仍依六经传变次序逐经病解。如《素问·咳论》之论咳，虽有心、肝、脾、肺、肾五脏咳之不同，而五脏久咳之后仍会移于六腑，传为六腑咳……之后，伤寒、温病的产生与发展也无不体现出动态思维的过程。所以，中医强调整体观、动态观是其优势和特色，但是如何体现和发挥这些优势呢？吕老从临床概括糖尿病"三期"辨证之理论，或可给中医发展提供思路，务必要结合临床，以动态思维把握疾病发展动向，不仅要从横断面认识疾病各个阶段的证候特点并加以分型，更要纵向把握疾病潜在的发展变化规律，从而站在更高层次、以立体的角度把握疾病发展的阶段，并就不同阶段的本质特征进一步辨证论治。

（二）辨病与分期辨证论治相结合

施今墨先生早在20世纪30年代开始，就倡导中西医病名统一，要用西医疾病分类学的方法作为诊断标准。然而同一疾病在发展过程中会出现很多不同症状，而不同疾病，有时在某一阶段可以出现相同症状。西医忽略了这一现象，而中医学中早已有"异病同治，同病异治"的理论。如果用中医辨证的灵活性加上西医诊断的标准化，就可能在临床中创出一条中西医结合、集中西医各优势的新方法。因此，施先生在自己多年深厚的中医功底基础上，开始进行辨病辨证相结合的临床实践。总结施先生所创立的中西医结合辨病辨证的方法，大致可分为几个阶段：第一，以西医疾病分类学为纲，统一中西病名。第二，用中医辨证方法，结合西医诊断和病理，总结西医疾病的规律。第三，在反复实践过程中，逐步总结出治疗西医各种疾病的专方。今天看来，这种运用中医理论，总结西医疾病的证候规律，辨病辨证相结合，既保留了西医认病确切、标准规范的优点，又能发挥中医辨证施治的长处，值得后人在此基础上进行深入总结。施先生在一篇随笔中写道："我辈中医从事临床时，所遇每一个病证，必须经过：①辨证的理论；②科学的诊断；③确效的方剂；④本草的普选。不可拘泥于遵古的形式，无论适合病情与否，一一照方抄录。亦不可顾虑未经古人使用的药物，便不敢创始采用。尤不可迷信古人未治过的病便认为不能治，古来未有之病种，便无药可医也。是乃革新进化工作要大胆去做。"正是这种革新思想，才使他能在临床中勇于探索，不断前进。例如，对于糖尿病，中医过去治疗常分为上、中、下三消，而西医认为该病是胰腺胰岛素分泌不足所致。施先生认为：五脏六腑中并无胰腺，而中医理论中却有"脾主运化"的学说。运化者，代谢也。因此他治糖尿病，即把重点放在治脾上。

秦伯未先生在谈及五行学说在临床上的具体运用时，强调必须以内脏为基础，离开了内脏活动的真实反映来谈五行，便会落空，必须依据病因（辨病）和病情的发展（分期辨证论治）的不同阶段，在辨证论治的同时适当地运用五行学说，否则是不切实际的。事实表明，医学上既然将五行属内脏，临床运用就不能离开内脏来谈五行，内脏发病的病因不同，演变不同，离开了内脏疾病的本质和变化，刻板地强调五行生克，显然是理论脱离实际。要根据脏腑生理活动和病理变化，来观察疾病的性质和传变，从而依据五行生克规律进行治疗。尤其是有些疾病需要用的就用，不需要用的就不用，不是所有疾病都可以用五行生克规律来治疗。对于内伤杂病的辨证，同样是以脏腑发病为中心。因为脏腑的功能各有特点，病邪的性质也各有特点，一个脏腑由于本身变化和所受病邪不同，出现的症状也就不同；一种病邪侵犯的脏腑不同，发病及症状也不一样。所以一切病证都包括病因、病机、疾病演变过程，都是脏腑生理、病理变化的反映，他引唐容川的话说：业医不知脏腑，则病原莫辨，用药无方。

祝老对糖尿病整个病程的发展研究深入，提出痰浊、瘀血痹阻血脉、经络是糖尿病慢性并发症（消渴病兼症）的主要病理机制，痰浊、瘀血既是糖尿病病程中的病理产物，又是慢性并发症的致病因素。所以祝老认为在临床治疗上要紧紧抓住瘀血、痰浊这一病理机制，在辨证施治的基础上，将活血化瘀、祛痰除湿治法贯穿整个病程，有效预防和延缓糖尿病慢性并发症的发生和发展。祝老认为糖尿病血瘀证可以因阴虚火旺煎灼津液血黏成瘀，也可以由气虚不能帅血而行，血行不畅致瘀，还可以病久阴损及阳，阳虚生内寒，寒凝血脉，脉道不利促瘀。祝老主张临床应根据成瘀的不同病因施以养阴活血、益气活血及温阳活血等不同治疗原则。"六对论治"是吕仁和教授在长期诊治疾病的实践中逐渐形成的常用的六种方法，是在"整体观"和"辨证论治"总体思想指导下的具体化，它包括对症状论治、对症辨证论治、对证辨病与辨证论治相结合、对病论治、对病辨证论治、对病分期辨证论治，这六种方法简称为"六对论治"。对病分期辨证论治多用于慢性、复杂性疾病的诊治。分期，一般多以现代理化检查指标为依据，用以明确疾病的阶段性，辨证则用中医的辨证法则进行。如慢性肾衰竭分期辨证论治，常常用现代理化指标分期，以虚定型，以实定候，临床常分为四期四型十候辨治。将糖尿病分为三期论治：一期（糖尿病前期）即脾瘅期、二期（糖尿病期）即消渴期、三期（糖尿病并发症期）即消瘅期。各期又按中医辨证分若干型。脾瘅期分为阴虚肝旺、阴虚阳亢、气阴两虚三型；消渴期分为阴虚燥热、肝郁化热、二阳（胃肠）热结与肺胃实热、湿热困脾、肺热化毒、气阴虚损兼见经脉失养六型辨治。消瘅期，根据涉及组织器官并发症的不同、各自的病因病机进一步分期、分型辨治。吕老还阐述了三期的演变特点及关联性：在脾瘅期病情尚轻，如若调护得当或可不发病，所谓"不治已病治未病"，否则即转为消渴；在消渴期，如治疗、调护得当亦可向脾瘅期转化或维持消渴病证，否则出现并发症倾向，从而发展为并发症期，终致疾病恶化而难以治愈。"三期"辨证法的提出有利于该病的早期发现、早期诊断，及早采取措施延缓或防止病变发展，防病与治病于未然。

二、药串形成：创新用药形式

对药一般是指成对书写的两味药，药串则是相当于药对的创新形式，药味可超过两味，无固定定数。施今墨先生处方时，常常双药并书，寓意两药之配伍应用。其间有起到协同作用者，有互消其不良反应专取所长者，有相互作用产生特殊效果者，皆称之为对药。施老在用对药时绝大部分是两两成对书写的，但也有三四味药一起组成的。他继承古人"对药"的配伍经验，将常用配伍对药在处方中并列书写，以示配伍之意，累计有300余组，世称"施氏对药"。它主要有以下几个来源：①源于古代前贤名方中的配伍对药，或是临床医生习惯用的对药；②自创的对药；③虽非独创，是古代名方中已经有的配伍，但却赋予了新的理解和功用，特别是用于一些西医病名的治疗；④其学生祝谌予、李介鸣在老师影响下创造的，说明学生对其学术思想的继承。经不完全统计，其常用对药中有1/3是从古方中择取的，即可以查到出处和方剂名称；另有1/3虽然没有查到出处，但是却是一般临床所习用的；还有约1/3是施今墨及其学生独创的。

治法上，李德珍把施老治疗糖尿病的方法总结为养阴生津法、益气健脾法、清热解毒法、滋肾养血法、敛精固涩法、活血化瘀法、平肝镇潜法、芳化醒脾法、润肠通便法、温阳固脱法十大法。祝老主张用阴阳、脏腑、气血辨证合参，将本病分为五型进行辨证论治：①气阴两虚型，治宜益气养阴，兼活血；②阴虚火旺型，治宜滋阴降火；③燥热入血型，治宜清热凉血，兼益气养阴；④阴阳俱虚型，治宜温阳育阴、益气生津；⑤瘀血阻络型，治宜活血化瘀、益气养阴。

组方上，四老均喜用药对。秦老首创中药药对施治，认为将二药视为一物，二药各自独立的功能可转化成一种更新更强的功能，对治疗具有极大的益处，在方剂组成中可发挥重要核心作用。祝老在应用施老降糖对药"苍术配玄参、黄芪配山药"的治疗过程中发现，黄芪配生地黄的疗效优于黄芪配山药，故将山药易为生地黄，并在进一步临床观察中发现，糖尿病患者大都存在舌质暗，舌有瘀斑或瘀点，舌下络脉青紫、怒张等血瘀征象，提出了糖尿病血瘀证的学术思想，并首先采用活血化瘀法治疗，葛根配丹参就是祝老针对糖尿病血瘀证的用药经验。至此，祝老将施老的"降糖两对药"发展为"三对药"。临床上根据病情不同，加减用药。例如，尿糖不降加天花粉20g，乌梅10g；血糖不降加人参白虎汤；饥饿感明显加玉竹15g，熟地黄30g；烘热阵作加黄芩10g，黄连5g；上身燥热，下肢发凉加黄连5g，桂枝10g；尿酮体阳性加黄芩10g，黄连5g，茯苓15g。

吕仁和教授的"对病辨证论治"即是临床常用的将疾病进行辨证分型，是施今墨先生、祝湛予先生辨证辨病相结合思路的进一步发展，按照不同证型的分型论治方法适用于一般疾病的治疗，在糖尿病及其并发症的治疗中应用相当广泛。对于辨证论治，吕仁和教授提出把证型和证候分开，因为"型"是模式，"候"是随时变化的情状。证型变化慢，证候变化快，所以，把变化较慢的正虚归为证型，把变化较快的邪实归为证候，简称为"以虚定型，以实定候"。在证型相对固定的基础上，根据邪实的变化随时辨出证候，调整用药，以利于提高疗效。如早期吕仁和教授对糖尿病进行分阶段、分层次系统研究的基础上，认为糖尿病为虚实夹杂之证，在临床上表现为 9 个正虚证型和 11 个邪实证候。虚证包括气虚、血虚、阴虚、阳虚、肾虚、脾气虚、肺气虚、肝虚、气血两虚等合并证候。实证包括燥热、血瘀、气郁、气郁化热、痰湿、热痰、热毒、湿热困脾、湿热下注、肝胆湿热、胃肠结热等证候。再如糖尿病性心脏病，吕仁和教授常分五型进行辨证论治。阴虚燥热、心神不宁者，治宜滋阴清热、养心安神为法，常用生地黄、玄参、天冬、麦冬、黄连、牡丹皮、当归、丹参、酸枣仁、远志、五味子、柏子仁、天花粉；气阴两虚、心脉失养者，治宜益心气、养心阴为法，常用太子参、麦冬、五味子、生地黄、何首乌、黄精、丹参、葛根、天花粉、酸枣仁；气阴劳损、心脉瘀阻者，治宜益气养阴、祛瘀通脉为法，常用太子参、黄精、生地黄、玄参、丹参、桃仁、川芎、枳实、佛手、葛根；心气阳虚、痰瘀互阻者，治宜补气助阳、化痰祛瘀为法，常用人参、麦冬、五味子、瓜蒌、薤白、桂枝、陈皮、半夏、当归、丹参、佛手；心气阳衰、水饮凌心犯肺者，治宜益气养心、肃肺利水为法，常用人参、黄芪、麦冬、五味子、牛蒡子、大枣、猪苓、茯苓、泽泻、泽兰、桑白皮、桂枝、当归、车前子。又如对于消渴病麻痹，吕仁和教授常分四型进行辨证论治。气血亏虚者，治宜调补气血、活血通络为法，常用黄芪、太子参、桂枝、赤芍、当归、生地黄、枸杞子、黄精、丹参、牛膝、木瓜、狗脊、续断；气滞血瘀者，治宜益气活血通络为法，常用柴胡、枳壳、枳实、白芍、甘草、地黄、川芎、当归、桃仁、红花、丹参；肝肾亏虚者，治宜补肝益肾、宣痹和络为法，常用龟板、黄柏、知母、熟地黄、当归、白芍、山药、穿山甲、狗脊、续断、木瓜、桑寄生；脾肾阳虚者，治宜温肾健脾、化痰通络为法，常用党参、肉桂、制附片、生黄芪、地黄、牛膝、乌梢蛇、蜈蚣、地龙、穿山甲、白芥子。

三、新论路径："动-定序贯八法"由来

（一）时代背景

从《内经》时代发展到明清以来，"阴虚燥热"的病机理论在辨治消渴中逐渐占据了绝对的主导地位。但近、现代大量的研究进展却表明：糖尿病的临床证候特点十分复杂，其蕴涵的病因病机也是十分复杂和多样多变的，单一的"阴虚燥热"的病机认识与目前现代糖尿病患者的发病特点不尽符合。目前糖尿病临床面貌已发生较大改变。

1. 体质改变 禀赋不足、五脏柔弱为传统消渴病的体质因素或根本，现已经受后天环境因素影响而发生改变。现代人高热量、高蛋白、高脂肪的饮食结构，使得母体、胎儿营养良好，甚至营养过剩；随着城市化进程加快，可供人们活动的场所与机会减少，人们的生活及工作离不开电视机或电脑，加之交通工具的发达逐渐代替步行与自行车，从而导致

现代人久坐少动。以上种种因素均导致肥胖人群增加。超重或肥胖、患有腹型肥胖者糖尿病的患病率与正常人群相比，差异均有显著性，糖尿病的患病率有随着腰臀比的增加而增加的趋势。"饮食自倍，肠胃乃伤"，滞胃碍脾，中焦为之壅滞，脾胃升降受阻，枢机不得斡旋，导致运化失职，脾气郁阻，胃气壅滞；多食肥甘，"肥者令人内热，甘者令人中满"，内热、肥胖、中满由此而生。脾主肌肉四肢，久坐少动，活动减少，久坐伤肉，则脾气呆滞，脾不能为胃行其津液，脾不散精，精微物质不归正化，则为湿、为痰、为浊、为膏、为脂，体质向湿热、脾虚痰湿转化。

2. 情志致病增加 由于现代社会的进步，人们开始关注糖尿病患者心理方面的问题。研究表明，糖尿病患者心理障碍的发生率高达 30%～50%，是普通人的 3 倍。主要有以下几个方面的原因：①思想负担加重：由于市场与社会竞争激烈，就业压力增大，失业人口数量增加，人们思想负担过重，危机感增强，心理问题与心理疾病增多。②精神负担加重：生活节奏加快，工作负担与责任感增强，工作压力增加，精神长期处于高度紧张状态。③经济压力增加：住房价格飞涨，医疗费用增加，超过了国民经济增加的速度；教育费用增加，甚至超过一般家庭的承受能力；物价上涨、社会福利不完善等诸多因素，使家庭经济负担增加。糖尿病患者在较复杂而长期的治疗过程中，病情的变化是不可避免的，患者随病情的反复易出现焦虑；同时，患者在接受治疗的过程中，因血糖控制不理想，易产生抑郁情绪，特别是在持久的高糖状态下，会出现疲劳、嗜睡、精神不振、不愿活动等表现，更易产生消极甚至厌生心理。现有的病理生理研究表明，当机体出现疲劳、失望或激动状态时，机体因应激状态致血糖上升，对胰岛素需要量增加；同时肾上腺素、去甲肾上腺素等拮抗胰岛素的激素分泌增加，导致血中胰岛素含量明显下降，使血糖骤升；而且负性情绪可通过下丘脑释放神经递质或通过下丘脑-垂体-靶腺轴使胰岛素细胞分泌减少，升糖激素上升，血糖水平升高。由此可见，糖尿病的发生发展与心理因素变化存在紧密而复杂的相互作用。肝主疏泄，助脾运化，若精神长期处于紧张或郁闷状态，肝疏泄不及，中焦气机郁滞，进而形成肝脾气滞、肝胃气滞；脾升胃降失常，饮食可壅而生热，滞而生痰。肝郁化热，木火上耗心阴肺津，下吸肾水，中伤本脏；热又耗气灼阴，气阴两虚，阴损及阳。

3. 起病形式的变化 杨文英教授在《新英格兰医学杂志》中指出，我国现有 9240 万成年人患有糖尿病，此外还有 1.48 亿人处于糖尿病前期。研究表明，糖耐量异常（IGT）患者在 5～10 年中，近 1/3 的患者会发展为 2 型糖尿病。空腹血糖受损（IFG）和 IGT 是发展为糖尿病及心血管病变的危险因子和标志。因此 2 型糖尿病的早期防治形势严峻，越来越受到人们关注。随着体检的普及，更多的糖尿病及糖尿病前期患者被及时发现。而在流行病学调查中约 50%的糖尿病患者无症状。"三多一少"（多饮、多尿、多食及体重减轻）——初诊糖尿病患者的经典症状已发生改变。此类患者有高血压、高三酰甘油血症和（或）低高密度脂蛋白（HDL）血症、高胆固醇血症、高胰岛素血症及胰岛素抵抗、胰岛 B 细胞功能减退、炎症反应现象、血管内皮细胞功能损伤等。在上海成年人筛查中，糖尿病患者中90%伴有高血压和（或）血脂紊乱。

4. 证型变化 大量证型研究表明，糖尿病证候发生了重大变化。张清梅对 2 型糖尿病及其并发症 1490 例、64 项证候指标进行频数分析，归纳出 2 型糖尿病及并发症临床上主要分为热盛伤津、肝肾阴虚、气阴两虚、阴阳两虚、湿热内蕴五类证型。通过对山东省内

3000 例糖尿病患者的病情调查，并应用统计学方法，找出症间及症与病程、各检验指标间的相关因素，归类出部分结合频度较高的证群组合。结果筛选出八种辨证分型，前五型依次为气阴两虚型、阴虚燥热型、气虚血瘀型、湿热困脾型及阴阳两虚型，此五型占总数的 70.8%；其余分型依次为肝肾阴虚型、脾肾阳虚型、痰瘀互结型，共占总数的 21.8%；另外，尚有五型仅占 7.4% 不计在内。传统的阴虚燥热、三消论已不能完全概括目前糖尿病病证。范氏"动-定序贯理论"坚持恒动的辩证观，正是因为以上的变化，增加了相应的治法，如养心安神、清热化湿、疏肝理气等，更致力于糖尿病前期、早期的纯中医治疗。

（二）地域背景

中医学有三因制宜，不但要注意时代差异，还要注意地域差异。改革开放后，珠三角地区生活水平提高，居民的饮食、生活结构未合理调整，糖尿病发病率急剧升高。2007～2008 年，广东省糖尿病流行病学调查结果显示，20～74 岁居民糖尿病患病率为 12.6%，标化患病率为 10.8%，糖调节受损（IGR）患病率为 17.2%，标化患病率为 15.9%。与 1997 年的调查结果（标化患病率为 3.5%）相比，10 年内广东省糖尿病患病率翻了三番，而且糖尿病后备军较多（IGR 患病率为 15.9%）。

《素问·异法方宜论》谓："医之治病也，一病而治各不同，皆愈何也?岐伯对曰：地势使然也。故东方之域，天地之所始生也。鱼盐之地。海滨傍水。其民食鱼而嗜咸，皆安其处，美其食……南方者，天地所长养，阳之所盛处也，其地下水土弱，雾露之所聚也，其民嗜酸而食胕。"李东垣在《医学发明·脚气总论》中曰："北方之疾，自内而致者也。南方地下水寒，其清湿之气中于人，必自足始。岭南背靠南岭，前濒南海，地卑雾嶂。"受东南暖湿气流的影响，南方夏季长，冬季暖，四季不分明，空气长年潮湿，南方属火，火热炎上，湿因火热而蒸腾散发，四季湿气弥漫。粤人饮食，多海鲜生猛、热汤浓茶，又喜"宵夜"，酿湿生热，内蕴胃肠，一旦伤湿引动内蕴之湿，湿热互作，热内蕴而化火，湿火因此而生。岭南气候炎热，人们多喜阴凉茶，凉茶多为清热生津、消暑解毒之品，其性寒凉，若进食辛香燥热之物后再饮凉茶，燥热积于胃，苦寒伤于脾必致中焦失运，痰湿内生或进食海鲜等膏粱厚味，碍脾生湿，痰湿生中，日久则湿热蕴结，酿生变证。有人对 3000 名长期居住在岭南地区的人群进行调查，结果平和质占 44.7%，痰湿质占 6.9%，湿热质占 39.6%，其余占 8.8%。

基于岭南地区的气候环境、居民生活方式的特点，治疗上又有所不同。清代岭南医家何西池强调南方"凡病多火""多湿"；岭南医家杨鹤龄认为"粤之与江南，气候地土又复不同""用药之法，不无差异"；吕安卿谓用药原则以松、通、清三字为主。岭南时病湿患为最，治法当据湿为纲，列表里而论。湿性黏滞，阻滞气机，选用药以调畅气机为本。岭南医家喜用金钱花、南扁豆花、清水豆卷、西瓜翠衣等花、皮类药，配伍鸡苏散、碧玉散等治疗伤湿证，取其气味芬香，性平淡，质轻，轻清宣透湿气，平淡渗泄化湿。用苍术、荷叶、薏苡仁、南扁豆花、黄连、半夏、厚朴花、芦根、红条紫草、六一散等辛淡甘苦药配伍治疗湿火证，是岭南医家常用的方法。范氏对清热利湿法的运用灵活多变。湿热之邪蕴于体内日久，耗伤气阴，故清热利湿不忘益气养阴。

糖尿病不仅病因复杂，而且病机特点多样多变，尤其是不同患者的年龄、遗传背景、体质状态、饮食生活习惯，以及病程阶段、合并疾病和用药特点等都与疾病特点密切相关，并且是不断地动态变化着的，绝不可能以一概之。

（三）注重脏腑辨证论治，尤重气阴、脾肾

范氏在临床实践中发现，绝大多数 2 型糖尿病患者早期往往兼有脾气虚、肾气不足，表现为口干咽燥，汗出乏力，易饥多食，腰酸，失眠多梦，舌红等证候，虽有热证，却非实火，虚候已现，唯宜平补，切忌滋腻。其自拟的降糖补肾方（狗脊、川续断、女贞子、旱莲草、地骨皮、生黄芪、生地黄、葛根、黄连、桑白皮、知母），经临床研究显示，能有效降低糖耐量降低患者血糖、胰岛素和血脂水平，并能有效改善糖尿病患者胰岛素抵抗，减轻患者临床症状，其作用机制可能与调节炎症因子的产生、抑制炎症反应有关。范氏认为若因嗜食肥甘厚味、生冷之品，或情志失调，房劳过度等因素，均可直接或间接地影响到脾胃，导致脾胃虚弱，运化失职。因此糖尿病患者气虚之病机贯穿于发病的全过程，指出在糖尿病的防治中，调理脾胃、顾护后天具有积极的意义，益气健脾法应贯穿治疗的全过程，其临床应用可根据病情严重程度与否而实施。《内经》中之五脏所主、五脏开窍、五脏化液、五脏所恶、五脏变动、五脏所病等，明确地指出了脏腑的生理、病理及与形体的关系，"有诸内必形诸外，有诸外必根诸内"，就是抓住了外在的主要证候，从而定病位在哪个脏腑，再定病在气或在血，病性属实或属虚。其所提出的补肾、疏肝、清心、润肺、运脾的理脏五大法就是针对消渴病病机复杂的特点全面概括了从脏腑辨治糖尿病的基本治法规律。

（四）坚持辨病与分期辨证论治相结合

任一疾病本身都具有特定的病因、病机、病理、症状和（或）证候特点，都是有其自身的发生、发展、转化和预后规律的，其中的证型和证候，是疾病过程中在不同阶段和层次上所表现的一类综合性特征。糖尿病为慢性疾病，根据其不同阶段的临床表现可归属于中医的消渴、水肿、眩晕、虚劳等范畴，其基本病机相同，但在不同阶段有其特殊的表现及病理产物。因此不但要把握病机，而且要用不断发展和变化的观点看待疾病的动态演变。作为早期中西医结合流派祝老和吕老的传人，范氏也主张糖尿病的治疗应强调首先辨病，可以结合现代西医学的检测手段和认识，其次要采用中医传统的四诊合参方法再进行辨证，以进一步指导中医药的立法处方；在分期上一般多结合现代的理化检查指标为明确依据，以综合判断疾病所处的相应时期和阶段，从而做到"辨病与辨证相结合"，并在时间和空间上对疾病进行准确的定性。

范氏等将 65 例早期糖尿病肾病患者随机分为治疗组 34 例和对照组 31 例。对照组予糖尿病教育、常规降血糖及对症处理，治疗组加用以益气养阴、活血化瘀为主的中药（处方：生黄芪、山药、金樱子各 30g，生地黄、川芎、丹参各 20g，莪术 10g，芡实 15g）治疗。8 周为 1 个疗程。结果：两组均能较好地降低症状积分、空腹血糖（FBG）及 24h 尿微量白蛋白排泄率（UAE）；治疗组还能升高超氧化物歧化酶（SOD）活性、降低过氧化脂质（LPO），并能够显著减少 UAE，两组差异有显著性意义（$P < 0.05$ 或 $P < 0.001$），治疗组疗效明显优于对照组（$P < 0.05$ 或 $P < 0.001$）。范氏等以具有益气养阴、活血解毒作用的糖足方（主要

由黄芪、生地黄、当归、川牛膝、莪术、玄参、虎杖等中药组成)为主的综合疗法治疗糖尿病足,效果及其对血管内皮的保护作用优于以山莨菪碱注射液(654-2)为主的综合疗法。范氏对糖尿病周围神经病变也是从气阴两虚血瘀论治,治疗上以益气养阴、活血通络为法,常用药物有黄芪、玄参、生地黄、桂枝、当归、赤芍、丹参、鸡血藤、地龙、川芎等,并内外结合,自拟中药沐足经验方糖痹外洗方(辣椒、花椒、制乳香、制没药、红花、忍冬藤、冰片),临床效果佳。

范氏同样主张积极把握和认识疾病分期辨证的规律,尤其强调疾病前期和早期纯中医施治的重要性。此期,正气尚可得复,是治疗的最佳时机,也是纯中医疗效十分显著的时期。范氏把分期论治运用在糖尿病足的治疗中。由于患者身体条件的差异,血糖控制水平的不同,继发的血管及神经病变轻重不一,病变程度、病变性质不同,或受病变处于进展期或稳定期等诸多因素的影响,表现出来的证候复杂多变。病变初起多以虚为主,以气阴亏虚,或阳气亏虚为多见,夹有血瘀或脉络不和;中期患者由于外邪内侵,正气尚存,正邪相争,表现为以实为主,以肝胆湿热、湿毒内蕴、热毒炽盛为主;晚期患者多病程已久,耗伤正气,表现为虚实夹杂,以肝肾阴虚或脾肾阳虚夹痰瘀互阻为主。在明确疾病分期的基础上,早期以补虚为主,兼祛邪实;中期以祛邪为主;晚期则攻补兼施。临床实践证明,用该思路指导临床治疗,取得了比较满意的治疗效果。

(邹冬吟)

第三节　动定相循:基本内涵

一、"动-定序贯八法"的定义

范冠杰教授先后师承"国医大师"吕仁和教授、王永炎院士、熊曼琪教授,学术渊源上与施今墨、秦伯未、祝谌予等前辈一脉相承,历经多年临床实践和研习经典,创立了"动-定序贯八法"理论。"动-定序贯八法"起源于对糖尿病治疗理论的思考与探索,根据糖尿病变化的规律,采用辨证结合辨病,结合"三因制宜""动-定"变换治疗法则,不同阶段"序贯"治疗,突破既往"单证-单方""单证-复方"的治疗模式。临证中证明这种对疾病的思辨模式不仅适用于糖尿病,对于其他内分泌疾病,如肥胖症、高脂血症、痛风、痤疮等,同样疗效显著。其理论体现的中医整体观念及恒动的辨证理念正是中医辨治疾病的生命力所在,不受地域、时间、个体的局限,在多种疾病中均可以应用。

"动-定序贯八法"理论强调"动"与"定"的相互结合,动中有定,定中有动。其"定"是研究疾病的病机特点、变化规律,根据疾病主要病机特点和变化规律,有规律使用固定的方药。而其"动"是疾病的不同阶段,病机变化不同,以及相同阶段因时、因地、因人不同,令病机特点产生变化,所以要动态观察疾病变化,采取不同的治疗方法,以达疾病的根本。其次,"动-定序贯八法"理论强调要根据疾病的变化规律采取有次序的、连贯性治疗。

"动-定序贯八法"以整体观念和辨证论治为主导思想,以动态把握核心病机的内部规律为思维方式，以相对固定而又动态变化的中药药串为施治特点，从实践中不断丰富中医对药物、病因病机、辨证规律及治法方药的认识。其中"动"意在改变、变化，是指无论在对中药药性的认识，还是对疾病病机的认识，都应打破固定思维，灵活动态地看待；"定"，安也，与动相对，意即固定、不变，即把握事物的规律性；"序"，次第、秩序、规则之意；"贯"，指连续、贯通，体现了认识疾病和辨证论治的方法是一个连贯有序的过程；"八法"原意是指范冠杰教授在临证中针对消渴病最常见的证候类型而制定的八种基本治法，"八法"取八卦之变化无穷之意，可演变为千变万化的治法。"动-定序贯八法"创造性地提出了中医临床辨治的新思路及指导理论，强调对疾病发生、发展、变化的规律及核心病机的动态把握，从实践中不断发掘、丰富中医病机、证候、药物的辨证规律，从而有目的、有计划地指导中医临床、科研和疾病管理。

二、"动-定序贯八法"的理论基础

"动-定序贯八法"理论的核心在于"恒动观""动静互涵""天人合一"。中医的动态思维即恒动观念，是指在观察、分析、研究机体生命活动规律和疾病时，运用运动的、变化的、发展的理念去接近、认识、把握、创造复杂的客观世界[1]。恒动观念作为中医的原创思维方式，其产生和发展与当时的生产力水平、文化环境、地理因素、政治、宗教等密切相关，强调物质世界运动的方式是整体恒动的。而气是构成宇宙万物的本原[2]。气具有无形、极其细微和运动不息等特性，通过升、降、聚、散等多种形式，实现形态、结构、信息、性能等形式转化。而气变化的内在动力是阴阳二气氤氲交感、相错相荡的结果，故天地交感，以生万物[3]。气是天地万物的中介，维系它们之间的相互联系和感应，由于气的特性和变化形式，决定着我们认识物质世界的思维方式必定是整体恒动，"动-定序贯八法"防治疾病动态思维根源于"气"的物质基础。动与静之间是互根互用、相互统一、相互转化的关系，运动是绝对的，静止是相对的[4]。中医辨治关键在于证候的把握，证候是恒动的，反映疾病进程的不同阶段，但不同阶段的证候具有自身的特点，是相对固定的，而且不同的证候之间的演变也是有规律可循的，也就是疾病的发生发展是不断变化的，需要我们不断认识、总结疾病变化中的相对稳定性和规律性，所谓"以不变应万变"。古代中医很早就认识到，人是宇宙万物的一部分，由此决定着其与其他物质一样，必须遵循天地之道。人体的生命活动必然受到自然环境和社会环境的影响。《素问·宝命全形论》言："人以天地之气生，四时之法成。""动-定序贯八法"在审视生命、健康和疾病时，是把人体放置于与自然、社会的立体思维中去考量问题，从整体联系和运动变化的角度来认识和把握生命全周期、健康全过程，并构建微观-宏观-宇宙三层次的天人合一的整体恒动观[5]。

三、"动-定序贯八法"的理论体系

（一）辨证特色——把握核心症状与核心病机

治病求本，首见于《素问·阴阳应象大论》的"治病必求于本"。告诫医者在错综复杂的临床表现中，要探求疾病的根本原因，宜针对疾病根本原因确定正确的治本方法，这是几千年来中医临床辨证论治一直遵循着的基本准则。"证"是疾病过程中某一阶段病位、病性等本质的高度概括，是中医辨证的基础，也是中医精华之所在。证候是本，而症状及脉象是证候的外象。《伤寒论》曰："观其脉证，知犯何逆，随证治之。"根据患者的症状及脉象，推理出证型，得出疾病的核心病机，这就是辨证的过程。中医有"八纲辨证""脏腑辨证""三焦辨证"等，"动-定序贯八法"在上述辨证方法的基础上，融入了恒动的辨证观及整体观。中医的辨证不仅要辨主要症状及核心病机，还要辨疾病的发展变化、疾病阶段性的缓急、正邪的虚实。每一种疾病都有其发生发展的规律，从疾病的发生到痊愈，都经过不同的阶段，整个过程是不断变化着的。同一种疾病由于病邪性质、患者体质及治疗方法不同，在相同时期、不同阶段均可以有不同的表现。

　　"动-定序贯八法"强调辨证应抓准核心病机。辨证是论治的前提，辨证准确与否直接决定着临床疗效。然而疾病往往证候复杂，外在干扰因素不同（病邪轻重、季节、时间、地域、饮食等）和内在环境各异（体质、性别、年龄、心理状态、教育程度等），各种因素通过相互融合成复杂的网络系统，具有"虚实夹杂""动态变化""多维界面"等特征。故善于总结核心症状，把握主证发生、发展的根本机制及其与兼夹证之间的内在联系，精准抓住核心病机，以核心病机为轴心进行辨证施治，是"动-定序贯八法"的辨证思维特色所在[6]。如范冠杰教授通过总结临床辨治消渴病经验，提出消渴病本虚标实的病机特点，并归纳出消渴病常见的肾虚、肝郁、血瘀、湿热、燥热、气阴两虚、血分郁热等八大核心病机；临床辨证多以此八大核心病机为轴心，据其主次、轻重、缓急的不同而灵活运用，已显示出满意的疗效。通过"动-定序贯"的思维方式把握核心病机主要体现在以下几个方面。

　　1. 从核心症状入手抓核心病机　核心病机所表现在外的特征性临床症状及体征就是核心症状，一组核心症状背后往往对应一个核心病机。"动-定序贯八法"提出从核心症状抓核心病机，认为辨证时要善于从四诊资料中发现最典型的表现（包括患者最主要的不适和舌脉表现），迅速而准确地找准其背后的核心病机。这与《伤寒论》中所言"伤寒中风，有柴胡证，但见一证便是，不必悉具"有异曲同工之处。从核心症状认识核心病机，相比教科书中按照各证型之主症、次症——对应进行辨证而言，更为简捷、精准。以消渴病为例，列举范冠杰教授的八大核心症状及核心病机如下[7]。

　　肾虚证：腰膝酸软，小便频数，脉沉。

　　气阴两虚证：能食与便溏并见，四肢乏力，口干或渴，舌质淡，苔薄。

　　肝气郁滞证：性情易怒烦躁，或郁郁寡欢，女性月经不调，脉弦。

　　热郁血分证：面红唇赤，舌红。

　　肺胃燥热证：多食易饥，口渴喜饮；如兼有胃肠热结，则大便干燥或秘结难行，脉滑实。

　　心神失养证：心烦，多梦，睡眠不安。

　　湿热内蕴证：口干不欲多饮，或纳食不多，小便黄，苔黄腻。

　　血脉瘀阻证：舌暗，舌底脉络粗大曲张，或伴肢体麻木、疼痛感觉异常。

　　2. 动态把握核心病机的变化　任何疾病都是处于不断变化发展的过程中的，而病机是疾病在其变化发展的不同阶段形成证候的主要机制。疾病本身有其固有的病机，疾病不同阶段的"证"也有其不同的病机。病机的变化不仅决定着疾病的发展趋势，而且决定着"证"

的表现形式。因此，只有运用动态的思维，掌握病机的变化规律，识别证候的本质，才能准确辨证，进而为论治提供可靠的依据。"动-定序贯八法"中的"动"，强调的便是一种动态的思维，它提倡运用变化、发展的眼光看问题。在临床辨证过程中，"动-定序贯八法"不仅善于把握疾病变化的阶段性和病变的转折点，还始终以证候表现为转移，动态把握其背后所藏的核心病机变化，并且结合患者不同年龄、性别、环境、心理等情况进行灵活辨证。这种辨证方式不受教科书中所列证型的局限，随疾病变化和个体情况不同而灵活、动态辨证，打破"一证到底"的辨证误区，更加符合临床实际。

3. 抓住核心病机的内部发展规律 病机的变化决定着疾病的发展。但无论病机如何改变，其中必有一定的规律可循。临床辨治，必须抓住病机发展的内部发展规律，才能知常达变，准确辨证。"动-定序贯八法"认为，在辨证过程中，把握疾病动态变化过程时，应以核心病机发生、发展的一般规律为主线，贯穿动态辨证的全过程。如范冠杰教授通过总结多年的临床经验，认为消渴病常见肺胃燥热、湿热内蕴、血脉瘀阻、肝气郁滞、热郁血分、心神失养、肾虚、气阴两虚等证。临床表现为标实为主或本虚标实兼具，随着病程不同，临床证候分布亦不同，早期多以燥热、湿热、痰浊等标实表现为主，后期则多见虚损、血瘀之证，而"阴虚"则贯穿着消渴病的始终。在施治方面，范冠杰教授根据消渴病不同时期的发展规律，认为前期和早中期正气尚可得复，因此特别强调此期纯中医治疗的重要性。

4. 注意辨证的连贯有序性 正因为疾病的发展有一定的演变规律，决定其证候变化的内部病机必有一定的因果、承接、转化等关系可循。因此，"动-定序贯八法"认为，在辨证过程中，还应注意病机前后变化的连贯有序性。把握核心病机变化的规律特点，注意其前后变化的因果联系，连贯有序地进行辨证和防病治病，是中医辨证论治之实质的体现。

总之，在辨证治疗过程中，只要掌握灵活的辨证方法，同时结合辨病，学会如何从脉证中总结核心病机，确立治疗法则，则抓住了治疗的关键；同时再根据具体疾病病位特点，实施具体治疗方案，才能达到中医治疗的精髓。"动-定序贯"是一种灵动的辨治理论，且其辨证用药特点相对固定，容易掌握。所以理解及掌握其核心症状、核心病机的辨证特点，则能在临床当中举一反三，灵活运用。

（二）用药特色

1. 现有中药配伍形式及其局限

（1）君臣佐使配伍，难适复杂病证：《素问·至真要大论》中所言："主病之谓君，佐君之谓臣，应臣之谓使"，最早提出君臣佐使配伍理论，并初步阐述了复杂方剂中各味中药的地位及其之间的相互协调关系。自《内经》后，后世医家对方剂配伍也有散在论述，包括君臣佐使各药物的作用、剂量分配等，但总的来说，均脱离不了"君臣佐使"的框架。直至当代方剂学，以至近20年来的高等院校《方剂学》教材，对中药组方也一直遵循"君臣佐使"理论。诚然，君臣佐使配伍理论在中药方剂理论中占有非常重要的地位，它对解释现存方剂的功效，以及指导简单证型的遣方，均具有重要意义。然而临床实践表明，患者大多数是多种证型并存，且证型变化多端，使用现存方剂或单用君臣佐使理论来指导组方用药，难以满足复杂证型及其变化的需要。虽然《方剂学》提出要根据患者的具体情况进行药味加减、药量增减和剂型更换等灵活变化，但这些化裁均缺乏完备可行的中药组方理论来做支撑，造成了临床组方用药的随意性和主观性。

（2）见症投药，盲目堆积：对于复杂病证，要求多方面综合分析后再进行遣方用药，并根据证候变化灵活化裁。但是，如果对辨证论治的核心把握不准，便很容易进入"见症投药"的随意性组方误区。这是中医临床工作中非常普遍的现象。尤其是年轻的中医师，在面对复杂证型时，往往不分主次、轻重、缓急等，见一症便用几味药，如头痛即用白芷、藁本、川芎等，肢体麻木不仁便使用黄芪、当归、鸡血藤等，口干便投以葛根、天花粉、麦冬等，便秘就用大黄、麻子仁等，如此简单叠加，结果势必造成中药的盲目堆积，形成"超大处方"。这种毫无配伍规律的组方形式，不仅违背了中医辨证论治原则，还可能对患者病情不利，且造成医疗资源的浪费。

（3）据中药现代药理学作用选药，忽视中医基本理论指导：中药的现代化发展趋势提倡对单味中药的化学成分及其药理作用进行研究，这固然有利于将传统中医药推向全世界，却有悖于中医理、法、方、药原则，脱离了中医基本理论的指导。而且，临床用药多为复方，虽然单味中药的药理作用明确，但多味中药混杂之后，其化学作用又会产生不同的变化。如患者转氨酶升高，便使用经现代药理学研究证实有护肝降酶功效的五味子、垂盆草、甘草等[8]；如见发热，便用具有解热镇痛抗炎作用的柴胡[9]、连翘[10]等。如此组方，不仅完全忽视了中医基本理论，也是传统中医在现代发展中逐渐迷失的主要表现之一，严格来说，这并非中医。

从以上论述可知，随着中医临床实践的发展，目前亟需在中医基本理论的指导下形成一套既能适合复杂病证又切实可行、值得临床推广的组方理论，以便规范地指导医者遣方用药。

2. "动-定序贯"的用药特色

（1）"定"之用药思想体现："定"，安也，与动相对，意即固定、不变，即把握事物的规律性。严格辨证，明确标本、主次，分清先后、缓急，才能制定处方的基本路线，这也就体现了范冠杰教授处方用药之"定"理论的思想基础。"动-定序贯"理论的一个重要特色在于固定药串。秦伯未老先生首创中药药对施治，认为将二药视为一物，二药各自独立的功能可转化成一种更新更强的功能，对治疗具有极大的益处，在方剂组成中可发挥重要核心作用。施今墨老先生很好地继承和发展了秦老的学术特点，并在消渴病等的临床治疗中发挥得淋漓尽致。随着在临床中不断地实践和总结，范冠杰教授在此基础上，进一步形成相对固定的中药药串的组方思路，即针对主症和兼症的不同，可由组成大于药对的 2 个以上作用协同的中药形成药串，从而能进行灵活方便地加减变换，还能更进一步增强药物间的协同和配伍作用。所以在临床辨证治疗过程中，根据脉症，辨别核心病机，根据病机使用固定药串，从症到药连成一线，非常容易掌握，对于任何疾病，相同症状，相同证型便可应用。以消渴病的治疗为例，列举常用的 8 个治疗药对：①补肾法：狗脊 10g，川续断 10g，女贞子 30g，旱莲草 30g。②益气养阴法：北黄芪 15g，生地黄 15g，地骨皮 15g。③疏肝理气法：柴胡 10g，白芍 15g，薄荷 10g，郁金 10g。④清热润燥法：石膏 30g，知母 10g，葛根 30g，连翘 15g；如腑实便结，则用通腑法，方用大黄（后下）5g，枳实 10g，火麻仁 15g。⑤调养心神法：夜交藤 30g，远志 10g，酸枣仁 15g。⑥清营凉血法：牡丹皮 15g，麦冬 15g，玄参 10g，赤芍 15g。⑦清热化湿法：苍术 10g，黄柏 10g，薏苡仁 30g，车前草 30g，绵茵陈 15g；如兼有湿盛困脾，则加茯苓 12g，炒白术 10g，法半夏 10g，神曲 15g；兼见腹胀加莱菔子 10g，枳壳 10g，川厚朴 10g；胸闷加瓜蒌皮 15g，薤白 10g。⑧活血化瘀法：丹参 15g，三棱 10g，莪术 10g，泽兰 15g。

（2）"动"之用药思想体现："动"意在改变、变化，是指无论在对中药药性的认识，还是对疾病病机的认识，都应打破固定思维，灵活动态地看待。疾病的治疗并不是一成不变的，此思想也源于秦老的治疗理念，把握疾病的阶段性，以证候表现为转移，随时辨、随时论，随时以证候表现为转移，根据不同的发展过程辨证。所以范冠杰教授治疗消渴病的药对也是随时变化，灵活使用的。在对药性的认识方面，范冠杰教授认为药物的性味功效随着环境气候、社会的变迁、地域的改变而变化，故也不能一成不变地看待中药的药性。

（3）"序"之用药思想体现："序"，指次第、秩序、规则之意。用药当找出主证发展的一般规律，注意兼症变化的特殊规律。病机是随疾病阶段有规律地动态变化的，而对应病机的药物治疗也是有序变化的，体现了"症状-证候-病机-药物"的有机组合，符合中医整体观和恒动观的辨治本质。范冠杰教授通过多年对消渴病发展的特点总结出规律性的辨证和药串，对于指导医生临证治疗具有较好的指导意义。

（4）"贯"之用药思想体现："贯"，指连续、贯通，体现了认识疾病和辨证论治的方法是一个连贯有序的过程，体现了治疗疾病的辨证、治疗一体化的思想，把疾病的整个转变过程看成一个整体，系统地治疗，从而达到较好的临床疗效。

3. 总结药对、药串组成法则与用药特点　临床用药经验的核心就是药对、药串。其组成法则即"一阴一阳""一脏一腑""一气一血""一寒一热""一升一降""表里兼顾""虚实合参"等，配伍巧妙，疗效卓著，体现了开阖相济、动静相随、升降相乘、正反相佐的用药艺术，将中医"阴平阳秘""以平为期"的博大智慧表现得淋漓尽致。范冠杰教授临床用药特点主要有：①唯宜平补，切忌滋腻：极少使用附子、肉桂、淫羊藿等温燥补阳药或熟地黄等滋腻养阴药。原因如下：随着生活水平的提高，人们恣食膏粱厚味或过食辛辣导致脾胃受伤，容易酿湿生热。现代人少运动，脾胃功能减弱，津液不化，故易生痰化湿，日久化热。现代人生活工作压力大，精神紧张，加上对疾病的忧虑，易肝郁化火。过于温补，即易助热，过于滋腻则碍脾，使脾不主运化。用药强调运脾以调畅气机，则水谷精微得以化生，若滋腻碍脾反而使体内的湿浊痰瘀之邪更加壅塞。②用药平淡：所用之药均为临床常见之药，无奇药怪药。③处方精当：紧扣病机，针对性强，做到有的放矢，一般方中，药物不过 12 味。④用药适量：量少则药效不能充分显示，攻药量多则攻伐太过，损伤正气，补药量多则滋腻阻滞气机，常用剂量为 10～30g。

4. 对中药药性重新认识　药物性味随着自然环境、药物炮制工艺、医家认识水平、人类体质的变化而改变。人类发展到今天，自然环境有了很大的变化，现代工业的发展，人类对自然不断进行改造，使得药物生长的土壤、气候等发生了极大的变化。药材的种植，使药物相对规范，但却使得药物的偏性下降，其性味也会随着改变。科学技术的进步，在炮制工艺上的改进，药物的功效得到了加强，并出现了新的功效。因此，范冠杰教授强调不能僵化地理解中药的药性，应该以动的观点对药性进行重新认识。

（1）以天人相应的观点理解药性的变化："天人相应"的观点强调天与人以类相合，

也反映了人与自然界万物息息相关的统一性。统一的基础是"元气"。元气论认为，万物源于气，气聚则有形，散则太虚无形。药物为万物之一，亦为精气聚合而成，这种精微之气，是药食发挥作用的物质基础。中药主要来源于大自然，而天然药材的分布和生产离不开一定的自然条件，中药绝大部分都来自天然的植物、动物、矿物，中药的产地、采集时间，都直接影响到药物的性味及功用。因此，应根据气候环境、四季、地域等不同，对中药药效进行重新评估，对其寒热性味进行重新认识。

（2）回归临床观察：如前所述，中药药性的认识过程是：药物—机体（病证）—效应—药性。药性的认识源于药物作用于相应病证所产生效应的观察，是对中药效应及效应特征的归纳总结[11]。如是，离开临床研究中药"药性"，无异于缘木求鱼，由此得出的各项研究结果亦难免不陷入认识的片面。相反，结合临床实践，得出的药性研究结果不仅能最大限度地还原药性的本质，亦能够对传统的药性理论去粗取精、去伪存真，更能够在研究中丰富、发展原来的药性理论。如黄柏，历代医家对其有颇多见解，《神农本草经》对其描述为味苦，性寒，主五脏、肠胃中结热，黄疸，肠痔，止泄利，女子漏下赤白，阴阳蚀疮。而由此后世医家在临床的过程中逐渐对其药效有了较广泛的拓展，如张元素认为黄柏之用有六：泻膀胱龙火；利小便结；除下焦湿肿；痢疾先见血；脐中痛；补肾不足，壮骨髓。李杲则说黄柏、苍术，乃治痿要药。朱丹溪认为黄柏走至阴，有泻火补阴之功，非阴中之火，不可用也。相火为龙雷之火，属阴火，不可以水湿折之，当从其性而伏之，唯黄柏之属可以降之。更有《得配本草》认为牡丹皮、川黄柏，皆除水中之火，然一清燥火，一降邪火，判不相合。盖肾恶燥，燥则水不归元，宜用辛以润之、凉以清之，牡丹皮为君；肾欲坚，以火伤之则不坚，宜从其性以补之，川黄柏为使，详细讲解了黄柏的配伍。所以，回归临床，结合实践理论，开拓思路，是当代中药发展的基础。

（3）在"证"基础上探讨"药性"本质：中药的使用必须在中医理论的指导下，而中医理论的根本是"辨证论治"，中药药性应是在"证"病理基础上才得到充分体现的。如果在药性研究中脱离"证"的前提，那中药便失去了中药的特征，对其性质的判断亦非标准意义上的中药药性。因此，要探索正确的中药药性研究方法，一定要基于"证"的前提，按照"辨证用药"原则，探究其改善"证"病理生理的机制，由此得出某药的药性。如此，未来对中药药性的认识将会不只限于物质（化学成分）的范畴，更会是物质与效应的统一，其本质将呈现多元化特征。

（4）现代药理研究可作为药性理论的补充：近 30 年来，中药药理学研究突飞猛进，已经对大量的中药进行了研究，有些中药的新功效被发现，另外，某些中药在传承过程中因各种历史因素使其传统功效被忽略掉了。在药物传承的过程中，每位医家都有其对药物性味的使用偏好，这就干扰了我们对药物功效的全面认识，所以回归到药物最初的功效，将会发现更多被我们所忽略的或者还未发觉的药效。此外，通过研究发现，某些中药除了其传统功效被证实外，还具有以往尚未被认识到的新功效。对于此部分的药效，可以通过归纳总结作为该中药药性的重要补充。

（卢绮韵）

参 考 文 献

[1] 何裕民. 略论恒动观念. 中医药学报，1987，4（3）：3-6.

[2] Stevenson Xutian，Jun Zhang，Wozniak Louise. New Exploration and Understanding of Traditional Chinese Medicine. American Journal of Chinese Medicine，2009，37（3）：411-426.

[3] 後藤朝太郎. 淮南子. 國民文庫刊行會，1921.

[4] 陈远宁，黄洪基. 船山动静观略论. 求索，1981，（3）：43-51.

[5] 符宇，范冠杰，黄皓月. 中医原创思维之"动态思维"——动-定序贯八法核心理念之一. 中医杂志，2018，59（3）：181-184.

[6] 龙艳，邹冬吟，沈歆，等. 基于"动-定序贯八法"理论浅谈核心病机辨证. 江苏中医药，2013，45（1）：9-11.

[7] 魏华，卢绮韵，黄皓月，等. "动—定序贯范氏八法"辨治糖尿病学术思想研究. 新中医，2011，43（7）：6-7.

[8] 魏征骥，李平亚. 中药保肝作用的研究概况. 中国农村医学杂志，2004，2（3）：7-10.

[9] 谢东浩，蔡宝昌，安益强，等. 柴胡皂苷类化学成分及药理作用研究进展. 南京中医药大学学报，2007，23（1）：63-65.

[10] 董梅娟，倪艳. 连翘药理活性及其物质基础的研究概况. 山西中医，2009，25（4）：56-57.

[11] 崔瑛. 对中药药性研究的思考. 河南中医学院学报，2008，7（4）：28-29.

第四节　承古辟新：体系特征

一、整体观念

整体即是统一性和完整性。中医学非常重视人体本身的统一性、完整性及其与自然界的相互关系，认为人体是一个有机的整体，构成人体的各个组成部分之间在结构上不可分割，在功能上相互协调、互为补充，在病理上则相互影响；而且，人体与自然界也是密不可分的，自然界的变化随时影响着人体，人类在能动地适应自然和改造自然的过程中维持着正常的生命活动。这种机体自身整体性和内环境统一性的思想即是整体观念。整体观念是中国古代唯物论和辨证思想在中医学中的体现；它贯穿于中医学的生理、病理、诊法、辨证和治疗等各个方面。

（一）传统中医理论整体观念

传统中医整体观的基本要点是人体是一个有机整体，人与自然界、社会环境的统一性。

1. 整体观在人体生理功能上的体现　中医理论认为人体是一个由相互依存、互相制约、紧密联系的各个部分组成的复杂的统一、平衡的有机整体。人体各部分均以某种方式互相联系。人体内部的五脏之间，存在着"相生"和"相克"的关系。如从五脏的资生来看，肾水之精以养肝木，肝木藏血以济心火，心火之热以温脾土，脾土化生水谷精微以充肺金，肺金清肃下降以助肾水。这说明了五脏之间的相生关系。从五脏之间的相互制约来看，肺气清肃下降，可以抑制肝阳上亢，即金克木；肝气条达，可以疏泄脾土的郁滞，即木克土；脾的运化，可以避免肾水的泛滥，即土克水；肾水的滋润，能够防止心火的亢烈，即水克火；而心火的阳热，可以制约肺金清肃的太过，即火克金。这种"相生"与"相克"之间的动态平衡，维持着人体生理功能的正常。

在五脏与六腑之间，存在着一种"表里"的联系：一定的脏与一定的腑相表里。例如，肺与大肠相表里、脾与胃相表里。互为表里的脏腑之间，通过经络相互联系，在生理上互相协调，在病理上互相影响。在人体六腑之间，存在着一种"转化"关系。这种关系表现为六腑之间在饮食物的消化、吸收活动中，在功能上的密切联系和相互协调。

人体脏腑与体表之间，下部与上部之间也是通过经络而广泛联系和紧密配合的。如《素问·五脏生成》说："心之合脉也，其荣色也……肺之合皮也，其荣毛也……肝之合筋也，其荣爪也……脾之合肉也，其荣唇也……肾之合骨也，其荣发也"，论述了居于体内最深部的五脏，分别反映于体表或与其他较浅部位的脉、色，皮、毛，筋、爪，肉、唇，牙、骨、发有着密切的联系。人体十二经络由手太阴肺经开始循行，与相表里的脏腑经脉交接，至足厥阴肝经结束，交接于手太阴肺经；并且，经络的循行通过别经、络脉形成巨大的，相互沟通的，循环无端、周而复始的人体经络循行网络，完成人体正常的生理功能；同时因其各经脉相互沟通、相接，在病理上又会相互影响。

人体的生理会随着自然界的变化及社会环境的不同而产生相应的变化。人体的脉象有春弦、夏洪、秋浮、冬沉的不同。在昼夜晨昏的变化过程中，人体阴阳变化与之相适应。人体早晨阳气初生，中午阳气隆盛，到了夜晚则阳气内敛，便于人体休息，恢复精力。人的脉搏、体温、激素的分泌等都具有昼夜节律变化。许多疾病的发病时间及引起死亡的时间也是有一定规律的，如张仲景提出伤寒"发于阳，七日愈，发于阴，六日愈"。地域的差异、人们的生活习惯和身体状况也有很大不同。如江南多湿热，人体腠理多疏松；北方多燥寒，人体腠理多致密，所以在南方，治疗外感病较少使用麻黄汤，因为容易出现汗出过多而伤阴情况。

2. 整体观在疾病诊治中的应用　人体自身统一观是整体观的组成部分之一，它是中医认识人体生理现象的基本观点，也是解释人体病理变化的基本方法。根据对患者形、神、气、色的诊察结果，确定疾病的寒热虚实，通过对患者舌质、舌苔的望诊所获，确定脏腑精气的存亡，判断疾病的预后和转归。如舌诊，以脏腑分属诊舌部位：心肺居上，以舌尖主心肺；脾胃居中，故以舌中部主脾胃；肾位于下，故以舌根部来主肾；肝胆居躯体之侧，故以舌边主肝胆，左边属肝，右边属胆。从舌苔可判断疾病预后，有根苔表示病邪虽盛，但胃气未衰；无根苔表示胃气已衰。人体经络将五脏六腑、体表及上下部均联系起来，在许多疾病的诊断中，可以通过经络的走行部位，推出病变部位所在。如足阳明胃经走行入上齿，而手阳明大肠经则走行入下齿，所以牙痛在上则属胃经病变，牙痛在下，则属大肠经病变。足阳明胃经行经"下至气街中合，以下髀关，抵伏兔，下入膝膑中"，所以腿痛在大腿则属阳明胃经病变。足太阳膀胱经行经"从腰中下挟脊，贯臀入腘中……以下贯踹内，出外踝之后"，所以腿痛在小腿，则属足太阳膀胱经病变。许多疾病的发生、发展和变化也与季节变化密切相关，如春季常见温病，夏季多发中暑，秋季常见燥症，冬季多有伤寒。

正是由于人体本身的统一性及人与自然界之间存在着既对立又统一的关系，所以对待疾病因时、因地、因人制宜，就成为中医治疗学的重要原则。因此在对患者做出诊断和决定治疗方案时，必须注意分析和考虑外在环境与人体情况的有机联系，以及人体局部病变与全身情况的有机联系，这就是中医学的重要特点，即整体观念。

（二）"动-定序贯范氏八法"理论体系中整体观念的体现

中医认为疾病的发病与体质、环境、饮食等多方面因素有关，如《素问·评热病论》中提出"邪之所凑，其气必虚"，所以在疾病诊治过程中要从整体出发，结合多因素考虑，调整机体脏腑功能，以恢复各脏腑、组织、器官在整体水平上的协调状态，而不单纯着眼于某一脏腑、某一局部的治疗。"动-定序贯范氏八法"在其诊疗理论中，其"动"的理论就是中医整体观的很好诠释。"动-定序贯范氏八法"的"动"是指疾病的不同阶段，病机变化不同，以及相同阶段因时、因地、因人的不同，其病机特点会有所变化，所以要动态观察疾病变化，采取不同的治疗方法，以达祛病的根本。任何疾病都是处于不断变化发展的过程中的，而病机是疾病在其变化发展的不同阶段导致证候形成的主要机制。疾病本身有其固有的病机，疾病不同阶段的"证"也有其不同的病机。病机的变化不仅决定着疾病的发展趋势，而且决定着"证"的表现形式。以消渴病为例，在消渴病的诊治过程中，"动-定序贯范氏八法"重视"三因制宜"，不同的消渴病患者，因其体质、饮食习惯、生活环境、气候等不同因素的影响，其发病的病因病机有所不同，临床需要依据核心病机，制定不同的治疗方案。发病因素方面，消渴的发病病因也是比较复杂的，如张跃双[1]认为老年消渴病的发生与阴虚、气虚、阳虚密切相关，认为年迈体虚，五脏衰微，肾阴虚、气阴两虚、阴阳两虚是老年消渴病的主要病机特点；赵进喜[2]认为体质的形成实缘于人体内部生理功能的不平衡，提出"三阴三阳体质学说"，提倡辨体质与辨病辨证相结合之"三位一体"的糖尿病临床辨证模式。所以在消渴病的诊治过程中要认真分析各种因素，从整体出发，综合考虑，再实施具体治疗方案。如大便秘结在消渴病患者中较为常见，需要具体分析病因的同时结合患者的年龄、体质等因素。如老年患者或者体质羸弱之人，在选择通腑泄热之品时要选择作用比较和缓之种类，如增液承气汤或者麻子仁丸，且使用时间不宜过长，避免进一步损伤正气；而体质比较壮实者则可以选择作用力度较猛的种类，如大承气汤。比如由于工作压力比较大，生活节奏比较紧张，很多患者长期处于紧张、焦虑状态，引起某些与胰岛素对抗的激素如肾上腺皮质激素、肾上腺素、去甲肾上腺素、胰高血糖素的分泌增加，导致血糖长期控制不理想，所以在这类患者的治疗中要适当给予疏肝理气药物，并配合心理疏导治疗，才能达到满意的治疗效果，尤其针对长期受不良情绪影响的患者，单纯药物治疗配合情志疏导，是取得良好疗效的有效方法。"动-定序贯范氏八法"理论将根据疾病不同阶段及患者体质、饮食、生活环境等的不同而具体辨证治疗，这是其整体观念的体现之一。

"动-定序贯范氏八法"理论整体观的体现之二在于序贯治疗。所谓序贯治疗，就是坚持遵循疾病变化的自身规律，动态把握病机特点，采用科学的、可靠的、易于掌握的、与病机时时对应的治疗方法，有步骤、有计划地执行个性化的整体诊疗方案和长期的疾病管理措施。其治疗是一个整体，非疾病某一阶段或某一点的治疗。序贯治疗的关键在于把握核心病机，相同患者在不同疾病阶段，其主要矛盾——核心病机必然有所不同，不可执一方到底进行治疗，需要从整体观念出发，动态观察核心病机变化，随之调整治疗方药。如范冠杰教授通过总结多年的临床经验认为，消渴病常见肺胃燥热、湿热内蕴、血脉瘀阻、肝气郁滞、热郁血分、心神失养、肾虚、气阴两虚等证，临床表现为标实为主或本虚标实兼具，随着病程不同，临床证候亦不同，早期多以燥热、湿热、痰浊等标实表现为主，后期则多见虚损、血瘀之证。正因为疾病的发展有一定的演变规律，决定其证候变化的内部病机必有一定的因果、承接、转化等关系可循，因此，"动-定序贯范氏八法"认为，在辨证过程中，还应注意病机前后变化的连贯有序性。如消渴早期以肝郁为核心病机者，随着疾病发展，逐渐可出现郁而化热，继而热入血分，热扰心神，乃至郁热伤阴，气机阻滞与血热煎熬，日久则血行迟涩，血脉瘀阻。因此可知，把握核心病机变化的规律特点，注意其前后变化的因果联系，连贯有序地进行辨证和防病治病，是中医辨证论治之实质的体现。

"动-定序贯范氏八法"理论不仅将整体观念贯穿于其辨证治疗过程，还结合现代医学理论应用于疾病的管理。比如消渴病的治疗除了辨证论治之外，患者的有效管理尤其重要。"动-定序贯范氏八法"强调在消渴病的治疗中，需要药物、运动、饮食、情志调节紧密配合，缺一不可。中医调治素来强调饮食及运动的重要性。《素问·上古天真论》云："上古之人，其知道者……食饮有节……故能形与神俱，而尽终其天年。"饮食有节，重在一个"节"字，力戒过量的饮食。饮食控制是消渴病治疗的重要环节，其包含饮食定时定量，不宜过饥过饱，不宜偏食。饮食过量使血糖升高，不利于血糖控制；饮食过少，易发生低血糖。饮食的定时定量是平稳控制血糖的重要因素之一。饮食结构应合理，粮食、肉类、蔬菜、果品等有主有从，应合理搭配。运动也是糖尿病治疗要素之一，运动不仅可以降低血糖，还可以增强胰岛素的敏感性。血糖影响因素较多，任一因素未能很好调整，都会影响治疗效果。所以依据中医养生理论，指导患者依天时调养及运动，与药物协同作用，整体调节，以恢复机体脏腑功能协调状态。情志失调是消渴病发病的重要病因之一，尤其是现代大城市中青年消渴病患者，其生活压力、工作压力均较大，导致情志失调，可伤及五脏，五志过极便是火，火邪灼伤阴液，导致阴虚火旺，阴虚内热可致消渴。有些患者得了消渴病后情绪焦虑，这对疾病的控制有不良影响。现代研究表明，长期焦虑、紧张情绪可影响体内胰岛素的作用，导致血糖升高，所以长期情绪焦虑、紧张的患者其血糖容易出现波动。另外，中医认为肝气郁滞，气机失于调达，气滞血瘀，可导致消渴病并发症的发生。故保持精神乐观，情志畅达，对消渴的防治有积极作用。其他疾病的治疗同样需要结合生活调养、情志疏导、药物治疗整体调节，才能达到满意疗效。

二、辨证论治

（一）传统中医理论体系辨证论治的特点及困惑

辨证论治是中医学的核心，也是中医治病的基本方法，其最早记载见于《内经》，内容描述最为详细的是《素问·至真要大论》中的病机十九条。张仲景的《伤寒论》开创了"六经辨证"，确立了辨证论治体系。随着中医学的发展，历代医家通过长期临床实践，对辨证的认识不断丰富和深入，逐渐发展形成病因辨证、气血津液辨证、经络辨证、脏腑辨证、六经辨证、卫气营血辨证、三焦辨证等辨证方法，这些辨证方法现仍应用于临床。八纲、病因、六气、气血津液等辨证方法是对证候的不定位分析，而脏腑、经络、六经、卫气营血、三焦辨证方法是从中医角度对疾病进行定位。虽然各种辨证方法不同，但是除了八纲辨证，其他辨证方法均与脏腑相关，只是从不同角度归纳疾病的变化规律及辨证法则。

辨证的过程，是在整体观指导下，以阴阳五行、脏腑、经络、病因病机等基本理论为依据，对四诊所搜集到的病史、症状和环境因素等临床资料进行综合分析，辨明其内在联系和各种病证间的相互关系，从而求得对疾病本质的认识，对疾病证候做出恰当的判断。辨证首先要辨别主要症状。主要症状是疾病的具体表现，可能是一个症状，或是几个症状，要抓住主要症状，然后以此为中心，结合他症、脉、舌等，便能准确地鉴别病因、辨清证候。如发热之辨，发热恶寒为太阳表证，寒热往来为少阳证，日晡潮热为阳明腑实证。辨证还要辨别疾病的发展变化。每一种疾病都有其发生发展的规律，从疾病的发生到痊愈，可以经过不同的阶段，整个过程是不断变化着的。同一种疾病由于病邪性质、患者体质及治疗的不同，在各个时期可以有不同的表现。如《伤寒论》中的六经传变，既有按一般发展规律的循经传，如太阳病不愈，传入阳明，阳明不愈，传入少阳，三阳不愈，传入三阴，首传太阴，次传少阴，终传厥阴；也有不按一般规律的越经传，如太阳病不愈，不传少阳，而传阳明，或不传少阳、阳明而直传太阴；更有合病、并病的出现，如太阳经证和阳明经证同时出现，称"太阳阳明合病"，三阳同病为"三阳合病"。所以医者必须从疾病变化中去辨别证候，细察起病原因、治疗经过及效果，审视目前的病机，推断疾病发展的趋势，只有把疾病看成动态的，而不是静态的过程，才能在辨证中准确无误。

传统中医的辨证论治是"司外揣内"过程，是宏观认识疾病的方法，其辨证思维逻辑具有模糊性和抽象性，需要通过四诊合参的方式，收集辨证依据，以确保疾病诊断的准确性。症状是中医辨证论治的核心，但一种症状在多个疾病中均可出现，如气喘症状可见于喘证，也可见于水饮凌心证，所以"症"和"证"之间的关系只能是或然的，不是必然的。因此，需要医生通过望闻问切，四诊合参，分析辨别，去伪存真，寻找疾病的核心病机，辨证施治，这存在医生的经验差别，进而引起辨证治疗重复性较差。另外，随着现代医学诊断技术的进展，很多疾病在早期得到诊断，而在疾病早期，通常患者无明显临床症状，临床中出现"无症可辨"，这时对临床医生的望闻问切技能要求更高，在临床诊治中更容易出现偏差，因此现代中医辨证论治需要寻求更加客观、可重复性的方法。

另一个非常重要的方面是随着人类文明的进步、时代的变迁，疾病谱已经发生了巨大的改变。目前在中国，随着国民经济的飞速发展，在人们生活水平提高、精神压力增大、工作压力增大等多因素的影响下，我国疾病谱以糖尿病、高血压等慢性疾病为主流，发病因素呈现出多样化，由此病机表现为多样化和复杂化的特点，一种病机已经无法阐述疾病某阶段的特点，如果仍然按照传统"某证-单方""某证-复方"的辨证治疗模式，势必无法解决目前临床疾病辨治问题。

（二）"动-定序贯范氏八法"理论体系辨治的特点

"动-定序贯范氏八法"理论延续传统中医辨证论治的理论基础，在整体观念的指导下，以脏腑辨证为基础，进行分期辨证、辨病结合辨证治疗，其辨证治疗的模式为"症脉-核心病机-主证-药串"，强调谨守核心病机，动态把握病机的变化，依据变化进行序贯的辨证治疗。脏腑辨证是内科杂病辨证的基础，所有病证是脏腑生理、病理功能的外在表现。如范冠杰教授针对消渴病复杂的病机特点提出补肾、疏肝、清肺、调心、运脾的五大理脏辨治法则，全面概括了疾病从脏腑辨治的基本治法规律。

"动-定序贯范氏八法"强调辨病与辨证相结合进行疾病分期辨证治疗。中医辨证就是通过望、闻、问、切收集患者的疾病表现，综合各种资料，推理病变部位及主要病机。而辨病是现代医学概念，是与西医结合，根据疾病及其不同的状态进行治疗。中医认为"有诸内必形诸外""视其外应，测知其内"，但是有些疾病内在的病变并不一定都能在体表征象上反映出来。所以在中医理论的指导下，引进西医学先进技术，发挥其微观认识机体结构、代谢和功能的优势，更完整、更准确、更本质地阐明疾病的内在病理变化，宏观和微观相互结合，为辨证论治提供正确的方案。辨病首先从微观角度了解疾病的病因、具体病位及疾病的发展趋势，为辨证治疗提供精确引经用药的依据，并能更清楚地把握疾病的变化趋势，及早用药，避免疾病进一步发展。但是辨病只是从局部的、单一的"病"的角度去分析、研究、治疗疾病，却忽视了"整体"，因为人是一个完整的个体，人体某一方面的变化，都可以影响到全身，而且环境、季节的变化也会影响疾病的发展及转归。这种整体的影响，并不是解决了疾病的局部变化就能得到全面的改善，而是需要一个整体调节的过程，这就需要辨证治疗。所以辨证和辨病治疗要和谐统一才能更好地指导临床治疗。我们仍以目前内分泌科常见病——糖尿病为例，糖尿病的发病比较隐匿，在患者还没有明显的临床表现时，通过现代医学技术已经能确诊，而且较多的糖尿病并发症也能在早期进行诊断。所以范冠杰教授也主张糖尿病的治疗应首先辨病，并结合现代医学的检测手段和认识，其次采用中医传统的四诊合参方法进行辨证，以进一步指导中医药的立法处方；在分期上可以现代的理化检查指标为明确依据，综合判断疾病所处的相应时期和阶段，从而做到"辨病与辨证紧密结合"，并"在时间和空间上对疾病进行准确的定性"。准确的定位和定性，才能更好地把握疾病的分期辨证规律，指导临床"序贯"治疗，并能精确评价疾病的治疗效果，利于中医辨证治疗的总结，形成相应理论体系，更好地指导临床工作。

辨证结合辨病能准确定位疾病，那么如何准确辨证呢？"动-定序贯范氏八法"理论中强调"症脉-核心病机-主证"的相关性。核心病机是脉症与主证之间的枢纽，如《内经》中提出的病机十九条："诸风掉眩，皆属于肝；诸寒收引，皆属于肾；诸气膹郁，皆属于肺；诸湿肿满，皆属于脾；诸热瞀瘛，皆属于火（心）；诸痛痒疮，皆属于心（火）；诸厥固泄，皆属于下；诸痿喘呕，皆属于上；诸禁鼓栗，如丧神守，皆属于火；诸痉项强，皆属于湿；诸逆冲上，皆属于火；诸胀腹大，皆属于热；诸躁狂越，皆属于火；诸暴强直，皆属于风；诸病有声，鼓之如鼓，皆属于热；诸病胕肿，痛酸惊骇，皆属于火；诸转反戾，水液浑浊，皆属于热；诸病水液，澄澈清冷，皆属于寒；诸呕吐酸，暴注下迫，皆属于热"。"主症-核心病机-主证"之间有因果关系，所以辨证时从核心病机入手，抓住主要症状，也就能推断出主证。

辨证和治疗存在紧密的联系。但正确的辨证不一定能取得很好的治疗效果，还要取决于适当的用药。范冠杰教授在继承秦伯未、施今墨药对的学术特点基础上，形成相对固定的中药药串的组方思想，即针对主症和兼症的不同，可由组成大于药对的 2 个以上作用协同的中药形成药串，从而能进行灵活方便的加减变化，还能更进一步增强药物间的协同和配伍作用。有是证用是药，如"热郁血分-清热凉血-牡丹皮、麦冬、玄参、赤芍"。这样将辨证和用药固定联系，便于掌握，利于更好地指导临床治疗。

参 考 文 献

[1] 张跃双，李磊. 老年消渴病的病机特点及相关治则. 长春中医药大学学报，2008，24（2）：174-175.
[2] 赵进喜. 糖尿病及其并发症与辨体质、辨病、辨证"三位一体"辨证模式. 河北中医，2004，10（10）：785-786.

第五节　别开生面：重大意义

一、"动-定序贯范氏八法"优化了中医诊疗模式

"动-定序贯范氏八法"的学术理论是范冠杰教授在继承秦伯未、施今墨、吕仁和等名医大师的学术经验和学术思想的基础上进一步的探索和发展，是对中医诊治模式的一种创新和改革。

（一）"动-定序贯范氏八法"理论突破传统中医诊治固定方证的辨治模式

"动-定序贯范氏八法"起源于范冠杰教授对糖尿病治疗理论的思考与探索，根据糖尿病复杂的病机变化规律，采用辨证结合辨病，结合"三因制宜""动-定"变换治疗法则，不同阶段"序贯"治疗规律，突破既往"单证-单方""单证-复方"的治疗模式，赋予中医临床辨证治疗的灵动性，优化了中医临床诊治模式。

随着现代医学的发展，在人们生活方式的改变、环境的变迁等种种因素的影响下，疾病谱在不断发生变化，而疾病发生的病因病机呈现出多因素、复杂性的特点。以糖尿病为例，糖尿病的中医资料记载最早见于《内经》，对糖尿病的认识，经过历代医家的不断实践和发展，病因病机学及治疗方法研究不断丰富和发展。张仲景在《金匮要略》首创了消渴病的治疗方药：肾气丸。魏晋隋唐时期呈现出"百花齐放，百家争鸣"的学术局面，从此时的著作可以看出对消渴病病机的认识进一步丰富，治疗方法随着病机的认识而有所突破，其中著名医家孙思邈在治疗消渴病中以清热泻火、生津止渴为大法，遣方用药中反映出其治疗消渴病已突破了经典中从肾气虚立论、重视使用肾气丸的思路，创立了清热滋阴治疗消渴病根本大法，并发展了"内消"这一新的证候概念。"阴虚为本，燥热为标"的"三消论"始出于宋金元时期，朱丹溪在《丹溪心法·消渴》中明确提出了"三消"的概念，并概括了各自的病变脏腑和主要临床表现，后世医家多以上、中、下三部论治消渴病，分别责之于肺燥、胃热、肾虚，从而形成了中医消渴病证治史上一大特色："三消"分部论治。在前世医家的启发下，明清时期消渴病的治疗进一步充实和发展，从脾论治的思想进一步充实完善，且肾虚的研究成为当时的突出特点，从肾虚论消渴者甚多。有关消渴病的因，

主要认为本病的发生与饮食不节、酒色劳伤等密切相关；在病机方面则对肾阳亏虚、胃中郁热、肝失疏泄、痰湿、湿热、气滞血瘀等较前代有了更为深刻的认识。分型论治在近代以来的临床和理论研究中占有很重要的地位，甚至形成了一种潮流。随着现代科研的发展，对消渴的病因病机研究进一步深入及透彻，辨证治疗也随着多样化，而进一步明确根据消渴发病的不同阶段采用分期辨证治疗。仝小林教授将糖尿病病情发展分郁、热、虚、损四阶段，糖尿病前期病机特色为郁，早期特点为热，慢性并发症阶段的早期特点为虚，慢性并发症阶段的后期特点为损，所以仝小林教授主张根据糖尿病不同时期的特点，采用分阶段治疗的方法[1]。

总结中医学对消渴的辨证治疗特点，有经典的"三消"辨证治疗，也有气血阴阳盛衰辨证、脏腑辨证、病因病机辨证，但无论采取何种辨证思路及辨证方法，其常见模式大多是主张单方-单病、单药-单病或复方-单病，甚至某个病辨证-分型，每个型-固定用某个方加减治疗等。这种辨证思路将消渴的辨证治疗分成多个部分，非一个整体。但是随着对糖尿病的理论认识与实践研究的日渐丰富和深入，复杂的糖尿病病因与病机特点也决定了上述任一固定疗法或分型论治的局限性，并日渐显露其疗效上的不足，难以适应糖尿病临床特点的复杂性和实际需要。现代中医药利用西医"病"的研究模型（包括动物实验模型、实验设计与实验方法、实验指标的选择等）筛选研制有效中药及中药复方等。其优点虽然很多，如易于发现中药的作用靶点和作用机制、使更多的人了解并认可中药治疗的有效性、简化治疗方案，可重复性强；便于建立统一的疗效评价体系等，但是由于同一种疾病会出现的"证"各不相同，临床中甚至还多见多"证"的夹杂并见，而且随着疾病的自身演变和治疗手段的干预，"辨证论治"中的"证"也不是固定不变的，型不变而证在变。固定"单证-单药"的治疗无法适应多证夹杂，且证型动态变化的糖尿病。采用固定的"单证-方药"模式只能抓住糖尿病病机的某一点而已，并不能全面了解疾病某一阶段的病机情况，导致治疗比较片面，不能整体把握复杂的病机变化。"动-定序贯范氏八法"对糖尿病的辨证治疗理论突破了该种治疗模式，其理论强调在同一患者当中可以多个证型并存，每个患者的病因病机不全相同，辨证治疗过程中应根据患者的具体病因病机，采取不同的治疗治法。但"动-定序贯范氏八法"并不是无规律可循的辨治方法，其以补肾、疏肝、清肺、养心、运脾五大理脏法为基本大法，再根据证候的不断演变和兼夹，相应实施加减理血（清热凉血、活血祛瘀）法、调气（导下）法和畅三焦法等为基准八法，同时固定相对应的组方药物，组成作用显著、功效强大的中药药串进行针对病机特点的治疗用药。

临证中证明这种对疾病的思辨模式不仅适用于糖尿病，对于其他内分泌疾病，如肥胖症、高脂血症、痛风等，同样疗效显著。其理论体现的中医整体观念及恒动的辨证理念正是中医辨治疾病的生命力所在，不受地域、时间、个体的局限，在任何疾病中均可以应用。

（二）"动-定序贯范氏八法"理论赋予中医临床治疗灵动性

现代慢性疾病占疾病发病的首位，因其发病的病因病机复杂及多样性，各种慢性疾病在不同个体、不同阶段其病机特点为多证并存，在病程发展及疾病治疗过程中，其病机又在动态变化，提示本病的临证防治绝不能局限于一病一方一药的模式和概念，要切合实际需要地坚持中医辨证论治的前提，在整体动态地把握疾病的演变规律的基础上，制定和优化真正个性化的合理诊疗方案。对此，"动-定序贯范氏八法"理论提出了"动-定"相结合的辨证思路，核心把握疾病复杂的病机特点及动态变化规律。如糖尿病早期，患者有的以燥热内盛为单一病机，也有的患者同时存在燥热内盛，兼有气阴不足情况。在糖尿病不同阶段，其病机特点不同。糖尿病早期多以实证为主，以燥热、气郁、湿热等为常见病机，而到后期则以虚实夹杂为多，如气阴两虚夹瘀、脾肾气虚、水湿停聚等。相同个体，在治疗过程中，其病机不是一成不变，而是随着治疗动态变化的，如燥热内盛，之后可能会出现阴津不足。但在辨证治疗中某一证型的用药是固定的药串，其动态变化的证型是有一定规律可循的，根据变化的规律遣方用药，这是"动-定序贯范氏八法"理论中"定"的核心内容。"定"也是相对的。因为"证"具有"阶段性"和"特异性"，属于疾病某一阶段或时期的总体性特征。而不同的人由于体质、饮食生活习惯、环境、季节变化的不同，感受致病邪气类型及性质的不同，即使是同一疾病也往往表现出不同的临床症状。患者就诊时可为一个单纯的证候，也可为多个证候同时存在，而在不同的患者身上，中医证候表现是不可能完全一致的。因此相应的中医治则治法是不可能固定统一的。传统的或者现代糖尿病治疗，虽然进行分期辨证治疗，有些辨证治疗导向已经分期辨证结合辨病治疗，但是其治疗模式当中没有融入恒动的辨证观念，这样容易忽略个体因素及地域、气候因素的存在，导致治疗方案单一化、僵硬化，治疗不能达到满意的效果。在疾病发生发展的过程中，证候是动态变化的，是疾病微观不断变化的宏观反映，尤其是在疾病的早期，不少患者的临床症状并不明显，故须善于观察，方能做到"见微知著""观其脉证，知犯何逆，随证治之"。如此，方为医之上者，高明者也。

二、"动-定序贯"理论推广及应用

（一）"动-定序贯"理论主线为恒动的辨证观及整体观，有利于把握疾病本质

治病求本，首见于《素问·阴阳应象大论》的"治病必求于本"，告诫医者在错综复杂的临床表现中，要探求疾病的根本原因，宜针对疾病根本原因采取正确的治本方法，是几千年来中医临床辨证论治一直遵循的基本准则。

"证"是疾病在某一阶段的表现，是中医辨证的基础，也是中医精华所在。在不同疾病中其证可以相同，如糖尿病早期，比较肥胖患者中，常见证型为湿热内蕴，在痛风患者当中，湿热内蕴也是常见辨证，两者虽病不同，但辨证是一致的。所以在辨证过程中，要"通过现象看本质"，而其现象就是症状及脉象。《伤寒论》曰："观其脉证，知犯何逆，随证治之。"根据患者的症状及脉象，推理出证型，得出疾病的核心病机，这需要一种辨证方法。中医辨证方法有许多种，如"八纲辨证""脏腑辨证""三焦辨证"等，"动-定序贯范氏八法"理论也是辨证的方法之一，而其辨证方法与其他辨证方法不同在于完全融入恒动的辨证观及整体观。中医的辨证不仅要辨主要症状及核心病机，还要辨疾病的发展变化、疾病阶段性的缓急、正邪的虚实。每一种疾病都有其发生发展的规律，从疾病的发生到痊愈，都经过不同的阶段，整个过程是不断变化着的。同一种疾病由于病邪性质、患者体质及治疗方法的不同，在相同时期、不同阶段均可以有不同的表现。这就要求医生要用动态

的眼光去观察患者的临床表现。所以序贯的辨证,不仅要把握疾病的一般变化规律,还要因人、因时、因地不同,灵活根据主要症状,辨别疾病变化规律,知常达变,才能真正抓住疾病的本质。

"动-定序贯"辨证理论强调:①"动"与"定"的相互结合,动中有定,定中有动。其"定"是研究疾病的病机特点、变化规律,根据疾病主要病机特点、变化规律,有规律地使用固定的方药。而其"动"是疾病的不同阶段,病机变化不同,以及相同阶段因时、因地、因人不同其病机特点有所变化,所以要动态观察疾病变化,采取不同的治疗方法,以达疾病的根本。②要根据疾病的变化规律及治疗的变化规律采取有次序的、连贯性治疗。所以"动-定序贯"辨证理论不仅仅是一种辨证方法,更是一种辨证治疗的思维方式,在任何疾病中均可以应用。

（二）异病同治

治病求本的"本"不仅指正确的辨证,还包括根据疾病缓急、核心病机确立的治则治法。中医有"异病同治"的概念。所谓"异病同治"是指不同疾病出现相同的病机、相同的证候,使用同一种治法。在疾病发生发展过程中的不同阶段,基本病机和相关病机必然处于不断地发展变化之中。有时在不同的疾病中会出现相同或相似的病理变化,即出现相同或相似的证。根据中医辨证论治的原则,证相同治疗也就相同,即"异病同治"。异病同治最早见于张仲景的《伤寒论》中,比如肾气丸一方,分别在五个篇章中出现,分别治疗五种不同疾病:"中风历节病脉证并治"治脚气上入,少腹不仁;"血痹虚劳病脉证并治"治虚劳腰痛,少腹拘急,小便不利;"痰饮咳嗽病脉证并治"治短气有微饮,当从小便去;"消渴小便不利淋病脉证并治"治男子消渴,小便反多,以饮一斗,小便一斗;"妇人杂病脉证并治"治妇人烦热不得卧,但饮食如故之转胞不得溺。以上五病,虽症状不同,但病机皆属于肾阳亏虚、气化功能减退,故均以肾气丸温肾化气治之[2]。

"动-定序贯范氏八法"理论总结了各种证型的关键症状特点,在许多疾病早期,临床症状不典型,只要有一证便是,不必具备全症,便于辨证,比如肝郁气滞证常见的脉象为弦,特别是一侧脉偏弦,基本可以确定肝郁气滞证存在,治疗上加以疏肝理气。所以其辨证方法可以在多种疾病中应用。"动-定序贯范氏八法"理论的另一特色在于固定药串。秦伯未首创中药药对施治,认为将二药视为一物,二药各自独立的功能可转化成一种更新更强的功能,对治疗具有极大的益处,在方剂组成中可发挥重要核心作用。施今墨老先生很好地继承和发展了秦老的学术特点并在消渴病等临床治疗中发挥得淋漓尽致。随着在临床中不断地实践和总结,范师在此基础上,进一步形成相对固定的中药药串的组方思想,即针对主症和兼症的不同,可由组成大于药对的2个以上作用协同的中药形成药串,从而能进行灵活方便的加减变化,还能更进一步增强药物间的协同和配伍作用。所以在临床辨证治疗过程中,根据脉症,辨别核心病机,根据病机使用固定药串,例如,"舌暗,舌底络脉迂曲-血脉瘀阻证-活血化瘀法-丹参、三棱、莪术、泽兰"。从症到药连成一线,非常容易掌握,对于任何疾病,相同症状、相同证型便可应用。

但临床上出现的一些异病同治现象并不是指在整个疾病全过程中完全采用相同的治法方药进行治疗,这种现象是不可能发生的。现实中的异病同治主要是指在疾病发展过程中一定阶段的同治，且治法大体相同，方药有所不同，因为各种药物的归经不同，同类药物中选用药物不同。所以有学者提出"同证异治"的说法。所谓"同证异治"是指同一证候，使用不同的治法、不同的方剂[3-4]。在辨证治疗过程中，只要掌握灵活的辨证方法，同时结合辨病，学会如何从脉症中总结核心病机，确立治疗法则，抓住治疗的关键，同时再根据具体疾病病位特点，实施具体治疗方案，才能达到中医治疗的精髓。"动-定序贯"是一种灵动的辨证方法，且其辨证用药特点相对固定，容易掌握。所以理解及掌握其辨证特点，则能在临床中举一反三，灵活运用。

三、"动-定序贯范氏八法"的外延

（一）"动-定序贯范氏八法"与创新中医临床思维，提供辨证治疗客观化依据

回顾中医理论形成、发展的历史，中医又将如何突破呢？既然中医理论之建立和完善是多途径知识体系高度综合的结果，那么它的发展和突破也必须遵循这些原则和规律。一方面，经验和客观观察必不可少。医学是经验科学，两千多年来，中医除了建立起相对完善的独立理论外，也积累了大量实践经验，如医案就是专家经验的集中体现，这些经验不但对后人有启发，而且促进了中医理论的发展、进步。但现在人们对经验的积累不够重视，认为中医古代验案只是个案，没有经过严格对照和随机双盲，因而没有科学意义。为此，现代中医临床研究也多注重学习现代医学的临床设计方法，这本无错，但经验的意义被人们淡忘了，如果忽视了个案观察，则将会对中医理论的发展带来不利影响，这是中医理论发展的特点所决定的。

另一方面，理论归纳和规范需要不断上升。中医要发展，理论要先行。要实现中医理论的螺旋式发展，就必须使理论归纳和规范不断上升，以适应临床情况发展变化的新要求。过去，中医理论的归纳和规范作用依赖哲学，现在来看，这些基本思想仍未过时。但若只停留在这些上层思想的指导，不能解决中医发展过程中出现的问题。因此，必须在基本思想的指导下，引入一些新理论和方法。客观地观察事物是科学发展必不可少的前提，然而，在实验科学越来越占据现代科学研究的主要领域后，在严格的、可重复的或循证的科学设计下完成的实验结果被理所当然地认为对人类安全、有效，这未免犯机械唯物论的错误。相反，有的人只从不变的理论出发临证用药，如流感必清热解毒，而不知表证治疗的基本原则——解表、疏散及分期治疗，或高血压必泻肝火重镇潜阳，而不知阳亢于上是因浊阴在下，有时需补气或温阳；或但凡辨证只会在寒热、虚实、表里及脏腑的简单组合中求解，也是经验主义的一种表现。要推动中医理论创新，还必须理性地归纳、辩证地综合。

此外，应高度重视多学科知识为我所用。众所周知，《内经》就是多学科知识的集成。现代人类生存和生活的环境发生了根本变化，临床面临的新问题很多，因此，既需要积累新的经验，更需要引进多学科知识，借助相关学科的理论方法和技术来延伸和发展中医理论，使其不断上升，以解决更多临床亟待解决的问题。如除了引进现代医学方法外，可以引进一些现代自然科学方法或软科学方法，尤其应当引入非线性的数理科学方法。引入新理论、新方法后应寻求与中医理论的融合，或在其他学科的启发下创新中医理论。

辨证论治是中医学的特色与精华，是中医在诊治疾病时必须遵循的原则，对疾病进行辨证，是中医学独特的内容，是治疗时立法处方的主要依据。无论疾病病种是否明确，辨证论治都能够根据具体病情灵活处理，从而大大丰富了中医学对疾病的处理能力。"证"是中医学特有的概念，是哲学、医理与实践的结合。临床辨证的一般思维，是在中医学理论指导下，通过对症状、体征等病情资料的综合分析，先明确病性、病位等辨证纲领，再确定辨证具体要素，然后形成完整准确的证名。其重要性正如《临证指南医案》所说："医道贵乎识证、立法、用方，此为三大关键……然三者之中，识证尤为紧要。"时至现代，一般而言，要想应用中医药手段取得理想的疗效，必须有科学的、合乎逻辑的辨证分析，首先需要确立正确的证候结论。

辨证的思维方法主要是应用中医基本理论对四诊素材进行分析筛选、分类排比。从认定主症开始，深入剖析其特点，理出证的初步线索，识别疾病的证候。以疼痛为例，要分析其部位、性质、程度、加重或缓解等因素。如痛在胃脘者，询知其既痛且胀，痛势隐隐，得食可缓，局部喜暖恶冷等，即可得出"中虚胃寒气滞"的初步印象。然后全面回顾四诊所得，扩大思路，寻求对初步印象的支持。出现不符合初步印象的证候也要认真推敲，或扩大内涵，或相互排除假象。主症无典型线索可辨时，可采用反面论证、逐一排除的方法。必要时还可通过试探治疗，稍后再作进一步结论。

长期以来，中医证的指标和标准一直模糊不清，证候的诊断客观化、标准化是辨证论治规范化的前提和基础。传统中医理论对证候缺乏客观化的认识，致使中医文献中证候的名称、类型、诊断特征复杂多样，这为中医基础研究和临床应用带来了极大不便。病名不规范，不仅临床诊断和疗效判断缺乏统一准则，同时对中医学的发掘继承、学术发展及对外交流，都有一定的影响。

"动-定序贯八法"是个开放、发展的中医辨证思维体系。其固定的核心病机对应核心药串的模式，为临床辨证治疗模式提供客观化及标准化依据。

（二）"动-定序贯范氏八法"推动传统中医治疗现代病

社会变迁，医学发展，是个不变的主题，也是必然的规律。至今日，中西医学并存是现实使然，时代使然，需求使然。但前人的文化传统和中医药的底蕴是一致的。而今，传统文化受到冲击逐渐被淡化，中医学的土壤流失，人们接受中医学理论就出现了困难。世易时移，面对人们的质疑、社会的变化，中医也应应变。中医诊治现代疾病，是用传统医学解析现实问题，在整体观念、辨证论治的宗旨下，治疗理念、方法上有所更新，与时俱进，才能在变化中求发展。

西医学的飞跃进步始于20世纪中叶，建立在解剖学、细胞学、生理学基础上的西医学日新月异。抗生素和免疫接种的发明对传染病的控制甚至改变了现代疾病谱，使人类从瘟疫的阴霾中走出来。据统计，1957年，死亡率前三位的疾病是呼吸系统疾病、急性传染病和肺结核。到1997年，呼吸系统疾病的死亡率已降至第四位，急性传染病和肺结核的死亡威胁已大大减小，极为有限。西医学的辉煌成就代表了人类历史的重大进步，斐然的疗效给传统医学带来巨大冲击。

但近几十年来，随着人们生活水平的提高和社会的巨大进步，生活环境和生存条件发生了重大变迁，社会日趋老龄化，疾病谱也出现了重大变化。经济的快速富裕伴随滋长了许多不健康的生活方式和习惯，吸烟、饮食结构不合理、精神压力大、生活节奏快、以车代步、空气和环境污染等，使非感染性疾病迅速增长，糖尿病、高血压、冠心病、老年性退行性疾病、肿瘤等所谓"富贵病"成了严重危害人们健康的主要疾病。慢性病、疑难病成了多发病、常见病。病因的多样化，使得疾病的发病机制、病理表现、临床预后等各不相同，在我国，恶性肿瘤、脑血管意外、心脏病已成为位列前三的威胁生命的杀手。

预计到 2030 年，我国心血管病的发病率比 2000 年增加 73%，发病人数增加 2130 万，死亡人数增加 770 万。新的中国居民健康营养调查显示，目前我国糖尿病患者有 9200 万，有 1.43 亿人空腹血糖受损。医疗成本节节攀升，社会负荷越来越重。现代医学面临新的严峻形势。

现代社会这些难治性疾病或复杂性的疾病，使单因性疾病向多因性疾病改变，为此相应的治疗也就变成了综合性治疗。较以前的传染性疾病或营养不良性疾病而言，治疗难度明显增加。单个药靶往往难以达到理想的疗效，更需要针对多个靶点才起作用；以前的治疗强调药物的疗效，现在更加重视药物的安全性。但是，传统的新药研究链制约作用日渐明显。有资料显示，新药研发的最高失败概率发生在 II 期临床研究，大多数对实验动物有良好效果的新型化合物运用于人体都不能发挥作用。现有的动物疾病模型和安全性评价研究结果并不能完全适用于人体。

为探索解决新问题的办法，西医也在踯躅前行。看现代西医学发展的轨迹，他们对人类疾病的认识也在朝着一个从标准化到与个体化结合，从局部走向整体的趋势。

循证，无疑反映了西医学强调治疗有序的严谨态度。循证医学研究是将医学的诊疗和预防建立在遵循证据的基础上，通过总结群体证据，以统计结果代替个人经验以规范医疗行为。其核心思想是"任何医疗卫生方案、决策的确定都应遵循客观的临床科学研究产生的最佳证据"，对制定治疗指南、修订治疗路径、提高整体医疗水平有积极推动作用。循证医学以总体死亡、心肌梗死、中风等终点事件减少而不是临床改善为研究目标，是以数据说服经验，少数服从多数，个体服从整体的概率医疗。所以，有学者提出，循证医学研究不应成为统计学附庸，不能对立个体化治疗。鉴于此，循证医学的创始人 Sackett 教授亲自修正了循证医学的定义："慎重、准确和明智地应用目前可获取的最佳研究证据，同时结合临床医师个人的专业技能和长期临床经验，考虑患者的价值观和意愿，完美地将三者结合在一起，制定出具体的治疗方案"。显然，这样的阐述更为全面，更有说服力。它要求临床医师既要重视已获得的最佳研究证据，又要结合个人的专业知识，结合个人的临床工作经验，结合他人（包括专家）的意见和研究结果；既要遵循医疗实践的规律和证据，又要根据患者的实际情况，尊重患者的个人意愿和实际可能性，再做出诊断和治疗上的决策。

个体化治疗被誉为现代医学的革命，被认为是未来医学的发展方向，是对现代医学提出的期望和策略。但是，现代医学对复杂疾病的个体化治疗，目前依然是可望而不可即的。

20 世纪，西医学在与肿瘤和心血管疾病的斗争中多次获得理论上的重要突破。临床技术进展迅速，心脏和肿瘤外科手术愈加精细，药物繁多。但是除了医学器械蓬勃发展，医药厂家是最大受益者外，这些疾病至今仍是临床上的头号杀手、人类健康的最大威胁。

科学技术的进步促进了微观生物学的发展，人们意图从细胞分子、基因水平认识生命活动和疾病过程，彻底弄清人体疾病的发病机制和致病因素。基因工程和遗传学的研究曾给临床医学带来巨大震撼，让人们寄予厚望。2000 年，美国总统克林顿在演说中预言"基因组学将真正影响我们的生活——甚至影响我们后代的生活。这将带领我们进入一个崭新的分子医学时代，我们将采用崭新的方法去预防、诊断和治疗疾病"。美国投入巨资支持了人类基因组计划。但十几年过去，该计划尚未对人类的卫生保健产生直接影响。反而，人们更震撼地发现：基因组数据并不一定能解释复杂疾病的生物学奥秘。人体生物学的内在联系和自我调控，以及受外界环境因素的干预及其相互作用，都不是单纯基因组数据能做出全面解释的。为了获取更有意义的基因成果，人们继而进行了基因关联研究，希望经过 5～10 年的努力鉴定出人类各重要疾病的主要基因及其变异类型，建设全球共享的相关疾病的基因变异数据库。近年来，相关机构也公布了肥胖、糖尿病、冠心病、乳腺癌等几十种疾病的基因基础研究结果。但反思这些基因基础研究，人们发现多数结果庞杂无序，具有人群异质性，与发生疾病的关联性并不密切。基因诊断和技术走向临床治疗路途遥遥。

基因的研究仍在继续。但人们认识到，基础研究不能脱离临床医学，要进行"转化医学"研究。其核心就是将医学生物学基础成果迅速有效地转化为可在临床实际应用的理论、技术、方法和药物，在实验室和病房间架起双向的、开放的快速通道，这是一个不断循环向上而无止境的研究过程。转化医学将成为现代和未来医学研究的主要模式。"基因是重要的，但并非故事的全部"。从临床医学角度看，疾病表现比基因更直观、更重要、更有临床意义。

基因分子-细胞-组织器官-动物-人体-个体之间是存在巨大差异的。微观研究不能取代整体。转化医学就是呼唤将基因、蛋白、代谢、系统生物学、整合生物学等研究与临床医学相融合，科学研究不能脱离临床，应服务社会。这是西医学从微观到整体的回归，是人体与个体、自然人与社会人结合得更人性化的医学。走过千山万水，西医学用自己的语言阐释、用自己的发展方向和手段力图实现"整体观"。西医学也在整体与个体的层面共同探索人类疾病的诊疗规律。

我们看到，传统与现代并不相违。如同阴阳的两面，有离合对立，有和谐统一。双方钻研得越深，相互的理解就越深刻，才能相互尊重。所以，我们要继承中医传统，也不能崇古薄今。中医和西医需要对话，需要文化的交流和沟通。只有这样，才有可能真正相互获益。循着人类医学发展的轨迹，中医之"动"在必然。

疾病谱和治疗都是具有时代特点的，充分认识现代社会慢性疾病的多样性、复杂性、个性，才能在辨证论治中把握"辨""论"的内容——"证"和"治"。吸收借鉴人类医学研究的成果，不断丰富中医对疾病的认识，才能"以我知彼，以表知里"，解析症、证、治之间复杂的临床表象，"观过与不及之理，见微得过"，以探求其内在联系和规律性的东西，"用之不殆"。由动到序，是运用中医理论对现代疾病进行综合治疗的探索。"动-定序贯八法"，把辨证论治融入时代背景，为现代疾病寻找新突破。

用传统医学与现代疾病做斗争，不发掘传统医学的精华不行，不发展传统医学的学术思想也不行。用现有的"八法"来治疗所有疾病是不可能的。但这不妨碍我们运用"动-定序贯"的思维模式去发掘、认识中医辨证论治的实践规律。"动-定序贯八法"是个开放的普适的中医临床思维体系，既在实践中不断发展丰富自己的实践经验，也不断推陈出新、吐故纳新。如此，才能循环不已，生生不息。

（黄皓月）

参 考 文 献

[1] 谭宏文，葛莉，陈亚民，等. 仝小林治疗糖尿病经验. 中医杂志，2006，47（1）：19-20.

[2] 钱俊华. 《金匮要略》异病同治特点探析. 江西中医药，2010，41（328）：15.

[3] 万晓刚. 同病异治的内涵及其临证意义. 中医药学刊，2003，21（6）：973-974.

[4] 鲁法庭，严石林，汤朝晖，等，同证异治研究现状. 江西中医药，2007，38（7）：79-80.

第二章 印证，升华，渗透

当下的时代，确是"三千年未有之大变局"（李鸿章语）。大到国际环境，小到生活方式，各种变化眼花缭乱。科技发展一日千里，知识更新的速度已经到了爆炸的程度。民众各种诉求日益多样，社会环境也随之不断变化。时代不断地进步，医疗的环境也在随之变动，"动-定序贯八法"应运而生。"动-定序贯八法"根植于传统中医理论，根植于中国传统文化，因此，处处渗透着中国传统哲学思想的精粹。

第一节 仁者爱人：儒家的人文关怀

"动-定序贯八法"作为全新的中医临床理论，它的孕育、产生、运用与完善，都是围绕临床而来的。在临床当中，我们面对患者时，始终都要保持着"仁"的心态。这是由医学这门学科赋予的，也是传统中国文化赋予的。

那么，什么是"仁"呢？《说文解字》云："仁亲也。"可谓要言不烦，一语中的。"仁"要求人们做到相互亲切、亲近、亲爱，也就是"仁者爱人"。具体而言，什么是"仁"？"爱人"。关爱别人，就是在施行"仁"了。

"仁者爱人"是儒家学说核心内容的高度概括，语出"亚圣"孟子的《孟子·仁者爱人》"仁者爱人……爱人者，人恒爱之"。大家都做施行仁的仁者，自己本身也会收到被人施行给你的仁。推而广之，仁爱的社会则可能逐渐形成。行为规范信奉"仁"的人群，因为心怀仁慈，而不免忍让甚至懦弱；因为心怀仁义，而不免保守甚至迂腐。因此，天生有着"顺民"的潜质。因而战国被秦终结，汉继续了秦的各种积累和优势，也吸取了秦很快灭亡的教训，以著名的"约法三章"取代了秦的严刑酷法，很快出现了"休养生息"的"文景之治"。随后武帝时董仲舒就推出了"罢黜百家，独尊儒术"，逐渐树立儒家思想，使之成为统治阶级的主要统治思想。

在我国的传统儒家学说中，"君子"是一个理想化的形象，人们可以通过"修身，齐家，治国，平天下"的途径来努力达到。如果种种条件限制，无法实现"达则兼济天下"，退一步，"不为良相，则为良医"，不难看出千百年来中国历代知识分子的人生目标：君子平天下、良相治国、良医修身，尽管层次有差别，但是，正是因为同样都是在践行"仁"，所以无高下之分。

而且，医者直接与人相交，诚如唐代孙思邈《备急千金要方·大医精诚》所言，"见彼苦恼，若己有之"，然后"大慈恻隐"，进而"普救含灵之苦"。这里就蕴含着儒家"仁者爱人""仁"的思想。

一、儒家略说

儒家，是春秋战国时期"百家争鸣"中的一个学术派别。儒家思想的学说（简称儒学），奉孔子为宗师，所以又称为孔子学说。儒家倡导"仁"，是一种以人为文明核心主体的思想，是中国古代自汉代以来多数朝代的主流意识，正统的官方思想，对中国及远东文明发生过重大影响，并持续至今。

（一）至圣先师：孔子

儒家诞生于春秋战国时期，该时代是东周王朝中央集权逐渐衰弱，各个诸侯国强弱分化，征战媾和局势不断变幻的一个时代。周王朝的"家天下"不复存在，原来王室的正统逐步瓦解，奉为圭臬的制度落花流水，即所谓"礼坏乐崩"。旧势力、旧思维仍然存在，新力量、新思潮不断涌现，风云际会，蔚为壮观。因此，在这样一个特殊的历史条件下，出现了中国历史上空前绝后的思想学术大迸发、大碰撞——"百家争鸣"。包括儒家、道家、法家、墨家、名家、阴阳家及纵横家等在内的百家——登上历史舞台。

关于儒家的背景及起源，一般尊崇《汉书·艺文志》之说。汉代距离那个时代不远，其文字形式、意义等传播方式近似。《汉书·艺文志》云："儒家者流，盖出于司徒之官，助人君顺阴阳明教化者也。游文于六经之中，留意于仁义之际，祖叙尧、舜，宪章文、武，宗师仲尼，以重其言，于道为最高。"这里明确说明了最早的儒家的来源，即周王朝中掌握"六经"施行"仁义""助人君顺阴阳明教化"的"司徒之官"。"于道为最高"的仲尼自然成为儒家最早的大家。

孔子（公元前551—前479），名丘，字仲尼。祖籍宋国夏邑，出生于鲁国陬邑。东周春秋末期著名的思想家、教育家、政治家。孔子开创了私人讲学的风气，是儒家学派的创始人，被列为"世界十大文化名人"之首。他的思想和学说在政治、经济、人性、教育等许多方面都有系统的阐发，对后世产生了极其深远的影响。孔子围绕着"仁"，教导人们从提高个人修养入手，以身作则，身体力行，最终而致天下仁政，惠泽黎庶，即所谓"修身、齐家、治国、平天下"。

孔子提出"有教无类"，打破了旧统治阶级垄断教育的局面，使文化教育波及整个民族成为可能。从施教内容看，华夏民族在特定生活环境中长期形成的文化要素，包括生活习惯、行为规范和处世准则等，是中国古代教育的主要内容。例如，六德（智、信、圣、仁、义、忠）、六行（孝、友、睦、姻、任、恤）、六艺（礼、乐、射、御、书、数）等。以孔子为代表的儒家学派全盘吸收这些内容，并将之上升到系统的理论高度。因此，儒家思想有了坚实的民族心理基础。自汉武帝"罢黜百家、独尊儒术"，使其与封建皇权紧密结合，逐渐成为统治阶级的正统思想，为全社会所接受，并逐步儒化了全社会。

（二）理学大家：朱熹

汉代以后，中国历史上出现了超过300年的乱局，历经"五胡乱华""十六国"，北方游牧民族不断侵扰、驻留、溃散，使得以农耕为本的汉民族大一统直到隋唐时代才再次形成。而煊赫一时的大唐逐步瓦解，到下一个汉族王朝大宋勃兴之前，历经近百年的"五代十国"，游牧民族的铁蹄再次肆虐。宋朝建立以后，与北方蛮族的战争就从未休止，他们分别是契丹人的辽、女真人的金、党项人的西夏，直到席卷欧亚的"上帝之鞭"——蒙古人的元。

南宋时代，政府的偏安、民族的战争、社会的动乱、中原文明对于北方蛮族的不断退让，人们逐渐对于儒家思想产生了怀疑和动摇，主流价值观开始了消弭。儒家思想是否还能赶走野蛮民族？到底儒家思想是否还有用途？这些问题不断涌现。两宋时期虽有发达的经济，市民阶层空前壮大，却家国难保，人心不古，社会风气每况愈下。在时代的呼唤中，又一位硕学大儒出现了，他就是朱熹。

朱熹（1130—1200），徽州婺源人，谥文，尊称朱子。他承北宋周敦颐与二程学说，创立宋代研究哲理的学风，称为理学。朱熹面对当时的社会现实进行了深层的思考，他认为"人欲"是症结所在。所以，"灭人欲、存天理"便成为这一场新的儒学运动的宣传口号。何为理？朱熹认为世界上万事万物的发展都是由于理的作用形成的，理是事物之间必然的不可分割之联系，是事物发展的动力。理是亘古不变的，所以人应该永远推崇理，为了理，可以放弃自己的欲望。朱熹通过对于理的阐述，表达了一种继往开来，挽救儒家传统理论道德的决心和毅力。

经过朱熹的不懈努力，整合了上至春秋以来优秀的儒家思想，发展并构建了以"三纲五常"为核心的新的理学理论体系。朱子理学顺应了时代的发展，承继了孔子以来最优秀的中华文明道德观与治国处世规范。元皇庆二年（1313年）科举，诏定以朱熹《四书集注》试士子，将朱学定为科场程式；明朱元璋洪武二年（1369年）科举以朱熹等"传注为宗"。正是因为成为开科取士必考科目的推动，程朱理学才被越来越广泛地接受，成为元明清三代600多年的统治思想，这个理论体系也为封建社会的稳定、发展和繁荣做出了贡献。

儒学在历史上也多次遭受严重冲击，从秦始皇"焚书坑儒"，到清初的文字狱，晚清现代的洋务运动、戊戌变法，以及五四运动时期"打到孔家店"、"文化大革命"时期的"批林批孔"等。不过在历经多种冲击、浩劫乃至官方政权试图彻底铲除儒家思想之后，儒家思想依然是中国社会一般民众的核心价值观，并在世界上成为中国文化的代表和民族传统的标记。

二、"仁者爱人"思想在当下医患关系中的运用

就我国医疗行业近几年的现状而言，由于见诸各种媒体的不良报道乃至极端事件的层出不穷，从业者的医德成为国人关注的焦点之一。医疗行业的种种怪象、乱象实在让人不安，从一些不当治疗、过度用药，到"医闹""暴力伤医"，乃至"杀医"等，不断吸引人群的眼球，也引发了人们广泛深入的思考。

（一）当下医患关系现状浅析

这种现状的形成，有其特定的历史及现实原因。目前我国还是处于市场经济发展阶段，各种商品的流通制度都在逐渐完善当中。医疗活动从广义上来说，也是可以用价格来衡量

的，也是一种商品。但是，是一种特殊的商品。

首先，医疗是必需品，人人不可或缺，是人类生存发展的重要保障之一，人人都应该享有基本的健康权，这是国际上公认的人权中的重要组成部分。其次，医疗是奢侈品，更好的医疗服务，意味着更高的医疗投入，也同样需要用更高的价格来体现。再次，医疗是限量版，就是在一定时间段内，医疗水平总有上限，也就是钱能解决一部分的医疗问题，但不能解决所有的医疗问题。最后，医疗的专业性。得病的患者有着种种痛苦，治病的医师却用患者听不懂的话来解释。术语各行各业都有，但罕有如医学这样的人人都非常关注，都希望能够彻底了解。正是以上几种因素相互交织，才带来了医疗现状的纷繁复杂。

我们来细致分析一下医疗活动的一般过程（图 2-1）：

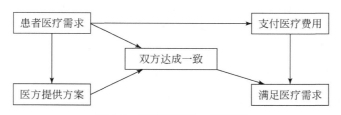

图 2-1 医疗活动的一般过程

从图 2-1 中几个环节不难看出，"双方达成一致"是整个医疗活动成败的关键，最终的"满足医疗需求"能否实现，这一中间环节最为重要。如果医疗活动较为圆满地实现了"满足医疗需求"，并且所"支付医疗费用"也在患方承担范围内，"双方达成一致"就显得不那么重要，那么这次的医疗活动总体上是成功的。但是，如果最终无法实现"满足医疗需求"，并且所"支付医疗费用"也超出患方的承担范围，那么医患矛盾势必出现。这时，"双方达成一致"就成为最重要的，也是最容易有争议的环节。而从目前现状来看，这一环节往往容易被忽视，这也是造成目前医患关系紧张、医疗环境恶劣、医疗行业失常等一系列问题出现的第一张"多米诺骨牌"。

首先，"患者医疗需求"方面，随着社会的进步，人群的生活需求不断增加，医疗需求也不例外。可以肯定的是，并不是所有患者的医疗需求都是合理的。不合理的医疗需求造成医疗资源的浪费，还会在一定程度上助长过度医疗。在这个问题上，上级管理部门已经出台了相当多的措施，包括通过基本医疗保险、大病补助等方式予以引导。而医方以前常见的检查"大包围"、用药"大处方"，也通过相应的管理办法得到了应有的遏制。

"支付医疗费用"方面，我国推行多年的"医改"，已经建立起了全世界最大范围的基本医疗保障制度，在一定程度上解决了这一问题。但是，还是有一些医疗费用问题亟待解决。例如，药品中间环节加价、进口原研药品过贵、个别花费巨大的病种医保额度有限等。在制度层面上，国家相关部门一直在想方设法进行完善。而在临床实际当中，还是有医患合理沟通，制订适宜方案的空间。

"医方提供方案"与"支付医疗费用"，从这一意义上来说，在卫生经济学方面有共通之处。如前所述，面对一次医疗活动，医方一般都会提供几种可供选择的方案。这些诊疗方案解决医疗问题的程度，对患方自身的影响，以及经济承受能力，都有相应的要求。医患合力达成一致，最终相对较好地"满足医疗需求"，完全依靠有效沟通、良好互动的医患关系。

"满足医疗需求"也是如此。"包治百病"从来都是痴人说梦。在临床实际当中,花费最大的是各种非传染性疾病(noncommunicable diseases,NCD),主要包括糖尿病、肿瘤、心血管疾病等,是当前世界上最主要的死亡原因。每年全球所发生的死亡中,有63%是由 NCD 导致的。仅就糖尿病而言,据国际糖尿病联盟(IDF)统计,2011 年全球糖尿病患者人数已达 3.7 亿,当年共有 460 万人死于糖尿病,当年糖尿病的全球医疗花费达 4650 亿美元[1]。

而这些影响重大的病种,只有控制目标,无法根治。与此类似的疾病还有很多。如何填补患方预期与客观现实之间的巨大落差,落脚点还在于有效沟通、良好互动的医患关系。

为了破解这种局面,国家相关主管机构多年来持续努力。2014 年 7 月,《中华人民共和国刑法修正案(九)(草案)》,明确规定"致使……医疗无法进行,造成严重损失的,对首要分子,处三年以上七年以下有期徒刑"[2]。这样一来,在法律层面上为正常医疗活动提供了有力的保护。但是,单凭这些还是不能彻底改变现状。

(二)运用"仁爱"思想重塑医患关系

医患关系本质上还是人与人之间的关系。如何重塑合理的医患关系?我们把目光投向了我国历史传统当中影响时间最长、影响地域最大的儒家"仁爱"思想。"仁者爱人"是儒家思想核心内容的高度概括。如何实行"仁",具体做法就是"推己及人"[3]。

"推己及人"包含着两个方面的内容。一方面,自己不乐意的,不施加于他人,亦即"己所不欲,勿施于人"(《论语·颜渊》);另一方面,自己乐意的,也要惠及他人,亦即"己欲立而立人,己欲达而达人"(《论语·雍也》)[3]。

包括"仁爱"在内的儒家思想,在过去两千多年中,与封建皇权相互维系,一直占据统治地位。尽管有种种弊端,但是,其所具备的一系列道德指引和行为准则,包括"仁义礼智信"五常之道在内,还是很好地调和了人与人之间的关系,塑造了"温良恭俭让"之中国"君子"的群像。这些已经形成了独特的中国人的精神、中国人的性格,先贤辜鸿铭、林语堂等,已有引起世界范围关注的相关论述。时至今日,2012 年党的十八大提出,倡导富强、民主、文明、和谐,倡导自由、平等、公正、法治,倡导爱国、敬业、诚信、友善,积极培育和践行社会主义核心价值观,其中不少内容就承接了自古以来形成的中国人所共有的优秀品质。

因此,我们可以说,"推己及人"这一儒家仁爱思想的日常行为准则,从古至今一直都为国人所推崇与践行。运用儒家仁爱的思想,在医疗过程的具体环节中,找到"推己及人"指导医患双方行为的切入点,共建互相信任的基础,使得双方达成最大程度上的一致。尽早、最大范围内消弭可能出现的医患矛盾乃至纠纷,安全、有效、经济地解决医疗问题。

对于医方而言,因为掌握着医疗的技术和资源,始终是医患双方中的强势方。因此,医方在面对患者时,尽量从患者实际情况出发,制订适宜的诊疗方案。要以"人"为中心,而不是以疾病为中心。要记得治病的目标在于让人活得有质量,而不是"歼敌一千,自损八百",为了治病而不顾人的整体生活状况。这种大的治疗策略是很重要的,决定了一个人的生活方式,影响了一个家庭的运转形态。如果相类似的患者以同样的策略推而广之,那就会影响一种病的治疗、几代人的生活。

所谓适宜的方案，要根据目前具体一种疾病的主流诊疗方案来调整。医学发展至今，绝大多数临床常见病、多发病已经有了一整套相对成熟完善的诊疗路径。该做何种检查，该用何种药物，该何时复查，都有着相对固定的方案。但是，照搬照套的"本本主义"，脱离实际的"经验主义"都是不可取的。

除了疾病本身以外，我们要了解患者的性格、嗜好、经济状况、家庭环境等。要有"换位思想"，也就是"仁"的"推己及人"。换你做患者，你能承受这样的方案么？心中总有此念辗转，"恻隐之心"自然而然形成。

（张　鹏）

参 考 文 献

[1] 中华医学会糖尿病学分会. 中国 2 型糖尿病防治指南·前言（2013 年版），2014 年，北京.
[2] http://www.npc.gov.cn/npc/cwhhy/12jcwh/2015-07/01/content_1940165.htm［2015-11-14］.
[3] 冯友兰. 中国哲学简史. 北京：北京大学出版社，2010：37.

第二节　道法自然：道家的应用与实践

"动-定序贯八法"是中医原创思维的典型代表，是融合临床实践、名医传承和中医经典的产物。范冠杰教授先后师承"国医大师"吕仁和教授、王永炎院士、熊曼琪教授，学术渊源上与施今墨、秦伯未、祝谌予等一脉相承。历经多年临床实践和研习经典，创立了"动-定序贯八法"理论。该理论融合了中医学的恒动观念与象思维，借鉴了"十四纲辨证"与"药对"，提出了"药串"，形成了"证素-核心病机-药串一体化"的辨证模式。其内涵主要包括以"核心病机"为靶点，以"证素"为辨证的基础和规范，以"药串"动态组合为组方思路，针对动态变化的证（核心病机）进行有序连贯的治疗。

动态思维是"动-定序贯八法"的核心理念之一，注重运用多维度、多层面、立体的动态视角去观察、辨析、把握、干预复杂恒动的生命现象。先秦道家哲学思想对中医思维影响十分深刻，并在中医经典《内经》中找到多处道家学说的烙印。动态思维作为"动-定序贯八法"防治疾病的核心，与道家学说的关系十分密切。笔者将围绕道家动态思维物质和哲学基础、动与静辩证统一、天人相应、形神一体、中和思维等与"动-定序贯八法"的关系进行论述，力求明晰道家学说对"动-定序贯八法"理论中动态思维的影响、应用和实践，深化对中医原创思维的认识，解决认识思维"碎片化"的问题，构建理论与临床实践的桥梁，推动中医药创新和临床诊疗水平的提升。

一、气是道家生命哲学本原论的核心问题

"道"与"气"是道家生命哲学本原论的关键问题。道家把自然无为的"道"作为必须遵循的客观法则和宇宙自然的终极根源。同时发挥庄子关于"气"的思想并加以改造，把

生命之"道"与生命之"气"联系起来,在解决生命产生、存在、发展和消亡等问题上更加凸显了气的作用,构建了气释道、道气结合的道(气)本原论。该思想见于《庄子·知北游》"通天下一气耳";《道德经》"万物负阴而抱阳,冲气以为和";《淮南子·天文训》"宇宙生气,气有涯垠"。

"动-定序贯八法"的恒动思维充分借鉴了"道家"理论中"道"与"气"内涵和特点,形成了"动-定序贯八法"防治疾病的动态思维。中医的动态思维即恒动观念,是指在观察、分析、研究机体生命活动规律和疾病时,运用运动的、变化的、发展的理念去接近、认识、把握、创造复杂的客观世界。此认识肇始于先秦战国时期,如《素问·六微旨大论》云:"夫物之生从于化,物之极由乎变,变化之相薄,成败之所由也……"思维方式是思考问题的根本方法和看待问题的角度,恒动观念作为中医的原创思维方式,其产生和发展与当时的生产力水平、文化环境、地理因素、政治、宗教等密切相关,其内涵强调物质世界运动的方式是整体恒动的。然而,气是构成宇宙万物的本原。气具有无形、极其细微和运动不息等特性,通过升、降、聚、散等多种形式,实现形态、结构、信息、性能等形式转化。而气变化的内在动力是阴阳二气氤氲交感、相错相荡的结果,故天地交感,以生万物。《程氏经说·易说·系辞》言:"动静无端,阴阳无始。"动静、阴阳是相对的状态,互为其根,无开始亦无终结,保持着永恒无尽的运动。同时,世间万物是相对独立的实体,物质与运动是辩证统一的,不存在无物质的运动。如《素问·六微旨大论》曰:"是以升降出入,无器不有。"气是天地万物的中介,维系它们之间的相互联系和感应,构建了人与万物,时刻都进行物质和信息交流与转化。由此可见,气的特性和变化形式,决定着我们认识物质世界的思维方式必定是整体恒动。"动-定序贯八法"防治疾病动态思维的"根基"也是源于"气一元论"。

二、道家的动静观在"动-定序贯八法"辨证思维的应用

道家最早把"动"和"静"作为一对哲学范畴来考量。在道家哲学中,动静的内涵范围较广,包括运动与静止、有为与无为、变易与常则、刚健与柔顺等方面。虽然表述不同,但深究其实质,仍然没有脱离老子"道法自然"的认知水平和价值取向。老子曾提出"重为轻根、静为躁君"的命题,认为事物的运动变化最终都要复归于静;又说:"夫物芸芸,各复归其根,归根曰静,静曰复命,复命曰常"。老子所说的静是对"道"的本质的把握,是事物发展变化的规律,因而是动的根本法则和最后归宿。

"动-定序贯八法"的动静观充分借鉴了道家的动静哲学观,并融合其他派别、学说和思想的动静观,形成了针对相对证候的动态变化、随之动态施治"药串"的防治疾病的动静观。同时,证候具有相对稳定性、客观性,是临床辨证的前提。因此,要善于发现、认识、运用疾病动态变化的客观规律,提前干预,力争做到"未病先防、既病防变"。

动与静是中国古代哲学重要的辩证法之一。自春秋战国以来,先贤们围绕着动与静的主导地位、相互关系、转化规律等分歧展开了激烈的、长久的论战。流派众多、观点各异。如周子《通书》谓:"动而无静,静而无动,物也。"朱熹曰:"阳动阴静,非太极动静。"老子曰:"周行而不殆""归根曰静,静曰复命,复命曰常"。经过不同派别之间思维的撞击、

吸收、改造、融合、同化，使"动静观"的内涵和特点得到了全面、系统、深入的阐释。首先，阴阳二气之间的相互作用是"动静观"的物质基础，动与静之间是互根互用、相互统一、相互转化的关系，运动是绝对的，静止是相对的。随着古代"动静观"思想对医学的同步渗透，并在大量的临床实践中的应用、总结、凝练、升华，形成了丰富的临床经验和学术观点。如《素问•天元纪大论》也说："动静相召，上下相临，阴阳相错，而变由生也。"唐代王冰注《素问•四气调神大论》说："阳气根于阴，阴气根于阳，无阴则阳无以生，无阳则阴无以化。"明代张介宾在《类经•运气类》中说："天本阳也，然阳中有阴；地本阴也，然阴中有阳，此阴阳互藏之道。"然而，证是疾病阶段表现高度概括的本质，是中医遣方用药的基础和依据，是量变与质变的辨证统一。证候是整体恒动的，反映着疾病进程的不同阶段，而静止是相对的，具有相对的稳定性。如《周易外传》说："动静互涵，以为万变之宗。"万物的恒动性决定了疾病的发生、发展是不断变化的。然而，动中有静，证具有相对稳定性，是特定研究对象质量、结构、性质、功能等判定的基础。如瞬息万变，将无法"捕捉"和"锁定"构成证候的基本要素。此认识与"过程层次论"部分观点吻合，该方法适用于大部分复杂系统的研究，而中医本身就是一门深奥的复杂科学。

证候是中医遣方用药和科学研究的基础，是疾病过程中某一阶段病位、病性等本质的高度概括，并随着疾病时空的转化而发生动态变化。《伤寒论》曰："观其脉证，知犯何逆，随证治之。"由此可见，证是辨证施治的基础。但是，由于中医辨证模式的多样性（脏腑、三焦、卫气营血、六经等辨证），阐述疾病（证）动态演变规律的角度各异；外在干扰因素（病邪轻重、季节、时间、地域、饮食等）不同和内在环境各异（体质、性别、年龄、心理状态、教育程度等），各种因素通过线性或非线性、直接或间接相互融合成网络结构的复杂系统，具有"内实外虚""动态时空""多维界面"等特征。其复杂性造成了证候在规范化、定量分析、生物学基础、演变规律等方面研究的困扰。虽然，人们经过近几十年的努力，通过文献回顾分析、专家咨询、流行病学调查、临床验证等研究，同时，利用系统生物学、网络药理学、代谢组学、网络拓扑结构、数据挖掘等技术和手段，取得丰硕的成绩，但是，始终没有突破证候本质的科学界定。基于此，寻求规范、精准、有效辨证模式是现阶段中医药亟待解决的问题，而"动-定序贯八法"倡导的"证素-核心病机-药串一体化"的辨证模式契合了当前中医发展的内在需求，形成了以"证素"为辨证的基础和规范，以"证"为靶点，以"药串"动态组合为处方要点，在糖尿病、痛风、痤疮等方面取得良好的临床疗效。

三、道家形神一体构成论在"动-定序贯八法"的应用

关于道家思想对形神关系的问题，从《庄子》开始有了详细的论述，"形""神"分别代表了生命构成的物质和精神两个方面。"夫昭昭生于冥冥，有伦生于无形，精神生于道，形本生于精，而万物以形相生。""汝方将忘汝神气，堕汝形骸，而庶几乎！而身之不能治而何暇治天下乎！"一般来说，形体是指身体和身体所具有的器官，包括人的五脏六腑、四肢百骸、气血津液等。精神是指人的意识活动，包括人的精神意志、思想品德、性情魂魄等。道家形神一体构成论与中医"形神一体"内涵基本一致。

证候是中医认识疾病阶段性的本质和干预的作用靶点。"形神统一"是全面、准确、客观评价证候的基础，整体恒动思维是认识、把握"形神一体"生命观的思维范式，其观点与笛卡尔主张的精神与心理的二元分裂存在明显区别。中医"形神一体"的特征主要表现在"形神构成、形神体用、形神存亡"三个方面。人体的"形神构成"是形体和思维活动的统一体。如《素问·上古天真论》云："上古之人，其知道者，法于阴阳，和于术数，食饮有节，起居有常，不妄作劳，故能形与神俱，而尽终其天年，度百岁乃去"，说明人体的生物特征和心理特征是密切相关的。"形神体用"主要表现为形体是思维活动的基础和载体，神是形的主宰和生命活动的体现。如《荀子·天论》言："形具而神生。"《类经·针刺类》曰："形者神之体，神者形之用。""形神存亡"是指二者互为前提和基础，不可单独存在。《神灭论》开宗明义地指出："神即形也，形即神也。是以形存则神存，形谢则神灭也。"《类经·针刺类》云："无神则形不可活""神去离形谓之死"。由此可见，生命活动表现的形式和规律是"形神一体"。"动-定序贯八法"运用整体恒动思维去认知、分析、归纳、推理客体（认知对象的人）信息时，不仅要搜集各种"形"层面的客观表现指标，更要注重精神意识层面，有助于更加全面客观、完整、真实地反映生命实际，形成高质量、可信度高的"证候"证据。

四、道家是中医学"天人相应"的思想基础，是整体恒动的视角

天与人的关系，是我国古代重要的哲学命题之一。道家认为客观存在的"天"与人体精神意识有着统一的本原、属性和规律。《道德经·道经》曰："人法地，地法天，天法道，道法自然。"人们依据于大地而生活劳作，繁衍生息；大地依赖于上天而寒暑交替，化育万物；上天依据于大"道"而运行变化，排列时序；大"道"则依据自然之性，顺其自然而成其所以然，提示人与天地相参，都要效法自然，统一于自然之中。

中医学天人关系是在道家"天人相应"的思想基础上发展形成的。《内经》作为中医的奠基之作，多次出现过类似"天人相应"的论述，是战国秦汉以来道家宇宙论的一次大总结和大发展。如《灵枢·刺节真邪》说："与天地相应，与四时相副，人参天地。"《素问·咳论》曰："人与天地相参。"《灵枢·经水》云："此人之所以参天地而应阴阳也。"《素问·三部九候论》曰："令合天道，必有终始。"《素问·脉要精微论》曰："与天地如一。"《灵枢·岁露》云："人与天地相参也，与日月相应也。"《素问·宝命全形论》曰："夫人生于地，悬命于天；天地合气，命之曰人。人能应四时者，天地为之父母。"《素问·离合真邪论》曰："夫圣人之起度数，必应于天地。"诸如此类。

中医学"天人相应"主要来源于道家学说，随着历史的变迁和新的学说的不断融入，逐步构建了中医"天人相应"整体恒动视角的防治观。"天人相应"的理念历经先秦、西汉、宋明等几个关键时期，儒、释、道、法、阴阳五行等派别对"天"的内涵有不同解释，如主宰之天、自然之天、义理之天等。而中医学充分借鉴和吸收各家之所长，并融合了当时天文、地理、历法、物候、气象等各领域先进的理念和知识，形成了以唯物论为主体，以气为同构基础和感应中介，以阴阳模型、五行模型为阐释人体和宇宙发生、发展、变化的工具等为主要内容的"天人一体观"。由于气是天地万物生成的本原，依据

同源相应和普遍联系的思维方法。如《吕氏春秋·召类》所说："类同相召，气同则合，声比则应。"人体的生命活动必然受到自然环境和社会环境的影响。如《灵枢·岁露》言："人与天地相参也，与日月相应也。"《素问·宝命全形论》言："人以天地之气生，四时之法成。"《素问·疏五过论》指出"尝贵后贱"可致"脱营"病，"尝富后贫"可致"失精"病。同时，由于气不断运动变化的特性，机体内部和宇宙是整体恒动、普遍联系的关系，在气化的作用下，维持着人与宇宙万物之间形态、功能、信息等各种形式之间的动态转换，实现人体的"小宇宙"与自然的"大宇宙"之间的协调、互动、统一。

事实上，随着近代整体论和有机论的兴起，逐步取代了以笛卡尔为代表的机械论和二元论，其观点主要包含整体、组织、动态等内容，强调生物的有机整体性，机体的进化取决于有机体与环境的复杂作用。英国科技史专家李约瑟指出："中国传统哲学是一种有机论的唯物主义哲学""倾向于从系统和整体角度观察一切现象""认为每一现象都是按照等级秩序和其他一种现象联系的"，提示中国古代整体恒动的思想更加接近有机论和整体论的内涵。综上所述，"动-定序贯八法"在审视生命、健康和疾病时，要把人体放置于自然、社会的立体思维中去考量问题，从整体联系和运动变化的角度来认识和把握生命全周期、健康全过程，并构建微观-宏观-宇宙三层次的天人相应的整体恒动观。

五、道家的"冲气以为和"是"动-定序贯八法"理论中强调的"动态平衡"的基础之一

"平和"是《道德经》所重视和强调的重要哲理之一。"道生一，一生二，二生三，三生万物。万物负阴而抱阳，冲气以为和"。从道德存在到万物的产生，其间有一个漫长的过程。即道产生阴阳，阴阳交感之后产生平和之气，万物从本质上来说应具有平和特质。《内经》特别重视平和，多次强调"以平为期"，如《素问·三部九候论》中有"无问其病，以平为期"。《素问·至真要大论》曰："谨察阴阳所在而调之，以平为期。"上述防治疾病的理念实际上要在动态中达到平和。

"动-定序贯八法"的动态平衡观充分借鉴了"道家"平和哲理，形成了独具东方智慧的动态平衡观。随着社会发展、饮食结构和生活方式的改变，各种慢性病、遗传性疾病、退行病变等大量涌现，线性思维模式很难适应疾病谱的转变，于是出现了共生-平衡模型和适应性平衡理论。毋庸置疑，这是思维方式上的重要突破。西方哲学的动态平衡内涵强调事物发展的相对平衡，是绝对化的形而上学理论。然而，中医动态平衡理念并不完全等同于西方哲学平衡论，中医"动态平衡"理念主要体现在"中和思维"，采用执中适度、不偏不倚、执两用中的思维方式去防治疾病。中和思维在中医生命观上蕴含着三个层面的认知理念。一是强调了天人合一或天人相应的机体与自然环境的和谐共处模式。如《道德经·道经》言："人法地、地法天、天法道、道法自然。"《内经》言："必先岁气，无伐天和。"《灵枢·岁露论》言："内外调和，邪不能害。"上述提示顺应自然规律，方能找寻健康之道。但是，这并不意味着一味被动迎合大自然，而要发挥人的主观能动性，积极地适应、改造、利用自然。二是指人体的巨系统与子系统、各个子系统

之间、子系统内部要素之间的和谐、协同、协调的关系。三是强调形神统一、形与神俱。"动-定序贯八法"的动态平衡观强调：以气为纽带，以阴阳模型、五行模型为说理工具，以"证素-核心病机-药串一体化"为辨证方法，以药串动态组合为干预措施，实现人与自然、社会和谐共处，机体内部阴阳、脏腑、气血等平衡、条达舒畅，保持形与神、生理与心理的和谐统一。

小　结

　　"动-定序贯八法"作为优秀中医原创思维的典型代表，蕴含着原创优势的科技资源和巨大的创新潜力。动态思维是"动-定序贯八法"理论的核心理念之一，融合了道家学说中的气元一体论、动静观、形神一体观、中和思维等理念或理论，并与临床实践有机结合，在糖尿病、痛风、痤疮等内分泌与代谢病领域取得了较好的临床疗效。本文系统地阐释了气是道家生命哲学本原论的核心问题，是恒动思维的物质和哲学基础，道家动与静的辩证统一是精准把握证候动态演变规律的方法论，道家天人相应和形神一体是观察机体生命活动的立体视角，证候动态演变规律的复杂性是未来科学重点研究的方向，中和思维是中医防病治病重要的理念之一。"动-定序贯八法"运用多维度、多层面、立体的动态视角去观察、辨析、把握、干预复杂恒动的生命现象是"动态思维"的基本内涵，并就"动态思维"与气、动静辩证法、天人相应、形神一体、中和思维等之间的相互关系进行了深入阐释和辨析，探讨为什么生命活动规律和疾病是恒动的？恒动的物质基础和动力是什么？动静辩证法为什么是诊疗思维过程中"证"的捕手？观察疾病的立足点为什么是天人合一、形神一体的视角，而不是局限于生命现象本身？治疗上为什么采用与现代医学具有明显区别的"中和思维"模式？通过上述问题的提出和解答，初步解决了动态思维认识"碎片化"的问题，构建理论与临床实践的桥梁，推动中医药驱动创新和临床诊疗能力提升。

（符　宇）

第三节　格物致知：理学的思维方式

　　"格物致知"说是《礼记·大学》首先提出的。《礼记·大学》曰："致知在格物，物格而后知至。"所谓"格物"，即推求事物的原理。"格物致知"，意即通过对自然界事物的观察体验，进而归纳、类推事物的性理。善能格物者，必然致知、多知。

　　"格物致知"这一概念被提出后，后世历代学者争相解释，并无定论。郑玄、二程、朱熹、王阳明、颜元、王夫之等的解释都有所不同，其中朱熹将其解作穷理，与《礼记·大学》本义最为相近。

　　南宋人朱熹在《大学章句》中对"格物致知"的"补传"中言："所谓致知在格物者，言欲致吾之知，在即物而穷其理也。盖人心之灵莫不有知，而天下之物莫不有理。唯于理有未穷，故其知有不尽也。是以大学始教，必使学者即凡天下之物，莫不因其已知之理而益穷之，以求至乎其极。至于用力之久，而一旦豁然贯通焉，则众物之表里精粗无不到，而吾心之全体大用无不明矣。此谓物格，此谓知之至也。"二者同样认为"格物致知"即是穷理、穷尽天下之物以获得新知的过程，并一再强调"穷理""至极"，认为只有将道理追究到极致才是真正的"格物致知"，即让人通过一草一木来穷尽人间伦理，这其中包含了就自然事物而求其规律的科学认识论因素。

尽管历代学者站在自己的学术立场，对其含义有着不同的解释，甚至有相反的观点，但从其出处的原始意思来看，应当是说：考察事物，求得知识。也就是通过探究客观事物的现象和本质，来获得知识。

一、格物致知与中医思维方式

中医理论是建立在朴素的唯物主义基础上的，在当时的社会条件下，中医不可能对自然做那种穷究底蕴的形而上学式的思考。但中医贵在能"格物致知"，医者能通过一草一木来穷尽人间伦理和医理，这其中就包含了就自然事物而求其规律的科学认识论因素。很多从事中医学研究的医家使用"格致"二字命名其医学著作，如朱熹五传弟子朱丹溪将其医学著作称为《格致余论》；明代熊明遇以《格致草》名其医学著作；清代陈元龙以《格致镜源》名其自然科学著作。到清末洋务运动时，"格致学"更成为自然科学通称，而"格物致知"也成为自然科学包括中医学的认识论[1]。

如果说宋以前的医学体现的是一种个人的主观悟性，宋以后的社会则是由于理学的兴盛，主张"格物穷理"和"格物致知"的认识过程，亦即强调对规律性的认识。受其影响，医家由重视个人的主观悟性转向凸显理性思维的方向，把"医者意也"的主观悟性思维认识层次提升到理性思维的认识层次上。体现"格物致知"思想的中医学思维方法有"治病求本""审证求因""审因论治"等，"治病求本"是中医学"格物致知"处理现象与本质这对范畴的最常用的思维方法。

"治病求本"源出《素问·阴阳应象大论》"阴阳者，天地之道也，万物之纲纪，变化之父母，生杀之本始，神明之府也，治病必求于本"。显然，此"本"指阴阳，而此阴阳只是一个抽象概念，它不能代表具体事物和现象本身，也不能具体揭示病理变化的本质。

那又何谓病之"本"呢？《素问·至真要大论》病机十九条提出了诊断和治疗疾病的基本原则：机者事物变化之所由。《列子·天瑞》曰："万物皆出于机，皆入于机。"注："机者，群有之始。"可见病机研究的是起源的问题。因此，后世医家一度都把病机的探求作为诊治的核心。当然，中医对于病本的理解，除病机外还有不同的认识，汉代张仲景之《伤寒论》首开辨证论治的先河，到明代张景岳《类经》所述"切而验之，从其切要而辨证也"正式提出"辨证"一词，后来到清代周之干《慎斋遗书》中提出"辨证施治"，章虚谷在《医门棒喝》中则概之为"辨证论治"，"证"作为对病本的理解被提出来。现代对病"本"的理解又有提升，如王永炎院士等中医学人提出"素"的概念，由"病机"到"证"到"素"的变化，体现了医家对病本的不断反思，这种反思体现了向中心的迁移。由此可窥一斑，中医学的发展同样与在求本的过程中不断反思或者疑存相伴随。

二、"格物致知"思想对古今名医的影响

格物致知与中医学的联系，体现在治病求本方面的例子及具有创新思想的医家数不胜数。

1. 元代朱丹溪　朱丹溪尊奉朱熹理学思想，其医学著作《格致余论》取"格物致知"之意命名，从内容到形式都表明了中医学的格物致知化。《格致余论》因"古人以医为吾儒格物致知一事"而得名。朱氏之学源于《内经》，深受理学影响，并采刘完素、李杲、张从正等之长，针对由于当时人们恣食厚味、放纵情欲的生活习惯，致使江南地区湿热相火为病最多的情况，以及江南地区如《太平惠民和剂局方》所述之温燥之风盛行的局面，撰成《格致余论》，提出"阳有余阴不足论"和"相火论"，集中反映了朱氏的学术观点，阐述了相火与人身的关系，提出保护阴血为摄生之本，列色欲、茹淡、饮食诸论，强调饮食起居的重要性。在杂病论治方面，朱氏于书中也提出了许多独到见解。

《格致余论》全书共收医论 41 篇，主要论点为人身相火易动，阴精易亏，百病皆由此而生。而抑制相火妄动，保护阴精则是养生防病及临床辨证施治的关键。由此朱丹溪提出了"阳常有余，阴常不足"的观点，提倡"独宿而淡味，兢兢业业于爱护也"。书中认为正常的相火为人身之"动气"，是维持人体机能活动的动力，而异常妄动之相火为人身之"贼邪"，它暴悍酷烈，煎灼真阴。朱氏能从正反两个方面分析相火的正常生理功能和异常病理变化，观点十分客观全面。另外，朱丹溪对脾胃的生理功能也有深刻的认识，认为"脾具坤静之德，而有乾健之运，故能使心肺之阳降，肝肾之阴升，而成天地之交泰，是为无病之人"，强调了脾脏对于调理脏腑气机升降功能的作用。另外还有"胃气者，清纯冲和之气，人之所赖以为生者也"等。这些说明朱丹溪的医学思想不仅在于阐述阳有余、阴不足这一个方面，对于脏腑气机的研究也是较为全面的。

2. 明代薛己　薛己受《内经》五脏作为人体适应四时变化规律的主体思想的影响，其治病求本的思想突出反映在"本于四时五脏之根"的观点中，强调对人体五脏系统整体观的认识、对人体发病本源的把握，通过综合调节人体功能来治疗疾病。其对"治病求本"的理解，是从重视人体正气角度出发的。他认为损伤脾胃是导致元气不足的关键发病环节，治病之根本即在于恢复正气，调节人体自身的固有机能，其临床治病多从脾胃入手并获满意疗效，反映了其治未病的思想。

3. 清代王清任　王清任认为"业医诊病，当先明脏腑"，改正了古人对脏腑认识上的某些错误。他纠正了前人形态学（解剖学）上的错误认识，如肺有六叶两耳、肝有七叶、心有七孔三毛等。他发现视觉是由眼球通往脑部的，断定眼所视、耳所听、鼻所闻皆通于脑，再参考李时珍"脑为元神之府"的观点，在《医林改错》中专设"脑髓说"一章，力求推翻《内经》传统的"心主神明"之说。他还亲自观察尸体，绘制"改正脏腑图"35 幅，收录于书中。虽然不乏不正之处，但他的实证精神令人叹赏。

三、"动-定序贯八法"思维与"格物致知"思想

"动-定序贯八法"是范教授创立的指导中医临床实践的思维方法，从局限于消渴领域

到不断扩展到其他临床领域，已成为一套成熟的、独特的学术思想。它以动态把握核心病机的内部规律为思维方式，以相对固定而又动态变化的中药药串为施治特点，在实践中不断丰富中医药对病因病机、症状、药性、治则等中医传统观念的认识[2]。"动-定序贯八法"与"格物致知"思想在诸多方面存在关联，如在疾病"治病求本""中药药性"等多个方面均有体现。

笔者曾以此求教于范老，其认为，求"本"主要指抓住疾病的基本矛盾和主要矛盾，扣准疾病的直接病因、关键病机。因为疾病是动态变化的，抓住其基本矛盾即可把握"全局"，抓住病因、病所、病机即可把握现阶段的主要矛盾。但从中医临床角度来看，求"本"主要是指探求病证的主要矛盾，即推求其直接病因、症结病所、关键病机，其求"本"的方法主要是辨证论治。

一般来说，疾病多会表现出与其本质相符的表象，治疗当逆其表象。如寒证用热药、热证用寒药、虚证用补法、实证用泻法。《素问·至真要大论》所言"逆者正治"即是此意。

但有些复杂严重的疾病，常有某些症状与疾病本质不相符合的表现，在治疗时就要透过现象治其本质，采用与疾病表象相同药性的药物来治疗。如真寒假热证，由于寒盛于内，格阳于外，可出现面红发热之假象，治疗时应用温药，顺从假象而施治，此即"从者反治"之谓。正治与反治，均体现了"治病必求于本"的原则。

在复杂的病变中，常有标本主次不同，因而在治疗上有先后缓急的区分。一般来说，本急于标，则从本治；标急于本，则从标治；急则治其标，缓则治其本。以妇科的血崩证为例，导致血崩的原因是多方面的，但在大出血时必须首先制止出血以治其标，待出血缓解后，再澄源固本。由此可见，治标只是在应急情况下的权宜之计，而治本才是根本之图。急则先治标也是为治本创造更为有利的条件，其目的仍然是为了更好地治本。关幼波云："急则虽治标，固本更重要。"标本缓急之治仍是体现"治病必求于本"。

同一疾病，由于不同发病阶段和个体反应而产生不同的病理机制。因此，治疗方法也不同，由此产生了一病多法和一病多方的治法，称为同病异治。《素问·至真要大论》云："谨守病机，各司其属。"疾病的发生无不受时令、气候、地域环境及体质的影响，论治时不仅要观察局部的病证，还要看整体乃至于人与自然界的联系，才能把握疾病的本质。同病异治及因人、因时、因地制宜，均是"治病必求于本"的精神。

（一）"动-定序贯八法"对糖尿病足中医病机的认识与治病求本思想

由于我国传统医学对糖尿病的认识比较早，历代医家不断争鸣发展，特别是中医与现代科学技术结合研究及中西医结合研究的成果，使得糖尿病的病机得到较统一的认识：在病变早期，阴虚燥热；病程迁延失治，而致气阴亏损，痰瘀阻络；后期阴损及阳，阴阳俱虚。从目前的研究证实，气阴两虚、痰浊瘀血闭阻脉络是糖尿病及其慢性并发症发生的病理基础。

但对糖尿病足的研究发现，它并不一定全部表现为气阴两虚、痰浊瘀血闭阻脉络的病机，它既可以发生在糖尿病阴亏燥热的阶段，亦可能发生在气阴两虚、痰浊瘀血闭阻脉络的阶段，发生在阴阳俱虚阶段的也并不少见，这与糖尿病其他慢性并发症有着很大的差别。究其主要原因，除糖尿病常见的发病原因之外，外来伤害在糖尿病足发病中所占的主要地位，以及外来伤害的多样性，决定了糖尿病足临床发病的特殊性和复杂性。在糖尿病的不同发展阶段，或以阴虚为主，或以燥热为主，或以痰浊为主，或以瘀血为主，或诸证同时兼见，而外来伤害或伤于寒，或伤于热，或因创伤，或因摩擦伤，或因烧烫伤等，在这些不同的外来伤害中又有伤及部位的不同和伤害程度的差异等。所以，糖尿病足与糖尿病其他并发症相比，其临床表现、病机变化都要复杂得多。因此，历代医家由于研究观察的角度不同，或研究主体的差异，或研究对象发病阶段的不同等原因，导致对糖尿病足的基本病机认识的差异较大。要探讨糖尿病足的基本病机，必须是在掌握糖尿病的一般病机变化规律的基础上，了解糖尿病足发生的内在原因，结合所受外邪性质及轻重不同进行研究[3]。

（二）"动-定序贯八法"治疗痤疮经验与治病求本思想[4]

痤疮，中医称"肺风粉刺""酒刺""风刺"等。因颜面是肺、胃、大肠经所过，故历代医家主要从肺、胃、大肠的脏腑辨证着手。例如，《中医外科学》教材将痤疮辨证分型为肺经风热证、肠胃湿热证、痰湿瘀滞证等，这些辨证分型来源于历代医家对痤疮的病因病机的整体认识。但是在临床实践中，我们难以在纷繁复杂的症状中辨证其为某脏腑的病证，且根据脏腑辨证施方用药后疗效不佳。

范冠杰教授在临床发现，运用"动-定序贯八法"治疗痤疮有一定的疗效，我们认为痤疮的核心症状即是病机的外在表现，"有诸内者，必形诸外"，故把握疾病的核心症状是把握核心病机的首要。颜面、胸、背等处丘疹如刺，可挤出白色碎米样粉汁等是痤疮的主病症状，与核心病机关系密切的症状是主病症状伴随的兼症，故在痤疮治疗中兼症的把握是把握核心病机的关键。

核心病机是相对固定的，要变中有守、定中有动地动态把握疾病核心病机的演变规律，根据既固定又演变的核心病机的把握，从而有规律地施予相应的药串。正如清代名医家徐灵胎所述："一病必有一主方，一方必有一主药"，张锡纯先生论理冲汤方曰："用药攻病，宜确审病根结聚之处，用对证之药一二味，专攻其处。即其处气血偶有伤损，他脏腑气血犹可为之输将贯注。亦犹相连营垒之相救应也。又加补药以为之使，是以邪去正气无伤损。从来医者调气行血，习用香附，而不习用三棱、莪术。盖以其能破癥瘕，遂疑其过于猛烈。而不知能破癥瘕者，三棱、莪术之良能，非二药之性烈于香附也。愚精心考验多年，凡习用之药，皆确知其性情能力。若论耗散气血，香附尤甚于三棱、莪术。若论消磨癥瘕，十倍香附亦不及三棱、莪术也。"此论述皆为辨核心病机论之法也。

范冠杰教授还总结出一种痤疮常见的核心病机，即热毒瘀阻型，该型患者痤疮症状较重，颜面丘疹多为暗红色，甚至为黑色，患者唇色大多黑紫，多种症状围绕一个核心病机——"热毒炽盛"，故在治疗中于血脉瘀阻的药串中加用益母草、野菊花等清热解毒之药，收效较佳。又有清代周学海在《读医随笔·评释类》中曰："治病必求其本。所谓本者，有万病之公本，有各病之专本。治病者当求各病专本，而对治之，方称精切。""治病求本"应当寻找诊治具体疾病的个体特殊性"各病之专本"，而不应仅停留在疾病的共性、普遍性之"万病之公本"阶段。

（三）应用"动-定序贯八法"及"格物致知"理论对茵陈药性再认识[5]

茵陈来源于菊科植物茵陈蒿、滨蒿的幼苗或幼嫩茎叶，《伤寒论》中用茵陈蒿汤治阳黄身热，面目、周身黄如橘色，小便黄赤短涩，大便不畅（或秘），腹微满，口渴胸闷，烦躁不安，或有头汗出，别处无汗，苔黄腻，脉滑数等湿热发黄症状。自此后世诸多医家认为茵陈苦寒而清热利湿，为治诸黄之专药，现行全国高等医药院校《中药学》教材亦持此种观点。但在实际临床应用中，却发现茵陈性微寒、平，味苦，功能除清利湿热、利胆退黄，尚可宣湿开郁、淡渗利水、畅通上下，是脾胃经的引经药物。

范冠杰教授团队应用"动-定序贯八法"理论，通过对茵陈药性源流的梳理并结合临床实践经验，对茵陈的药性进行了深入探讨。

从源流上看，茵陈在《神农本草经》中被列为上品，认为其"味苦，平"。《本草经集注》增加了"微寒"性味，谓其性味为"味苦，平、微寒，无毒"。唐宋时期的《药性论》提出了茵陈具有"辛"味。清朝以后有医家开始认为茵陈为苦寒之品，如《本草分经》即认为茵陈药性为"苦寒"。中华人民共和国成立以后多版的《中药学》教材及《中国药典》皆认为茵陈为"苦寒"之品。

然而，我们在临床中发现茵陈并非苦寒之品，其性微寒、平，味苦。临床中，许多糖尿病患者在出现舌苔厚腻时，范教授即会加大茵陈用量，往往 7 剂之后，舌苔即有明显好转。推起因由，考虑如下：舌苔厚腻为湿邪内蕴之象，脾胃为中焦运化之轴，主分清降浊。水谷进入人体后，经中焦的腐熟，由脾气上疏布散精微，濡养四肢百骸。若脾胃运化失常，则水液代谢失司。而脾为太阴湿土，同气相求，最易被湿邪困阻。湿邪聚集，犹如油入面中，最为难解难分。清代温病学派名医薛雪，在其《湿热条辨》中这样描述："热得湿而热愈炽，湿得热而湿愈横。"但若妄用苦寒之品，则苦寒败胃伤中，脾胃更虚，湿邪更加凝聚难解。而范师在使用茵陈祛湿利水的同时，并未加入温热之品佐其寒凉，但祛湿效果显著，结合《本草经集注》中的描述及近代全球气候变化，气温普遍升高等因素，我们认为茵陈的药性可能已发生改变，并非我们一直以来认为的苦寒之品。

从归经上看，《得配本草》中谓茵陈"入足太阳、太阴经气分"，《本草新编》则认为茵陈"入足太阳、少阳之经"。当代药学著作、教材认为茵陈归脾胃肝胆经。《伤寒论》中，茵陈蒿汤首见于阳明病篇，治疗邪入阳明，热郁于内，从而导致脾胃之色外露之证。由条文可知，发黄者必须具备无汗、小便不利这两个首要条件。正如条文"阳明病，发热汗出者，此为热越，不能发黄也"所言，若汗出，小便利，则邪有出路，湿即不可能郁闭于体内导致发黄。所以治疗方法为发汗、利小便。所谓"开鬼门，洁净府"即是其体现。面部为三阴三阳汇聚之处，汗出齐颈而还，可见邪热固闭之深，导致腠理不通、经枢不利、三焦不运。而三焦为人体水液代谢的重要通路，三焦不通，水湿不得下泄，故小便不利，水湿不得运化，不得上乘于口，遂渴饮水浆。湿热蒸腾氤氲，瘀蓄在里，故身必发黄。可见其病因根本在于湿热阻滞三焦，水液运化无力之故。治以茵陈蒿汤，并重用茵陈，发汗、利水，以达到解郁，去太阴、阳明湿热之效。因足太阳膀胱经为人体走行最长的一条经脉，为人体之藩篱，主一身之表，和腠理之开阖。若太阳经病，实则无汗，虚则汗多，观桂枝汤、麻黄汤即明。而膀胱经又主水液代谢，膀胱气化则使小便通调，故仲景重用茵陈，使汗液得出，小便得通，邪有出路，从而达到利胆退黄的目的。由此可见，茵陈走太阳经这一归经理论是合理的。

我们通过应用"动-定序贯八法"理论对茵陈发展源流的回顾及其使用的病证、方药的病因、病机分析，认为茵陈非苦寒之品，其性微寒、平，味苦，归太阳、太阴、少阳经，功能除清利湿热、利胆退黄外，尚可宣湿开郁、淡渗利水、畅利三焦，是通畅三焦、助水湿运化的要药。

鉴于目前对中药药性认识的思维相对僵化固定的情况，范冠杰教授的"动-定序贯八法"理论认为应该使用"动-定的观点"对中药药性进行重新的认识，不能一成不变地看待中药的药性，要在临床实践中不断去伪存真，在"证"的基础上探讨"药性"本质，并通过现代科学技术去发现药物的新功效，重新认识药物药性。

小　结

综上所述，"格物"才能"致知"，书本上的理论和临床的实践，如果自己不主动思考、不主动提出问题、不主动思辨，不仅不能把已学到的东西真正地转变为自己的知识，而且很容易忘记，到头来仅仅是变成了应付考试的工具。"动-定序贯八法"在理论上对治病求本当求各病之本作了高度概括，是宏观治病求本思想的自我完善和发展。这些都标志着"动-定序贯八法"在认识中医学自然事物及其规律方面的格物致知。

参 考 文 献

[1] 蔡辉，王艳君，李恩，等. 儒家文明的格物致知与中医现代化. 贵阳中医学院学报，2013，4（25）：1-4.

[2] 胡全穗，孙晓泽，魏华，等. 论阴阳求至理-范冠杰"动-定序贯"学术思想中的中医阴阳观. 辽宁中医杂志，2012，1（39）：75-77.

[3] 罗广波，范冠杰. 糖尿病足中医基本病机探讨. 云南中医中药杂志，2007，28（10）：3-5.

[4] 赵晓华，龙艳，范冠杰. 动-定序贯八法治疗痤疮经验总结. 中国中医药现代远程教育，2013，11（4）：102.

[5] 温建炫，沈歆，孙晓泽，等. 应用"动-定序贯八法"理论对茵陈药性再认识. 时珍国医国药，2012，23（1）：224-225.

第四节　知行合一：心学与操作过程

"知行合一"思想是中国明代著名哲学家王守仁（即王阳明）针对"知"与"行"关系的新认识，是中国哲学界的一次理论飞跃。美国哈佛大学的新儒学代表人物杜维明断言：21世纪是王阳明的世纪。

王守仁（1472—1529），汉族，浙江余姚人，字伯安，号阳明子，故又称王阳明，是我国明代最著名的思想家、哲学家、文学家和军事家，王阳明融合儒、释、道三家之精华，独创以"心即理""致良知""知行合一"为三大命题的阳明心学。王阳明的心学是学以致用的利器，是一个博大精深的思想体系，是中华传统文化的瑰宝。我们要全面认识祖国传统文化，取其精华，古为今用，使优秀传统文化成为新时代鼓舞人民前进的精神力量。

一、"知行合一"理论的起源与含义

王阳明龙场悟道，对知行关系提出新解，始论"知行合一"。在此之前朱熹提出"知先行后""行重知轻""知行常相须"的观点。在王阳明看来，朱熹的知行观导致了世人知行二分，而知行二分会造成世人终身不行、终身不知。所以王阳明认为知行二分的知行皆为"假知假行"。王阳明批评世人"假知假行"，强调知行合一的知行才是真知行。王阳明这一时期与徐爱等的对话，其论说全都在讲明知行本体、知行合一上。如徐爱曰："古人知行做两个，亦是要人见个分晓，一行做知的功夫，一行做行的工夫，即工夫始有下落。"先生曰："此却失了古人宗旨也。某尝说知是行的主意，行是知的功夫；知是行之始，行是知之成。若会得时，只说一个知已自有行在，只说一个行已自有知在……某今说个知行合一，正是对病的药。又不是某凿空杜撰，知行本体原是如此。今若知得宗旨时，即说两个亦不妨，亦只是一个；若不会宗旨，便说一个，亦济得甚事?只是闲说话"[1]。在王阳明看来，知行本体是说知行在本来体段上是统一的，若会得知行的本体，则知即是行，行即是知；知行合一是说知行的工夫精一不二，不能"一行做知的功夫，一行做行的功夫"，把致知、力行打作两截，即"圣学只是一个功夫，知行不可分作两事"。综合来看，王阳明之意是说知行本来是一，而人不能会之一，所以人要知行并进、双管齐下做到知行合一。

本文尤重其"知行合一"这一思想。为不使理解上出现误差与歧义，我们还是不妨聆听王阳明先生本人的论述。

在其《传习录》中特别要紧的论述有两处[2]：一处（第133条）明确道："知之真切笃实处，即是行，行之明觉精察处，即是知。知行工夫，本不可离。只为后世学者分作两截用功，失却知行本体，故有合一并进之说。真知即所以为行，不行不足谓之知。"另一处（第226条）中记载："（有人）问知行合一。先生曰：'此须识我立言宗旨。今人学问，只因知行分作两件，故有一念发动，虽是不善，然却未曾行，便不去禁止。我今说个知行合一，正要人晓得一念发动处，便即是行了。发动处有不善，就将这不善的念克倒了。须要彻根彻底，不使那一念不善潜伏在胸中。此是我立言宗旨。'"

二、如何理解"知行合一"

（一）知中有行，行中有知

王阳明认为知行是一回事，不能分为"两截"。即"虽知行分作两个说，毕竟将来做那一个工夫，刚始或未融合，终所谓百虑而一致矣"。知不离行，行不离知，二者互为表里，不可分离。知必然要表现为行，不行不能算真知。他批评"知行两分"的思想，认为"知是行的主意，行是知的功夫，知是行之始，行是知之成。若会得时，只说一个知，已自有行在，只说一个行，已自有知在"。就是表明了行中有知，知中有行，行在知在的观点[3]。

（二）以知为行，知决定行

王阳明认为："知是行的主意，行是知的功夫；知是行之始，行是知之成"。从理论和实践的层面来说就是理论指导实践的另一种说法。王阳明反对朱熹等的"先知后行"观点，认为"未有知而不行者，知而不行，只是未知"；主张知外无形，真知即必行，知行一体，不可分离；曾曰："知之真切笃行处即是行，行之明觉精察处即是知，知行功夫，本不可离，真知即所以为行，不行不足谓之知"；认为那种知先行后的观点，必然会导致"终身不行，亦遂终身不知"的弊病，进而得出知而必行的结论，所谓"知不行之不可以为学，知不行之不可以为穷理"[3]。

因此，王阳明认为"圣学只是一个工夫，知行不可分作两件事代""知之真切笃实处即是行，行之明觉精察处即是知，知行工夫本不可离；真知即所以为行，不行不足谓之知"。"知"和"行"是一体的。

三、中医教育领域存在的知行不合一现象

目前，在中医教育领域存在一些常见的知行不合一的现象，笔者简要叙述如下：

1. 理论与实践脱节　中医是一门继承性极强的医学科学，临床疗效是中医长盛不衰的生命力所在。几千年来，中医人才的培养一直靠师徒传承，通过口传心授，将基本理论、中医特色、临床经验传授给徒弟，徒弟在抄方侍诊中，了解老师的思维方式、治病用药的方法。目前中医院校教育抛弃了中医师承教育，照搬了西方院校教育模式，这种"基础教育+专业教育+临床实习"三段式的教学模式突出了"课堂+教师+教材"的中心地位，学生的主要精力和时间是用于听说教+啃书本+背概念。同时，基础课教育，本科公共课占去了两年的时间，学生在第三年才开始学习专业课程，理论学习与教学实践相割裂。同时中医院校将中医、中药、针灸等设为相对独立的专业，医不识药，药不懂医，割裂水乳交融的中医医学和药学，造成学生知识结构上的"残废"，中医、中药、针灸的作用都难以充分发挥，甚至很难维持好的临床疗效。

2. 师资方面临床经验不足　中医院校的许多课程需要一些临床经验丰富的老师担任，但现状是：临床课老师呈高学历、低临床经验的趋势，导致了老师讲授的知识临床实例少，不能突出临床特色，学生也只是单纯地应付考试，并没有想到应用于临床，导致了许多临床课上完后，学生居然背不出几首经典方剂的情况。在这种没有"行"的意识下，进入临床学习后，就不可能具有"知"的能力，理论不能指导实践，而实践也不能反过来影响理论。在这种教学效果下，毕业生千人一面，中医创新性发展进展缓慢。

3. 弱化了中医经典的学习　中医经典确立了中医理论与临床的基本范式，蕴含着中医学的基本思维方法，汇集着中医临床实践经验的结晶，学习中医经典并在临床中加以实践是培养中医人才的重要途径之一。正如中医学泰斗邓铁涛教授所言"四大经典是根，各家学说是本，临床实践是中医生命线，仁心仁术是中医之魂"。而现状是中医经典的学习课程不断被删减，中医教学中掺杂西医学内容越来越多，很多学生看不懂《本草纲目》等中医经典古籍；在课程安排上，中西医课时几乎相等，对理化知识与西医理论学习要求不低，且是必考课程，而对中医经典著作不要求深入研读，致使学生对中国传统哲学与中医理论的掌握严重不足，有的课程甚至成为选修课；经典与临床结合不紧密，师生互动缺乏，学生的中医思维弱化等问题，这些都使得中医经典沦为空洞的理论而缺乏临床生命力。

四、"动-定序贯范氏八法"在中医药领域中运用"知行合一"理论的启示

（一）注重师承，坚持继承为本

传统的中医师承教育有着不同于其他院校教育的特点，即以传统文化为背景，弟子对中医典籍熟练掌握，早临床，常临床。这样的培养模式在几千年里培养了无数名医，也使中医形成了如"金元四大家"的学派，创新和发展了中医。即使在今天，师承教育模式也还是有其先进意义的。范冠杰教授作为中医名家吕仁和教授的嫡传弟子，在继承施今墨、秦伯未、祝谌予等中医大家的经验、思想与学术的基础上，通过长期大量的临床实践和科研工作中不断地思考与积淀形成了自己的"动-定序贯"中医学术思想。范教授强调要加强传统文化和医学人文精神的培养，打牢中医的思想文化基础；要在中医学教育中辨证地对待崇圣尊贤的法古观念和尊经复古的学术思潮，切实处理好继承与创新、传承与发展之间的关系。

范教授注重课堂教学与跟师临证相结合。近年来，借鉴古人经验，中医教学制度实施了师带徒模式，要求早临证、重跟师，安排学生长期跟经验丰富的临床医生学习，更有利于培养高水平的中医人才。将中医学术流派临床经验传承与现今培养模式进行有机融合，可以互补其短，共显其长，并在一定程度上保证了中医学的原汁原味。在跟师学习过程中，不仅较课堂教学有更多实践实证的经验积累，同时思想也更灵活，注重个人的领会体悟，这与王阳明"知行合一"的教育思想是高度一致的。

（二）切入临床，理论与实践并行

范教授认为对于常见病、多发病，固然需掌握其固有的规律。道之不存，术将焉附？从哲学的角度看，中医的发展重要的是中医研究者对"医道"即中医自身运行规律的深刻把握，而欲获良效，则仍需勤参古训，博采众方，总结经验，方能提高。继承传统与开拓创新，可齐头并进。

临床时间让学生通过跟随老师出诊，现场学习老师诊疗经验，言传身教，以真人实病为体验模板，所用即所学。如《脉经》中曾言："脉理精微，其体难辨，弦紧浮芤，展转相类，在心易了，指下难明"，指古医者精勤临证，尚有难辨脉体，现代学生仅凭课堂书本知识，一刻未能接触患者，与纸上谈兵又有什么不同？怎能深刻感受其精妙之处呢？因此接触患者为之切脉，比只凭聆听脉诊教学更有意义。

学生应在业余时间收集整理既往的诊疗原始记录、典型医案及临床日记，以便从中总结出老师的临床经验，包括临床病例总结、用药心得体会、临床研究论文和专著等；并应在老师的指导下对某些疾病进行辨证施治，使教习互参，达到行为和心理认同。

同时，由于学生的原有知识有深有浅，领悟程度有高有低，这就需要师长在教学和实践应用过程中不断纠偏指正和答疑解惑，并激励学生探求问题的主动性。任何中医学知识的掌握如果没有学以致用、知难求教，则教学相长是达不到的。

（三）衷中参西，运用现代医学理论

辨病是现代医学概念，是与西医结合，根据疾病及其不同的状态进行治疗。中医认为"有诸内必形诸外""视其外应，测知其内"，但是有些疾病内在的病变并不一定都能在体表征象上反映出来。所以应在中医理论的指导下，引进西医学先进技术，发挥其微观认识机体结构、代谢和功能的优势，更完整、更准确、更本质地阐明疾病的内在病理变化，宏观和微观相互结合，为辨证论治提供正确的方案。但是辨病只是从局部的、单一的"病"的角度去分析、研究、治疗疾病，却忽视了"整体"，因为人是一个完整的个体，人体某一方面的变化，都可以影响到全身，而且环境、季节的变化也会影响疾病的发展及转归。这种整体的影响，并不是解决了疾病的局部变化就能使患者的健康状况得到全面改善的，而是需要一个整体调节的过程，这就需要辨证治疗。所以辨证和辨病治疗要和谐统一才能更好地指导临床治疗。

范冠杰教授也主张糖尿病的治疗应首先辨病，并结合现代医学的检测手段和认识，其次采用中医传统的四诊合参方法进行辨证，以进一步指导中医药的立法处方；在分期上，可以现代的理化检查指标为明确依据，综合判断疾病所处的相应时期和阶段，从而做到辨病与辨证紧密结合，并在时间和空间上对疾病进行准确定性。准确的定位和定性，才能更好把握疾病的分期辨证规律，指导临床"序贯"治疗，并能精确评价疾病的治疗效果，有利于中医辨证治疗的总结，形成相应理论体系，更好地指导临床工作。

五、"动-定序贯范氏八法"在糖尿病诊疗过程中运用"知行合一"理论的启示

目前，中国有 1.14 亿糖尿病患者，糖尿病已成为重大的公共卫生问题。研究显示，2013年，在所有糖尿病患者中，仅有 36.5% 的人已知自己患有糖尿病，32.2% 的人正在接受治疗。在接受治疗的患者中，仅有不到一半（49.2%）的人血糖得到有效控制（糖化血红蛋白＜7%）。虽然患病知晓率、治疗率和治疗控制率与 2010 年（分别为 30.1%、25.8% 和 39.7%）相比均有一定程度的提高，但与发达国家相比，仍相对较低，糖尿病防治仍任重道远。

针对这一情况，行业内提出了"知行合一"这一糖尿病管理新主张。"知"，是指有关各方应帮助公众了解糖尿病及其并发症危害的相关知识、疾病造成的社会经济压力乃至适龄劳动人口广泛发病所带来的更深层次的社会问题；"行"，既指每个人在防治糖尿病方面实施的个体行为，同时也指社会各界为此共同付出的努力；"合一"，表明集结社会各界力量，在坚持更规范、更专业的抗击糖尿病的道路上携手前行的决心。面对糖尿病全球盛行的严峻趋势，我们倡导和支持"知行合一"的糖尿病防控理念。

（一）治疗糖尿病现状的"知"

目前多数研究认为，在大多数型糖尿病患者患病早期，为了弥补胰岛素作用的日益减弱、维持血糖水平稳定，胰岛细胞不得不分泌更多的胰岛素进行代偿，一旦代偿性的胰岛素分泌不能与之相抗衡，即表现为血糖不可避免地升高，发展成为糖耐量异常（IGT）或

空腹血糖升高。临床糖尿病改善、保护胰岛细胞分泌功能是治疗糖尿病的两大主要途径，而改善胰岛素抵抗在早期的治疗尤为关键。胰岛素抵抗指的是胰岛素的器官或组织（肝脏、肌肉、脂肪组织、胰岛细胞本身）对胰岛素的敏感性及反应性降低，是主要的发病机制之一，也是高血压、血脂异常、腹型肥胖、非酒精性脂肪肝等心脑血管疾病危险因素的共同病理基础。改善胰岛素抵抗是关键的治疗策略，中医药在改善、治疗胰岛素抵抗方面具有多途径、多靶点、整体调节等优势，已成为目前该领域研究的热点。

目前改善的方法包括合理饮食、适量运动及药物干预，临床多通过综合干预的方式使得病情得到改善。中医在治疗代谢性疾病方面具有其独特的优势，如对不同个体辨证施治，通过多途径、多靶点的作用方式对人体进行整体调节，进而达到安全、有效的治疗目的。中医学无糖尿病的概念，中医对其的研究是基于在糖尿病的研究基础之上而来的。糖尿病属中医"消渴病"范畴，临床以多饮、多食、多尿、乏力、消瘦或尿有甜味为主要表现，早在《内经》便对该病有所阐述，经过后世医家几千年的发展，人们对消渴病的认识和诊治已累积了比较丰富的经验。近几十年来，越来越多的中医研究者们致力于糖尿病的中医药防治、临床研究及机制探讨，并取得了不少成就。目前有关中医药防治及作用的机制研究，多集中在对炎症通路、胰岛素信号通路、氧化应激、内质网应激的调控等方面，而对信号通路的调控研究，国内外尚未见报道。

随着中医临床实践的发展，越来越多的防治新思维和新方法应运而生，如"动-定序贯八法"即来源于消渴病中医临床诊治经验，它以整体观念和辨证论治为主导思想，以动态把握核心病机的内部规律为思维方式，以补肾、疏肝、润肺、养心、运脾、理血（清热凉血、活血祛瘀、调气导下）法和畅三焦法等为基本治疗大法，施以相对固定而又动态变化的中药药串，以"动定"结合的方式综合治疗消渴病及其他临床病证。

（二）"动-定序贯八法"治疗糖尿病的"行"

据以往的临床观察表明，运用"动-定序贯八法"综合辨治糖耐量异常及新发疗效确切，但对其可能的作用机制尚未做进一步探讨。为此，在以往临床观察有效的基础上，我们进一步观察了"动-定序贯八法"的中医辨治对早期患者稳态模型胰岛素抵抗指数、胰岛素作用指数的影响；同时，鉴于该法所具有的糖脂代谢调节作用，本研究还比较了治疗前后患者血清水平的变化，初步探讨"动-定序贯八法"综合辨治早期糖尿病、改善胰岛素抵抗的可能作用机制；然后，进一步通过建立由地塞米松诱导的体外脂肪细胞模型，观察"动-定序贯八法"理论指导下辨治消渴病临床常用的两种中药复方（分别以"补肾益气、养阴活血"和"疏肝理气、化湿活血"为治法）对脂肪细胞葡萄糖消耗量及水平的影响，并检测二者对受体和受体相对表达量的调控作用，进一步探讨"动-定序贯八法"在改善、治疗早期糖尿病及其与信号通路之间的可能关系，从而从分子水平阐述其可能的作用机制，为"动-定序贯八法"在临床的推广运用提供一定的分子理论依据。

（三）"动-定序贯八法"对糖尿病的"合一"

治疗结果提示，采用"动-定序贯八法"纯中医辨治早期2型糖尿病疗效确切，并能改善患者的胰岛素抵抗水平，其机制可能与辨治过程中的某些治法组合上调了胰岛素抵抗脂肪细胞成纤维细胞生长因子受体 2（FGFR2）基因的表达水平，进而激活成纤维细胞生长因子（FGF）信号通路、增强了 FGF-21 的生物活性有关[4]。

综上所述，在运用"动-定序贯八法"治疗糖尿病方面，首先，范教授在临床实践中，强调在深刻认识和把握糖尿病发生、发展内在规律的基础上，从复杂的症状中，把握核心症状，从而把握病机的主次、因果和转变关系，抓住核心病机，用动态的、变化的、发展的眼光来辨证施治，在治疗过程中，根据主症、次症的变化调整用药，才能真正灵活运用"八法药串"，才算真正掌握"动-定序贯八法"的精髓所在。其次，衷中参西，借助现代科学技术和研究手段，全方位多角度探索中医理论，逻辑推导以科学验证或以科学验证为基础。近年来，现代科学技术不断冲击而来，渗透于中医思维，出现了新旧思想的交织与更替，它们相互促进，和谐共存，成为推动中医药学前进的重要力量。

小　结

心学作为理学的重要分支，也是中国传统文化的瑰宝。学习中医离不开中医经典，正如当代治学离不开中国传统文化对我们的濡养一样，这不仅是一种文化的传承，更是一种虚心的学习。中医药学来源于长期的生产和生活实践，是中国古代人民同疾病做斗争的经验和知识总结，是长期医疗实践逐步形成并发展成的医学理论体系，融和了古代朴素的唯物论和自发的辩证法思想。因此，它从始至终都透露和遵循着知行合一的观念。

知行合一，要在良知之下笃实践行，在当代中医治学呈现越来越急躁、快节奏特点的同时，更应该静下心来去思考，从我们忽视已久的传统文化中去寻找答案，这无疑对治学有很大的意义。

知行合一的理论，不仅要认识，尤其应当实践，只有把"知"和"行"统一起来，才能寻得真理。范教授"动-定序贯"理论要求年轻医生全面地学习中医传统理论思想，不要片面地强调内求于心，如果这样的话便容易忽略实践，从而造成师心自用、束书不观的结果，这与王阳明在提出"知行合一"说时也要求有大量理论积累的思想不谋而合，所以，这些都标志着"动-定序贯八法"在中医学认识与实践方面的知行合一。

（罗露露）

参 考 文 献

[1] 王阳明. 王阳明全集·上·传习录上. 上海：上海古籍出版社，1992.

[2] 陈荣捷. 王阳明《传习录》详注集评. 上海：华东师范大学出版社，2009.

[3] 吕有强，刘亚果. 王阳明"知行合一"思想对现代中医教育改革的启示. 辽宁中医药大学学报，2009，11（12）：207-209.

[4] 龙艳. "动-定序贯八法"辨治早期 2 型糖尿病的作用机制研究. 广州：广州中医药大学，2013.

第三章　借鉴，开放，融合

第一节　殊途同归：与西方主流哲学思想的碰撞

一、哲学中结构主义的溯源与定义

结构主义（structuralism）在 20 世纪是影响重大的人文变革思潮之一，其原创思想来自于瑞士语言学家索绪尔。索氏归纳的结构语言学四项法则，不仅触发了 20 世纪 60 年代的巴黎结构主义革命，还在西方人文学术领域造成广泛的语言学转向（the linguistic turn）。由于自身局限，结构主义发起的人文科学革命未能成功，其革命余兴和创新能量，于 20 世纪 70 年代后多转向后结构主义（post-structuralism）。

什么是结构主义？严格地讲，它是指 20 世纪 60 年代初以法国巴黎为中心、继而在欧美知识界形成的一种"时髦思想方式"，或一股企图大举改造传统人文学术的革新思潮。对此，比利时专家布洛克曼认为，结构主义标榜科学精神，提倡系统分析、共时方法和深层阐释，据美国专家考斯调查，结构概念自古有之。所谓结构主义是"对于社会、经济、政治与文化生活的模式的研究。研究的重点是现象之间的关系，而不是现象本身的性质"[1]。结构主义的代表人物列维·斯特劳斯就说过："结构主义不是一种哲学理论，而是一种方法。"首先采用"结构"分析方法的是瑞士语言学家费·德·索绪尔，因此，费·德·索绪尔是结构主义的创始人和结构主义哲学的先驱者。关于作为一种研究方法的结构主义的一般特点，我国学者指出："现代结构主义的特点不是利用科学研究的对象或客体，而是利用代表对象或客体的符号。"正因为结构主义研究方法的这一特点，它常常被作为符号学的同义词而使用。结构主义者认为，实际事物的信息在认识的过程中，是通过间接的符号系统表现出来的，认识过程必须从对事物或对象的观察和描述水平，提高到模拟化水平，以模型的形式把事物或对象表现出来。建立在经验事实基础上的模型是现实的基本图式，它具有独立性，研究者面对的是模型而不是事实。因此，"系统""模型"概念，在结构主义研究方法中，起着极为重要的作用。在很大程度和范围内，结构主义的"结构"概念与"模型"和"系统"的概念是同一个意思。这就是结构主义研究方法的一般特点。

在拉丁文里，"结构"这个词原本写作 Structum，意思是指"经过聚拢和整理，构成某种有组织的稳定统一体"。当然，这一概念的适用范围很宽，它几乎可以是任何东西，"从一粒分子到一幢摩天大厦，从一个单词到一本小说、一套游戏、一种传统、一部宪法"。考斯又说，作为抽象名词，结构主义与结构密切相关，它代表一种新式哲学眼光，或称观察事物的优越角度。像现象学和存在主义那样,结构主义也针对世界提出自己的研究战略。可它关注的焦点,并非人的意识或存在状态,而是人类社会和文化现象中"普遍存在的系统与结构关系"。考斯在此提醒大家:系统与结构意思相近,但不完全是一回事。系统(system)是指由一套相互关联的实体结合而成的体系,譬如一个家庭或一盘棋;而结构稍有不同,它更侧重"系统内部的整套关系"。这套关系既可用抽象逻辑形式予以概括,也能在系统运作中得到"象征性的体现"。考斯为何要特意比较"结构和系统"这一对相近概念呢?这中间夹杂着一个科学史的背景故事。众所周知,19 世纪末自然科学经历了一次伟大革命,此即"从原子论到系统论"的飞跃。原子论(atomism)是指传统分类研究,它强调事物的个性与差异,以便实行比较归纳;与之不同,系统论则是在相对论、量子力学影响下发展起来的观念,它将事物看作有机体系,力求把握整体与局部间的组合机制。毋庸置疑,系统论在促进自然科学革命时,也激励人文学者和社会科学家奋起追赶,去克服自身的落后与被动。在此背景下,20 世纪初的欧美学术界接连出现了有关系统或结构的试验研究。除去索绪尔,知名者还有德国哲学家卡西尔、美国符号学家皮尔斯、瑞士心理学家皮亚杰等。这些人并未形成统一理论,但都表现出对于结构研究的兴趣,或称其为人文学术的变革希望。心理学家皮亚杰通过对构造主义、格式塔、结构发生学的依次研究,最后才在《结构主义》中确认结构是一种关系组合,它具有"整体性、自调性和转换性"。结构主义的优势首先在于它高度重视事物的整体性及其内在的组合关系;其次,它对数学逻辑方法的借用,也方便人们对世界进行宏观认识与微观分析。

结构主义在数学、语言、历史、科学等领域被广泛研究运用。把结构观念的积极特征作为中心,我们至少能够从所有的结构主义里找到两个共同的方面:一方面,是一个要求具有内在固有的可理解性的理想或种种希望,这种理想或希望是建立在这样的公设上的:即一个结构是本身自足的,理解一个结构不需要求助于同它本性无关的任何因素;另一方面,是已经取得的一些成就,它达到这样的程度,人们已经能够在事实上得到某些结构,而且这些结构的使用表明其具有普遍的、有必然性的某几种特征。

"结构"所呈现的是一个系统化的性质和特征。它是由一系列元素组成的,其中的任何一个元素,在尚未影响到其他元素的变化下是不可能改变的。这就是说,"结构"是一个完整的整体,它虽然由许多元素组成,但这些元素间是紧密相互制约的,以致其中的任何一个都无法独自发生变化。"结构"诸元素的相互制约性,使其具备不变性和固定性。因为在一个系列中,任何一个元素的变化,都受其他任何元素的制约。

二、中医理论下的结构主义观

中医就是最早以整体性观点来看待人的一切生理和病理现象的结构主义。在中医眼中只有生活在自然环境中的人,人的体质和生理变化都与环境相关,而没有可孤立考察的人,即所谓"人与天地相参,与日月相应"。从整体观看病理机制,中医认为,单一的病原不足以致病,疾病总是内外因素相互作用的结果,即"以身之虚,而逢天之虚,两虚相感,其气至骨,入则伤五脏"(《素问·八正神明论》)。在中医看来,世上只有结构,而没有孤立的元素[2]。

而结构主义中的转换性在中医理论中同样有体现,如"阴盛则阳,阳盛则阳,阴损及阳,阳损及阴",阴阳虽然相互对立、相互制约,但是也可以互根互用、相互转换,因而有

"阴病治阳，阳病治阴"的治疗方法。又如《素问·玉机真脏论》中认为五脏病机病理系统的运转规则是"五脏受气于其所生，传之于其所胜，气舍于其所生，死于其所不胜""五脏相通，移皆有次，五脏有病，则各传其所胜"。五脏相关是中医结构论中最重要的转换关系之一。结构的转换可以是非时间性的，也可以是时间性的，治疗上亦要遵循这样的规则，即"谨候其时，病可与期，失时反候者，百病不治"（《灵枢·卫气行》）。

结构主义认为，结构不是天赋的，也不是从外在世界直接反映接受而来，结构是由人构造的，是人类心智的产物。结构不能脱离人的主体活动，不存在没有构造过程的结构。"主体是结构之间建立联系的起功能作用的中心。"格式塔心理学的研究告诉我们，从知觉领域起，主体就已经参与了结构的构造和调整作用，即人类在知觉事物的过程中，总是倾向于采用直接而统一的方式把事物知觉为统一的整体，而不是知觉为一群个别的感觉。皮亚杰关于儿童心理学的观察研究则显示人类的认知结构需要经过十多年的时间和一系列的若干阶段才能构造成功。因为结构构造对主体的依赖性，所以，所有由人构造的结构必然具有文化性和民族性。结构是集体无意识的能力投射于文化的现象。虽然任何被写成文字的结构都可能映射着自然和社会的某些现象，但就其构造活动和其性质来说，结构都是一种主体理性再创造的结果。从这种意义上说，中医学的理论就是中医认识主体重新建构的自然、人体、生活乃至文化的一种结构模型。《灵枢·邪气脏腑病形》说："阴之与阳也，异名同类，上下相会，经络之相贯，如环无端。"这就是说，这个被中医称之为天地之根本的"阴阳"其实只是人类命名构造的一种具有对立统一作用的结构而已。

中医理论的结构套箱是逐渐建构起来的。所谓套箱是指一个小的结构为一个大的结构所包容，而这个大的结构又为更高一级的结构所包容，如此递增扩张。"证"是中医最重要的诊断结构，而药物方剂则是重要的治疗结构，正是这两个结构的联合建构了中医辨证施治体系。结构既是整体的、守恒的，也是相对封闭的，这样才能维持其结构的稳定性。

三、结构主义与"动-定序贯"

结构主义为人们提供了一种新思路，要求人们从广阔的视野，寻求能够把各种文化现象当成可理解的相互关系网络，从各种文化现象之间的关系中，找到一个有可能把它们看成相互联系的总体的视角，统一地理解和分析人类文化各个方面及表现的共同基础。我们试着用结构主义理论去分析中医理论，将"动-定序贯八法"理论与之联系起来。

对结构主义有独到研究的纪本崧（Rex Gibson）在考察诸种结构主义者的研究实践所表现的特征之后，认为注重结构、强调对结构的分析是所有结构主义者共同具有的最基本的原则。如再进一步，这最基本的原则又可展现为五个主要特征：①整体（wholeness）；②关系（relat ionships）；③消解主体（decant ring the subject）；④自调（self-regulation）；⑤转换（transfo rmation）[3]。

（一）关于整体

结构主义者认为，注重整体是研究事物本质的唯一途径，而事物的部分或因子仅是通向研究事物本质的要素。单独的部分之所以有其自身的意义、功能，有其自身的确定性，是因为它的所有的一切，都归属于整体，都唯有参照"整体"才能够表现出来。换句话说，脱离了整体，任何部分就无意义可言。一个结构是由若干个成分所组成的，但是这些成分是服从于能说明体系之所以成为体系特点的一些规律的。这些所谓组成规律，并不能还原为一些简单相加的联合关系，这些规律把不同于各种成分所有的种种性质的整体性质赋予作为全体的全体。例如，人是由不同的部分如大脑、心脏、腿、手等构成的，但这种构成并不仅仅是部分聚集性的相加，而是构成一个特殊的整体——活生生的生命。正是因其整体性的生命，所有的"部分"才有意义。在这个意义上，结构主义者进一步认为，整体不等于部分机械地相加之和。整体是如何产生的？他们的回答是，整体总是依据某种结构或系统而构成的。这些包含组织之性质的结构既是产生整体的生命之源，又时时服从于作为生命之整体的自身法则。如"动-定序贯"理论，在运用时必须对疾病的认识有个整体的动态把握，在整体观念指导下，将四诊（望、闻、问、切）所收集的资料及人体在病邪作用下反映出来的一系列症状和体征，结合地理环境、时令、气候、患者体质、性别、年龄、职业等情况进行分析，辨清疾病的原因、性质、部位，以及邪正之间的关系，从而找出疾病的本质，得出辨证结论，确定证候类型，进行论治。所谓论治，就是在整体观的指导下，在辨证的基础上，确定治疗法则，对疾病选方谴药进行治疗，具体到"动-定序贯"理论，这便是"定"的理解。

（二）关于关系

与整体和部分的特征相比，关系的涵盖面更广，其内容更丰富。它不仅紧密相关某研究对象的整体与部分，而且统摄宇宙万物间的各种系统。结构主义者相信，现实的本质并不单独地存在于某种时空中，而总是表现于此物与他物间的关系之中。例如，在生理学中，肝脏如不与作为整体性的生命来理解，如不与其他器官有着维持生命的关系，其重要意义就不可能得以显示。结构主义中关于"关系"的理解与中医理论中的"辨证论治"有异曲同工之处，整体对某种疾病有系统把握后，具体到个体的治疗，就是辨证论治。辨证论治作为中医指导临床诊断、治疗疾病的基本法则，由于它能全面辨证地看待病和证的关系，而且在整体观的指导下去分析解决问题，既看到一种病可以包括几种不同的证，又看到不同病在发展过程中可以出现的同一证候，因此临床用药是极个体化的。疾病的发展与转归，受多方面因素的影响，如气候变化、地理环境、个体的体质差异等。因此在对疾病进行治疗时，要因时、因地、因人采用不同的治疗、用药，因为事物是动态发展的，中医之所以没有灭亡，而是通过数千年的传承保留下来，也是由于其自身的知识结构演化不断适应社会发展的需要，即"知常达变，不断演化"。例如，一种中药材的药性，古书中记载的药性可能是清热的，但是随着地质的变迁，全球的气候在这数百、数千年中不断变暖，可能药性已经转为温性。此外，随着人们生活水平的不断提高，熬夜、酗酒、大鱼大肉、精神压力较大的生活方式导致了疾病谱的变化，心脑血管疾病、糖尿病等慢性疾病也在不断剥夺人们的生命，那么现代人致病的病理产物也将大有不同，对疾病的认识、治疗方法也会随之变迁。对待事物的认识不能一成不变，这便是"动-定序贯"理论"动"的理解。

（三）关于消解主体

"消解主体"与其说是结构主义的一种思想，不如说是上述两个特征的结果。所谓"消解主体"，其意是人失去了其是万物中心的位置；人不再是测量万物的主人，而是系统中的一个因子。结构主义者认为，在各种门类的社会科学中，所谓对人的研究，如何探索人的本质等，其途径不是直接地研究人自身，而是要研究那种与人类有种种关系总和的整体。这种整体虽然基于主体，由不同的个体及其相互间的关系所构成，但整体一旦建立，个体自身的意义就消溶于其中了。因此，个体之存在的意义就必然让位于社会的整体。结构主义者强调，在理论上，整体的性质可视为既恒定又统一，但在实际中，整体总表现出它的具体性，总是因所涵盖的内容多寡而显示出此整体与彼整体间有大小不同、高低不等的层次性差别。这种差别决定了消解主体的程度。整体涵盖的内容越多，面越大，消解主体的程度就越高。在运用"动-定序贯"理论进行辨证论治时不能离开中医整体观的调控，个体离开集体，将失去其意义。如中医辨证时，病不能离开症，局部不能离开整体，如"五行学说"中，金、木、水、火、土相互联系，"肺"属"金"，治肺病不能光看肺，要想到金克木、土生金等相生制约的关系，才能运筹帷幄。

（四）关于自调

"自调"是结构主义者在解释系统之所以存在时所认定的根本原因。自调具有两个相连的功能：其一是维护，其二是关闭。如上所述，尽管部分的意义和重要性只能依赖于整体性的系统，但整体并不是空中的飞来之物；它不仅要求诸个部分的有机集合，而且时时需要各个部分在集合过程中去维护它的"生命"。例如，在社会大系统中，社会系统的存在一定要一整套的风俗、习惯、仪式等；在人的生命系统中，人要生存就必须要吃、喝、睡等。但所有这一切，并不是随意性拼凑，而必须是呈均态性的相得益彰，为维护整体的生命而各显其能。因此，在维护过程中，系统管理着这些因子，按照自己的法则统辖它们的变化、转换，使整体或系统得以生存。然而，结构主义者又认为，维护的定向发展必然导致关闭，因为维护既然受其系统的控制，而系统自身的性质又总是受一定时空的影响表现出它的具体性、特殊性，如此的维护就必然表现出它的排他性、关闭性。需要说明的是，结构主义者在注意到系统在自调过程中所表现出的关闭性时，并不以此为终结，而是认为在系统发展过程中，关闭是为更高层次的扩展、丰富做准备。"动-定序贯"理论也具有自调的特性，在前面提到的需动态把握疾病的发展规律的同时，我们采用次第不同的方法连续有贯地进行治疗，这种治疗方法有自调性，例如，"动-定序贯八法"里面八种证型的药串，并不是随意拼凑组合或叠加，例如，疏肝药串里面有"柴胡、白芍、牡丹皮、薄荷"几味药，此药串针对的是患者"肝气郁结"的辨证用药，那么临证过程中我们必须在符合肝郁症状，如"性情易怒烦躁，或郁郁寡欢，女性月经不调，脉弦"等时遣方用药效果才明显，这是有系统的理论指导的，而这几个药串，柴胡疏肝，白芍柔肝养肝，牡丹皮凉血清肝，薄荷升清，发挥着 1+1+1+1>4 的功效，而在同一个患者身上，肝郁不是一成不变的，肝郁日久可以向血瘀转化，那么这时候又可以根据具体辨证使用活血化瘀的药串。"动-定序贯八法"是范冠杰在长期临证过程中总结、归纳的理论，它广泛应用于临床各种情况，每个辨证治法如同一个螺旋稳定的结构，可以通过自调而达到维持稳定功能。

（五）关于转换

转换是结构主义的一个非常重要的特征。如依据上述四点，似乎认为结构主义在本质上是静态性的，但实际上，结构主义者所提倡的转换，其性质则是强调部分与部分、部分与整体间变化的动态性。法则不是静止性的一种客观存在，而是时时处于被结构和正在结构的转换过程之中。在这动态的过程中，变化是它的根本特性。例如，中医辨证用药讲究君、臣、佐、使。明代的何柏斋说："大抵药之治病，各有所主。主治者，君也。辅治者，臣也。相反而相助者，佐也。引经及治病之药至病所者，使也。"即君药针对主病或主症，起主要治疗作用；臣药，则用于辅治主病或针对兼症或并发症起主要治疗作用；佐药，加强君、臣药的治疗作用，消除或减弱君、臣药的毒性，或能制约君、臣药峻烈之性或病重邪甚，可能拒药时，配用与君药性味相反而又能在治疗中起相成作用的药物；使药，即能引方中诸药至病所或调和方中诸药作用的药物。"方从法出，法随证立"，以及君、臣、佐、使的配方组成，是中医调剂遣药、组方必须遵循的原则，在严格遵循这种原则的前提之下，中医的用药又是极个体化的，具体表现为，在辨证正确的前提下，根据患者病证的变化、体质的强弱、年龄的大小、四时气候的不同、地方的各异、社会地位、生活环境等对具体药物进行选择，按药物的配伍关系，确定药量大小及选用适当的剂型和服用方法，提高药物的治疗效果，并使药物的毒副作用减到最小。但从用药这一方面已经体现了部分与整体间变化的动态性，而范冠杰教授虽然创立了"动-定序贯八法"，但是他平时临证时认为不能拘泥于八法里面的辨证药串，也可以根据患者的实际情况进行调整加减。

结构主义所提倡的是从事物的横断面找出一些"模式"，这些东西万古不变，可以到处运用，至少在某一学科中通用。各种结构主义学说的特点，据皮亚瑞归纳，主要有如下两点：①任何一个体系的结构是"自给自足"的，要了解这些结构，无须涉及一切外部因素；②不管各种事物的结构差别如何，凡是结构都有共同的和必然的特点，那就是每一个结构都是统一的、"自成体系"的、"自我控制"的变化体系。这种体系的结构由一定的变化法则或规律来驾驭。结构内部永不会产生违反这种法则或规律的结果，也决不会运用结构本身以外的因素。众所周知，自鸦片战争后，中国近代史拉开帷幕，西方文化以迅雷不及掩耳之势传入中国，在西医传入的同时，也把中国传统医学当成封建医学而要求取缔之，直至今日，仍然有学者运用西医的科学标准及指标体系来衡量中医药，相当于用国际象棋规则来要求中国象棋，导致中医药知识被戴上不科学的帽子。范冠杰教授认为中医有其发挥优势的病种及范围，但不否定西医的先进性，医者当有清醒的认识，"动-定序贯"理论并不盲目及夸大地认为中医可以解决医学上的一切问题，还是要回到辨证论治和实事求是的路上来。

"动-定序贯"理论是基于古代哲学理论指导下创立的中医辨证理论，其根源上离不开中医基础理论的"整体观念、辨证论治"，而中医理论几千年来有着自己的辨证论治体系，其中整体观是放在首要位置的，因而在临证过程中"整体为先"具有重要意义，其与西方哲学中"结构主义"有相通之处，这也是因为该理论是长期通过实践总结出来的，具有"放之四海而皆准"的可操作性。

（何　柳）

参 考 文 献

[1] 李宪如，石倬英. 结构主义概述. 河北大学学报，1981，3：52-71.

[2] 邱鸿钟. 中医理论的系统结构主义观. 中华中医药杂志，2014，4（29）：1010-1012.
[3]〔美〕沃野. 结构主义与方法论. 学术研究，1996，12：35-40.

第二节 洞悉毫厘：与认知哲学方法的统一

一、"追根溯源"——溯因推理与"动-定序贯八法"的认知方法

（一）溯因推理的概念

溯因推理又名溯因法，是独立于演绎、归纳的一种科学认知方法，它是从已知事实出发，结合推论者的背景知识，借助充分条件假言推理的肯定后件式，由后件过渡到前件的一种非归纳的或然性推理。

简单而言，这是一种由果溯因，由已知事实探求未知理由的推理。例如，当白天到来之际我们看到窗外的地面是湿的，人们就会普遍认为昨晚下雨了。在此过程中人类便应用了"溯因推理"方法，同样也属于某种由结果追溯原因的推理分析方法。

这一模式是科学探究的基本模式，而且也是人类社会生活中科学探究的基本模式，广泛应用于各个领域。在医学领域，医生诊断的过程就应用了溯因推理。"如果感冒了，那么患者会咳嗽"，现在"患者咳嗽"，因此有理由怀疑患者患了感冒。所得出的结论是一个假设，它是对事实情况的一种解释。在现实学习或生活中，人们时常会遇到类似的疑问：当遇到某个需解释的事实时，假如存在多个可能性，但是却只有某个（或少数几个）解释是最为科学的，在对事件进行解释说明的过程中就体现出溯因推理的特性，寻找最佳解释是溯因推理的任务。"动-定序贯八法"中的诊断理论基于中医理论的审证求因的原则，以临床表现为依据，通过分析、综合、推求疾病的病因病机，由果及因，从而获得中医诊断，指导下一步的方药治疗，这个过程也是采用了溯因推理的认知方法。

（二）溯因推理的发展历程

溯因推理思想最早是由被称为"逻辑之父"的亚里士多德提出，为了与归纳法和演绎法区别开来，他在《前分析篇》一书内阐述了某种"还原的推理模式"，这是溯因推理形式最早的表述，但是他并没有系统阐述这个方法。之后，康德等也从不同的角度论述了溯因推理，但都没有形成系统性理论。

逻辑学家及哲学家皮尔士系统性地分析并论述了溯因推理的定义，他认为，只有溯因法是一个"形成假设的过程，唯一产生新观念的逻辑操作"，因而被当今逻辑专业领域奉为溯因推理的奠基人。他用著名的三段式对溯因推理进行了说明：

规则——这个袋子所有的豆子都是白色的；

结果——这些豆子是白色的；

情形——这些豆子来自这个袋子。

他认为溯因推理是在一个已知规则下，从一个观察信息推导出某种情形成立的过程，

它的结论是根据观察结果和规则，分析后得出的一种可能性假设情形，这种推理具有猜测性，因而是可错的。

20 世纪 50 年代末，美国科学哲学家汉森（N.R.Hanson）在《发现的模式》中，以开普勒发现行星椭圆形运动轨道的推理过程为案例，全面展示了皮尔士所说的溯因推理过程，并指出：科学家所"致力于的从被解释项到解释项"的发现过程，既非演绎性质的，也非归纳性质的。他不仅提出了溯因推理的确切概念，并系统论述了科学发现的逻辑程序的溯因模式。该模式可以概括为以下三个步骤：①一个令人惊讶的事实被观察到。②如果为真，那么会是一个不言而喻的事实。③因此，有理由相信为真。

$$\begin{array}{c} P \\ H \rightarrow P \\ \hline H \end{array}$$

图 3-1　溯因模式

P：破解释项；H：蕴涵 P 的假说

其逻辑形式可简单表示如图 3-1 所示。

哈曼将溯因推理等同于"最佳解释推理"。约瑟夫森也赞同将溯因推理看作最佳解释寻求过程的观点，他们所提出的溯因推理形式在上文中所提到的汉森总结皮尔士的思想而提出的溯因推理三步骤中，还加上了一条"没有其他解释能够像那样好的解释现象"，因此，可能为真。

1987 年，在俄罗斯首都所举行的国际逻辑学方法论及科学哲学大会中，溯因推理被纳入全球性的攻关难题，并且有效地提升了溯因推理在科学界内的地位，也得以突出其研究的重要意义。当前认知科学的持续进步，再加上人工智能领域研究工作的持续推进，在医疗诊断及心理研究等领域中，溯因推理得到更为广阔的施展空间，成为上述领域中人类认知能力得以提升的重要因素。由此可知，"动-定序贯八法"是站在哲学的高度，应用溯因推理的认知方法。

（三）溯因推理的核心内涵

首先，溯因推理具有逆向性，逆向性（思维反向发展）是从已知事实、现象或结果逆向深入地进行探究的逻辑方式。美国哲学家汉森在其著作中曾这样写道："溯因推理的模式就是从已知事实、现象或者结果为出发点探究原因和条件，同正常的逻辑思维的原因推出结果不同，所以说溯因推理的思维是逆向的过程。"举个简单的例子：我们看到某人很疲倦，可以推测他没睡好，或者生病了，或者工作量很大导致精神疲倦，至于究竟是哪种解释符合他的状况，就要通过询问和观察的方式确定最佳的解释。其次，溯因推理具有或然性，它在探寻某一奇特现象是如何发生的并寻找发生的原因，对所探寻的原因给予解释说明并且与现象表述之间不一定是客观的必然的，其实就是一种或然性的关系，反映在传统的逻辑形式上，可以看出溯因推理的结论所包含的内容与其前提是不存在必然包含的关系，溯因推理的前提同其结论的逻辑关系不是必然的。从逻辑结构上看，它是从肯定充分条件假言命题的后件到肯定该假言命题的前件，即 A，如果 C，则 A；所以，C。在这里，"如果 C，则 A"是一个充分条件假言命题，它断定了 C 是 A 存在的充分条件，即"有 C 必有 A，无 A 未必无 C"，因此，A 存在时 C 不一定存在。按照逻辑结构的分析，溯因方法是不具有必然性的，利用此方法所得出的结论只能算作是假说，其是否具有真理性需要科学实验来进行检验。但是，正是由于溯因法的上述特点，这种推理方法被广为应用，如医学诊断、刑事侦查、事故调查、人工智能、语言研究、文学作品分析，以及考古学、人类学、社会学、教育学等。再者，溯因推理具有非单调性，推理人背景知识和生活常识等决定了溯因的结果，也就是说溯因推理在很大程度上就是通过这些背景知识和生活常识做出的推论，但是推理人的这些背景知识和生活常识具有可错性、偶然性、不可确定性，不同推理人在其不同的背景知识和生活常识的引导下的推理是有很大差异的，而且溯因对环境也是比较敏感的，具有较强的依赖性，溯因推理的非单调性由此而生。最后，溯因推理具有创造性。皮尔士在其论文中指出，溯因推理这种逻辑思维方式是增长知识和科学的一般模式，形成解释性假说都是由溯因推理完成的，它是导向一切新概念的唯一推理形式。而演绎推理和归纳推理都不能产生新知识，在皮尔士看来，演绎推理只是单纯地从一个纯粹性假说逻辑推出这个假说的必然结论，归纳推理只是确定了某种量值。皮尔士认为，我们曾经学到的知识和看到的某种现象都是必然经过溯因推理得出的。前提为真同结论为真的关系，对于溯因推理来说是有条件的，在应用溯因推理进行推导的过程当中要让已假定的被解释项为真。溯因推理有着非常重要的认知价值，它是新知识创造的过程，也被视为发现与解释的最佳方法，在各个科学领域被广泛应用。溯因方法的机制就是由现象推测导致该现象的原因，这一推理过程本身就需要富有灵活性的创造性思维或者说批判性思维。实际上，溯因方法受其他条件制约的程度相对较小，在日常生活中，只要对解释某现象有用的观点和理论，人们就会去猜测，并且这种猜测相当灵活。这样它就为创造性思维提供了发展的空间，帮助人们较有成效地猜测到隐藏于该现象深处的机制。对于溯因方法的创造性，许多哲学家和科学家都给予了充分肯定。

（四）溯因推理的内涵与"动-定序贯八法"

溯因推理的思维是逆向的过程，它同其他的经典演绎逻辑推理的区别就在于其以已知事实、现象或者结果（q）作为它的逻辑推理的起点，按照其逻辑推理人的知识背景和社会生活阅历等知识内涵去追溯到该已知事实、现象或者结果（q）发生的原因、条件（p），也就是模型 p→q 假言推理形式。具体来说，是对已观察到的或已知的某个结果提出假设，再由结果向原因推导，由果溯因，并在众多的可溯之因中寻求最佳解释的推理过程，所以也常常被称为"寻求最佳解释"的推理。

"动-定序贯范氏八法"的诊断思维就是一个逆向的过程。虽然疾病的发展是动态的，在某个时刻却可视为静止，详细收集患者刻下的所有症状、舌象、脉象，辨清病因病机。从思维科学的视角看，辨证求因是一种逆向的逻辑思维，是一种由果析因之法，其将临床表现作为结果，进而由此结果推论出产生此现象的原因——病因。从认知科学的立场看，辨证是一个动态认知的心理进程，它需要对所获信息进行加工，而在此信息加工过程中一个必不可少的且至为关键的环节就是"推理"。

"动-定序贯范氏八法"的推理规则基于中医学"司外揣内"的方法。"司外揣内"出自《灵枢·外揣》"故远者司外揣内，近者司内揣外，是谓阴阳之极，天地之盖"。《灵枢·本脏》载："黄帝曰：厚薄美恶，皆有形，愿闻其所病。岐伯答曰：视其外应，以知其内藏，则知所病矣。""司外揣内"是通过审查人体外部表现，以揣测其内部生理、病理变化的思维方法。

中医学"司外揣内"推理方法应用的前提是"有诸内者必形诸外"。中医学认为，人体的外部，特别是面部、舌、寸口脉等部位通过经络的循行，直接或间接地与五脏六腑相通，局部的病变可以影响到全身，而体内的气血、脏腑、经络等的病理变化，必然会在其体表相应的部位反映出来。因此，观察神、色、形、态、舌、脉等外部征象的变化，不仅可以了解人体的整体情况，而且可作为分析气血、脏腑等生理病理状况的依据，仅以望形体和姿态为例，从《内经》中的内容可以看出，无论是形体强弱、胖瘦、体质形态、局部组织，还是人的动静姿态、异常动作等都与脏腑精气的盛衰和气血的有余、不足相关联，都可以预测疾病的易感性和病后的转归。其中心思想就是认为人体的外形是标，内脏是本，人的健康或疾病的根本在于内脏功能是否正常，其中尤其重视根据体质特征判断对不同疾病的易感性和对治疗原则的选择问题。心主血脉，开窍于舌，若脉结代，舌有瘀斑，为心血瘀阻。肺主皮毛，开窍于鼻，若皮毛枯槁，嗅觉不灵，为肺气虚衰；肝主筋，开窍于目，若手足抽搐，目斜上视，为肝风内动；等等。这些行之有效的辨证理论都充分显示了"司外揣内"方法的科学价值。"司外揣内"的方法也体现了传统中医形象思维的辨证特点。中医诊察疾病主要是依靠感官，在感官可及的范围内，利用视、听、嗅、切等手段，观察和捕捉患者反映在外的各种临床表象，再通过综合、归纳来辨别和判断其内在的疾病，所以患者外在的临床表现是中医认识疾病的主要依据。而分析研究这些表现的重要方法就是从唯物理论出发的形象思维模式，即着眼于对现象的规律性的描述，并借助于大脑中储存的具体客观事物，对其机制作生动、直观的联想、类比和演绎，试图通过形象性构想由此及彼、由表及里，从而把握病理变化的内在规律，寻求其致病的根本原因。如木喜升发和舒展，而肝主疏泄恶抑郁，故肝与木性相通，若患者出现心情压抑、多愁善虑、闷闷不乐等现象，多为肝木之气失于调畅所致；又如自然界的火具有温热、向上、红赤、势急等特点，故心火上炎、肝火旺盛等病证，皆可见到起病急、发热、面红目赤、舌红脉数等临床表现。因此，"司外揣内"的辨证方法也可以说是感官记忆与形象思维互相结合的经验积累。

范师总结临床常见的八种中医证型，包括肾虚、气阴两虚、阴虚燥热、肝气郁结、湿热内阻、血分郁热、血脉瘀阻、心神失养，每种证型的临床表现均一一罗列，根据患者的临床表现，可对应至相应的证型，进行快速诊断。例如，患者神疲乏力，口渴喜饮，舌胖红，脉细无力，可以判断为气阴两虚；又如患者表现为胸闷太息，急躁易怒，咽干，脉弦，可辨为肝气郁结。但是临床上患者的症状并非如此简单，有可能表现的症状对应至多个证型，此时就要抓住主要矛盾，判断出核心病机。

溯因推理的实行中，推理人背景知识和生活常识等决定了溯因的结果，也就是说溯因推理在很大程度上就是通过这些背景知识和生活常识做出的推论。但是推理人的这些背景知识和生活常识具有可错性、偶然性、不可确定性，不同推理人在其不同的背景知识和生活常识的引导下的推理是有很大差异的，而且溯因对环境比较敏感，具有较强的依赖性，溯因推理的非单调性由此而生。溯因推理可理解为某种综合性或扩展性的推理，并且要求其自身具备较高的经济可行性，以保障推理结果的科学性。由于不同的知识结构背景，不同中医医生对同一患者可能得出不同的证型。范师经过数十年的临床实践，不断思考"总结"归纳出这套诊断方法，由"证"到"症"逆推，再由"症"到"证"顺推，反复印证。这种诊断模式经过临床验证行之有效，故保证了推理结果的科学性，可作为一种规范在临床进行推广。

（五）溯因推理的延伸——最佳说明与"动-定序贯八法"理论

最佳说明推理（inference to the best explanation，IBE）是哈曼在 1965 年他的一篇文章中首次提出的。此后利普顿在哈曼研究的基础上进行了详细和深入的探究，利普顿分别从三个方面改进了哈曼的最佳说明推理，发展为现在学术界认可的最佳说明的推理，也可以说是对溯因推理的发展。

试想未完全凝固的水泥地面上有鞋印，我们可以认为是人踩的；地面有水，我们相信这是由下雨造成的。以这些现象为前提并且由这些现象推出的证明，我们可以给出相应的推出说明，如果猜测推论为真，也就可以说我们说明了这些现象。当然对于这些现象来说，可能会有多个说明，未完全凝固水泥地面上的鞋印不一定就是人踩的，也有可能是艺术家故意印上去的，作为景观路；至于地面上的水也可能是环卫车清洗路面撒上的。从这些现象可知，我们不能确定只有一种可能去推理出这些现象。我们是在多种可能性之间相互比较之后，选取其中最好的一个。像这样的推理还是非常普遍的，急救中医生推断患者是癫痫发作，这是对患者的症状给出的最佳说明；警察推断保安是嫌疑犯，这是对现有的证据证词给出的最佳说明；植物学家因为看见兔子吃完这种植物之后死亡，推断这种植物可能有毒，这是植物学家给出的最佳说明。最佳说明推理的这个模型认为，我们的推理活动受到了说明上的考虑的支配。在我们自己的已有知识含量和社会常识下，假如可以推断出一个现象是真的或者某件事是真的，这里的"真"都是由于我们在自身的知识含量和社会常识形成的相互竞争性说明中给出的最正确的一个。最佳说明推理的模型见图3-2：

E是事实结果、观察现象的集合；
H → E（如果H是真的那么将说明E）；
没有什么假说像H更好地说明E；
——————————————
所以说H（可能）是真的

图3-2　最佳说明推理的模型

利普顿用恒星特征光普的红移现象作为事实结果和观察显现的集合，推断恒星相对于地球以特定速度退行是所观察现象集合的最佳说明推理。"用退行说明红移，而用红移确证退行，呈现出一种循环特征，这对于利普顿来说是有益的。""没有什么假说像 H 更好地说明 E"就是最佳说明推理对溯因推理的发展。最佳说明推理的方法、形式及核心都来自于溯因推理的思维模式。在皮尔士、汉森和哈曼、利普顿的推理思想中，都认为他们的推理模式是一种新的推理模式，其与归纳推理和演绎推理的推理模式有很大的不同。"两者最重要的共同特征是其推理模式都诉求的共性，强调科学家在假说产生过程中受说明的动因引导，同时也都偏爱因果说明。"哈曼的最佳说明推理中，可选择性的说明是可以被证明的，对于最佳说明推理的争论是：究竟什么原因让我们相信最佳的说明推理结论是真的。"在利普顿的最佳说明推理中，相容性假说是可以被证明的，通过说明再经过认知上的两次过滤从中选取最优或最佳的说明，可以预期得到的是一种实际的假说，如果这个假说为真，那么最佳说明推理的目的是为了通过辩论得到真理。"在汉森思想中，溯因推理是科学研究的开始，研究者通过溯因一步一步地推理论证找到无限接近于真的说明，汉森的溯因推理是最佳说明推理的开始就给定说明性假说，在这之后还需要经过演绎和归纳去证实真伪。在汉森的模式中对于产生选择性假说更有利，"每次的替代选择能引导对新思想和建议的寻找；其选择也不是要选出最佳的，而是在对前一个假说不满意时，能够产生出一个新的丰富的假说。"

"动-定序贯八法"理论在进行诊断的过程中同样运用了最佳说明。诊断的第一步是收集临床资料，主要为四诊采集的信息，包括寒热喜好、汗出有无、头身不适、口渴与否、纳眠情况、二便情况、舌象脉象、面色等。中医的诊断方式是通过分析信息，归纳为某个证型，这就是前面所说的溯因推理"逆推"的过程。教科书《诊断学基础》中罗列有很多证型的临床表现，《中医内科学》每个疾病下面都会把常见的证型的临床表现归纳出来。但是患者是个体化的，并不会按照教科书来生病，年轻的医生常常在面对患者纷繁复杂的症状时不知道该如何辨证，不同的症状指向不一样。实际上就是从症状到诊断不知道如何找到最佳的证型。

　　范师在"动-定序贯八法"理论中提出，诊断时要抓住核心病机，核心病机就是主要矛盾。一个患者不可能单纯地表现为某个证型，常常是相兼了好几个证型。分析症状时首先将症状归类，每一类指向对应某个证型。接着分析证型之间的关系，比如说同时存在肝气郁结和脾气亏虚，因为肝属木，脾属土，两者是相克关系，当肝气郁结不舒时就会横逆犯脾，导致脾的功能受损。两个证型同时存在时，肝气郁结就是核心病机、主要矛盾，因为它是引起脾气亏虚的原因，处理了它也就解决了脾虚的根源。辨证时要分主次，抓住核心病机，解释主要的症状，这样后续定方选药才有方向，集中力量解决主要问题。范师这种抓住核心病机的观点恰恰体现了最佳说明的认知方法。核心病机可以解释大部分症状出现的原因，根据核心的病机确定的方药可以解决大部分患者诉说的不适。

　　科学原理是揭示隐藏于客观事物现象背后的因果机制的理论，它是基于科学七定律之上的高层次理论原理，因而首先具有不可直接观察的特征。例如，揭示生物-基因遗传奥秘的摩尔根基因论，揭示生物遗传与变异规律的"随者生存原理"与"物种变异原理"，以及建于其上的达尔文进化论，揭示宇宙膨胀机制的宇宙膨胀论与宇宙大爆炸理论等，这些理论都不具有直接观察性，对它们只有借助其效应特例才可描述、理解。同时，由于科学原理所反映的内容具有不可直接观察性，因而反映事物机制的一般理论原理就会带有猜测性与尝试性特征。原理的发现不可能单凭对经验知识的概括，而是需要人们根据经验事实与科学理论，凭借创造性才能，方可达到对现象机制的洞察与猜测。"动-定序贯八法"理论是范师在长期临床经验下总结出来的指导临床辨证用药的理论，在推广应用中，其有效性得到反复的验证，证实其临床应用的实用性。

二、"塑造典型"——模型推理与"动-定序贯范氏八法"的理论体系

（一）模型推理的概念

　　模型推理（model based reasoning，MBR）是一种根据反映事物内部规律的客观世界的模型进行推理的方法。有学者认为基于模型推理的科学认知论题对于把握其他语境的科学推理活动同等重要，模型推理架构能够为各种科学推理活动提供基础认知机制的解释。

　　基于模型推理的科学认知论题的基本主张是：科学推理是创建和操作模型的语义过程。在认知水平上，按照科学的认知心理学诠释，模型推理是创建和操作心理模型的语义过程，而不是基于心理逻辑及相应形式规则的认知操作和运算。认知-历史分析为基于模型推理的科学认知论题的提出奠定了必要的概念基础，心理实在论承诺对于认知连续统假设指导下的科学认知研究是必需的，也是确立基于模型推理的科学认知论题的前提之一。此外，认知-历史分析为基于模型推理的科学认知论题提供了重要的哲学观念和理论观点，同时拓展了科学认知研究的对象范围，我们因此不仅能够在自然环境和实验室控制条件下对当前的现实科学活动进行研究，还可以通过案例研究把握历史上的科学。

（二）模型推理的内涵

模型的定义为通过主观意识借助实体或者虚拟表现，构成客观阐述形态、结构的一种表达目的的物件。但在模型规律的哲学领域中，模型并非实物模型，而是一种虚拟的形式，是一种广义的心理模型，包含着在推理过程中起作用的各种内部知识结构，是一种存储于长时记忆的知识表达形式，是能够表达外部物理系统的行为因果机制的内部概念体系。理解了心理模型的概念，才能进一步阐释模型推理的内涵。

首先，科学认知（表达和推理活动）基于模型推理；基于模型推理是语义过程，依赖于一定的知识结构或内部心理模型及其所表达的知识。Nersessian 指出科学中基于模型的推理是通过泛化心理建模实现的，认知科学为这个论题所提供的理解是：心理建模是人类推理的基本形式，是涉及知觉机制的语义过程。

其次，理论对实在的表达包含着不可或缺的心理建模这种构造性成分，内部心理模型是科学家心智中的知识组织形式。特别地，心理模型中的信息与外部世界有相似、模拟关系，心理表达的结构对应于世界的结构。这种相似、模拟关系允许人们利用心理模型来成功预言外部世界的事件。科学理论的模型观进一步指出，经验的表达关系并非直接发生在陈述与世界之间，而是存在于模型与外部实在之间。模型与世界之间的操作概念不是真理，而是相似性或者"符合"。

最后，科学中新的概念结构生成和概念结构的变化，是由基于模型推理过程引起的。其中，心理建模过程的推理，在应用上通常（特别是在创造活动中）不能还原到某个算法，它们也并非总是能够解决问题，即使恰当地运用也可能导致不正确的结果。关于科学概念变化及科学发现的创造性和创造力，合适的哲学理论需要说明心理建模的基础认知过程、所依赖的认知能力和建模约束的资源。科学中创造性与创造力的差别在于，从认知能力和认知机制上看，科学的创造性最终来源于心理建模过程的创造力，这种创造力与人类日常思维的构造能力是相同性质的。由于科学的泛化抽象水平远远高于日常思维，而且科学家的建模约束资源比普通人更为丰富，创造性也就更加显著而备受人们关注。

基于模型推理的科学认知论题及其概念架构，其意义集中体现在科学认知研究能够在统一的认知基础上，利用认知科学关于人类日常认知的研究方法和成果，给予科学以认知机制上的细节解释。正如 Giere 指出："采纳基于模型的架构，我们就有可能利用认知心理学的资源，通过说明科学理论在追求科学知识的绵延发展过程中所起到的作用，来理解它们的结构。"它对于认知科学的启示则在于，科学认知是各种人类认知活动当中最精致、最抽象和最有创造性的特殊形式。认知科学不应忽视科学认知，将之排除在自身研究范围之外。科学认知研究使得哲学对于科学发生了共生关系，在动态反思平衡过程中，既寻求认知科学的经验支持而为自身辩护，又在科学认知现象领域验证认知科学的理论原理。

（三）模型推理在中医理论系统中的适用性

建立在逻辑分析的基础上，西医是成形于基本逻辑推理规则已被整理完成之后并与之相伴而发展起来的，西医的思维更趋向于使用已被确认的、由教育而得到的逻辑推理方式。而中医成形于近代实验科学前，那时，逻辑推理规则包括一些重要数学规律，均未成为人们自觉思维的工具。因此中医诊断更接近人类思想天然具有的自然方式，中医的许多用于描述和推断人体状况的概念并非直接来自实证之手段，很难将它纳入现代科学和逻辑的框架下分析，故有人认为中医不是科学，是哲学。不过人们对中医的肯定不是依据现代科学理论而是从实际诊断和治疗的有效性出发而总结出来的。中医的理论，实际上就是一大堆相互之间具有一定关联的模型。你可以把中医称为理论体系，也可以将其称作模型系统。不过当你把中医称为理论体系时要注意将它和现代意义的科学理论体系区别开来。现代科学理论中各个概念或范畴之间的关系是通过严密的逻辑推演出来的，而中医理论体系依据的是中国古老的哲学思辨。

中医里的模型与现代科学中的所谓模型也有很大的差别，它们更多的不是抽象的思维事物（如数学模型）而是被哲理化了的直观的思维事物（层次不同的哲学模型）。从对中医的研究中，人们可能更容易发现人类思维的自然方式。在中医这个复杂的模型系统中，大大小小的模型之间相互交错甚至重叠，具有一定层次结构，不同模型的要素之间有特定的对应关系。中医诊断所需的推理过程就完全凭借这样一个模型体系来完成。模型推理使我们能够更好地理解中医及其诊断的思维方式和过程。从中国哲学直接移植过来的"天人合一"的思想是中医模型系统的基础。这种思想认为，人体是宇宙和社会的缩影，人体便是一个小宇宙或是小社会。人体，这个宇宙及社会的相似物中的每一个成分都和自然、社会的相应部分相互联系着。人体内部运转机制也同宇宙和社会运转的机制相似，并与之发生作用。由此奠定了中医全部推理的合理性依据（无论天人合一的预设是否真正合理，它确实是被作为了中医的合理性依据）。据此前提或预设，中医将自然和社会中的各种事物作为人体的模板，依据对自然和社会事物及其变化的观察、猜测和揣摩，对人体内部状况做出判断。自然和社会事物的多样性和复杂的关系，使得中医的模型系统看起来多少有些杂乱。如何把握好各个模型之间的关系，以便对人体的状况及其病变做出准确的判断，便成了中医必须掌握的一项艺术。中医的所谓理论表现为一个个彼此相互支配着的以自然和社会事物为依托的直观模型。在"天人合一"思想的支配下，中医"仰观天、俯察地，远取诸物，近取诸身"，对体外自然事物及其变化的观察和想象的结果进行推演，构建人体模型体系。中医思维是立足于整体性的，人体的任何局部成分及其变化都被认为是天人合一的整体表现。但是，由于属于整体性的事物有多种表现，加之，对患者的诊断要求有针对性，仅从直观上把握难免顾此失彼，故此中医设置多个角度、不同（思维）层次的人体模型，以便相互印证。

（四）模型推理与"动-定序贯八法"理论

"动-定序贯八法"理论用于诊断及治疗时同样应用了模型推理，如上所述，过程中采用的也是多层次、多角度模型体系。

第一层次的理论模型为阴阳。《内经》曰："阴阳者，天地之道也，万物之纲纪，变化之父母，生杀之本始，神明之府也，治病必求于本。"阴阳理论起源于古代哲学，中医先辈们将其引入到中医理论中，广泛用于阐释人体的生命活动、疾病发生发展的机制，指导诊断与疾病防治。在中医理论中，它位于一级层次，贯穿于中医理论体系的各个方面。

在诊断中，只有分清阴阳，才能抓住疾病的本质。《景岳全书·传忠录上·阴阳》曰："凡诊病施治，必须先审阴阳，乃为医道之纲领。"一般来说，凡是运动的、外向的、上升的、温热的、无形的、明亮的、兴奋的都属于阳；凡是静止的、内守的、下降的、寒冷的、有形的、晦暗的、抑制的都是属于阴。看似简单的二分法，却是执简驭繁的最好方法。《素问·阴阳应象大论》曰："善诊者，察色按脉，先别阴阳。"收集到的四诊信息，每一个均可以进行阴阳的判别，证候辨别上，分清阴证阳证，有助于对疾病的整体把握。

　　治疗上，阴阳学说指导治疗原则的确立及分析归纳药物的性能。阴阳偏盛导致的实证，当采用"热则寒之，寒则热之"的治则。阴阳偏虚导致的虚证，阴虚则热须采用"壮水之主，以制阳光"治则；阳虚则寒须采用"益火之源，以消阴翳"治则；阴阳两虚者则当阴阳双补。有了治则后选择药物也需要考虑阴阳特性。药物的性能靠四气五味及升降浮沉来决定，四气为寒、热、温、凉四种药性，其中寒、凉属阴，温、热属阳；五味为酸、苦、辛、甘、咸五种味道，其中酸、苦、咸属阴，辛、甘属阳；升降浮沉是药物在人体内发挥作用的趋向，升浮属阳，沉降属阴，其谓阴病治阳，阳病治阴，则乃阴病选用阳药，阳病选用阴药，盖因阴阳相克也。

　　第二层次的理论模型为八纲中除了阴阳之外的虚、实、寒、热、表、里六纲。八纲是从具体的证候的个性中抽象出来的带有普遍性规律的共性。错综复杂的临床表现都可以概括为表证、里证、虚证、实证，再进一步归纳为阴证或阳证。王执中《伤寒正脉》中曰："治病八字，虚实阴阳寒热表里，八字不分，杀人反掌。"阴阳为基本纲领，虚、实、寒、热、表、里为六变，二纲统领六变。

　　表里理论模型：表里是辨别病变部位的内外浅深。一般而论，身体的皮毛、肌腠在外，属表；血脉、骨髓、脏腑在内，属里。但在临床辨证时，外邪侵犯肌表，病位浅者，为表证；病在脏腑，病位深者，为里证。表证为六淫瘴疬等邪气经皮毛、口鼻侵犯机体的初级阶段，具有起病急、病位浅、病程短的特点；半表半里证为病变既非完全在表，又未完全入里，病邪处于表里进退变化中，以寒热往来等为主要表现；非表证或半表半里证即为里证，即所谓非表即里。辨别表里在外感病的诊断治疗中具有特别重要的意义。外感病往往具有由表入里，由浅入深，由轻到重的发病传变规律，表里辨证有助于对外感病发病阶段性有基本认识。治疗上，表证治则为解表，根据病邪的特性具体选择治法，如果是感受寒邪，则须解表散寒；若是感受热邪，则须解表清热；若是感受暑湿，则须解暑祛湿。药物选择方面，一般选用具有轻清、升浮、发散特性的药物。

　　寒热理论模型：寒热是辨别疾病性质的纲领。寒证是指感受寒邪，或阳虚阴盛，导致机体功能活动衰退而表现为冷、凉特点的证候；热证是指感受热邪，阳气亢盛，或阴虚内热，导致机体功能活动亢进而表现为温、热特点的证候。寒热与阴阳密切相关，它反映了疾病中阴阳的偏盛偏衰、病邪的属性。阳盛则热，阴盛则寒，阳虚则外寒，阴虚则内热。辨别寒热的重要依据是恶寒发热，对寒热的喜恶，口渴与否，脸色的红白，四肢温凉，二便，舌脉象等。治疗上，寒证的治则为"寒则热之"，热证则"热则寒之"。寒证选用温热类药物，热证选用寒凉类药物。

　　虚实理论模型：虚实是辨别邪正盛衰的两个纲领，主要反映病变过程中人体正气的强弱和致病邪气的盛衰。《素问·通评虚实论》曰："邪气盛则实，精气夺则虚。"实证是指人体感受外邪，或疾病过程中阴阳气血失调，体内病理产物蓄积，以邪气盛，正气不虚为基本病理，表现为有余、亢盛、停聚为特征的证候。虚证为人体阴阳、气血、津液、精髓等正气亏虚，邪气不再显著，表现为不足、松弛、衰退等特征的证候。虚证、实证主要可从病程、病势、体质、症状、舌脉等方向进行鉴别。治疗上，实证治则为"实则泻之"，虚证治则为"虚则补之"。实证宜选用清泄或攻下药物以泻实，虚证选用补益类药物。

八纲是对疾病过程中机体反应状态最一般的概括，是对辨证诊断提出的最基本的原则性要求，通过八纲可以找出疾病的关键，掌握其要领，确定其类型，预决其趋势，为治疗指出方向。

第三层次理论模型为气血津液、六淫、情志，这些均是判别病性的理论模型。病性指的是病理改变的性质，也就是病理变化的本质属性。病性是疾病当前的病理本质，是对疾病在一定阶段内整体反应状态的概括，是对邪正相互关系的综合性认识，具有整体动态的特点，一定要对全身症状、体征、体质、环境等进行综合分析才能辨证准确。

气血津液理论模型：气、血、津、液均为人体的重要组成部分。气是人体内活力很强，运行不息的极其精微的物质，具有推动调控、温煦凉润、防御、固摄、中介等功能。气的病证主要有虚损及运行失常，气虚类证包括气虚、气陷、气脱、气不固。气虚证主要有神疲、乏力、气短、脉虚等表现；气陷证主要有体弱而瘦、气短、气坠、脏器下垂等表现；气脱证有气息微弱、汗出不止、脉微等表现；气不固证具有疲乏、气短、脉虚、出汗、二便经精不固的表现。气滞类证包括气滞证、气逆证、气闭证。气滞证具有胸胁脘腹或损伤部位胀痛窜痛的表现；气逆证具有咳喘、呕吐、呃逆等表现；气闭证具有突发昏厥或绞痛、二便闭塞、息粗等表现。血是循行于脉中富有营养的红色物质，具有濡养和化神的功能。血虚证同样有虚损及运行失常，血虚类证包括血虚证、血脱证。血虚证主要有肌肤黏膜颜色淡白、脉细等表现；血脱证具有大量失血病史、面色苍白、脉微等表现。血液运行不畅形成血瘀证，具有固定刺痛、肿块、出血、瘀血色脉证等表现。气血密切相关，病理上二者相互影响，或者同时发病，或者互为因果，常见的气血同病有气血两虚、气滞血瘀、气不摄血、气随血脱、气虚血瘀等证。对应不同的证型有不同的治则，气虚当补气，血虚当补血，气血两虚则补益气血，气滞当行气，气逆当降气，气闭当开郁通闭，血瘀当活血化瘀，均可选用具有相应功效的药物。

津液是津与液的合称，是机体一切正常水液的总称，具有滋润濡养、充养血液等功能。津液相关病证有津液亏虚证、痰证、饮证、水停证、湿证。痰证的辨证依据主要有咳嗽痰多、呕恶、胸闷、眩晕、体胖、局部包块、苔腻、脉滑；饮证主要有胸闷脘痞、呕吐清水、咳吐清稀、肋间饱满、苔滑的临床表现；水停证以肢体浮肿、小便不利、腹大痞胀、苔滑为主要表现；津液亏虚以口渴尿少，口鼻唇舌、皮肤、大便干燥为主要表现。治疗上，津液亏虚当滋阴生津，痰证、饮证当化痰饮，水停证当利水消肿，湿证当祛湿，均可选用具有相应功效的药物。

六淫理论模型：六淫是指风、寒、暑、湿、燥、火六种病邪。风邪致病特点为其性开泄，易袭阳位，善行而数变，为百邪之长，容易夹杂其他病邪，具有发病迅速、变化快、游走不定的特征，患者表现可有恶风、突起风团、瘙痒麻木、肢体关节游走疼痛等；寒邪致病特点为凝滞、收引、易伤阳气，患者表现可有恶寒甚、苔白、脉弦紧等；暑为阳邪，具有炎热升散、耗气伤津、易夹湿邪等致病特点，常见症状有发热出汗、神疲气短、心烦头晕、汗出、小便短黄、舌红苔黄干等；湿为阴邪，具有阻遏气机、损伤阳气、黏滞缠绵、重浊趋下的致病特点，常见症状有身体困重、肢体酸痛、腹胀腹泻、纳呆、苔滑脉濡等；燥邪具有干燥、损津耗液、易伤肺脏等致病特点，具有皮肤、口鼻、咽喉等干燥的症状；火为阳邪，其性炎上、耗气伤津、生风动血、易致疮疡，其主要症状包括发热口渴、胸腹灼热、便秘尿黄、舌红、脉洪数等。辨六淫证候，是根据患者所表现的症状体征，结合病邪的致病特点，通过分析，辨别当前病理本质中是否存在六淫证候。治疗上，风证宜祛风，暑证当解暑，湿证当祛湿，寒证当散寒，燥证当润燥，火证当泻火，均可选用具有相应功效的药物。

情志理论模型：情志是人体的精神意识对外界的反应，主要有喜、怒、忧、思、悲、恐、惊七种，称为七情。中医理论认为情志活动是由脏腑精气应对外在环境因素的作用产生的。《素问·阴阳应象大论》曰："人有五脏化五气，以生喜怒悲忧恐。"七情过极又会影响脏腑气机导致疾病发生。过度喜乐可导致喜笑不休，精神涣散；过怒可导致肝阳上亢而出现烦躁易怒、胸胁胀闷、面赤头痛等表现；忧思过度会引起忧愁不乐、失眠多梦；悲恐过度会有悲哀恐惧、胆怯易惊的表现。治疗上，七情损伤相应之脏，过喜伤心，过怒伤肝，过度思虑伤脾，过悲伤肺，过恐伤肾，而心为"五脏六腑之大主"，七情首伤心神，故情志病均需从脏腑着手论治。

第四层次理论模型为藏象理论。中医学既通过解剖分析的直观方法认识脏腑的形态及功能，又运用哲学思维以整体的观察方法认识脏腑的生命活动规律。其以五脏为中心，通过经络系统"内属于脏腑，外络于肢节"，将六腑、五体、五官、九窍、四肢百骸等全身脏腑形体官窍连接成一个整体。五脏化生和储藏精气，六腑受盛和传化水谷，还有奇恒之腑（脑、髓、骨、脉、胆、女子胞），每个脏器均有其独特的生理功能、病理表现及证候特征，通过患者症状，可以对应找到病位，故脏腑辨证的意义在于准确辨明病变的部位。五脏有精气血津液，其有余、不足、运行失常均有相应的临床表现，根据患者症状进行对应，就可以找到对应证型。比如爪甲不荣，因肝主藏血，其华在爪，故可判断病变在肝，证型为肝血亏虚。

以上各层次理论模型并非"动-定序贯八法"理论独创，均是传统中医基础理论的知识。"动-定序贯八法"理论重在指导如何应用这些理论模型进行诊断治疗。

在这个复杂的模型系统中，大大小小的模型之间相互交错，甚至重叠，具有一定层次结构，不同模型的要素之间有特定的对应关系。如何把握好各个模型之间的关系，以便对人体的状况及其病变做出准确的判断，就成了一种艺术。诊断过程是将收集到的各种四诊资料，在各个理论模型走一遍，将症与证进行匹配。一般会先从下级的理论模型开始，一步步往上走。首先利用藏象理论模型确定病位，然后进一步考虑五脏精气血津液是否存在有余不足或是运行失常，引起的病因是否与六淫或情志相关，再进一步综合判别寒热虚实表里阴阳的病性。例如，一个患者近日因事与人产生纠纷吵架后仍愤愤不平，临床表现有急躁易怒，胁肋胀痛，纳欠佳，舌红，苔微黄腻，脉弦。在藏象理论模型里，胁肋属肝，纳欠佳与脾运有关，因肝为木，脾为土，二者为相克关系，肝木太过乘脾土，可引起脾运失调，故初步判别病位在肝。进一步考虑精气血津液哪一方面出现问题，急躁易怒，胁肋胀痛，脉弦提示存在气的运行失常，气机不畅，郁结在内；与人吵架发怒，考虑存在情志病因，过怒伤肝。再考虑八纲问题，所有症状指向均无虚象，胁肋胀痛提示气郁有余，为实证；无恶寒发热情况，为里证；舌红苔黄，为热证；症状存在有余、火热之证，为阳证。将各理论模型的结果整合，即可得出肝郁化火的诊断。但这只是个比较单纯的病例，一个证型可以解释所有症状。许多患者的表现却是错综复杂的，多病位多病性，诊断思维依旧是先把所有症状在每个理论模型走一遍，走一遍之后会发现产生一些症状集合，几个症状一起指向某个证型，此时就要对症状评估权重，权重总值最高的证型为主要证型，其余的归为次要证型。

治疗方面，在以上理论模型中涉及的治疗原则及方药指导下，"动-定序贯八法"理论还主张每个医师总结临床常见的证，然后形成每个证的对应药串，构成一个治疗的用药模型。例如，在治疗消渴病时，范师总结了肾虚、气阴两虚、阴虚燥热、肝气郁结、湿热内阻、血分郁热、血脉瘀阻、心神失养八种常见证型，并确立了补肾固本、益气养阴、清热润燥、疏肝理气、清热利湿、清热凉血、活血化瘀、调养心神八种治法，总结每种治法的对应药串以用于临证加减。

（林玉平）

第三节　唯实求真：与实证主义研究态度的融合

一、实证起源

实证主义的思维方式在西方哲学中有漫长的历史，它的许多特征早在古希腊就有了，包括斯多葛主义、原子论及怀疑者的著述中，都可以找到这种思想的线索。但实证主义一词最早的提出，来源于奥古斯特·孔德，"'实证主义'和'实证主义者'是法兰西学院在1878年鉴于其与奥古斯特·孔德有关联而予以承认的两个新词"。也正如科拉科夫斯基所说，"实证的哲学"一词是由奥古斯特·孔德创造的，并以更简短的形式"实证主义"一直沿用到现在。这种源于实证科学的实证主义哲学体系最大的特征就是反对形而上学，反映了当时社会追求真正知识的一种要求和希望用理性管理社会的一种愿望。孔德认为，实证一词，即真实、有用、肯定、精确、有组织的及相对的特性，其肯定了实证主义与实证科学的关联，认为科学只是对实证的事实即经验事实的描写和记录，而不反映事物的绝对本质与规律，超乎感觉经验之外的事物的本质，是不可能被认知的，也没必要去认知它。穆勒在谈及逻辑推理的前提时一针见血地指出："借直观所认知的真理是一切其他真理所由之出发的根本前提。"实证主义排斥其他无法还原为可观察命题的知识体系，如哲学、历史和一些社会科学，认为虽然自然科学各学科已进入实证阶段，但在社会历史领域，思辨性太强，远离经验基础，从而不可靠，没有成为科学，因此力图按照自然科学的方法改造他择性知识体系。

实证主义继承了英国经验主义的传统，强调人的感觉经验在认识事物中的重要性，认为只有在经验范围之内的知识才是真理，在此基础上吸收了理性主义传统，主张科学理论应该是从可观察的经验事实出发进行逻辑推导出来的，并且又可以被重新还原为可观察的经验事实。孔德致力于利用实证主义的原则将自然科学的方法引入社会学，以使社会学成为像自然科学一样的真正的科学。第三代实证主义即逻辑实证主义认为："一切知识都应该建立在一种统一的、可靠的科学基础之上。"在他们看来，利用数理逻辑的工具对哲学和人文社会科学的语言中的命题进行逻辑分析，就可以把其他一切知识体系的语言还原为物理学的语言，最终把一切科学都还原为物理学，从而实现哲学和人文社会科学等他择性知识体系的科学改造。实证主义思潮的产生和流传在一定程度上是顺应了近代西方科学技术高歌猛进的时代潮流的结果，把科学知识作为真知，并以此为标准改造一切他择性知识系统。

由此可见，实证主义集经验性、有用性、科学性于一身。

二、实证主义在中国的引进

近代科学的凯歌前进，使实证主义一开始便较为关注与实验科学相关的逻辑及科学方法，并力图实现科学的统一及哲学的科学化。自19世纪后期开始，随着东渐的西方哲学从声、光、电、化等具体科学扩及哲学观念，实证主义亦被系统地引进中国，并逐渐与中国传统哲学冲撞交融，成为近代中国引人瞩目的哲学流派。

中国近代的实证主义经历了一个演进和展开的过程，其中既体现了实证论的一般趋向，又呈现出自身的特点。经过几代知识分子的努力，实证主义科学观在中国的影响力大大提高，并逐渐取得知识领域的话语权。历史地看，中国传统哲学在长期的发展过程中，逐渐形成了以古典人本主义为主流的衍化倾向，尽管传统哲学在认识论、方法论、逻辑学等领域也取得了某些重要的成果，但相比较而言，在这些方面，传统哲学的研究确实显得相对薄弱。相形之下，近代实证主义以认识论及逻辑与方法论为重心，它的引入与阐发，对中国哲学自身的深化与扩展，无疑具有不可低估的意义。

三、实证主义与中医

"民国初叶，崇洋心理，与日俱增，卫生行政机关，悉由西医掌握，彼辈夙存门户之见，对中医学术，极为轻视。'五四'运动以后，未通晓中国文化者，倡为'全盘西化'之说，妄以'不科学'三字，加罪于中医药。"于是，近代中医必须像西医一样引入实证主义的研究方法，以实验研究为基础来发展中医。在近代进展史中逐步形成了三种观点：激进者提出"废医存药"的观点；温和者认为，中医理论部分是合理的，主张倘若能够用西医理论验证的中医理论应该是"科学"的，如若不能够被科学验证的应当废除；还有反对实证主义中医革新者，他们认为，中医理论是一种独立的知识体系，不能简单地用西医来验证，但是可以接受现代科学的实证检验，即使是当时不能用科学方法得到检验结果，在以后也能随着科学的发展而得到检验。纵观以上三种观点，皆是以自然科学的实证方法来发展中医，使近现代中医学术的发展紧紧地围绕着实证主义的方法展开。其中，受到西医实证主义科学观的影响，认为中医应和西医一样，应该用实证的科学方法来研究的代表人物有陆渊雷、谭次仲等，他们主张"中医科学化"，西医之所以成为近现代的主流医学，是因为其"科学性"，具有可重复性、可检验性等特点，西医的"科学性"这一点被广泛认可与约定。西医的近现代研究以实验研究为基础，其研究结果来自于可证实的实验结果，中医也应和西医一样。陆氏认为："国医所以欲科学化，并非逐潮流。趋时髦也。国医有实效，而科学是实理……今用科学以研究其实效，解释其已知者，进而发明其未知者，然后不信国医者可以信，不知国医者可以知。然后国医之特长，可以公布于世界之医学界，而世界医学界可以得此而有长足之进步。国医科学化之目的如此,岂徒标榜空言哉!"陆氏的中医科学化论在当时影响很大。陆氏认为中医虽然有丰富的临床经验,但是理论却缺乏科学性,他认为西医理论是科学的,因为西医理论出自于实验,来自于实证。他认为"国医之胜于西医者,在治疗,不在理论。《素》《灵》《八十一难》理论之书,多出于古人之悬揣,不合生理、解剖、病理,尊奉为医学之根柢,自招物议,引起废止中医之危机,此大不智也。"因此他主张以西医理论来解释中医,陆氏自编了许多教材,试图用西医知识对中医理论进行阐述。例如,他将《金匮要略》中所载的"杂病"病名,如历节、血痹、悬饮、支饮等众多的名称分别与西医学中的病名一一对应,如肺痈为"肺脓疡、大叶性肺炎","柔痉"为"恶性脑脊膜炎","刚痉"为"破伤风"等。沈自尹的对中医肾本质的研究,即有关"下丘脑-垂体-肾上腺皮质系统与肾阳虚的关系"的研究是民国以后较有代表性的中医实证研究。在"肾"本质的研究中,他用实证的方法,对肾虚患者进行有关神经及体液方面的十几项测定。"最初发现凡是肾阳虚证患者其尿 17 羟值都比正常人为低,以后进一步发现下丘脑-垂体-肾上腺(HPA)轴功能紊乱。"沈氏继而采用实验的方法展开了对 HPA 轴功能紊乱的研究,"当时采用的是能反映下丘脑调节皮质醇水平的血皮质醇昼夜节律测定,能反映脑垂体储备功能的甲吡酮试验,能兴奋肾上腺皮质的促皮质激素两日静脉滴注试验,对正常人 10 例、肾阴虚者 11 例、肾阳虚者 16 例,每个人都做了这样的全套测试,以了解 HPA 轴不同环节(层次)、不同程度功能紊乱的结论,这样设计指标的检测是很有说服力的"。以后,沈氏又用动物实验的方法来定位肾阳虚证的调控中心为下丘脑,对此他曾提到:"1995 年我们用皮质酮大鼠(下丘脑-垂体-肾上腺-胸腺受抑模型)观察温补肾阳的右归饮及自拟命门合剂的调节作用,结果两种温补肾阳方药均能全面而有效地改善 HPAT 轴功能并直接提高下丘脑 CRFmRNA,说明温肾药能改善 NEI 网络(HPAT 轴是 NEI 网络的主要网络)功能状态,通过以药测证可以认为肾阳虚证的调控中心定位在下丘脑。"近现代在中医当中引入西医的实证研究方法来研究中医,除了中医基础理论的实验研究以外,在其他许多方面也取得了不少成绩,例如,从神经和神经化学角度分析针刺麻醉的针刺镇痛作用机制、中药的现代研究如抗疟新药青蒿素的发现和提取、治疗急性早幼粒性白血病的有效药物三氧化二砷的研究和开发等。实证主义科学观对中医发展的影响从 20 世纪初一直持续到现在,在一定范围内仍有其积极意义。

四、实证主义与"动-定序贯范氏八法"

(一)共同的哲学基础

此二者有共同的哲学基础。共同的哲学传统在实证主义与"动-定序贯"的结合中发挥了重要作用。这种共同的哲学传统是英国经验主义。英国经验主义的关键人物是洛克,他认为人类所有的思想和观念都来自或反映了人类的感官经验,其抛弃了笛卡尔等的天赋观念说,认为人的心灵开始时就像一张白纸,而向它提供精神内容的是经验(即他所谓的观念)。他的这一理论是近代第一个唯物主义经验论的认识论体系。洛克开创的经验主义被后来的贝克莱及休谟等继续发展,成为欧洲的两大主流哲学思想。贝克莱肯定认识开始于感觉经验，但对感觉经验作了主观唯心主义的解释，提出了"物是感觉的复合"的命题，否定物质的客观性，这是典型的主观经验论。休谟则从贝克莱的主观经验论出发，提出了不可知论的哲学体系，其观点为实证主义者、马赫主义和新实证主义者所继承，对现代西方资产阶级哲学产生了广泛的影响。实证主义与以贝克莱和休谟为代表的英国主观经验论和不可知论的经验主义传统一脉相承。马赫主义者自己也说："实证主义接近休谟的哲学和贝克莱的主观经验论，他们有根据地认为，正是在贝克莱那里存在着那种与实证主义科学观最相适宜的哲学传统。"英国经验论者对待经验的感觉主义和静态分析的传统为"动-定序贯"理论所吸收。

范冠杰教授作为中医名家吕仁和教授的嫡传弟子，在继承施今墨、秦伯未、祝谌予等中医大家的经验、思想与学术的基础上，通过长期大量的临床实践与科研工作不断思考与积淀形成自己的"动-定序贯"中医学术思想。范教授最初研读秦老的《中医入门》，结果就在《中医入门》的夹缝里看到这样一段话："……以上所说的是辨证论治的意义和方法，至于辨证的法则，有依据六经来辨证的，有依据三焦来辨证的，最重要的是根据八纲。"秦老在这里所说的辨证论治的意义、法则和方法，只是一个粗浅的解释。这一方面是由于《中医入门》是一部浅近的中医参考书，在这里只能做简单的讲解；另一方面，他关于辨证论治法则和方法的许多内容，都是在此书若干年后形成的。但辨证论治的"意义""法则""方法"等字眼，却引起了范师的关注。正是这一辨证基本观点——辨证论治三位一体观，启发了范师后来20余年的学术研究方向和目标。秦老辨证论治体系的特点是客观、简明、细致、统一，这是比较规范的辨证论治，也是范师"动-定"理论的思想基础。此外，范教授在拜读《中医临证备要》附文的序言里，即很容易忽略的位置，发现了这样两句话：辨证论治既是中医治病的过程，又是中医治病的根本方法。秦老解释辨证论治的定义：辨，就是分析、鉴别；证，就是症状、现象；论，就是讨论、考虑；治，是治法、治疗方针。证和治是现实的，辨和论是灵活的，要通过分析和思考。秦老的辨证论治定义，概念明确，逻辑严谨，科学规范。这和范师后来逐渐形成的"动-定"辨证理论体系的定义有相似之处。其认为对于常见病、多发病，固然需掌握其固有的规律。道之不存，术将焉附？从哲学的角度看，中医的发展重要的是中医研究者对"医道"即中医自身运行规律的深刻把握，体现在对中医的科学人文精神及思维模式的全面认识。而欲获良效，则仍需勤参古训，博采众方，总结经验，方能提高。此为定中有动。对于新发、疑难杂症，则要善于发现其规律。就诊的患者，可处于疾病的不同阶段，证候皆不同，通过临床疗效反馈，总结规律，从而掌握该病的整体发展规律及预后，方能做到了然胸中，以防束手无策。此为动中有定。继承传统与开拓创新，可齐头并进。伤寒论中六经辨证、温病中卫气营血辨证体系的产生，就是最佳例证。于临证中不断寻找动与定平衡点，把握疾病的发展规律，而非固守自封，此为提高临床辨证水平的重要手段。

由此可见，实证主义与"动-定序贯"理论同承一脉，这种天然的"血缘关系"自然就成为它们结合的纽带。"动-定序贯"理论像其他具体科学一样需要接受哲学的指导。但这并不意味着所有的哲学流派都能满足其需要。而实证主义是能用其科学观提供强有力的理论支持的哲学基础，能提高其科学性，有了自然科学理论和方法的渗入，"动-定序贯"理论逐渐树立起正确的科学观，逐渐成为具备了精确的、严密的、清晰的，可以使用测量、实验、观察等自然科学方法进行验证的理论。

（二）形似的方法学理论

到了 20 世纪 20 年代，实证主义已经从孔德的激进实证主义经马赫的经验实证主义发展到维也纳学派的逻辑实证主义（奥地利维也纳大学的一辈哲学家就积极倡导这种学说，在学术论坛上异常活跃，以此被称为维也纳学派）。逻辑经验主义认为经验是获知真实世界的任何事物的唯一方法。没有先天综合判断之类的事物，既能够独立于经验而有效，同时又能描述真实世界的任何方面的判断。这是逻辑经验主义的主要观点之一。实证主义者的一个共同主张是将科学的对象限定在可观察的资料之内。科拉科夫斯基说"中世纪思想孕育了，并且用自己的语言表达了实证主义的基本观点，实证主义旨在建立有意义的知识的诸种原则，并且将其限制在分析陈述或事实观察之上"。即以感觉经验为基础，用可以操作的逻辑来检验或者推导出概念和命题，其基本理想就是观察、解释、分析和廓清外在的"实际存在"。仍然坚持它的可观察证实的基本原则，但也发展了可间接观察证实的原则，即一个不能被直接观察证实的命题，如能通过间接的观察或逻辑推理而证实，也是可以接受的。逻辑实证主义把数理逻辑纳入其理论中，认为在科学中，可以有条件地引入某些理论术语和逻辑的数学公式，使建立的科学理论形式化、精确化。精确地按照逻辑规则研究科学理论的有效性，研究经验前提和理论结论之间的逻辑关系，研究科学理论精确的合乎逻辑的表述，这才是理论研究的科学方法论的正确途径。新行为主义者受逻辑实证主义方法论的启发，冲破了早期行为主义因有机体内部因素不能直接被观察证实而不予研究的局限，使得面对而不是绝对回避意识这个不容回避的问题，并得以做出不同程度的解释。新行为主义者赫尔由此提出一切可靠的科学理论体系应具有如下基本特征：①必须从一套表述方式清晰的公式出发，并对所采用的重要术语确定具体的、明确的或操作性的定义。②必须从这些公式出发，在可能做到的情况下，用最严格的逻辑，演绎一系列互相联结的包括有关领域的主要具体现象的定理。③定理的表述必须在细节上与有关学科所观察到的已知事实相一致，如果相一致，则这个体系可能是真的，否则这个体系是没有意义的。逻辑实证主义认为物理学语言是科学的普遍语言，排斥和批判形而上学，开展统一的科学运动，他们认为一切科学都必须遵从统一的方法论，即经过观察、实证来验证，建立法则和理论，反对康德主义、新康德主义对科学认识形式的割裂。

其操作程序大致为：①选题和陈述假设；②搜集资料；③分类登录和分析资料；④解释结果，验证假设，提出预测；⑤干预控制疾病，开展有效服务，改进生活。干预或改进是实用科学的目的，政策或规划根据目的来制订。现代多数研究分析都是基于实证主义范例，或基于范例中的定量资料。而假设—检验，则是认识的基本程序。解释性研究是根据微型样本所提供的信息，寻求现象之间可能存在的联系，进行经验性理解或有限阐述，很少做前瞻性预测。不过在社会学研究领域，实证主义范例和解释性研究，目前仍都是不可缺少的。值得一提的是，现代流行病学和数理统计方法的发展、扩大应用，对宏观医学，无论从实证主义范例还是解释性研究角度，都增添了有用的手段，将会切实提高其研究水平。

"动-定序贯"思维用科学知识诠释中医并没有脱离实证主义的实验方法。"动-定序贯"强调动态，分析中医所长，选择合适中医临床科研切入的治疗人群或着眼点，找到并围绕一个中医辨证动态，分析中医辨证论治在糖尿病防治中的亮点，进行策划，是"动-定序贯"指导下中医科研的开始。当医者拟定辨证论治方案后，将初入组病例纳入观察时，往往能辨清主症，对号入座，接下来便按照方案所需疗程一证一方到底，以证明该方证的有效性，便于统计。然而，这样就丢弃了临证察机的辨证要点，这样的辨证论治是不彻底的。西医糖尿病诊断一经确立，治疗方案也是有选择性的。中医诊治的方案更应体现治疗随证候表现转移，不可固定于一个证型而进行。尊重病情的变化，辨证之消长，主症消失后，适时转入巩固治疗；或者依据转归按照其他科研证型治疗，直至科研结束。在科研方案里每个证型都应有涉及转归变化后的具体步骤，实施指导。这就要求在设计方案之初，综合考虑到各主症发展的一般规律、兼症变化的特殊规律和证型的转折点，以证候转移为中心，设计辨证方案。这样的辨证论治才是动态的，符合临床规律的，才体现中医辨证论治的个性特点。糖尿病防治领域中的诸多影响因素和复杂性，以及中医辨证论治的独特性，使糖尿病中医临床科研变得充满"动感"。"动"体现在中医科研选题的灵活性、多样性，以及从方案里体现出临证察机、辨证论治的个性。坚持中医科研的辨证论治，强调临证察机，不局限于一方。在中医临床科研中，综合分析中医所长，找到切入点；在辨证方案里辨阴阳之消长、辨证之演化、方药之加减，体现辨证的意义；实施中始终把握辨证论治在糖尿病防治中的积极作用。这样一个从策划到切入，从制订方案到填充细节，从付诸文字到贯彻执行，从实施到管理，环环相扣的科研思维方法谓之序贯。

由此可见，唯实求真，是实证主义与"动-定序贯"理论共同的研究态度，在当前的科学研究中，我们必须充分发挥主观能动性，共同保证科研方案在客观、公正、有序的氛围里进行，保证中医辨证论治的个性和亮点客观再现。最终体现"动-定序贯"思想所要达到的科研目标：在中医临床科研中始终坚持辨证论治。

（谢雯雯）

第四节　以人为本：与人文主义精神的呼应

一、医学人文观

科学人文观是一种理想的科学技术发展观，它至少包含四层意义：作为一种新人文主义，它以科学为基础；同时肯定人文的价值，强调必须以正确的人文价值观为导向促进科技的发展；倡导科技与人文的协调共进；其目的是使科学发展完全为人类的幸福服务。今日所倡导的医学人文思想，应当是一种新的，有着更广阔、更深刻内容的医学人文观。其内容主要有以下三点：第一，新的医学人文观，首先是尊重、热爱和敬畏生命，以维护生命作为医学的最高使命和职责。第二，新的医学人文观，认为人的生命权与健康权是人类的基本人权，这种权利是天赋而非任何皇帝、伟人、组织、团体赐予的。人权是以人为本理念的核心，医学人文观当然是以人为本的，而以人为本应该是以人的权利为核心，保障人的生存权、自由权、发展权。第三，新的医学人文观，要求医学科学与医学人文相互交融、相互渗透。医学科学以医学人文为宗旨和价值导向，医学人文以医学科学为依托、寄存。医学人文脱离了医学科学，则流为空谈，而医学科学如果失去了医学人文，则成为没有灵魂的医学。这是新医学人文观与以往医学人文观的一个重要不同点。

和其他自然科学一样，现代医学的进步是一把双刃剑，具有讽刺意味的是现代医学面临的"压力是因为医学的成功，而不是因为它的失败而发生"。医学科学在其发展过程中，由于技术本身的限制，必然要经历一个逐渐完满的过程，因而极可能出现这样或那样的不足，这就可能给人的生命或健康带来某些伤害，如在治疗肿瘤过程中可能出现对机体的过度切除，化疗中出现脱发、消瘦；在危重患者救治中出现对机体的过度干预，并给患者带来痛苦，但这些都是人类在探索控制疾病过程中难以避免的，而正是医学发展中的这些不足与缺陷，推动医学家不断努力寻求更理想、更人性化的治疗。

人文医学模式是以人为中心的整体医学，突破生物医学模式的局限，以人为中心，重视生物、心理和社会因素相互作用对人体健康和疾病的制约，用哲学思辨和道德法律等社会价值观指导医学研究和医学应用；认为医者要把患者的生理、心理、社会和自然环境看作是一个有机的整体，并据此提出医治和防范策略，以实现以人为本的价值观。

中医学不仅为人类积累了丰富的防病治病经验方法，也为人类提供了宝贵的中医人文精神。中医人文理论涉及文学、史学、哲学、伦理学、社会学等众多人文学科。辨证论治过程强调尊重患者的生命，关怀患者，同情患者，给患者以亲人般的人道之爱。

二、关于辨证论治

辨证是指将四诊所收集的资料、症状和体征，通过分析、综合，辨清疾病的原因、性质、部位及邪正之间的关系，概括、判断为某种性质的证，以探求疾病的本质；论治是根据辨证的结果，确定相应的治疗原则和方法。辨证是运用认识论完成对证的认识过程；论治是根据辨证的结果，以人的健康为目的，应用方法论来确定相应的治疗方法。辨证是决定治疗的前提，是论治的依据。对辨证论治做出的概括更能充分体现其人文医学特性，即辨证论治是辨别证象，分析疾病的成因、性质和发展趋势，结合地方风土、季节、气候及患者年龄、性别、职业等情况，来判定疾病的本质，从而全面地决定治疗方针，整体地施行治疗。

三、辨证过程中的人文医学思想

1. 人本思想，人是一个有机整体 辨证过程中以患者为中心，而非以疾病为中心，是中医人文医学的一个显著体现。通过阴阳、气血、脏腑、经络等学说，将人体的生理、病理，内外、上下，器质、功能、精神、物质等都视为一个整体。人体脏腑之间、脏腑与形体各组织器官之间在结构上是不可分割的，在功能上是相互协调、相互作用的。如脏腑功能失常，可通过经络反映于体表；体表组织器官有病，也可通过经络影响到所属脏腑；脏腑之间亦通过经络的联系相互影响。因此，辨证时见到某一局部或脏腑疾病，要从整体的病理生理关系去考虑，杜绝只见树木，不见森林。如尪痹主要表现为关节疼痛变形，辨证时不能只关注局部，而应综合中医理论，考虑到风、寒、湿等因素作用于人体，考虑到肾主骨，主下焦等；又如肠痈，病在阑尾，而辨证时则可从大小肠同属六腑，六腑以通为用角度考虑等。

2. 本而不孤，人与自然是不可分割的整体　《素问•宝命全形论》曰："夫人生于地，悬命于天，天地合气，命之曰人""天复地载，万物悉备，莫贵于人。人以天地之气生，四时之法成"。《素问•生气通天论》曰："天地之间，六合之内，其气九州九窍、五脏、十二节，皆通乎天气。"人与自然不可分离，我国幅员辽阔，气候、地势差异大，对人的体质、患病亦有影响，因此，在辨证过程中应充分考虑环境因素。《素问•异法方宜论》曰："东方之域……其民食鱼而嗜咸……其病皆为痈疡……西方者……其民华食而脂肥，故邪不能伤其形体，其病生于内……北方者……风寒冰冽……脏寒生满病……南方者……雾露之所聚……其病挛痹……中央者……其民食杂而不劳，故其病多痿厥寒热。"自然界有季节交替，人亦与其相感，对人体的生理功能、病理变化均产生一定的影响，人在不同季节易感不同邪气，易患不同疾病，辨证时亦应加以考虑，如春病风、夏病暑、秋病燥、冬病寒、长夏病湿等。

《素问•天元纪大论》曰："太虚廖廓，肇基化元，万物资始，五运终天，布气真灵，揽统坤元，九星悬朗，七曜周旋，曰阴曰阳，曰柔曰刚，幽显既位，寒暑弛张，生生化化，品物咸章"，说明自然界对人体有深刻的影响。五运六气学说正是基于自然的运行变化决定人体的运行这一思想，以阴阳、五行、干支等为纲目，融合自然、生命多领域知识，用以阐释自然、生命与疾病的时间规律，辨证时可做参考。

3. 人有七情，感情交流参与辨证　中医学认为，七情可以致病，如《素问•举痛论》所述之"怒则气上""喜则气缓""悲则气消""恐则气下""惊则气乱""思则气结"。《素问•阴阳应象大论》更加明确指出"怒伤肝""喜伤心""思伤脾""忧伤肺""恐伤肾"。李中梓也曾论述无主、过慎、得失、缓急、成心、隐讳等六种"为害"，指出"患者之情，不可不察也"。一顽固性心律失常患者，脉诊见气郁之象，询问其家属方知患者平素经常与邻居争吵、与家人不睦。因此，辨证时一定要充分考虑情志因素在发病中是否起作用。还有研究者提出欲病理论，即纵欲-心火过旺-五性厥阳之火-相火妄动-阴精被耗而致病。这也要求医者要充分考虑患者欲求，与之进行情感交流，以助准确辨证。

4. 突出个性，充分强调个体化辨证　《医宗必读》曰："富贵之人多劳心，贫贱之人多劳力；富贵者膏粱自奉，贫贱者藜藿苟充；富贵者曲房广厦，贫贱者陋巷茅茨。劳心则中虚而筋柔骨脆，劳力则中实而骨劲筋强；膏粱自奉者脏腑恒娇，藜藿苟充者脏腑恒固；曲房广厦者，玄府疏而六淫易客，茅茨陋巷者，腠理密而外邪难干。"不同的工作性质、饮食习惯、居住环境等使人体质不同，辨证时更应注意个体化原则。以外感病为例，气虚者易感寒、暑、湿之邪，形成风寒表证、风湿表证及中暑；阳虚者易感寒、湿之邪，形成风寒表证、风湿表证，且易从寒化；阴虚者易感燥、暑、热之邪，形成风燥证或风热证，易从热化；痰湿者易感湿邪，形成风湿袭表证；湿热者易感湿、热之邪，感寒邪也易从而化热。不同体质者，疾病传变趋势亦不相同，辨证时当注意区别。如阳虚者，病伤寒，可见三阴直中；内热盛，患温病，可由肺卫逆传心包等。

5. 望、闻、问、切，无形中的人文关怀　望诊是医生运用视觉观察患者的全身和局部表现、舌象及排出物等，收集病情资料的诊查方法；闻诊是通过听声音和闻气味以了解患者病情的诊查方法；问诊是医生通过对患者或陪诊者进行有目的的询问，以了解病情的一种诊查方法；切诊是医生用手对患者体表某些部位进行触、摸、按、压，从而获得病情资料的一种诊查方法。《难经·六十一难》曰"望而知之谓之神"，说明了望诊的重要和高明，所谓"有诸内必形于外"，医生需看到这种外在的表现，然后告诉患者，进行比照，引起患者共鸣和信赖，这也就是"知己知彼，百战百胜"。《素问·脉要精微论》曰："夫精明五色者，气之华也。赤欲如白裹朱，不欲如赭；白欲如鹅羽，不欲如盐；青欲如苍壁之泽，不欲如蓝；黄欲如罗裹雄黄，不欲如黄土；黑欲如重漆色，不欲如地苍。"通过五种面色类型来揣度人体五脏精气之盛衰。《素问·刺热论》曰："肝热病者，左颊先赤；心热病者，颜先赤；脾热病者，鼻先赤；肺热病者，右颊先赤；肾热病者，颐先赤。"望诊可为辨证提供有效线索，同时通过目光接触，促进医患交流，对小儿尤其可起到安抚及减轻恐惧的作用，避免不必要的有创检查。如面颊红赤在痰热壅阻型咳嗽的患儿中多见；若面色淡黄、萎黄或棕黄，以布于鼻准，兼及二颊为多，患儿常为脾虚痰湿；如山根青筋显露，其色深蓝，其形或竖或斜，亦有横截者，常与肺脾不足、积滞相关。对于成人，望诊同样适用，两颧或面部潮红，目赤唇绛多属肝阳上亢；面白唇淡多属气血亏虚；面色黄黑晦暗，口唇紫黑多属肾虚血瘀；女性两颊颧骨出现黄褐色斑多属肝郁血瘀；额头、口周痤疮多属肺胃积热；两颊痤疮多为阴虚肝旺；皮肤松弛，皱纹深密，口唇干燥皲裂多存在阴虚；皮肤绷急光亮，皱褶消失多为水湿泛溢等。

除望患者身体形色外，衣着打扮等亦在望诊范围内，医者或可通过一些特殊服饰判别患者身份、民族、宗教信仰，以便了解和尊重患者的饮食、风俗习惯，并为辨证提供参考。通过问诊和患者进行交谈，同时闻其方言口音，嗅其口中气味，或可大致判定其籍贯或居住地点，推测其居住环境及饮食习惯，以及有无烟酒史等，同时拉近了医患之间的距离，是人文关怀的体现。关于脉诊，《素问》有"三部九候论"，三部指人体的头、手、足，九候在每部中分三个不同的部位，分别与天、地、人相应，也体现人与自然为一整体的观点。切脉除获取信息外，也是对患者的人文关怀，张仲景《伤寒论·序》曰："按寸不及尺，握手不及足，人迎、趺阳三部不参；动数发息，不满五十；短期未知决诊，九候曾无仿佛"，来斥责庸医切脉敷衍。

四、论治过程中的人文医学思想

1. 重视感受，选择适宜治疗方法　论治过程中选择治疗方法是重要环节，最常见的为中药内服法。在药物治疗慢性疾病时，医者应充分照顾患者时间、经济条件状况，开具丸剂、颗粒、膏方等不同剂型处方，重视患者感受，酌情选择其他治疗方法更加彰显人文关怀的特点。如儿童不喜服药，在中医治疗儿科某些疾病时较多选取外治法，如淋洗、敷贴、热熨、摩擦等法，以减轻患儿治疗过程中的痛苦，仅《幼幼集成》一书所载外治法就达200余处。此外，药食同源，善用食疗也是中医人文关怀的又一体现，很多医家善用食疗，以王孟英为代表，以食为药，处处皆有，人人可服，物异功优，久饪无弊，如津伤之人可饮"天生甘露饮""天生复脉汤""天生白虎汤"，实为梨汁、甘蔗汁、西瓜汁。

2. 辨证处方，避免千篇一律　在辨证基础上给予因人而异的治疗，所谓同病异治，避免千人一方、千人一药的泛化治疗，是中医个体化治疗的基础。如张仲景治呕吐，饮邪致呕者以小半夏汤、生姜半夏汤、半夏干姜散温中化饮；虚寒呕逆者予吴茱萸汤、四逆汤温阳补虚；中焦寒热错杂者予半夏泻心汤调和寒热；实热内蕴者予大黄甘草汤泻下实热；少阳枢机不利者予小柴胡汤和解少阳。

3. 三因制宜，突出个体化治疗　三因制宜以患者为中心，一切从患者角度出发，真正在辨证的基础上实现个体化治疗，充分考虑患者身体素质、病情，并通过药物合理的配伍，调制药物偏性，增效减毒。

（1）因人制宜：人之体质强弱不同，更有男女老幼之别，根据患者性别、年龄、体质、生活习惯等不同特点，考虑治疗用药的原则，称作因人制宜。《冷庐医话》中引沈芊绿之言："婴儿脏气未全，不胜药力，周岁内非重症，勿轻易投药，须酌法治之，即两三岁内，形气毕竟嫩弱，用药不可太猛峻攻峻补，反受药累，此幼科之要诀也。"小儿气血未充，脏腑娇嫩，易虚易实，易寒易热，忌投峻攻，少用补益，药量宜轻；同理，老年人气血亏虚，阴阳不足，病多夹虚，需防祛邪太过，伤及正气。另外，体质有强弱与寒热之偏，体质不同，治疗用药亦应有所差异。例如，同为中医辨证"湿热蕴结"的泌尿系结石患者，体质强健者则单纯以清热利湿、通淋排石为法，而体质虚弱者，则需在前法的基础上加入益气温阳补肾之品以扶正；同样是风寒感冒，表实者可用麻黄汤，表虚者则可用桂枝汤。现代研究证实，依据"药人"体质学说进行治疗切实可行。治疗疾病时，还要注意患者的思想情况、性格特点及外界因素导致的心理失衡，耐心开导，消除消极的心理因素，充分发挥患者的主观能动性，也是因人制宜非常重要的方面。

（2）因地制宜：根据不同地区的地理和气候特点来考虑治疗用药的原则即为因地制宜。例如，同病风寒表证，处寒冷地区者，宜辛温发散，予麻黄、桂枝加强辛温散寒之力；而在温热地区，宜轻宣解表，首选荆芥、防风、豆豉。又如西北或北方患者，所处地域环境较为干燥，在其病机基础上用药时可酌用养阴润燥之品，而对于南方患者，则常合用达原饮、蚕矢汤、平胃散、五味消毒饮等以化湿祛秽、清热解毒。

（3）因时制宜：《素问•六元正纪大论》所言"用寒远寒，用凉远凉，用温远温，用热远热"即是此意。例如，春夏两季阳气生发，人体腠理疏松开泄，治疗风寒表证不宜过用麻黄、桂枝、羌活等辛温发散之品，以免开泄太过，耗气伤阴；秋冬之季，气候偏冷，阴盛阳衰，人体腠理致密，阳气潜藏在内，若病非大热，应慎用大黄、黄柏、黄连等苦寒之品，以免伤阳。

4. 医儒共通，文化优势贯穿治疗　传统中医学属人文主导型学科，兼具科技与人文双重内涵，它具有以"科技-人文"双重内涵为核心的完备的理论形态作为支撑点。中国传统文化博大精深，在治疗疾病中发挥了重要作用。古代著名医家大多具有极高的文化素养，他们的医学著作文笔生动，哲理、医理深邃，如《伤寒论》《本草纲目》等医学名著，指导治疗，强调仁术，千古传颂。以中药名称为例，由于中药种类繁多，来源甚广，一些日常被视为污秽之物也在用药之列，故古代医药学家就隐去俗称，雅化其名，开具处方也较易被患者接受，如水仙子、血余炭、夜明砂、五灵脂等。因怕患者拒服一些有毒的药物，也会借用一些药物别名，如砒霜本产自信州，名信石，便把"信"拆成人和言，名"人言"。

5. 阴阳调和，治疗以平为期　《素问》在起始篇就提出要以"调"来作为论治的总则大法，并且按照顺序提到调时、调神、调和，其含义说明人类要顺应四时天气的变化，调其生物钟，调其神与调其气，从而达到天人合一的调和总目标。中医的一切病证，不论虚实寒热、表里阴阳，都是失调；一切治法，不论清温攻补，都是促使机体恢复平衡，反映了中国古代儒家中庸之道与道家和而不争的理想境界。

五、"动-定序贯八法"体现"以人为本"的思想

辨证论治是中医治疗疾病的核心。近年来针对糖尿病前期及糖尿病的中医辨证治疗方法不断增多，有分期分型辨治、从脾虚辨治、从肝郁辨治、从血瘀辨治等。但目前研究还缺乏严谨的科研设计，研究规模、样本例数较小，辨证分型标准不统一，质量难以控制。同时临床中所采用的任一固定疗法或分型论治都有其局限性，常见模式大多是单方-单病、单药-单病或复方-单病，甚至对某个病"辨证"分型，每个型固定用某个方加减治疗等，难以适应疾病临床特点的复杂性和实际需要。而且，随着疾病的自身演变和治疗手段的干预，"辨证论治"中的"证"也在不断变化，如果整个治疗中固定了某种或几种辨治方法也难以达到较好的疗效。因此，如何对糖尿病或其他疾病进行动态、准确地辨证是一个急需解决的问题，也是如何体现以人为本的问题。

"动"强调运用中医恒动辨证观看待疾病的动态演变，动态把握核心病机，以药串动态组合为干预措施，体现医者对患者的细致观察，实现机体内部阴阳、脏腑、气血等平衡、条达舒畅，保持形与神、生理与心理的和谐统一。例如，2型糖尿病初期多为消渴，中期出现一些变证如水肿、眩晕，后期因久病全身脏腑功能减退而见虚劳。因此范师认为，本病辨证上必须抓住其动态演变规律，根据疾病发生发展的不同阶段及患者气血阴阳虚损的多寡，顺应疾病本身的动态变化灵活辨证论治，针对性地给予扶正补益或逐邪外出，强调"治无定法，法无定方，动态选药"，切不可僵化于某一证、某一方，以期予患者最佳诊疗方案、最佳人文关怀。

"定"为定律，规律也；哲学认为人类对自然界和社会的科学认识的历史，是人们大都先对事物运动变化的"不变秩序"做出单纯的经验性归纳，概括出经验规律，然后才进一步探寻到决定那些"不变秩序"存在的"因果必然性链条"，上升到对因果必然性规律的认识。在诊疗过程中，范师强调以人为本，通过细致的观察而归纳、演绎、总结出规律即核心病机，这个诊疗过程符合哲学认识世界的规律。当代哲学认为如果孤立地去观察单独个体的自然科学定律，它们全都可以被说成是经验规律，而且似乎不可能是因果必然性规律。

正是在哲学思想的深刻影响下，范师不仅提出运用"动""定"去认识疾病的本身规律及动态变化，更是强调"序贯"需要贯穿在整个诊疗过程中，"序贯"的过程即认识、诊治疾病"因果必然性规律"的过程，在诊治的过程中，不能拘泥于固定的一方一药，需要变中有守地动态把握核心病机的规律而辨证用药，根据个体病情的变化而动态辨证施治，十分强调个体化诊疗，避免机械化、教条化。

运用"动-定序贯八法"思维进行辨证研究，不仅为糖尿病的中医临床辨治提供了有益的探索，更开阔了中医临床思路，紧紧围绕"以人为本"的宗旨，勇于突破固有的辨证思维模式，在临床上不断探索新的辨证思路和治疗方法，以不断丰富中医临床诊治的手段，提升中医临床诊治的水平。

（孙　璐）

中　篇

第四章　科学发展观与中医科研研究

第一节　科研思路的形成过程

科学研究作为人们对未知事物的一种认识和探索活动，它首先便是人类思维活动的一种表现形式。因为在研究过程中，只有善于思考，才能发现问题和解决问题。"思路"就是思考的条理和脉络，它是解决问题的思维路径或模式。科学的思路对研究至关重要，从科研立项到科研设计，再到观察实验，以及对资料的整理，最后到理性的概括和分析，整个科学研究活动都需要研究者积极地动脑筋思考问题并形成科学的思路。只有科学的研究思路才能指导科研工作的顺利进行，而错误的研究思路则会将科研工作带入绝境。

一、科研思路的特点

科研思路，它不仅仅是人们在大脑中形成的一种思维体系，还是科研活动的重要组成部分。因此，除了具有一般思维活动的普遍特征之外，它还包含有科学研究赋予它的特殊"标志"。

1. 科学性和客观性　科学性是科学研究的"基础"。科研思路必须以科学性为基础，即必须要以科学的事实为依据。这些事实依据可以是以往的发现和学说，也可以是在实践中积累的经验，科研思路绝不能建立在毫无事实根据的臆想之上。

除此之外，科研思路还应当具备客观性。一是要从客观实际出发，以客观事实为依据，不能凭空臆测；二是要遵循客观规律，科研思路的每个环节都要求能够合理解释，而且具备现实的可行性，绝不能是研究者的"瞎想""妄想"。

2. 创新性　创新性是科学研究的"灵魂"，贯穿科研活动的始终。科研思路的形成作为科研活动的起始步骤，必须具备创新性，这是科研创新的基础和前提。如前所述，科学研究是对未知事物的探索，其研究的对象是"未知事物"，而研究的前提则是这个"未知事物"需要先被人们发现。因此，科研工作者大胆怀疑，敢于尝试，这样才能发现新问题、解决新问题，进而不断推动现有科技的进步和发展。如果科研思路缺乏创新性，那么整个研究过程便是对前人的简单重复，毫无实际意义可言。

科研思路如何才能有所创新？首先，研究者要掌握相关领域的大量科学情报和信息，包括以往的文献和最前沿的研究资料，并要懂得对这些信息进行综合、归纳、总结、分析；其次，研究者要善于从实践中总结经验教训，包括自身实践和他人的实践，从经验教训中找出突破口；再者，要打破固有的思维模式，从另一个角度或换一种眼光去看待某一现象，不能"人云亦云",墨守成规,要具备"敢于质疑"的勇气。

3. 系统性和灵活性 科研思路是科研行动的一种导向意愿,它开始于科研活动的初始阶段,指导着科研活动的全过程,是一个缜密的、完整的、连续的、动态的思维体系。研究者收集与研究有关的各种零散的资源,将这些资源按一定秩序和内部联系组合起来,最终围绕研究目标形成一个整体的思路,其中各种要素的先后顺序、主次关系、因果联系都层层分明,有秩序、有章法可循。如此,形成协调统一的科研思路才能指导科研活动的有序开展。

同时需要注意的是,科研思路虽然是一个整体的思维体系,但并不意味着它一经形成便不可改变。科研思路还是一个动态的思考与梳理过程,具有灵活性,它所包含的各种零散资源可以随机调控。研究者应善于在科研活动实践中不断地对思路进行梳理、调整。灵活的思路能够不断得到完善,进而能够更好地为实现研究目标而服务,相反,一成不变的思路将会使研究活动陷入"死胡同"。

由上可知,科研思路以客观存在的事实为依据,具有创新性、系统性和灵活性,这些是思路的固有特征,也是研究者在形成思路时必须恪守的原则,这可以说是绝不可改变的。而与此同时,它又不是一成不变,除了必须具备创新和突破性之外,它还随着研究过程使思路不断得到补充和完善,这体现了科研思路的灵活性和动态性。

二、科研思路形成的影响因素

科研思路的形成是在自身认知的基础上结合具体的环境和资源,形成科研活动导向意愿。思路的形成不得脱离实际环境和最大化可支配的资源,否则所形成的行为导向意愿都只能是空想,不能有效地解决实际问题。环境、资源、研究者素质都影响着科研思路的形成。

1. 环境对思路形成的影响 环境分为内环境和外环境。首先,"内环境"可以说是研究机构或研究团队。如果研究者对自己所处的研究机构和团队情况了解不充分,那就可能会出现很多好的思路因不符合实际情况而无法执行的情况。另外,作为研究人员,对所提出的研究目标要有很清晰的分析和判断能力,什么事情能做,什么事情不能做,只有架构在研究小组及研究机构实际条件基础上的科研思路才能有效地解决问题。其次,"外环境"是指来自研究机构外部的影响因素,主要是相关领域的国内外研究现状,以及现有的科研氛围、政策支持等情况。在思路形成的过程中,研究人员必须充分考虑外在的影响因素,如果对本研究领域了解不够,则无法形成有创意的思路;如果对外界整体大环境了解不清,则也有可能导致思路无法执行。

2. 资源对思路形成的影响 科研的任务是解决问题。在形成对某一个问题的解决方案时,我们首先要考虑的是:能最大化利用哪些资源,如信息、技术、设备、人员等,哪些资源已具备,哪些还不具备,该如何支配这些资源才能更好地达到研究目标,这些问题都需要考虑。因此说,在思路的形成过程中,一定要很清楚你所能调动的最大化资源,根据这些资源来"量体裁衣",合理设计研究方案;否则,将会出现因资源不足而导致思路无法执行的状况。

3. 研究者自身素质对思路形成的影响 1987 年诺贝尔物理奖获得者卡尔·缪勒（瑞士）曾说：研究者必须有好奇心、功名心、特殊的才智、特殊的记忆力、工作的纪律性，恰如其分地估价自己。科研思路是创造性劳动、是经验的再发展、是知识的拓宽。它有研究者灵感的成分，也有工作基础和研究者能力的支持。研究者的研究兴趣、工作态度和作风、知识背景、思维方式、创新精神、心理素质及科研技能等，都是影响科研思路形成的重要因素。

由上可知，科研思路的形成是受到外因和内因两种因素影响的。内因是根本，外因是条件。研究者们要想在相关领域有所突破，首先得提高自身的科研素质，只有研究者各方面条件都准备充分了，才有可能发现新的研究点，也才有可能形成科学的研究思路。因此，研究者的科研素质是必不可少的固定因素，而外部环境及资源等因素则是相对灵活的，即便当时没有，我们也还可以去想办法争取或创造。

三、科研思路形成的过程

1. 发现问题 一项科研工作总是从发现问题开始的，这是科研思路形成的第一步。我们在实践活动中，总会遇到一些需要解释而又不能解释的问题，也会遇到许多需要解决而又无法解决的问题，不同的人在面对这些问题时的反应不同。对于科学工作者来说，我们需要敏锐地观察，及时地捕捉现象，并充分地联想，对这些问题产生大胆的"想法"。只有善于观察和思考，善于捕捉和联想，才能产生"思想的火花"，进而照亮研究的"大门"。

发现问题，形成"思想火花"，往往来源于事物的一些细微之处。因此，敏锐的观察力和积极的思考非常重要。例如，关于 X 线的发现，早在 1879 年，德国的一名研究者克鲁斯克在做真空放电管试验时，就发现管子附近的照相底板出现了模糊的阴影，但他对此现象没有给予任何重视；在此后的连续几十年里，不少研究者都在试验中发现了这一现象，但他们跟克鲁斯克一样，都不以为然，他们只是将注意力和精力集中于研究阴极射线的性质上，而对管子以外发生的现象都没有予以注意。直到 1895 年，伦琴看到这一现象后不仅没有忽略它，还开始对此进行思考和联想，通过反复的试验，他终于发现了 X 线，开辟了物理学的新时代，也推动了医学的巨大进步。此外，善于比较事物的变化和不同之处，也能帮助我们发现新问题。譬如，当我们的观察或实践与前人的不同时，我们就要对此进行对比分析；或者当我们发现有些公认的结论和经验之间出现矛盾时，也要对此进行思考。因为这些"不同"和"矛盾"，往往就是最初的科研思路形成的起点。

2. 分析问题 一旦我们捕捉到了某个问题，并决定对它一探究竟之后，紧接着的任务便是要对这个问题进行理性的分析。这个分析不仅仅指的是将事物的整体分解为各个部分或各种属性，它还包括了比较、推理、综合、概括、抽象等科学思维的过程。

首先，我们需要围绕这个问题向四周展开网络，搜集大量的相关知识信息，包括查阅文献、调查分析等，全面掌握既往的研究资料和目前最新的研究现状；其次，我们需要对这些信息逐一做出判断，有目的性地对众多分散的信息进行筛选、整理、分析、综合、归纳，最终在大脑中形成对这一问题的整体认识；再次，通过对这些信息的加工处理过程，加深对新发现问题的认识，并展开多层次的联想，试着去寻找问题的症结所在；最后，找出问题可能的症结后，进一步明确自己选择研究这个问题的意义和目的所在。

3. 形成假说　结合相关的事实依据和科学理论，对新发现的问题及其规律性提出推测和说明，经过详细的分类、归纳与分析，得到一个暂时性但是可以被接受的解释，这便是形成假说的过程。任何假说的提出都以一定的相关事实作为支持它的经验证据，也以一定的相关原理作为论证它的理论前提。要形成科研假说，研究者一方面要找到足够的事实依据，另一方面还要解放思想，甩掉本本主义，摆脱传统观念的束缚，大胆设想，勇于创新。

假说形成后，研究者要对它的内容进行整理，使它更加严谨，更加系统化。假说的核心部分，是为了解答问题而猜想出来的基本理论观点，这是一个假说的纲领性内容，不可改动；而以设想的基本理论观点去解释已知的事实或预测未知的事实，这是一个假说的外层部分，它是为被设想的基本理论作辩护的，是允许改动的。所以，假说应该还需要在实践中不断发展和修正，才能形成正确的理性认识，导出新的研究成果，最终达到修正旧科学理论或创立新科学理论的目的。

4. 科研构思　任何假说都带有假定性，因此，必须通过实验对它加以验证，以去伪存真，形成正确的学说。科学假说都必须具备可检验性，否则，就不能称为科学假说。验证假说的过程其实就是科学研究实施的过程。在开始动手之前，我们首先要在大脑中进行科研构思，明确受试对象、处理因素、预期效应，并要考虑哪些干扰因素应设法排除，选择什么材料和仪器，采取什么样的方法和手段，方法是否切实可行，是否符合客观条件，在实验过程中可能会遇到什么问题，能否达到预期的目标等，这些都要在科研设计中予以考虑，最终形成一条验证假说的基本思路和设想。也就是说，在实验具体付诸实施之前，整个研究过程及其结果，都已经在人们头脑中观念地存在和完成了。只有头脑完成科研构思，才能进入之后的实施阶段。科研构思是对研究者思维能力的一个重要考验，它不仅要求最终建立最佳研究途径，还要求验证手段和解决办法新颖，不落俗套。

5. 确定思路　科研构思形成后，还需对它进行初步的检验，主要是预试验和方案论证（即开题报告）。通过预试验和做开题报告，对科研构思进行修正、完善和补充。如果实验结果与假说不符，而又找不出实验过程的纰漏，就该考虑放弃或修改此前建立的假说，或从其他角度再进行论证。这也是科研思路包含的内容之一。经过了对科研构思的修正、完善和补充，确认缜密无误后，即宣告整个科研思路的正式形成。

通过以上发现问题、分析问题、形成假说、科研构思、确定思路等过程后，围绕科研主题的一些问题逐一获得解决，整个研究思路形成，选题就可以确定下来，在此基础上研究人员便可正式撰写科研设计书，并按程序进行申报，之后便是按照思路来正式动手实施试验了。

第二节　科研与临床的关系

如果将科研理解为一种认识活动，那么临床便是一种实践的过程，这二者之间的关系完全符合"实践-认识-再实践-再认识"的马克思主义认识论原理。总的来说，临床与科研之间是实践与认识的辩证统一关系，它们之间相互依存，相互促进，共同促进着医学的进步和发展。

一、临床是医学科研的基础

科研是发现问题、解决问题的过程，任何领域的研究，都必须以客观存在的事实为依据，不管是前人的发现，或是自己的经验积累，还是最新的科学证据，医学科研是以临床实践的客观事实为依据的。临床是医学科研的基础，医学科研选题往往来源于临床实践中发现的问题；临床是医学科研的方向，医学科研的目的就是为了解决临床的需要；此外，临床还是医学科研的平台，在研究过程中涉及的研究对象、方法和手段等都离不开临床；最后，科研得出的结果正确与否，还需应用于临床实践才能得以检验。

1. 临床为科研提供研究方向　爱因斯坦曾说过，提出一个问题往往比解决一个问题更重要。能否有一个好的选题，是做好科研的起点和根本。而临床实践给医学研究者提供了便利的条件，因为在临床工作中，我们每天都会遇到各种各样的问题，包括理论上存在的问题、实践中提出的问题、当前仍有争论的问题及还需作深入探讨的问题等，这些往往就是启发科研工作者形成创新性思路的源泉。可以说，临床实践是医学科研思路形成的"沃土"，为科研提出一个又一个新的命题、新的方向和任务。来源于临床实践的新问题恰恰最能体现临床的需求，以解决这些问题为研究方向则最能体现医学科研的意义所在。因此，临床工作者除了扎实掌握本学科知识之外，还要具备科研意识，善于在临床实践中发现问题，敢于抓住机遇，并懂得利用自己的专业知识优势，对新发现的问题进行全面深入地分析，这样才能找出新的研究方向，提出创新性的研究课题。

2. 临床为科研提供条件和资源　医学研究脱离了临床便无从进行。无论是医学基础性研究还是临床应用研究，都需以临床需求为基础，而它们的顺利进行也有赖于临床提供的便利条件。

首先，临床为研究提供样本、科学的处理因素及效应指标。样本是指研究中实际观测或调查的受试对象中的一部分"同质性"个体。任何一项科学研究都必须选择一定量的具有代表性的样本作为研究对象。临床医学研究的对象多为患者和患者的群体，资料来源一般是患者的病史、体检结果及实验室检查结果等。样本纳入或排除的标准都是来源于临床并经过临床实践检验过的，因此，临床还为科研提供了科学的处理因素及效应指标。

其次，医院为科研提供了便利的资源。随着医学模式、医疗环境的改变及人们对医疗水平要求的日益提高，医院（尤其是大型综合性医院）已经不仅仅是治病的场所，由于其临床资源丰富、仪器设备先进等优势，医院已经成为主动承担医学研究任务的重要机构。另外，医院里的临床医生，则是医学研究的重要实践者。可以说，如果没有临床医生的努力，任何重大的疾病研究都不可能取得真正的突破。

3. 临床是对科研成果的检验　科研成果形式主要分为基础理论成果和应用技术成果。基础理论成果的形式主要是论文和著作；应用技术成果的形式主要分为具有实用价值的新技术、新产品等物质形态成果和专利技术、工艺流程、操作程序、药剂配方等知识形态的技术成果。

实践是检验真理的唯一标准。医学科研所创造出的新理论、新疗法、新药物等成果，在指导临床实践并推动其进步的同时，还必须接受临床实践的检验。科研新成果是否真正有价值，是否能够达到预期的效果，这不能单凭实验就能得出答案，只有将它们再次应用到临床实践当中去，经过长期的推广和效应观察后才能得出最终的结论。从实践推动认识的发展这个意义上来讲，临床实践也是推动科研新成果不断完善和发展的动力。

二、科研是临床医学进步的推动力

长期以来，临床医生仅仅依靠前人的理论和自身经验来进行诊疗工作，然而，随着社会的发展，这种方式渐渐暴露出不足，越来越多的疑问开始呈现在临床医生面前，越来越多的医学问题亟待医学工作者去探索和解决。而科研的任务恰恰就是发现和解决问题，建立新理论、新方法，促进事物的发展。因此，凡是在医学发展中需要解决而又尚未解决或没有得到正确解决的问题，都应该拿来进行研究；医学研究的目的就是解决临床的疑问，促进临床的发展。

1. 科研促进临床医学的进步　临床研究是临床实践的重要组成部分，它以患者为研究对象，采用科学的方法和标准，通过一系列有针对性的临床观察、总结和分析，了解疾病的发生、发展规律，确定和评价疾病的诊断方法、防治措施的效果和效益，以及预后相关因素等，进而提高诊断水平和治疗效果，使临床医学得到不断的发展和进步。

在过去的一个多世纪里，为了消除一些疾病对人类的困扰，人们在大量临床实践的基础上，通过艰苦细致的科学研究取得了许多辉煌的成就，如青霉素的发明、各类疫苗的研制、生物制剂的研发等，使得临床上许多不能解决的问题得到解决。诸如此类对人类医学做出重大贡献的事件，无一不是源于科学研究的成功开展。可以说，科学研究是拓展临床范围、提高诊治水平、解除人类疾病痛苦的重要途径。

此外，科研创造出新的科学理论，指导临床工作的开展，还可为临床开拓新的思维方法和新的诊疗方法等。可以说，一切经过实践检验后正确的科研成果，一旦付诸临床实践，都将对临床医学的进步产生巨大的推动力。

2. 科研提高临床医生的能力　医生是临床工作的主体，担负着为患者诊治疾病、维护健康的任务；但长期以来，受此认识的影响及某些客观条件的限制，绝大多数医生都将精力专注于临床而无意于科研或无暇从事科研工作，从而变成只具备娴熟的诊疗技术，而无专业理论底蕴，也毫无推动医学创新意识的一名普通"医匠"。做一名好的临床医生，必须要具备科研意识，将临床与科研结合起来，才能更好地履行医生的职责。

科研的过程，是一个发现问题、解决问题的过程，更是一种创新性的活动。临床工作者参与科研，除了要具备扎实的专业知识之外，还要求具备敏锐的洞察力、创新的意识及科学的思维方式。因此，参加科研活动，临床医生不仅能提高自己分析问题的能力，还可以帮助自己转变固定的思维模式，培养自己的创新意识和创新能力。

不仅如此，临床医生通过发现问题、提出问题、查阅文献、构思、操作等过程，可以拓宽自己的知识面，获取更多的本专业最新研究进展，甚至了解到更多的诊疗技能，学会更多的研究方法。科研求证的过程，其实就是临床医生积累经验，提高理论认识和技能水平的过程。最后，科学的研究成果应用于临床实践，还能推进医生的临床技能不断得到提高。

3. 科研促进医院的发展 医院作为临床工作的支持和载体，它的发展影响着临床水平的提高。从医院自身发展来看，主动开展科研工作，进行高水平的科学研究，可以提高医院的自主创新能力，使临床工作摆脱被动模仿的状态，进而提高整体医院的医疗水平，使之在行业竞争中处于主动地位。

总之，科研是催生新知识、新技术的基本手段，是解决临床疑问的根本办法，是推进医学发展的巨大动力。对于医院和医生来说，没有创新性的科学研究，临床工作就无法取得重大突破。而医学科研则必须根植于临床，以临床实践为课题的来源，以解决临床实际问题为研究目的。只要我们将临床与科研有机地结合起来，积极搭建二者互为条件、互相促进的平台，就能在临床工作中不断取得新突破，为人类医学进步做出重大贡献。

第三节 中医临床科研的现状

中医临床科研的历史与医家的临床医疗活动密不可分，中国古代医家的医学研究是在临床上完成的，当然这需要他们首先熟读医经、领悟医经的要旨，然后在临床实践中直接进行验证和思考，不断地提高自己的心理存在层次和医疗水平。因此，古代医家的主要研究就是研读经典和进行临床实践，临床疗效的提高更多的是依靠中医学家自己对医经领悟的深度与自身丰富的临床经验。

当前，中医药"以人为本"的健康观及其在防治人类现代疾患方面的优势和特色正逐步为更多的国家及国际组织所认识和接受。由于现代医药在面对一些疑难病证方面尚无有效的治疗方法，于是许多国家把希望寄托于中医药，纷纷开展中医药的对比研究，进一步验证中医药的疗效，在世界范围内掀起了一股中医药学术研究热潮。现对国内外中医药科学研究现状进行分析。

一、国内中医临床科研的现状

（一）中医临床科研思路

1. 坚持对辨证论治过程的研究 中医的辨证论治过程是中医思维的核心，中医认识疾病要通过辨证，中医在辨证方面的临床思维模式可归纳为：一是天时气候、地理环境对疾病的发病、流行，以及对病情属性、预后的影响；二是患者的体质、老幼及七情变化对发病和病情的影响；三是发病的时间及病情演变的情况，根据四诊所见确定中医病名、病位、病性，再根据病情识别真假、辨明标本，以便抓住主要矛盾；四是要了解治疗经过，从治疗中亦可了解病情变化，并判断其预后。"证"就是全面地分析这些证据，为论治奠定基础。

同时，在中医辨证过程中，还要考虑到病情是在不断发展变化的，而不是静止不动的，要用动态的观点来分析病情，辨认疾病。动态过程，一是转化，二是传变。所谓转化，是指原来互相矛盾的两种类型相互转化，如阴阳、寒热、虚实、表里的转化；所谓传变，是指疾病在一定条件下，病情循着一定的趋向发展，有了质的改变。在不同阶段中，都要考虑脏腑功能的变化，正邪双方力量的对比，考虑可能发生的下一阶段的转变。通过辨证抓住病机，才能够知常达变，这才是认识的理性阶段。

2. 对临床诊疗经验总结的研究 善于总结临床诊疗经验才能不断促进临床水平的提高。中医临床经验总结的对象，可以是名老中医学术经验，也可以是自己工作实践经验。在总结中发现规律，从规律中得到启发，这便是中医临床科研的创新之处。

（二）中医临床科研方法

1. 从独特的学术思想着手 独特的学术思想是医者长期读书、临证、思考的经验结晶，值得挖掘整理，使之升华为理性的东西。例如，汉代张仲景著《伤寒论》，开辨证论治之先河，树外感热病治疗之圭臬。又如，颜德馨教授根据《内经》"人之所有者，血与气耳"之说，从其长期的临床经验出发，提出"气为百病之长，血为百病之胎"的学术观点，认为"久病必有瘀，怪病必有瘀"，使许多疑难病从瘀论治取得了很好的疗效。再如，邓铁涛教授提出"五脏相关说"，主张其可取代五行学说，认为人体是以五脏为中心的内外相联系的统一体。在生理情况下五脏系统之间互相促进和制约，协调机体的正常活动；在病理情况下，五脏系统互相影响。用五脏相关说取代五行学说，既可以继承五行学说的精华，又可赋予现代系统论的内容，体现中医整体观的理论。这些学术思想反映了当代中医的学术水平，促进了中医学术的进步和发展。

2. 从擅治的某个病种着手 每一位有一定名望的医生，即使临床经验丰富，也不可能做到面面俱到，他可能在某一个疾病治疗中有独到的经验，且疗效优于其他医生。临床总结的就是其在治疗某一病种方面的独特经验。例如，董建华教授擅长治疗脾胃病，他认为胃的生理特点集中在一个"降"字，病理特点体现在一个"滞"字，治疗上着眼于一个"通"字。临证中他总结了理气通降、化瘀通降、通腑泄热、降胃导滞、滋阴通降、辛甘通阳、升清降浊、辛开苦降、平肝降逆、散寒通阳十法，取得了良好的临床疗效。又如，擅治脑病的专家刘祖贻，即以脑病为总结的切入口，提出"脑病六辨"（辨外邪、痰、瘀、气郁、内风、正虚）及"脑病七治，重在治肝、治肾、治瘀"，总结了一整套的治疗方案，对我们颇有启迪。

3. 从总结辨证规律着手（是否提出"动-定序贯"思想） 辨证论治究竟有没有规律，学术界曾有不同的看法，国家中医药管理局颁布的中医临床发展纲要中明确指出，未来临床研究的重要任务之一，就是对重大疾病辨证论治规律的研究。因此，总结疾病辨证规律无疑是重中之重。例如，张绚邦教授对冠心病的辨治规律作了总结，概括为"不离乎心，不止于心；治本在补，治标在通"。具体分为三个层次：一是心脏本体证治，虚证以补为主，实证以通为要；二是心脏与其他脏腑相关病的证治，主要有心肝血虚、心脾两虚、心肺气虚、心肾不交、心肾阳虚、心胆不宁等；三是特征证的证治，主要表现为胸痹、心痛及类更年期症状的拟定专方处理。这一总结，对冠心病的辨治思路清晰，可行性强，很有学术价值。施杞教授提出"临证三辨，衷中参西"。他主张辨证与辨病、辨型相结合，宏观辨证与微观辨证相结合，辨证与基础实验、现代诊察手段相结合。他按照这一思路在对骨伤科的常见病、疑难病的辨治中发挥了很好的作用。

4. 从独具特色的治法看手 立法特点往往反映医者之独具心眼，最能反映其临床特色，独特的方法才有独特的疗效。例如，陈可冀院士善用活血化瘀法，他根据致瘀之因而辨证地运用行气活血、益气活血、养血活血、温经活血、清热活血等法；结合病变部位，而采用通下活血、利水活血、醒脑活血、清心活血、消痰化瘀等法。其选药精当，药随证转，配方严谨，充分显示了辨证的规律性和灵活性的有机结合。这些用药法度，或旧法新用，或突破陈法，创立新法，体现了学术上的创新。

5. 从用方经验着手　用方经验包括活用古方及创制验方两方面。整理中医临床经验从用方切入，更具实用价值。例如，张琪善于古方新用，他用李东垣中满分消汤治疗慢性肾病顽固性水肿、腹水等属寒湿中阻者，应手而效；用六君子汤加当归、白芍治疗慢性肾衰竭阴阳脾肾俱虚者，取效满意，实践了"欲求阴阳之和者，必于中气"之说；创制"瘿瘤内消饮"治疗淋巴结结核、甲状腺囊肿等，提高了疗效。古方新用、化裁古方、创制新方，体现了用方准则，以及继承、创新的治学精神。

6. 从用药特点着手　古人云"用药如用兵"，立方遣药，是步人后尘，抑或独出机杼，其细微处皆凝聚着医者的良苦用心。例如，施今墨先生善用"对药"，后人整理出版有《施今墨对药》一书，尽现其用药配伍之神机巧妙，足见中医药学之博大精深。如益胃止渴、健脾降糖类中，苍术与玄参相合，一润一燥，相制相生；黄芪合山药，一阳一阴，相生相成；葛根与丹参相伍，活血化瘀，祛瘀生新；知母、黄柏、肉桂参合，寒热并用，善治消渴病"下消"证；熟地黄与山茱萸合用，一补一敛，强阴益精等，这些配伍，经实践证明确有良好的降糖作用。

（三）目前中医临床科研存在的困惑及对策

1. 整体观与还原论的对峙　中医学的整体观念把人与自然界视为一个有机的整体，对疾病的考察要求站在全局的立场进行综合的分析。整体观对要素、要素间的改变、联系要素间的介质等不甚追究。而现代科研方法从一开始便铭刻上了分析科学还原论的烙印，更适用于要素本质的研究。以主要适用于还原论研究的方法学去研究具有系统论特质的中医整体观，差强人意。两难之际，尚需假以时日加以探索，以真正达到"无削趾适履之患，而有渍盐入水之功"的境界。

2. 中医学特色与现代科研方法学特质的不兼容性　中医学的特色是辨证论治、随证加减，强调个体化治疗。然而现代临床科研方法有其自身的特质与规定，追求规律性探索。由于这是两种截然不同的学科体系，不得不承认它们之间的适配性较差。越是强调个体化治疗以突出中医学特色，则越是给科研设计带来困难、使研究方案的严谨性受到削弱；反之，越是强调临床科研方案的科学性和严谨性，则越是难以体现出中医学的特色。所谓比较好的中医临床研究方案就是力求两者相对的和谐统一。

3. 中医证型标准的"先天性缺陷"与临床研究的矛盾　中医的"证型"缺乏客观的诊断标准，导致在中医临床研究中无法进行质量控制。因此目前任何与中医证候有关的临床研究或多或少都存在一些缺陷。目前大多采用"以病（西医）统证（中医）"的方法，试图通过"病"的诊断标准的划一性，来弥补中医证型不确定性的缺陷。然而，辨证论治统一在某种西医病名之下，必将使传统经典意义上的"辨证论治"及"异病同治"的理念不可避免地会被打上一些"折扣"与"走样"。在现阶段，我们常常只能进行中医学术思想被打了"折扣"的中医临床研究。出于同样的理由，由于中医证型缺乏客观化标准，必然会影响到能够充分反映与体现中医治疗特色与优势的疗效评价体系的建立。当前，不妨尝试作一些独辟蹊径的探索，例如，如何根据不同类型的疾病，对症状疗效在总体疗效判定中的地位做出科学的估量？如何评价中医证候改善与疾病好转、痊愈的关系？如何对阶段性的临床疗效进行评估？如何将个体化评价与总体评价和谐地统一？如何揭示现代实验室检查与中医证候评价指标的内在联系？等等。

4. 中药标准化与中药现代化的距离　中药材的质量是影响临床疗效的重要因素。药材的产地、炮制加工、制剂剂型、煎煮服法等情况十分复杂。同一品种的药材，因产地不同，其药效有所不同，有时甚至相差很大。炮制加工源于传统理论，其科学性尚未一一经过验证。同样的药物，剂型不同、提取方法不同，药效也大不相同。临床上最常用的中药煎剂是合煎好还是分煎好？每种药物的最适煎煮时间是多少？服药量与服药次数的确定依据是什么？目前对这些问题均未进行深入的研究。另外，复方研究、方剂研究仍相对薄弱，有待加强药理学等系统研究。化学成分是中药产生疗效的物质基础，无论是复方制剂还是单味药制剂，都需要以化学成分作为质量控制的指标。如果以其主要有效成分为指标，则更加合理。通过有效成分作用机制的深入研究，对中药药理作用的认识将提高到一个新的高度。总之，要大力推进中药的标准化与现代化，保证中医临床研究的质量。

二、国外中医科研的现状

1. 科研领域与科研思路　目前，各国在对于中医药、针灸的研究中，没有像我国这样的系统的理论指导和深厚的临床基础，但凭借其先进的仪器设备、活跃的科研思路，在中医理论、中药、针灸等方面进行了研究，并做出了具有一定特色的成绩。

（1）中医理论研究：走在世界"中医热"前列的日本，近年来在普及应用的基础上非常重视理论研究，政府每年拨出 1.72 亿万日元的研究费用，并集中全国优势力量，利用现代高科技手段对中医基础理论，尤其是对"证"的本质进行了深入研究，有可能在中西医结合点上有所突破；同时还运用生化、药理、分子生物学和免疫学对中药及其复方的药理进行了研究，并取得了一批令人瞩目的成果。在英国，对丹参、人参等中药的药理研究及阴阳五行中医理论的研究取得了一些进展。

（2）针灸研究：近年来，美国在使用中药配合针灸治疗艾滋病的研究方面也取得了初步成果；俄罗斯在针灸疗法研究方面很有特点，全国设有 127 个反射疗法（苏联称针灸疗法为反射疗法）研究所，形成了全国性的针灸医疗、科研网络，尤其是将针灸作为宇航员的特殊保健方面的研究取得了一定的成果；法国的医学家们对于经络原理的研究很重视，法国奈克医院核医学部用闪烁摄像机连接电子计算机的方法，把放射性元素锝（Tc）注射到针灸穴位及其对照穴，摄影显示得出的该元素行走路线与针灸文献记载的经络行走路线极为相似，而与血管、神经的循行毫无关系；德国在针灸麻醉研究方面在欧洲处于领先地位。此外，如加拿大、阿根廷、古巴、奥地利、捷克、罗马尼亚、波兰、荷兰、澳大利亚、新西兰等国家都对针灸感兴趣，并开展了一定的临床、科研和教学工作。

（3）中药研究：近年来，西方国家的一些医药学术机构已开始重视中药的研究。以植物药为例，西方有 40 家植物药研究机构，500 多个研究项目。美国国立卫生研究院（NIH）

和艾滋病防治中心分别对 300 余种中草药进行筛选和有效成分研究，从植物药中寻找抗癌活性成分，取得了较多成果；俄罗斯在中药研究方面也取得了相当大的进展，如在人参、刺五加、甘草的有效成分、药理作用、临床应用等方面已取得一批高水平的科研成果；法国、德国、加拿大、澳大利亚等国都对中医药特别是中药开展了不同程度的临床科研工作。国际上申请中药与其他植物药的专利数量亦在迅速上升。

目前，中药研究最为集中的是在我国周边国家和地区。日本是除我国以外研究应用中药历史最久、范围最广、水平较高、从业人数最多的国家。其研究特点有：①中西医结合，注重中药的基础性研究；②注重单味中药有效成分的研究，主要集中在神经系统、心脑血管系统和肿瘤；③重视方法学的研究，高效液相色谱、气-质联用等现代先进方法和技术已广泛引入中药化学研究中；④在中药动物模型研究方面，除采用我国各种药物和物理方法建立的脾虚证、血瘀证等方证模型外，一些基因工程技术已陆续引入，已培育出在遗传性上对药物有高应答的动物，目前比较成功的方证模型有八味地黄丸小白鼠模型、黄连解毒汤小白鼠模型、对灵芝成分敏感的小白鼠模型等；⑤重视药物资源的引种，已储存了约 1500 种植物种子；⑥注重汉方药材提取及浓缩干燥的 GMP（药品生产质量管理规范）工艺研究。由此产生的经济利益是有目共睹的，其汉方药年生产总值已超过 1000 亿日元。

韩国的中药基础研究也十分活跃，早在 20 世纪 80 年代，该国就对 80 多个中药古方、验方进行了研究，研究内容主要包括用现代科学技术阐明方剂的传统功效、揭示药效的作用机制、研究中药的质量控制标准。其着眼点是通过中药的基础性研究工作，提高所研制中药的现代化水平，以获取经济利润。韩国的企业集团对中药的基础性研究资助起到了很大的作用。

2. 国外中医药研究存在的主要问题　①中医药的研究思路：方法尚未脱离化学合成药物及植物药的框架。如从中药中提取有效成分，或在传统中药中分析、提取出单体物质，再走化学合成的道路等。②对中医药的基础性研究大都属民间机构活动，自然难以形成系统的研究体系。③中医药研究的资源及人才缺乏。④由于临床实践环节薄弱，临床研究还处于起步阶段。⑤循证医学、还原论的研究思路仍处于主流。⑥传统研究方法得不到认可。⑦国外针灸研究基本停留在临床疗效的客观性上，而对诊疗机制的研究不够。

三、中医临床科研论文的现状

（一）选题不当，题文不符

论文题目是最先映入读者眼帘的部分，也是读者决定是否阅读的关键。所以，标题是否醒目、明了、确切，将直接影响文章的传播效果。有些文章的题目不确切，题文不符，概括起来，可归纳为以下五种：

1. 选题不当　有的文章不能结合自己所从事的临床工作情况去总结、整理、提高，而是希望爆出冷门，出奇制胜。如有一篇题为《中医药防治钩端螺旋体病、血吸虫病的思路与体会》的文章，作者系黑龙江省某局医院的内科医师，文中没有交代作者是否在南方做过有关临床研究等相关背景材料的调研，也没有从理论角度进行推理的说明，尽管文章写得有些新意，也提出了一些具体方法，但因交代不清相关的背景材料，给人以内容不真实、选题不恰当的感觉。

2. 题目攀高　有人喜欢把题目攀得太高，而脱离实际内容。例如，一篇文章以《刮痧疗法的革新与实践》为题，认为刮痧疗法"朴素、安全、自然、经济，是中医学中蕴藏的一大法宝，将刮痧疗法运用于临床，既是对祖国医学的发扬光大，也是使古老医学成为当代新医学的创新实践"，这种在科研论文中用非科研术语进行无根据的夸大，不但不符合论文撰写的要求，也因对这种疗法的评价过高而显得不切合临床实际。

3. 题文不符　有的文章题目与内容不符，题目讲的是一回事，内容说的是另外一回事。有一篇文章以《抗老防衰浅析》为题，但通篇文章讲的都是中医基础理论中的基本问题，通篇文章看不出作者在抗老防衰方面有什么新的见解和体会，也没有说清楚如何抗老防衰；另有一篇题为《肾病综合征激素撤减期的中药治疗》的论文，前半部分详细介绍了肾病综合征如何使用激素，后半部分又综述了 4 篇文章的观点，毫无自己独立的见解与体会，作为综述文章，篇数也太少，基本上属于文不对题。类似的文章还有很多，这些都属于题文不符。

4. 题目笼统　有的文章题目没有鲜明准确地概括出文章的内容，而是泛泛而谈。例如，有一篇文章题为《××老中医临床经验介绍》，但通篇内容是介绍该老中医治疗肠易激综合征的经验，若改为《××老中医治疗肠易激综合征的经验》，则要准确得多。

5. 题目过长　有的论文题目过长，既不能使读者一目了然，也不利于图书情报人员检索编目。例如，有篇文章以《中医辨证分型治疗与西医辨病治疗相结合治疗慢性萎缩性胃炎的临床观察与实验研究及体会》为题，题目竟达 40 个字，而全文内容却只有 2400 字，因而使得文章题目长，内容少，头重脚轻，无根无基。2400 字的文章即便是字字珠玑、句句金石，恐怕也难以把文章题目所涉及的内容说清楚、讲透彻。

（二）概念不清，论点不明

有的文章本身基本概念就含糊不清，所以据此做出的判断也就站不住脚。有一篇以《二源法是克癌的优选法》为题的论文，该文章连"二源法"的定义、方法、适应证等都未交代清楚，就得出了"是克癌的优选法"的结论，很难站得住脚。有的论文论点不明确，作者既想说这个问题，又想说那个问题，结果哪个都没说清楚，使人看了含糊不清。例如，有一篇题为《中医治疗钩端螺旋体病的证治体会》的文章，既想谈病，又想谈证，既想谈证治，又想讲体会，由于篇幅所限，结果哪个都没有说清楚，让人看了不得要领。

（三）分析不客观，考虑欠全面

有的论文分析问题主观武断，不是根据实际临床结果和统计处理去进行实事求是的分析和判断，而是想当然。或者头脑里先有一个框子，硬往客观实际上套，用唯心论的先验论去撰写论文。还有的看问题片面，不能综合考虑各方面的问题。例如，有一篇题为《喉源性咳嗽的辨治经验》的论文，认为"阴虚是导致血瘀的病理学基础，阴虚与血瘀互为因果"，而其理论依据是"瘀血乃为阴血凝聚而成，瘀血形成的过程本身就是一个阴血耗伤的过程"，这种分析显然与中医基础理论不符。

（四）推理不严，论证无力

推理就是从一个或几个已知的判断推出新判断的过程。有的是直接推理，有的是间接推理，不管哪一种推理都要求十分严密，使之无懈可击。可是，常常看到有些论文缺乏严密的推理，或者没有充分的已知条件就做出了新判断，或虽有已知理论，但判断含糊其辞，车轱辘话来回说，全文思路不清，越论越糊涂，使读者难以看下去。

（五）任意夸大疗效，使人难以置信

有的文章在评价临床疗效时，不是实事求是的分析总结，而是肆意夸大临床疗效，给人以不真实的感觉。例如，有一篇题为《糖尿病治疗的体会》的论文，声称用五味异功散治疗胰岛素依赖型糖尿病，服药半个月，即可撤掉胰岛素而治愈；还有一篇题为《类风湿性关节炎治疗经验介绍》的文章，作者认为类风湿性关节炎应用祖传秘方治疗，7 剂药即可奏效，对于迁延难治者，一个半月即可治愈；最为有趣的是，两篇文章都表明，五味异功散及祖传秘方是治疗糖尿病、类风湿性关节炎的"特效方药"，值得大力推广应用。无论是从临床角度看，还是从该方的药效及单味药药理来看，都得不出这个结论。总之，类似文章对疾病的诊断标准、临床疗效判定标准不重视或置之不理，不能充分利用这些标准进行严格的评定，文章的科学性及准确性都较差，其疗效也就很难做到真实客观，有时甚至是夸大其词，令人难以置信。

（六）治学不严谨，用词不恰当

有个别作者在论文撰写过程中，不恰当地贬低别人，抬高自己，或者是坐井观天，自吹自擂。他们不看别人的文献，也不知别人达到什么水平，便自封"前所未有，国际先进水平"。有的作者治学不严谨，在选择科研病例时，没有选择中医有优势的病种来观察，因而也就很难做到以己之长，抑彼之短，不能扬长避短，取长补短，写出来的文章水平也就不高；普遍存在的问题是大多数作者中医药水平偏低，理、法、方、药扣不准，方解写得不理想，这种结合是一种不中不西的结合，这也是许多文章不能被录用的原因之一。

四、中医临床科研设计的常见问题

（一）常见的对照问题

（1）"阳性"对照药疗效的不确定：对照组是医学群体研究中进行比较的基础，要想说明试验药的疗效，对照药一定要是公认安全、有效的法定药物或明确无效的安慰剂（后者需要有一定的适应范围）。由于早年批准上市的中成药大多缺乏安慰剂对照的证据，大多通过与不能证明安全有效的对照药进行对照，得出"有效"的结论，因此国际上能够被认可有效的中药非常少。建议在未检索到对照中药确实有效的证据时，尽量选择西药（按照美国食品与药品监督管理局的规定，新药必须有与安慰剂比较的证据）或安慰剂对照，容易做出效应判断。但应注意安慰剂对照的伦理学问题。

（2）未说明或未充分说明基线情况：组间可比是设立对照的前提条件，组间基线特征的描述是分析组间可比性的重要方法。据统计分析，虽然有 80% 的文献提及了组间基线的情况，但内容较少，可信度差：其中 1/3 未进行可比性分析，仅用"差异无统计学意义"一带而过；虽然有 2/3 进行可比性分析，但绝大部分只报告了 $P > 0.05$。

（二）常见的随机问题

（1）未交代随机分配方法或过于简单：由于随机可以保证组间的可比性，近年来随机对照试验（RCT）的数量逐年上升。但在检索到的随机对照试验报告中，只有"随机"二字，对随机分配方法只字未提的现象非常普遍，《中国中西医结合杂志》（1999~2004 年）提供随机化顺序产生的 RCT 报告占 48.92%，四种中医药大学学报（2000~2005 年）交代随机分组方法的报告占 19.18%，而在 11 种地方性中医药期刊（1995~2000 年）中，对随机方法进行了描述的仅占 2.68%，而描述的方法也相对简单。完整的描述方法应包括产生随机数字表的计算机程序、根据分配序列进行编码及根据患者就诊顺序纳入研究，并进行随机化分组。

（2）未对随机方案进行隐藏：只获得随机分配的序列还不能称为完整的随机临床试验，还必须对随机方案进行隐藏。随机化的方法学研究表明，没有进行恰当的随机隐藏的试验有可能夸大疗效达 30%～50%。随机分配方案隐藏的方法有按顺序编码、不透光、密封的信封，中心随机系统，编号或编码的瓶子或容器，中心药房准备的药物等，后两种方法在临床中并不常用。目前，在临床试验中，对于盲法的试验，基本上可以做到随机方案的隐藏，但是对于开放性的试验，研究者们往往容易忽略这一点。国内文献提供随机化分配隐藏描述的很少，仅举例说明正确的描述方法。

（三）常见的盲法问题

（1）盲法信息报告不充分：充分地报告盲法能够避免发生测量偏倚，然而盲法在中医药临床试验中使用率偏低，这可能与中药的特性有关。即使采用了盲法，描述的方法也很简单。对盲法正确的描述方式是逐一说明设盲的环节、设盲的对象及所采用的方法。

（2）盲法与随机分配方案的隐藏常相混淆：随机分配方案的隐藏是指在随机分配时通过保护随机序列不被事先知道，从而避免选择性偏倚；它在临床试验最后一名患者完成分组后即告结束；而盲法是为了避免干预措施实施过程中和结局指标测量时来自受试者和研究者的主观偏性，盲法需要在整个治疗和随访过程中保持盲的状态，直到试验干预和结局测量完成后才结束。盲法并非在所有的临床试验中都能进行，但是随机分配方案的隐藏却可以在任何临床试验中都能进行，无论是分配前或者是分配的时点。

（四）常见的重复性问题

（1）选择的诊断标准不规范：诊断标准是能够正确诊断一个疾病或证候的现行公认的标准，临床研究采用的诊断标准必须是现行的、公认的、权威的诊断标准，不能采用自拟诊断标准。诊断标准包括国际统一标准（WHO 发布的诊断标准或国际专业学术组织会议制定的标准）、国内统一标准（政府主管部门、全国性学术组织和会议制定的标准）、地方性学术组织制定的诊断标准及高等院校统编教科书制定的标准。诊断标准选择的顺序是从上至下的，上一级没有，才可以选择下一级标准。

（2）未交代样本含量的估算方法：临床研究的样本含量应是按照总体客观存在的性质与特征，以及研究者所意欲承担的误差风险而决定的最小样本含量，研究结果需要一定样本含量才能达到统计学检验的效能，但样本含量的估算方法在中医临床研究文献中极少报告。要依据课题设计方案及有关参数，按照医学统计学方法估算样本含量，同时考虑失访，无论在课题的申报或撰写研究报告时都应该进行详细描述。样本含量估算的方法可以参考相关文献，如《临床试验样本含量的计算》。

（五）常见的医学伦理学问题

忽视临床试验中的伦理规范，缺乏伦理审查的报告是最常见的问题。在以往的临床试验中，研究者常常忽视伦理学的要求，很少获得受试者的知情同意。随着医学的不断发展，对医学伦理学的认识也逐渐深入，越来越多的临床试验会设计专门的知情同意书对受试者进行告知。但是只签署知情同意书并不代表完全符合伦理学原则，还应说明知情同意书是否经过专门的伦理委员会审批，因为经过专门伦理委员会的讨论、审批后，才能最大程度地体现不伤害、有利、尊重、公正的伦理学原则，保证受试者的权益。

第四节　科学发展观与中医思维创新

一、中医与科学发展观

中医学是在朴素唯物主义指导下的一门实践科学，它有着深厚的哲学基础。它在朴素的辩证法的理论指导下认识世界，综合机体内外的各种因素，观察疾病的发生、发展变化，综合分析疾病，辨证求因，防治疾病。

中医是在实践经验的基础上发展起来的科学理论体系。其独特的理论体系是建立在中国传统哲学世界观和朴素辩证法的基础上的，它提出了一系列诸如阴阳气血等概念用于总结、概括经验，并用于指导实践。中医学具有科学性，是一门科学。首先，中医学有其自身的哲学基础和理论基础，能够有效地指导临床治疗并可以取得非常好的疗效。另外，中医学是因时代及社会的发展，为满足最广大的中国人民的利益而产生、发展并得到认可的。而且，中医学的自身存在规律，其发展规律符合自然法则。"医道在乎识证、立法、用方，此为三大关键。一有草率，不堪司命。然三者之中，识证尤为紧要。"中医学蕴含着和谐观与科学发展理念。它以人为本，以人的生命与健康为本，本身就是科学发展观中提出的"人与自然和谐"的验证。

提倡因事、因人、因地、因时制宜和实事求是的态度，面对中医学的特征和现实寻找对策，以正确的态度对待中医学是临床和研究的起点。不能过分强调"对立斗争"，部分中医人的冷战思维也需要拨乱反正。中医研究的终极目标，不是研究中医，更不是为了解释已有的中医观念或古代中医，而是用和谐与科学发展的观念和中医学的方法、思维来研究生命现象，是发展、是创新、是重建，而不是单纯的解释与保存。与新的现实情境对话，与中医学面临的挑战对话，本着中医学发展的规律，借科学技术之楫，埋头苦干，可持续发展才是硬道理。中医学研究和临床各个方面均蕴含了许多科学发展观的理念。

二、科学发展观与中医"动-定序贯"创新理论

（一）中医传统理论特点与"动-定序贯"

中医学理论的两大特色为整体观念及辨证论治。整体观念是指人是一个有机的整体，人与自然界也是一个有机的整体。这种以人为本的内外环境的统一性、机体自身的整体性的思想，贯穿于中医学的整个体系之中，也贯穿于中医创新理论"动-定序贯"思想之中。辨证论治是中医学的灵魂所在。辨证论治就是根据不同的证候表现、不同的疾病所属，运用不同的辨证方法，制定不同的治疗法则，有效地针对病因确定治疗方法，选择合适的药物，求得最好的疗效。"动-定序贯"中的"动"的思维充分体现了辨证论治的精髓。

（二）中医传统理论发展中所遇到的困境

"病证结合"是目前中西医结合诊疗最常用的方法，其在辨证论治发展中存在的问题有如下几个方面：

（1）"病证结合"诊断仍不乏机械性：目前"病证结合"的诊断形式多为"西医诊断（病名）+中医辨证（证候）"，或再加上状态描述以较完整地描述病理状态，可见诊断仍以西医为主。而建立在实验基础上的西医，以还原论为指导思想，运用现代化科技手段，以严格的客观指标定性、定量，因尽可能明确机体的病理形态变化及相应生化指标、分子水平的改变，而表现出其局限性：在于偏重局部微观研究，忽视外在因素影响及个体差异性。如此与中医辨证论治结合不仅未弥补自身局限性，而且忽视了中医因时、因地、因人制宜的灵活性，阻碍了辨证论治优势的发挥，使得目前中西医结合诊断仍不乏机械性。相反，使得中医辨证论治显得量化、标准化，失去了"以人为本"、辨证论治的本色，最终会导致中医现代化发展受现代生物医学的束缚而难以延续。

（2）忽略中医辨病：目前"病证结合"的模式缺乏对"辨证论治"本身含义的理解。张仲景总结《内经》创立六经辨证与脏腑辨证，无一不体现辨病。如"太阳病，头痛发热，汗出恶风者，桂枝汤主之""阳明之为病，胃家实是也""少阳之为病，口苦，咽干，目眩也"等及标题"辨××病脉证并治"，均通过辨证来辨病。可见辨病自始就是辨证论治体系的一部分，辨证与辨病缺少了任何一方都是片面的。忽略中医辨病对病因病机的整体性考虑，难免导致辨证的思维定式。

（三）使用科学发展观丰富中医辨证论治体系的必要性

（1）四诊的局限性：望、闻、问、切只能对疾病进行宏观、表面的判断，对无症状显露的内在变化难以把握；模糊性强且随主观变化大，使病机及疗效机制阐述不清。

（2）无证可辨现象：由于四诊对机体深部无症状表现的病理变化难以发现而无证可辨。某些症状只在体检、偶尔等情况下出现，可能延误病情。

（3）诊断的偏差：主诉的主观性强，受患者性格、情绪、表达能力的影响较大；辨证受医生个人经验影响较大，且诊断标准具有模糊性，导致中医诊断存在较大偏差。

（4）预后判断的不准确：日益敏锐的实验室检查、影像学检查发现了仅靠辨证论治无法发现的病理变化，若单一使用传统辨证论治可能会延误病情，具有一定危害性。

基于上述中医所面临的新世纪、新形势的困境与问题，中医要发展、要突破势在必行。中医只有做到可持续发展才能满足人类发展的需求，当然重要的前提是在继承传统的基础上发展中医。

（四）科学发展观指导下的"动-定序贯"思维创新

（1）科学发展观对中医理论创新的指导作用：科学发展观是胡锦涛治国治党的重要思想内容之一。从胡锦涛同志思想指导得到启发，中医辨证论治的现代发展应在看清自身特点和社会需要的条件下，充分发挥养身、康复、防治疾病的作用。中医辨证论治体系只有在遵循自身特点的根基上修正与完善，坚持自己的理论体系，沿着自身发生、发展的固有轨迹前进才有可能保存、发展自己。然而独立自主并非闭门造车、盲目排外，笔者赞同童思雄的观点，发扬"优势"，重于保持"特色"。恩格斯说"体系是暂时性的东西"，因为社会的需求不断变化，辨证论治所信赖的理论体系要顺应社会的发展，必须有所突破。在着眼于辨证论治理论体系深入研究的过程中，不断吸收多学科的先进理论和研究成果，中医辨证论治体系得到不断补充与完善，使得中医在某一领域取得较长阶段不可替代的疗效，则中医理论的发展才能得以突破。

中医作为一种文化，重视汲取多学科之长，发挥医生的创造性，将之和谐相融以求自我发展；医家经验的运用为辨证论治带来技巧，也使辨证论治不失为一种艺术。因此，以科学发展观发展中医辨证论治体系更是建设中国特色社会主义文化的必然要求，是诸多医家将长期肩负的重任。

（2）"动-定序贯"思维是深入理解中医经典理论后所产生的：辨证论治体系是中医生存和发展的根基，中医学范围内的任何创造、突破，必须在继承中医理论精髓的基础上实行，学医者须掌握扎实的古文功底，通过阅读相当量的经典文献来积累理论与经验。中医起源于哲学，来源于生活，中医辨证论治体系要实现现代化与发展，必须顺应时代的要求、社会的需要，因此在当代，要深入理解中医学经典理论，除了要在思维上设身处地于古人的生活环境，理解《内经》为代表的思维、方法，更需要与现代全球化发展的大环境结合，使中医理论体系思维与方法有其生存市场，用现代化思维方式理解经典，才能提高中医理论在现代临床的实践性与医生学者的思辨能力。

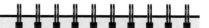

第五章 基于科学发展观的"动-定序贯范氏八法"理论与中医临床及科研创新

第一节 "动"为变也，辨也——关于创新

一、中医科研思维的开始——正确的选题

选择课题不但要有明确的研究目标及预期结果，而且立题要新颖，避免与以往类似研究内容重复，充分体现创新性。选题是一项创造性劳动，它要求课题设计者既要精通本门学科的知识，而且要了解相关学科的知识，在掌握课题的研究现状、发展趋势及存在问题的基础上，结合实践，通过创造性思维，提出具有创新发展意义，或是有重要实用价值的课题。

临床研究课题要有切合实际的中医药理论依据，应围绕研究内容的中医药理论，突出重点。避免以西医理论为主导，中医内容生搬硬套，牵强附会。①掌握具有代表性的古代文献资料及现代报道，进行深入分析研究，以利完善设计方案，有一个高层次的起点。②在原有理论基础上有所创新和发展，有自身的见解和实践经验，具有确切良好的疗效依据，经得起重复验证。③方药组合应立足于中医的组方配伍原理，可适当参照现代中药药理研究，但不能主次颠倒。

实验研究课题应具有特异性。①对动物模型的研制，应力求符合病和证的双重要求，制定中医"证"的标准，探讨异病同证的特殊性，尽量与临床研究相一致。②实验项目及临床检测均应选择有特异性的主要指标，反映与相关病证的关系。不能只满足于印证性实验，要为阐明中医理论本质及药效机制提供客观依据。③慎重对待实验结果与临床实际的不一致性，以临床疗效为主导。承认动物与人的差异、不同疾病相同动物证候模型的差异、正常状态与疾病情况下的差异、不同实验方法与结果的差异、体外与体内的差异。

要有预试验基础，预试验是每个科研课题申报前的基础。预试工作积累越多，其结果越接近科学假说。应根据已做过的某些实验或已观察的临床病例，提出初步结论和苗头，特别是临床疗效的客观依据，这是重要的研究基础。同时对疑难病个案有确切疗效和客观依据者，应将其作为突出苗头抓，寻找主攻点，多学科分工系统深入研究，从偶然中求出必然。

二、中医学的问题应该由中医的临床实践提出

按照科学研究的思路，要根据本学科或本专业的理论和实践需要，提出问题和解决问题。可是几十年来，我们并没有按照这种思路研究中医。现代的所谓中医学问题，基本都是试图用现代科技和西医学方法阐明中医发生的问题，直白地说就是现代科技和西医对中医学的"搞不懂"问题，深刻地说就是如何使中医学"全盘西化"时遇到的问题，本质上都不是中医学自身存在或者自身发展中的问题，而是现代科技和西医学思维方法硬扣在中医学头上的问题。

中医学已经存在几千年了，是比现代科技和西医早得多的知识体系，其形成了一整套独特的认识问题、解决问题的方法，而且行之有效，重症急性呼吸综合征（SARS）的治疗实际就是一个佐证。中医根本不需要知道引起 SARS 的是病毒抑或细菌，是旧种还是新株，只要通过辨证，明辨是湿是热、是毒是瘀、在气在血、伤络伤经、在上在下、犯肺损肾等，"观其脉证，知犯何逆"，便可"随证治之"。所取得的疗效表明中医虽然古老，面对 SARS 这种"新"瘟疫，照旧有用而且有效。现代科学（包括西医学）说不清楚中医，这对于现代科学、对于中医学都不应该有任何影响，中医学的问题一定要由中医学的发展来提出、来解决，要由中医学用自己的方法来解决，用现代科技和西医学越俎代庖是不行的。

因此，必须尊重中医学的自然架构和自身规律，不能做违背中医学方法论和发展规律的事，因为这不合乎逻辑。用中医学的方法研究和发展中医学，依然是现代中医研究必须遵守的游戏规则。认真研究、正确评价、切实尊重中医学的方法论特点和自身发展规律，是中医现代研究的主要课题，这个问题解决了，中医学的现代研究和发展问题就会迎刃而解。

三、如何体现中医科研思维创新

（一）传统科研方法和现代科研方法相结合

中医传统科研方法与现代科研方法各有特色，具有相辅相成的关系。两者有机的结合，既有利于继承、整理，更有利于发展、创新。中医传统科研方法的特点，主要是从宏观着眼，重视整体动态变化，比较注重患者的个体差异，依靠直观、直觉，采用综合分析和比较的推理方法，寻求疾病的发生发展及其防治规律，有自身独特的辨证诊疗体系，但缺乏严密的定性，尤其是定量研究，难以从更深层次揭示疾病的本质。现代科研方法的特点，主要是应用现代科技手段，了解具体的、局部的、微观的病变，比较强调患者的共性，而在宏观、整体、动态及个体差异等方面的研究相对较少，比较局限于从生物医学模式认识问题。

中医药学的理论来自临床实践，是人们对长期大量临床资料进行观察、分析的总结；是在用自然哲学方式构造理论，用系统论方法治疗疾病的基础上发展起来的。所以传统的中医科研方法必须从总结临床实践经验入手，使中医药学在传统认识和经验的基础上进一

步丰富发展和延伸，这虽是一种回顾性经验总结的研究方法，但可以作为前瞻性研究的参考依据，有时还可通过多方位、多层次的分析发现苗头，为创造新理论、新技术、新药物提供线索。为此，应始终坚持以临床实践为中心，由此带动各个环节，在实践中不断积累感性认识，思考问题和设想解决问题的办法。中医药学研究强调既要有常规可循，又不忽视疾病的变异、兼夹、个体差别、发病季节及地区的相关性；既把握疾病病机病证的重点，采用相应专治方药，又能同时发挥辨证施治之长，注意具体问题具体处理；既重视经验的积累总结，又能认真从失败中找寻问题；既强调最大限度发挥中医药的疗效和优势，又同时采用现代非特异性的基础治疗；既注意按中医学诊疗体系记录第一手资料，又同时按现代科研方法要求观察、统计、分析资料，从而使疗效稳定，并使之得到不断的提高，使研究结果真实、可信，研究领域不断拓宽。

在病证选择上，应权衡中西医学之间长短，扬我所长，选准重点突破口，通过重点带动一般，不断深化提高，逐步做到化短为长。例如，糖尿病合并病毒感染类热病，目前西医尚无特异性的有效治疗，但比较而言，中医药有优异的疗效。在临床科研工作中既要掌握疾病的普遍规律，又要把握其特殊规律，才能使课题具有一定的深度和新意。

中医药学的起源、发展和形成，与古代多学科密切相关，时至今日更应借助于现代相关多学科知识发展自己，使其具有时代气息。就医学领域内部而言，重点在于中西医药两大体系的结合渗透，做到西为中用。建立重点课题横向联合体，改变过去的个体研究为群体研究，组织相关学科，承担各自的研究任务，强调以中医为主体，以临床应用为中心，开展中医理论、制剂、药理、生化、微生物、免疫、病理等各方面的研究，保证课题研究的进度和质量。同时重视对外协作，建立稳定的验证基地，以保证病例来源及疗效的可信度。

（二）对创新的评价

科研中的创新能力是中医药发展的原动力。科研中的创新能力评估是影响其发展的关键因素，是对科研活动的创新性、业绩和效果的判定，是中医药科研决策的重要内容。客观、准确、高效地对科研创新性和科研人员的科研业绩进行认定是科研决策中创新能力评估的重要指标。在中医药科研决策中，创新能力对中医药的发展具有不可估量的意义，构建合理的创新能力的评估指标体系，是科研决策中创新能力评价的保障。

通过建立有效的创新能力评估体系，一是全面、客观地评价中医药科研决策现状、功能、效率、潜力及对社会经济建设和发展服务的能力，明确中医药科研决策，包括中医药科研资源的利用效率和功能发挥、科研机构与科研人员的科研能力和作水平等，摸清中医药科研中的薄弱环节和发展的制约因素，体现其创新能力和差距，以便认清自身的实力和不足，调整科研人员结构和研究方向；二是进行科研决策的理论和方法研究，建立科学的评估体系模型，对评估结果进行科学的分析；三是为中医药科研工作提供辅助决策信息，为中医药科研决策的发展提供定量依据，使中医药的宏观科研决策更加科学化、规范化、合理化。

第二节 "定"为规律，道也——关于规律

一、提出问题的规律

在提出问题的方法上，要把问题找准。问题找准了，再以正确的研究方法去探寻，得到答案就像囊中取物。课题研究如果不设计问题，研究会漫无方向；如果把问题设得过宽，探寻的范围太大，必然难以找准答案；如果把问题设错，就把研究引向不含答案的领域。如果把"经络结构"的问题设为"解剖形态"，把"阴阳本质"的问题设为"物质成分"，把"血瘀本质"的问题设在"血液流变学异常"，这些均会导致研究无的放矢。

在理论上，分析透彻问题所问，认清问题的焦点，是找准问题的关键。例如，"阴阳的本质是什么"与"阴阳的虚实变化是由什么物质成分引起的"，前后两问的所问截然不同，应答域不同，研究中不能把前一问误解为后一问，或用后一问的问题解答前一问。要把问题的所问和焦点看准，需要研究者的功底，其中最重要也是最容易发生偏差的，是理论功底。不但理论性课题涉及理论问题，就是实验性课题，动物模型的设计、理化指标的设计等，同样贯穿着理论原理，需要理论思考。从中医药课题研究来看，特别需要注意以下几点：

第一，准确理解中医药问题的中医内涵。中医药问题都有中医药特有专门内涵，蕴含着中医药特有的理论原理，提出和解决这样的问题，要准确理解所选课题特有的中医内涵。一些研究之所以把问题提错，很重要的原因是对该问题的中医原理把握不准或错误，导致错找答案。有的甚至为迁就实验条件或动物模型，对中医问题进行扭曲或阉割，使研究脱离问题本义、背离中医原理。

第二，研究者的理论视野要能覆盖问题的答案。课题的所问及其答案，应该在研究者的视野之内，否则会勉为其难而失败。在一些中医药研究中，研究者视野的最大外延往往就是西医框架，形成用西医的观点和知识来解答中医药问题的模式。中医药的大多数问题特别是涉及理论的问题，本来就远在西医视野之外，却要按西医的观点提问，在西医的视野之内寻找答案，必然一无所获。

第三，要有正确的哲学观点。课题所问所答的焦点往往集中于一两个核心概念，如"本质""结构""物质基础"等，这是在医学专业研究中使用的哲学性概念，这类概念的理解和使用不准，是把问题提错的重要原因。例如，把"结构"混同于"解剖形态"，把"本质"混同于"物质基础"，把"物质基础"混同于"物质成分"等。

二、辨证论治是中医临床科研的核心

在临床研究中，既要强调遵循中医药理论体系，坚持中医手段，发挥辨证论治优势，保持理法方药的系统性，设计能反映中医药特色的科研病历，从中医角度收集症状、体征，制定辨证标准，以便总结出自身的诊疗规律；又应同时重视现代医学的辨病诊断及疗效评

定标准，补充微观辨证指标，根据实验室指标较为客观地观察和总结疗效，通过实验研究了解疗效机制，探求中医理论实质，开拓思路，寻求新的治疗手段和方法，促使临床疗效和学术水平的提高。

辨证论治是中医临床的主要优势。若能在此基础上做到病证结合，以证带病，以病带证，有助于提高科研整体水平。证可以是多种疾病或在病的某一阶段的共有表现，原发病虽有多端，但一旦出现同一证候时，其病理特点、辨治规律往往相同。为此，对某一证候的治疗，可以用于许多与其相关的疾病。若能同时注意辨病论治，进一步掌握病的特异性，就能达到病证结合。

第三节　"序贯"为有序、贯通之意——关于合理

一、辨证论治的实施应贯穿科研始末

拟定辨证论治方案后，将初入组病例纳入观察时，我们往往能做到对号入座。接下来，便按照方案所需疗程一证一方到底，以证明该方证的有效性，或便于统计。然而，这样就丢弃了临证察机的辨证要点。这样的辨证论治是不彻底的，还是类同于废医存药，结果也是难以被中医临床完全接受的。西医对糖尿病的诊断一经确立，治疗方案也是有选择性的。中医诊治的方案更应体现治疗随证候表现转移，不可固定在一个证型上进行。尊重病情的变化，辨证之消长，主证消失后，适时转入巩固治疗；或者，依据转归按照其他科研证型治疗，直至科研结束。证型与理法方药一环扣一环，这样的辨证论治才有序贯性。在科研方案里每个证型都应有涉及转归变化后的具体步骤，实施指导。这就要求在设计方案之初，综合考虑到各主症发展的一般规律、兼症变化的特殊规律和证型的转折点，以证候转移为中心，设计辨证方案。这样的辨证论治才是动态的，符合临床规律的。

二、重视科研管理

在中医临床科研中，综合分析中医所长，找到切入点；又要在辨证方案里"序"证之消长，辨证之演化，体现辨治的意义；始终注重发展、发扬辨证论治在疾病防治中的积极作用。这样一个从策划到切入，从制定方案到填充细节，从付诸文字到贯彻执行，从实施到管理，环环相扣的思维方法谓之序贯。其实，它更倾向于提倡整个中医临床科研的序贯管理，"序"即整理出中医辨证施治理法在疾病防治中不同着眼处的各个重点、亮点，而在中医临床科研中应始终坚持辨证论治。

第六章　中医创新思维"动–定序贯范氏八法"与中医临床

第一节　对中药药性的再认识

一、中药药性的基本内涵

中药药性，又称性能，是指药物在防治疾病过程中所体现的性质及效能。明代贾所学的《药品化义》指出，药物的性能是"医人格物推测之理"，就是说药性是医者根据患者机体用药反应，对药物作用进行的概括和抽象。中药药性主要包括四气五味、升降浮沉、归经、专能、良毒、刚柔润燥等。其中，五味归属于性质，四气、归经、专能、良毒、刚柔润燥及升降沉浮均归于效能[1]。

四气是指药物的寒热温凉四种药性。《内经》最早明确提出四气，《神农本草经》补充了平性。四性是针对疾病证候的"寒热"发挥作用的一种特殊性质，从药物作用于机体（包括病原体）后所产生的效果中获得的。四气反映了药物在影响人体阴阳盛衰、寒热变化方面的作用倾向，是说明药物作用性质的重要概念之一[2]。中药五味，除口尝而得的具体五味之外，还应包含代表药物功能的味，即通过药物临床效能而总结出的抽象概念的味。辛、甘、酸、苦、咸是五种最基本的滋味。一般来讲，辛味药能发散；甘味药能补益；酸味药能收涩；苦味药能泄能燥；咸味药能软坚和泻下等。中药的升降浮沉是从药物作用于疾病的趋向上对其功效的概括。归经是通过药物对脏腑经络功能的影响来反映其作用部位，指明其治病的适应范围。

二、药性的历史源流

中药学药性理论的形成和发展，最早可追溯到秦汉时期，是随着整个中医理论的形成与发展而产生的。《内经》这一医学巨著的产生对药性理论的形成起到重要作用。《素问·阴阳应象大论》指出："阳为气，阴为味。"《素问·生气通天论》曰："阴之所生，本在五味，阴之五宫，伤在五味。是故味过于酸，肝气以津，脾气乃绝。味过于咸，大骨气劳，短肌，心气抑。味过于甘，心气喘满，色黑，肾气不衡。味过于苦，脾气不濡，胃气乃厚。味过于辛，筋脉沮弛，精神乃央。"《素问·至真要大论》曰："五味入胃，各归所喜"，是关于气、味、归经等的描述。《素问·六微旨大论》曰："形不足者，温之以气；精不足者，补之以味。其高者，因而越之；其下者，引而竭之；中满者，泻之于内。其有邪者，渍形以为汗。其在皮者，汗而发之。其慓悍者，按而收之。其实者，散而泻之。"这其中不仅蕴含着升降浮沉的应用，还有气、味的描述。

《神农本草经》是现存最早的一部本草学专著，总结了汉代以前的本草学成就。在它的序例中首次明确提出了"药性"一词，标志着药性理论的正式建立。其提出"四气"之说："药有酸、咸、甘、苦、辛五味，又有寒、热、温、凉四气，及有毒无毒，阴干暴干，采造时月，生熟，土地所出，真伪陈新，并各有法"，明确指出了四气的概念。"疗寒以热药，疗热以寒药"指出了四性理论对临床治疗的指导作用。四气被应用于收载的药物之中，但对应性不足。而且《神农本草经》提"寒热温凉四气"，但在其所收药物的四性中，却未提到凉，而有平，其所收四性可归纳为寒、微寒、平、微温、温五类。

晋隋唐时期，药性理论有了进一步的发展，主要是七情理论的进一步研究与发展。七情理论早在《神农本草经》中便提出："药有阴阳配合，子母兄弟，根茎花实，草石骨肉；有单行者，有相须者，有相使者，有相畏者，有相恶者，有相反者，有相杀者。"但所列具体药物下并未标注七情内容，《吴普本草》对个别药物标注七情，至该时期的《名医别录》，《药性论》大部分药物条下都有了七情的记载。此时期药性理论不仅有继承，还有发展。《本草经集注》更是将继承与发展做了很好的诠释，该书保留并且分列《神农本草经》与《名医别录》的内容，同时也有自己的见解。

如果说自六朝经隋唐至宋时期本草学的发展，主要是药物品种的增多和治疗范围扩大的话，那么宋辽夏金元时期本草学的发展，则主要是精炼药效、探讨药性理论。药物的气化学说、归经学说、升降浮沉学说等，都是这段时间得到具体化、体系化的。

宋代寇宗奭的《本草衍义》开始探讨药理[3]，应用药性理论解释药效。《本草衍义·序例上》中说："疾病所可凭者医也，医可据者方也，方可恃者药也。苟知病之虚实，方之可否，若不能达药性之良毒，辨方宜之早晚，真伪相乱，新陈相错，则曷由去道人陈宿之蛊"，指出了药性理论的重要性；并首先提出"四性"一词，改以前的"四气"之说，"药有酸、咸、甘、苦、辛五味，寒、热、温、凉四气。今详之：凡称气者，即是香臭之气；其寒、热、温、凉，则是药之性"。

金元时期，诸多医家对药性理论展开论述。刘完素的《素问玄机原病式》"六淫皆能化火"之说，以"火热"立论，主张寒凉清热泻火；李东垣对"少火生气"的新认识，提出人参、黄芪等甘温益气；朱丹溪的"阳常有余，阴常不足"，提出"滋阴降火"理论；同时，在张元素的《珍珠囊药性赋》中正式提出归经理论。在元代王好古的《汤液本草》中，药物的归经理论被应用到具体的每味药物上，其所列本草格式基本为"细辛，味大辛，纯阳。性温，气厚于味，阳也。无毒。少阴经药，手少阴引经药"。同时该书中附有"诸经向导"，以表格的形式列出药物的归经，形成了完整的归经理论，使药性理论进一步得到充实。

明清是一个集大成的时期，有很多对前人理论与经验的总结和对前人著作的注解与发挥。《本草纲目》这部药学巨著对前人的本草著作在药性理论、所收载的药物等各方面进行了总结。《医旨绪余》中所述之"药之君臣佐使，味之甘苦寒凉，方之丸散汤引，著于载籍者，法也……察药性之宜悖，明气味之走守……方自吾心出，病可去而功可成"，说明了熟知药性便可不囿于古方而灵活用药。药性理论从笼统的治病功能，逐步增加四气、五味、有毒、无毒、升降浮沉、归经等内容。至此，药性理论从最初的萌芽时期已经完成了长达数千年的发展而渐臻完善。

三、影响药物性味的因素

从药物性味的发展来看，各代医家对药物性能的认识在不断地变化，从最初由《神农本草经》中提纲式地提出"药有酸、咸、甘、苦、辛五味，又有寒、热、温、凉四气"之后，到《名医别录》增加了"大寒、大温、大热"，其后又相继增加，明代《本草品汇精要》中更是有"寒、热、温、凉、收、散、缓、坚、软"，至清代所有 13 种四性分类"大寒、寒、微寒、大凉、凉、微凉、平、微温、温、大温、微热、大热、热"已全部有所记载。五味方面，味与功效得到进一步论述，"辛能散结、润燥；苦能燥湿、坚软；咸能软坚；酸能收缓收散；甘能缓急；淡能利窍"，较之前又有所增加。李东垣在《用药法象》中说："辛能散结润燥，苦能燥湿软坚，咸能软坚，酸能收缓收散，甘能缓急，淡能利窍"，所述内容更为丰富和准确。而到李时珍《本草纲目》中论及："甘缓、酸收、苦燥、辛散、咸软、淡渗，五味之本性，一定而不变者也。"药物归经从无到有，药性理论逐渐完善。对药物性味认识的变化既与自然环境的变化有关，又与社会、人的发展有关。其影响因素，主要有以下几方面：

（一）自然环境的变化

中医学认为四气禀受于天，认为药物生长于大自然之中，禀受天之阴阳二气而成寒热温凉，禀受地之阴阳二气而为酸、苦、甘、辛、咸五味，如《汤液本草·用药法象》云："天有阴阳，风寒暑湿燥火，三阴、三阳上奉之。温凉寒热，四气是也，皆象于天。温、热者，天之阳也；凉、寒者，天之阴也。此乃天之阴阳也。地有阴阳，金木水火土，生长化收藏下应之。辛甘淡酸苦咸，五味是也，皆象于地。辛甘淡者，地之阳也；酸苦咸者，地之阴也，此乃地之阴阳也。"药性功效的发挥是通过药材得以体现的，而药材的形成受到外部环境的影响，包括药物生长的温度、湿度、降水、风、地形、土壤、微生物等因素。因此，中药药性的形成与药物生长的环境因素之间存在密不可分的联系。

这种环境因素包括气候、四时、地域等多个方面。如民间有句俗语：三月茵陈四月蒿，五月六月做柴烧。这句话说的是，茵陈采割的季节非常重要，三月的茵陈药用价值最高。这体现出，四时的不同会导致同一药材在药性上的变化。清代医家徐大椿《医学源流论药性变迁论》云："古方所用之药，当时效验显著，而本草载其功用凿凿者，今依方施用，竟有应有不应，其故何哉?盖有数端焉：一则地气之殊也。当时初用之始，必有所产之地，此乃其本生之土，故气厚而力全，以后传种他方，则地气移而力薄矣"，充分说明地理环境变异是药材药性产生差异的重要原因。

（二）药物炮制工艺的变化

大部分的中药都要经过炮制后入药，药物经过炮制后可以降低或消除其毒副作用，还能增强药物的作用；而有些药物炮制后，其性能及功效都有很大的变化。炮制方法在不断地发展之中，从当初的单纯的修治到各种水制、火制工艺的出现，到现代的利用现代科技对中药进行炮制。因为炮制工艺的不断变化，使得中药的药性也在不断地变化。

（三）医家认识水平的不同

中药功效是对中药作用于人体所产生效应的总结，中药药性是对药物效应本质特征的归纳和抽象。这一完整认识过程是：药物-机体（病证）-效应-药性（崔瑛《对中药药性研究的思考》）。也就是说，药物作用于机体后的表现反映了医者的认知水平，药性的认识是客观表现与医家主观判断的结合，所以说医家对中药四性的认识水平也影响到了中药四性的变化。如葛根，张元素认为葛根升阳生津，脾虚作渴者，非此不除。依据张仲景治太阳阳明合病用葛根汤、葛根黄芩黄连汤，是用此以断太阳入阳明之路，非即太阳药也；并指出若太阳初病，未入阳明而头痛者，不可服升麻、葛根发之，是反引邪气入阳明，为引贼破家也。张志聪则认为，张仲景《伤寒论》方有葛根汤，治太阳病，项背强几几，无汗，恶风；又治太阳与阳明合病。若阳明本病，只有白虎、承气诸汤之证，并无葛根汤证，况葛根主宣通经脉之正气以散邪，岂反引邪内入耶。两位医家对同一药物的药性、使用的相反意见，使我们得以反思现今对于药性的认识及使用是否得当，是否还有不足，或存在偏差，继而通过临床的实践研究，进一步完善中药理论。

（四）人们体质的变化

体质，是人体在先天禀赋和后天调养基础上表现出来的功能（包括心理气质）和形态结构上相对稳定的固有特性。而一个人体质的形成，主要取决于父母的先天因素和饮食、劳动、婚育、情志、疾病、锻炼等后天因素。随着时代的变迁，人类的饮食习惯、劳动条件、疾病谱等都会发生变化，影响体质的后天因素发生明显的变化，所以人的体质也会有所改变。前面就已提到，中药四性的总结与概括是结合药物作用于人体的不同表现而来的，人体体质的变化，使中药作用于人体后的表现也有所不同，对中药四性的认识也就会发生改变。

四、新中国成立后中药药性的现状

新中国成立以来，中药新著不断涌现，不仅数量多，而且门类齐全，从各个角度将本草学提高到更新的水平。其中最能反映当代本草学术成就的，有各版的《中华人民共和国药典》《中药志》《全国中草药汇编》《中药大辞典》《中华本草》等，但这些著作大部分都是编辑历代以来对药物的认识，只是在原来基础上的整理，缺少对药性功效的重新再认识。由于当代中医药教育事业的振兴，现代中医医生都是从学校里出来的，他们对中药的认识基本都是从课本里得到的，因此从新中国成立后中药学课本对现代医生的影响最为广大。我们从中医学课本的变化可以了解目前中药药性的基本现状。

纵观自新中国成立后各版本的中药学课本，可以发现：性味归经和功效的定义固定僵化，没有发展和创新。这里以茵陈为例，在多版的中药学课本中都认为本品苦寒，归脾胃肝胆经，功效清利湿热，利胆退黄，还治湿疮、湿疹，主要强调茵陈的利胆退黄之效。但往前溯源，《神农本草经》认为茵陈味苦，性平，主风湿寒热邪气，热结、黄疸；《本草经集注》认为其还能治通身发黄,小便不利,除头热,去伏瘕;《得配本草》提出茵陈入足太阳、太阴经气分,利水燥湿,治瘴疟,疗疝瘕。可以看出古书记载茵陈味苦,性微寒,功效主要是清利湿热,利水燥湿,治疗热结、黄疸、小便不利、湿疮、湿疹等,归太阳、太阴经。在临床中也发现,茵陈除了利胆退黄外,对于中焦湿浊,非茵陈不能祛,茵陈能清脾胃湿邪,畅通上下,引水湿从下而走。故在临床中,凡湿热之邪,在祛湿药中加用茵陈效果更好,这正是茵陈利水燥湿,入太阳、太阴经的原因。

药物的性味功效随着环境气候、社会的变迁及地域的改变而变化,故不能一成不变地看待中药的药性。鉴于目前普遍存在的对中药药性认识的思维相对僵化固定的情况,对中药药性进行重新认识是很有必要的。

五、中药药性重新认识

从前面的论述中可知,药物性味随着自然环境、药物炮制工艺、医家认识水平、人类体质的变化而发生了改变。人类发展到今天,自然环境有了很大的变化,现代工业的发展,人类对自然不断进行改造,使得药物生长的土壤、气候等发生了极大的变化。药材的种植,使药物相对规范,但却使得药物的偏性下降,其性味也会随着改变。随着科学技术的进步,炮制工艺得到了改进,使药物的功效得到了加强,并出现了新的功效。因此,不能僵化地理解中药的药性,应该以动的观点对药性进行重新认识。

（一）以天人相应的观点理解药性的变化

"天人相应"的观点强调天与人以类相合,也反映了人与自然界万物息息相关的统一性。统一的基础是"元气"。元气是中医学的一个基本哲学概念,认为气是构成世界的基本物质,而食物和药物亦不例外,也是由气构成的。元气论认为,万物源于气,气聚则有形,散则太虚无形。药物为万物之一,亦为精气聚合而成,这种精微之气,是药食发挥作用的物质基础。中药主要来源于大自然,而天然药材的分布和生产离不开一定的自然条件,中药绝大部分都来自天然的植物、动物、矿物,中药的产地、采集时间都直接影响到药物的性味及功用。因此,应根据气候环境、四季、地域等不同,对中药药效进行重新评估,对其寒热性味进行重新认识。

（二）回归临床观察

如前所述,中药药性的认识过程是:药物-机体（病证）-效应-药性。药性的认识源于药物作用于相应病证所产生效应的观察,是对中药效应及效应特征的归纳总结[4]。如是,离开临床而研究中药"药性",无异于缘木求鱼,由此得出的各项研究结果亦难免不陷入认识的片面。相反,结合临床实践得出的药性研究结果不仅能最大限度地还原药性的本质,亦能够对传统的药性理论去粗取精、去伪存真,更能够在研究中丰富、发展原来的药性理论。如黄柏,历代医家对其有颇多见解,《神农本草经》对其描述为味苦,性寒,主五脏、肠胃中结热,黄疸,肠痔,止泄利,女子漏下赤白,阴阳蚀疮。而由此,后世医家在临床过程中逐渐对其药效有了较广泛的拓展,如张元素曰:黄柏之用有六:泻膀胱龙火;利小便结；除下焦湿肿；痢疾先见血；脐中痛；补肾不足，壮骨髓。李杲曰：黄柏、苍术，乃治痿要药。朱丹溪曰：黄柏走至阴，有泻火补阴之功，非阴中之火，不可用也。相火为龙雷之火，属阴火，不可以水湿折之，当从其性而伏之，唯黄柏之属可以降之。更有《得配本草》认为牡丹皮、川柏，皆除水中之火，然一清燥火，一降邪火，判不相合；盖肾恶燥，燥则水不归元，宜用辛以润之、凉以清之，丹皮为力；肾欲坚，以火伤之则不坚，宜从其性以补之，川柏为使，详细讲解了黄柏的配伍。所以，回归临床，结合实践理论，开拓思路，是当代中药发展的基础。

（三）在"证"基础上探讨"药性"本质

中药的使用必须在中医理论的指导下，而中医理论的根本是"辨证论治"，中药"药性"应是在"证"基础上才得到充分体现的。如果在药性研究中脱离"证"的前提，那中药便失去了特征，对其性质的判断亦非标准意义的中药药性。因此，要探索正确的中药药性研究方法，一定要基于"证"的前提，按照"辨证用药"原则，探究其改善"证"病理生理的机制，由此得出某药的药性，如此，未来对中药药性的认识将会不只限于物质（化学成分）的范畴，更会是物质与效应的统一，其本质将呈现多元化特征。

（四）现代药理研究可作为药性理论的补充

近30年来，中药药理学研究突飞猛进，已经对大量的中药进行了研究，有些中药的新功效被发现，如银杏叶首见于明代《本草品汇精要》，记载仅有"治泻痢"作用，《滇南本草》云可"治雀斑"。自20世纪以来，药理研究发现银杏叶具有增加脑血流量、改善脑细胞代谢、保护缺血心肌、降低毛细血管通透性、降低血液黏稠度、抑制血小板功能、降血脂、抗微生物等诸多作用[5]。银杏叶制剂从而成为心脑血管疾病的常用药物。

还有，某些中药在传承过程中因各种历史因素使其传统功效被忽略掉了，如柴胡，现代认为其归肝胆经，味苦、辛，性平，并有解表退热、疏肝解郁、升举阳气之效，而追溯其根源，《神农本草经》记载其最主要的功效却是主心腹，祛肠胃中结气、饮食积聚、寒热邪气，推陈致新，在其药性逐渐丰富完善的过程中，加入了除虚热，治疗寒热往来、妇人产前产后诸热、心下痞，治阳气下陷、平肝胆三焦包络相火等功效，并逐渐得到各大医家的认识，进而成为其主要功效。而其祛胃肠结气、饮食积聚、痰热结实、湿痹拘挛等功效却被逐渐淡化了。而现代药理研究也证实，柴胡皂苷有抑制胃酸分泌、兴奋胃肠平滑肌等功效。这使我们意识到，如今对药物的认识是否过于局限，过于遵循古法，在药物传承的过程中，每位医家都有其对药物性味的使用偏好，这就干扰了我们对药物功效的全面认识，所以回归到药物最初的功效，将会发现更多我们所忽略的或者还未被发觉的药效。

此外，还有某些中药除了其传统功效被研究证实外，还被发现具有以往尚未认识到的新功效。如麦冬，人们自古至今对其性味的认识大致相同，都认为其气味甘平，性微寒，并在对其逐渐认识中，加入了归经，且以生脉散为麦冬功效的代表方剂。李杲认为其有滋燥金、清水源之效；《本草崇原》则从生长环境、质地、形态对其主心腹结气、伤中、伤胞、胃络脉绝、羸瘦短气的药效进行论证，体现了中医取类比象的思维方法；建国以来，对麦冬的认识多集中于分子生物学，并发现其有提高免疫功能、增加冠脉流量、保护心肌的作用，这与《本草纲目》中记载宗奭认为麦冬与地黄、阿胶、麻仁同为润经益血、复脉通心之剂的见解不谋而合。通过现代药理研究，或许可以发现麦冬还有更多未被认识或未得到重视的功效。对于此部分的药效，可以通过归纳总结作为该中药药性的重要补充。

综上所述，当代中药的发展，要从气候、传统理论、临床实践及应用分子生物等现代科技出发，在追根溯源的同时，开拓创新。只有这样，才能在中医药这一宝库中，发掘到更多有价值的信息，使中药的作用得到更深更广的拓展。

参 考 文 献

[1] 骆和生. 论中药的性能、性质与效能. 广州中医学院学报，1994，11（1）：51-54.

[2] 黄兆胜. 中药学. 北京：人民卫生出版社，2007：20.

[3] 梁然淑，房景奎. 明清前药性理论发展溯源. 中药学刊，2004，12（24）：2280-2281，2298.

[4] 崔瑛. 对中药药性研究的思考. 河南中医学院学报，2008，7（4）：28-29.

[5] 国家中医药管理局《中华本草》编委会. 中华本草.上海：上海科学技术出版社，1999：280.

第二节　对辨证论治的再认识

一、中医学理论辨证思维发展的沿革

中华传统文化，源远流长，博大精深，它凝聚着祖先对自然和社会的思考，对人生和事业的忠告，是民族之瑰宝、国人之财富，不仅具有鲜明的民族性和顽强的继承性，更具有强烈的震撼力和惊人的穿透力，是中华民族"根"之所在、"魂"之所居。

中医学作为中国传统文化的一个组成部分，甚至作为中国社会生活的一个重要内容，代代相传，延续至今。中医学就根植于这片灿烂的中国传统文化之中，中医学这一延绵数千年的参天大树，之所以能够生生不息，枝繁叶茂，就源于中华传统文化沃土的滋养，尤其是在长期的医疗实践的基础上受到古代唯物论及辩证法思想的深刻影响。

恩格斯在《自然辩证法》中指出："不管自然科学家们采取什么样的态度，他们总还是在哲学的支配之下。"医药学和其他自然科学一样，总要受一定的世界观的支配和影响。中国传统哲学思想方法是中医体系的灵魂，直接参与了中医理论的构建过程，并成为中医理论的重要组成部分。

中医以朴素唯物主义和朴素辩证法作为自己的理论基础，使得中医能够树立大体正确的人体观、疾病观和辨证论治的原则，并以朴素唯物主义和朴素辩证法为基础，建构自己的整个理论体系。中医是借助哲学建构了自己的理论框架，它的一些重要思想和基本概念，如阴阳、五行、天、象、气等就是直接从哲学中移植过来的，这些哲学理论和概念贯穿于中医的整个理论体系之中，或者说，中医主要就是运用这些哲学理论和概念进行思维的。

任何一种自然科学都有其特有的思维方法，中医辨证思维的方法起源于《周易》和《内经》，辨证论治的思维方法源于《周易》，辨的思维源于秦汉时期的经典作品。《内经》首次提及辨的思维，《周易》的作者认为，宇宙间存在着万物生长，从幼至壮和由盛转衰的运动，宇宙万物的变永不停息。这种恒动观念首次出现于《易经》中，为辨证论治奠定了思维基础。

中医辨证思维的方法奠定于《伤寒论》，其真正把理、法、方、药结合起来，形成了辨证论治的治疗原则。《伤寒论》是我国医学史上第一步关于辨证论治的专著，自其创立辨证论治原则和六经辨证方法以来，相继有了八纲辨证、脏腑辨证、气血津液辨证、卫气营血辨证、三焦辨证、邪伏膜原辨证等。

中医经过两千余年的发展，形成了自己特殊和固定的模式，但始终未脱离过朴素唯物主义认识论的思维轨迹，其中整体、系统、辨证方法的广泛运用，使人体与疾病的关系在宏观水平展开，产生了具有特色的理论体系，指导着中医临床实践，由此整体观和辨证论治成为中医学术的独特之处。

（一）秦汉时期

1.《周易》《内经》与中医学辨证思维　《周易》在春秋时期上升为哲学并形成其庞大的体系。中医思维根源于《周易》，对于"易"，从其字面构成为上日下月，蕴含天地变化之规律。易，古时也通蜥蜴，寓变化也。我们讲"易"主要有以下意思：一是不易，讲宇宙变化周期的大规律。万物变，天道规律不变，是为天道。二是简易，人类知变、应变的大法则。

中医学的特点，可以说是充满着辨证思维。所谓辨证思维，即是肯定事物的变迁，重视事物之间的联系，同时也重视事物对立统一关系。《周易·大传》云："在天成象，在地成形，变化见矣。"这是变迁观点。又云："易之为书也不可远，为道也屡迁，变动不居……唯变所适"，强调了变的重要性。又云："圣人有以见天下芝动，而观其会通。"这是联系的观点。又云"一阴一阳之谓道""刚秉相推而生变化"中之对立统一的观点。上述观点，同时也都是中医学的基本观点。《周易》是中国古代辨证思维的宝典，中医学是运用辨证思维治疗各种疾病的典范。

《庄子·天下》云《易》以道阴阳"。这是易学内容的最简明的概括。"阴阳"是《周易》经传的基本观念，亦是中医学的基本观念，而中医学的阴阳观念实来源于《周易》。《周易》的自然哲学对中医学理论的奠基之作《内经》影响巨大，故自古即有"医易同源"之说。

《易经》用阴阳爻的不同组合构成八经卦和六十四卦，阴阳思想就蕴含于其中。《易传》明确地揭示出阴阳大义："一阴一阳之谓道""阴阳不测之谓神"，认为宇宙间最基本的规律就是一阴一阳的对立统一，阴阳对立统一的奇妙作用产生宇宙万物，所谓"神也者，妙万物而为言者也"（《周易·说卦传》）。《周易》和《内经》都认为，阴阳普遍存在于万事万物之中，阴阳的对立统一、调畅、和谐是事物存在、发展、变化的条件。在阴阳的关系上，《周易》认为，阴阳双方在事物发展过程中所起的作用是不同的，"成象之谓乾，效法之谓坤"（《周易·系辞上》），《乾·象传》曰："大哉！乾元，万物资始，乃统天。云行雨施，品物流行。"《坤·象传》曰："至哉！坤元，万物资生，乃顺承天，坤厚载物，德合无疆。含弘光大，品物咸亨。"乾坤即阴阳，《周易》认为，万物资始于乾阳，乾阳在万物的生化过程中起主导作用；万物资生于坤阴，坤阴在万物生化中起辅从作用。

《内经》发挥《周易》的阴阳思想，说："夫五运阴阳者，天地之道也，万物之纲纪，变化之父母，生杀之本始，神明之府也，可不通乎！故物生谓之化，物极谓之变，阴阳不测谓之神，神用无方谓之圣"（《素问·天元纪大论》）。显然，这段论述是对《易传》阴阳思想的阐发。《内经》认为，阴阳是天地万物的总规律，是天地万物产生、发展、壮大、衰亡的内在动力和指挥者。

总之，《周易》是关于自然阴阳的哲学，《内经》是关于人体阴阳的科学，《周易》的阴阳思想是《内经》理论的渊薮，但《内经》的阴阳理论，在论人体生命活动的过程中，将《周易》的阴阳理论从抽象变为具体，二者有着不可分割的密切关系。这种思维方式和方法深层次地影响了中医学的形成与走向。

《内经》是《周易》思想在医学中的延伸，其以自然哲学的阴阳五行学说作为中医学的最高理论规范，建立了最初的理论框架。历代中医学家以此作为理论发展的逻辑起点，立足于自身不同的医疗实践，不断丰富、充实了《内经》理论体系。

可以说，《内经》是中医临床思维的源泉。《内经》理论体系首当其冲就是整体观。《内经》认为天、地、人是一体的："天地者，万物之上下也""天地之间，六合之内，其气九州、九窍、五脏、十二节，皆通乎天气"。就是说自然界的一切物体，它们是相互联系、相互影响的。《素问·宝命全形论》说："人以天地之气生，四时之法成。"这是说人和宇宙万物一样，是禀受天地之气而生、按照四时的法则而生长的。

《内经》理论体系的另一个重要学术观点就是运动的观点，《内经》谓："成败倚伏生乎动，动而不已，则变作矣"，认为世界上万事万物都处于永恒的运动变化之中，疾病也是一样，也是一个由轻到重的变化发展过程。

可以说《内经》是辨证的萌芽，虽然未形成完整的辨证体系，但后世辨证思想皆源于此。

2.《伤寒论》与中医学辨证思维　从更高的角度、更深的层次说，《伤寒论》对中医学的辨证论治进行了一般规律的研究。

辨证是中医的特色之一，是治疗的前提，决定治疗的成败，六经辨证是一个包括脏腑、经络、阴阳、气血、津液等在内的辨证论治体系。仲景以六经为经线贯穿全书，却又落实到脏腑中去，如少阴病证的实质是疾病过程中人体正气严重损伤而形成的一类病证，病变部位主要表现在少阴经和其所属的脏腑（以肾、心为主），治疗时须落实到脏腑辨证才能有明确的立法、处方和用药，如真武汤温肾阳利水。可见张仲景虽未言脏腑，却是以脏腑的生理、病理，邪正的消退和脏腑、经络定位为六经辨证基础的，两者有机结合，缺一不可。

（1）整体化原则：伤寒辨证首先注重整体化原则，张仲景把人体各脏腑，人与自然、社会各因素综合起来，从人与自然、人与物、人与人之间协调统一的角度全面分析，从整体上把握疾病的本质属性。从总的方面来说，伤寒辨证把六经病（太阳、阳明、少阳、太阴、厥阴、少阴病）看成一个整体的病变过程，而六经病中各个病证是这整个病变过程中相互关联的一个环节、一个阶段。在辨证中充分考虑自然、社会、体质、心理等因素对疾病的影响，考虑病变脏腑与非病变脏腑之间的影响、联系，综合辨析患者表现于外的不适症状的原因，进而明确疾病的本质、六经病的传变规律。因此，在辨证中，不应孤立看待六经病证，而应以整体的观点认识六经病证。

张仲景辨证注重具体分析，脉证合参，全面权衡，虽为局部证候，却着眼于人的整体情况，善抓主症与注意患者喜恶之情，并结合其既往病史、体质、嗜好及治疗经过，对病证具体分析，认真对待。

有些条文只提出一个症状或一种脉象，作为辨证论治的依据，这是举主略次、举变略常、举脉略证、举证略脉，切不可孤立看待。如小柴胡汤证"但见一证便是，不必悉具"，刘渡舟说："其旨在提示临床辨证时要抓主证，尤其是抓住能反映病机本质的主证。"

从具体病证来说，也必须从整体着眼全面分析。如太阳中风证，仅仅看到它是太阳经的局部病变是远远不够的，更应看到它是营卫失调的病变。只有这样从整体上综合认识，才算抓住了病变的本质。

例如，原文91条："伤寒，医下之，续得下利清谷不止，身疼痛者，急当救里；后身疼痛，清便自调者，急当救表。救里宜四逆汤，救表宜桂枝汤。"太阳病误下之后，邪由太阳之表内传少阴之里，但未完全入里，表证仍在。张仲景认为，太阳病误用下法引起变证，且原病证仍在时，应从患者整体出发，分辨两种病证的表里缓急轻重后，再确定如何治疗，切不可不顾患者其他病证的严重程度，单解表证而致误治，使病情更加复杂。该条文中伤寒误用下法后，呈现三阴虚寒、阳衰阴盛之危证，此时虽有身疼痛的表证亦无暇顾及。因脾盛阳虚，若再强行解表，必致虚脱之变证。故须急救其里，宜用四逆汤以回阳救逆。服汤后里阳已复，阳回利止，而表证未罢，则又当给予桂枝汤调和营卫，以和其表。若本证在施治时没有在整体上把握病情和标本缓急治则，则疾病的发展结果会截然不同，很可能造成误治。

又如原文9条："太阳病欲解时，从巳至未上。"根据天人相应的理论，推测太阳病欲解的有利时间。人与自然是一个有机整体，自然界环境可以影响人体生理与病理的变化。人体一旦得病，也可以借助外界的气候环境，激发人体自身的阴阳调节，以求得平衡，而抗病祛邪。《素问·生气通天论》云："阳气者，一日而主外，平旦人气生，日中而阳气隆，日西而阳气已虚，气乃闭。"人体之阳，若天与日，天阳之气与日之升降而有盛衰，人亦应之。巳未为阳旺之时，病气得天时旺气之助，则风寒之邪易散，这正体现了人与自然是一个有机整体。

综上所述，整体性原则是准确辨证论治的基础，临床上切不可只看到疾病的表象而忽略其内在本质，或被其中某一个或几个症状所迷惑，一叶障目。

（2）整体恒动观：伤寒所提及之辨证观念是恒动的，前已所述，"恒动"一词源于《周易》，至汉始复提"恒动"一词，郑玄在《尚书纬·考灵曜》中有"地恒动不止，而人不知"之说，后多有哲学家提及恒动，然首次将"恒动"的概念引入到中医理论中的是元代朱震亨，其在《格致余论·相火论》中提到"天主生物，故恒于动；人有此生，亦恒于动"。张仲景虽未提恒动，但其思维却贯穿于治则方药中。

张仲景认为发病的恒动观主要体现在直中、合病、并病等方面；辨证的恒动观主要是指结合证候本身发展变化的趋势特点进行辨证的思维；治疗的恒动观主要反映在针对某些证候的由轻转重及治疗中标本缓急的合理把握等方面。

疾病是一个动态的过程，这个过程包括3个方面，即过去、现在和将来。过去是指病史，指疾病发生的背景。如太阳病一般有正气不足或感受外邪的病史。如阳明病的一般成因有三：一是有太阳病汗不得法，或误用吐、下，或妄利小便致津液损伤；二是外邪直中阳明化热化燥；三是少阳病误用汗、吐、下诸法，损伤津液，由热化燥入于阳明。太阴病一般有饮食所伤或失治、误治的病史。现在是指目前的症状，是治疗中要解决的主要矛盾。如太阳病的发热恶寒，脉浮；阳明病的腹满便闭，潮热，转矢气，手足汗出等症状；太阴病的腹胀满，食不下，下利；少阴病的欲吐不吐，吐利肢厥，无热恶寒、脉微细；厥阴病的饥不欲食，食则吐蛔；等等。将来是指疾病的演变趋势，如太阳病过汗伤阳会向少阴虚寒证发展，伤阴会向阳明病或少阴阴虚证发展，如少阳病可传入三阴等。

六经辨证体系认为，六经的病证是处于动态之中的，是不断演变的，这一演变可以按循经传变如循着太阳、阳明、少阳、太阴、少阴、厥阴传变，也可有越经传如太阳病直接传入三阴，或者表邪不经太阳直中三阴，或者由表里经传变等形式。六经辨证除了六经病证之间具有动态性外，具体某一经病证的症状也具有动态性，可以有很多变化。中医辨证不是静止一成不变的，而是时时随着证候的变化而变动的。即是说，必须在辨证中时时观察患者脉证，了解变化了的情况，以做出新的判断，并根据新的判断随证施治。这正是仲景所提出的"观其脉证，知犯何逆，随证治之"的精神实质所在。

例如，太阳病伤寒表实证可发展为表邪郁久入里化热的大青龙汤证，则由发热恶寒演变为发热恶寒、无汗、烦躁；如果发展为表寒伤肺、痰饮内滞的小青龙汤证，则由发热恶寒演变为发热恶寒、喘咳；如果演变为寒邪郁滞经络、经气不利的葛根汤证，则会在伤寒表实证基础上出现颈项强硬不适症状。由于六经病之间和症状均具有动态性，故六经辨证体系中的方药也具有很大的动态性。因此，临证时，当着眼于疾病的"变"，病变我变，随证而辨，这样才不会致误。

正因为六经辨证具有明显的动态性特征，所以张仲景提出"观其脉证，知犯何逆，随证治之"的动态辨证原则，这一原则成为中医辨证论治的重要治疗原则之一。张仲景在《伤寒论》中深刻揭示中医辨证的正确思路，蕴涵着丰富的辩证法思想，具有重要的理论和实践价值。

总之，《伤寒论》成功地运用并总结了辨证论治，《伤寒论》的六经辨证和八纲辨证过程，实质是分别应用辨证思维的过程，即一个由临床表象的"感性具体"，上升到六经病和八纲证的"抽象规定"，继之从这些抽象规范又上升到多样性统一的病或证的"思维具象"过程。

张仲景认为六经辨证与脏腑辨证是一个有机结合的整体，其反映了疾病的动态演变过程，这个过程其实就包括了疾病的过去、现在和将来，以及六经病证之间的动态演变、转化，也包括了症状之间的动态演变、转化和方药的动态转变等关键性问题。

《伤寒论》以六经论伤寒，从伤寒不同证候与六经所属脏腑的病理变化进行分析；以脏腑论杂病，运用脏腑病机的理论进行证候分类；以阴阳为纲领，在证候的辨别认识上，提出了表里之分、寒热之变、虚实之别。辨病与辨证结合，六经辨证与汤方辨证相统一，形成了较为完整的辨证理论体系，为后世辨证论治理论的发展做出了重大贡献。

（二）宋金元及明清时期

中医辨证论治的思想和方法虽早在《内经》和东汉张仲景的《伤寒论》中就已确立，

明代医家对六经辨证和病因、脏腑辨证等方法已有系统的认识和临床运用。后世医家在《伤寒论》的基础上充实发展了中医辨证论治体系。

整体恒动观不仅是伤寒辨证的特点,也是中医外盛热病辨证的特点,后世温病学卫气营血辨证和三焦辨证,都是在这种思路指导下产生的。

比如,叶天士创卫气营血辨证,吴鞠通倡三焦辨证,卫气营血辨证长于定病性,三焦辨证侧重定病位,并逐渐成为温病辨证体系的核心。张元素是宋金元时期最早的革新派之一,他在前人的基础上,总结出了脏腑寒热虚实病机、辨证、论治、立法、处方,使脏腑学说自成体系,并结合五运六气制方遣药,拟订五行生克制方大法,对后世药物学和方剂学的发展有一定的影响。

明清时期,随着医家四诊水平的提高,辨证思想和辨证方法较前代得到进一步的重视。明清医家对当时一些医家仅据病证出方的态度提出批评,认为诊病应首在辨证,并对辨证的纲领归纳总结了多种认识,并不完全限于现代统一模式的八纲辨证,其中一些辨证纲领如辨气血、辨标本、辨脏腑等提法,是故清代叶天士《外感温热篇》创造了卫气营血病理学与卫气营血辨证纲领,清代吴鞠通《温病条辨》创造了三焦病理学与三焦辨证纲领,与此同时还制定了一整套温病治疗方剂,从而构成了温病学的完整体系。

(1)辨病与辨证相结合:吴鞠通创立的三焦辨证体系即是以三焦为"纲"辨证,九种疾病为"目"辨病,在病名之后,又按疾病的症状、性质分型论治,病证结合。辨病有利于把握疾病本质、传变趋势和变化规律。只有先明确病的诊断,才能把握证的实质。

(2)脏腑定位与辨证相结合:外感病具有由轻到重、由浅至深的基本发展规律。吴鞠通继承叶天士卫气营血理论,在辨病的前提下进行卫气营血辨证,卫气营血辨证体现了病程和病变阶段的不同,有利于揭示温病不同种类的本质特征,使卫气营血辨证更具体化。吴鞠通创立三焦辨证的重要意义就在于将脏腑辨证引入温病辨证领域,而且确立了三焦的正常传变方式是由上而下的"顺传"途径,"温病由口鼻而入,鼻气通于肺,口气通于胃,肺病逆传则为心包,上焦病不治,则传中焦,胃与脾也;中焦病不治,则传下焦,肝与肾也。始上焦,终下焦。"传变方式决定了治疗原则:"治上焦如羽,非轻不举;治中焦如衡,非降不安;治下焦如沤,非重不沉"。《温病条辨》将卫气营血分期辨证与脏腑定位相结合,如"太阴温病,气血两燔者,玉女煎去牛膝加元参主之",使辨证向更深层次发展,证型具体化,治疗更有针对性。又如吴鞠通在上焦篇"秋燥"名下论述:"秋感燥气,右脉数大,伤于太阴气分",体现了吴氏三焦辨证、病名分类、卫气营血、六经辨证相结合的完整独特的辨证体系。

(三)近代及当代

到了近代,由于历史原因,中医处境艰难,但经过诸多医家的不懈努力,辨证论治仍在曲折中发展。历史发展到现代,随着人们对疾病本质的不断深入研究,临床四诊的经验日益丰富,疾病的定位越来越趋明确,辨证的范畴日益缩小,系统也日趋完善。浑浊的类病化逐渐形成了清晰的专科及专病化,疾病出现了固定的病名、分型、治则和治法,形成了辨病与辨证相结合的辨证方法。

近年来,医家根据古籍思想及临床经验提出了机素辨证及证素辨证等辨证方法,以期完善目前的中医辨证体系。

机素辨证：周仲瑛教授认为：鉴于病机是理论联系实际的纽带，是通向论治的桥梁，因此探究中医病机学较之于中医证候学研究，更具有临床实际指导意义。南京中医药大学提出了"机素-机元-病机-复合病机"的逐级升级病机辨治理论，进行了一系列研究，是周仲瑛教授"审证求机"理论的深化和具体化，也是中医病机学理论的创新和突破。基于机素和机元的病机辨治方法是传统辨证论治理论的细化和深化，它的特点是找到了证形成的更小前体单元：机素和机元。以期基于机素和机元辨证，充分发挥中医辨证高度灵活性的特点，克服证候分型的机械性和繁杂性，从而达到中医辨证的具体灵活，执简驭繁。机素、机元与传统辨证论治相比，更具有针对性、本质性。

证素辨证：王永炎教授提出了证候要素的概念，"证候要素"，简称"证素"，是辨证的基本要素，通过对"证候"（症状、体征等病理信息）的辨识，而确定的病位和病性，是构成"证名"的基本要素，其自身组合也具有一定的规则。从宏观范畴讲，证候要素具有以下特征：①组成证候的最小单元；②每一证候要素都有不同于其他要素的特异性症状；③临床所见的所有证候都可由证候要素组合而成。证候要素的基础研究形成了"证候-证素-证名"的认识过程，具体地揭示了中医辨证的基本规律和基本原理。"以象为素，以素为候，以候为证"，证候要素不仅分类简单，容易掌握，而且较少的证候要素可提供疾病的大部分信息。

随着现代医学的发展，病证结合已经成为临床实现辨证论治的主要方式，通过辨病来加强辨证论治的准确性，通过辨证指导疾病的下一步治疗，其核心仍为辨证论治。然而西医的辨病，是通过先进的现代化设备，进行全面、系统检查，从宏观到微观，乃至细胞的组织结构、病理变化，新陈代谢的相对平衡等多方面入手，进行动态分析，得出疾病病名诊断。

但中医对疾病的认识往往从症状入手，主要是以四诊所收集的资料为依据，尽管是第一手资料，但相对以各种仪器检测指征为主体的西医疾病诊断标准而言，无论在准确性、稳定性、敏感性等方面都更多地受到医患双方主观因素的影响。这是中西医辨病的最大区别，也是造成目前中医诊断及疗效问题的一个重要来源。比如咳嗽，肺炎以咳嗽为主者，常诊断为"咳嗽"，其与上呼吸道感染所致"咳嗽"虽诊断相同，但在治疗及疗效上有着很大差别。

事实上，病证结合可以从中医发展的历史长河中找到证据，经历了重辨病轻辨证和轻辨病重辨证两个阶段，逐渐发展成目前借助于现代科学的病证结合辨证论治方法。

当代中医辨证论治存在缺陷与不足，在某种程度上制约了中医药的发展。苏云放就指出"中医药理论体系是有缺陷的"。

首先，分型论治或固定疗法失去辨证论治的实质，不能反映疾病的动态变化。目前，随着现代病因学的发展与基因水平的诊断，西医病种层出不穷，而中医常见证候只百余种，且随着对中医疾病理论认识和实践研究的日渐丰富和深入，复杂的病因与病机特点决定了分型论治或固定疗法的局限性，并日渐显露其疗效的不足。

其次，在中医治疗方面，强调一证一方，随症用药。在每个规范的证型用相对固定的方药，专证专方，以方剂药理、中药药理指导临床用药。正如焦一鸣等所说"由于诊断的局限性和疗效的有限性,使目前中医临床可治疗的疾病谱也越来越少"。传统辨证论治往往要分很多证型,正是由于证型引人,有时不免会导致辨证的机械性,在某种程度上,失去中医辨证的"圆机活法",在辨证论治的过程中,往往先辨病,再辨证,虽然抓住了疾病过程中的主要矛盾,却忽略了疾病本身固有的病理特征。且在辨证过程中,所辨之证候往往不够规范。

最后,缺乏个体化原则。现代医学根据自身学科特点,以疾病为中心建立了在同质人群中抽样开展临床评价的方法学,得到了学术界和社会的普遍认可。但随着临床研究的深入开展,现代评价体系中对"个体诊疗"、复杂干预及对"患病个体"的评价方法和测量指标的缺陷越来越受到人们的重视。现代评价体系的缺陷直接影响着"以人为中心"中医辨证论治的持续发展,制约了中医药优势特色的充分发挥。

（四）对未来中医辨证思维发展方向的思考

两千年来,毫无疑问,中医学的认识层次随着一个又一个具体领域的理论体系的建立,逐渐得到深化。但在现代,如果继续纯粹地依靠传统的理论和方法,以积累、辨察宏观领域里的直观想象的细微差别来认识各种具体事物的特质,不能不日益困难,这种方法指导下的理论发展已日趋极限,只有创新和变革才能将它引向更广阔的发展领域。

综观历史,我们可以看出中医的发展一直是与时代的需求和发展相适应的,同时也是中国文化多方位的优化融合,"六经、三焦、卫气营血辨证"理论的建立,都与当时的历史背景环境有密切关系,阴阳五行理论、针灸子午流注的研究也都显示了多学科的融合。在中医学的发展中,辨病论治与辨证论治一直都是并存的,由于科技水平的局限,不同的历史时期,相应的社会文化背景,使医家认识和诊治疾病的思维方法与模式在不同的阶段有所侧重。在不同历史时期,由于自然环境、社会环境、生活环境的变化,疾病谱也会发生改变,因而需要有新的医学理论来指导临床实践。古代关于温病的辨证准则"卫气营血辨证"的建立就是一个中医理论与时代结合的创新。创新是艰苦的科学研究过程,是理论与实践相结合的过程,是回答、解决现实问题的过程,而加强自主创新是产生核心竞争力和内在驱动力的关键。道之不存,术将焉附?从哲学的角度看,中医的发展重要的是中医研究者对"医道"即中医自身运行规律的深刻把握,体现在对中医的科学人文精神及思维模式的全面认识,并在此基础上对现代社会发展背景下中医现状的客观了解。要实现中医的创新,就必须在继承中延伸发展,在临床实践中提升发展。

中医应当发展,这肯定是无疑的。但是,中医的发展不能总是迟缓地徘徊在传统的层面上。在古代社会,科学技术比较落后,中医发展基本是在古代哲学的支撑与指导下发展的,发展水平也基本局限于对现象的描述和猜测性思辩上,中医理论带有明显的笼统性与模糊性。在现代科学高度发达的背景之下,中医理论要取得突破性发展,必须从"现象的描述和猜测性思辩"中走出,必须对中医理论的笼统性与模糊性进行必要的整理与优化。理论向前发展的趋势又使中医学必须对原有的理论和方法进行合理的扬弃。这种理论说出了许多科学的见解,但它毕竟又是从特定的角度对人体进行考虑而得到的理论认识。这种理论直观、想象和模糊的特征却有待在发展中,通过对自身的辨证否定,形成全新的理论体系。

"动-定序贯范氏八法"理论是基于消渴病中医诊治过程而总结出来的一种可以指导中医临床辨证论治的方法学理论。"动-定序贯"是临床实践经验总结，它根植于深厚的中医阴阳哲学体系，以辨证论治、整体观念为基础既提出了"脉症-核心病机-主证-治法-药串"的实用有序的临床辨证规律，又主张整体把握疾病发展规律，动态把握病证演变，序贯治之。

疾病的发生、发展并非一成不变，中医辨证论治必须根据不同的病因病机、证候特点、个体差异等遣方用药；针对不同核心病机，总结出有确切疗效的中药药串，并根据不同证候进行随症加减；动态把握疾病的演变，总结规律，制定有序的、连贯的个体化的诊治方案并进行有计划的疾病管理。

在科学高度发达的现代，中医学仍将继续以积累和继承的方式沿着原有的辨证发展道路，使理论不断地丰富、具体和深化。学术中真正的精华将在"否定之否定"的矛盾运动中愈加光彩夺目。如果不是采取欢迎起步、允许争论和逐步完善的态度，那么，中医的发展也只能是句空话。因而，我们对待新思想、新观点、新方法，应当予以包容，"海纳百川，有容乃大"，在这有容中，中医必将得到迅猛的发展。所以，我们有理由相信，"动-定序贯"理论势必在中医的发展道路上发挥自己的力量。

二、"动-定序贯"对辨证论治的再认识

辨证就是将四诊所收集的资料、症状和体征，通过分析、综合，辨清疾病的原因、性质、部位，以及邪正之间的关系，概括、判断为某种性质的证；论治是根据辨证的结果，确定相应的治疗方法。这是目前对于辨证论治最为普遍的解释。辨证论治是中医学的核心，也是中医治病的基本方法。辨证与论治是两个密切相联的步骤，辨证是论治的前提，辨证为论治提供依据，要有效地治疗疾病，就要有一个正确的辨证。我们提出的"动"强调个体化在辨证论治过程中的重要性；"定"则是一种在辨证论治过程中关键性的恒定规律。

（一）"动"——体现辨证论治的个体化原则

辨证论治是中医临床治疗的基本原则，虽然一再强调其重要性，但目前临床上大多是一个证对应一个症候群和一个方剂，这种一对一的临床思维方式过于简单和僵化，没有很好地、完整地体现辨证论治的精髓。如果对辨证论治的理解仅仅以"证"为核心，会因此存在诸多问题，最突出的表现是：强调辨证结果，而对辨证过程和方法讨论得较少；对患者症状和体征注意得多，对时间、环境、地域和人的因素考虑得少。因而易于造成一组相对固定的症候群即为某种证的认识结论，常常形成辨证论治简单化的倾向。有人认为，一种疾病经过辨证，确定了证型和治法，可以一成不变，直至疾病痊愈。最典型的例子就是：中医临床教科书中关于对具体病证的辨证论治阐述，普遍做法是在证型之下，罗列一组由症状和体征组成的证候群作为辨证的主要依据（许多时候甚至是唯一依据），并附以治法方药。而这对于在《中医基础理论》等基础课程中反复强调的整体恒动观念和三因制宜思想，则缺乏体现。很显然，这种一方到底的治疗方法是违反中医辨证论治原则的，也是脱离临床实际的。有人把一种疾病规定为几个证型，将患者对号入座，这种方法较之一病一

方有所进步，但也失之呆板。疾病证型变化是多种多样的，它不可能完全按照我们预先设计的框框进行演变，因为影响疾病变化的内外因素实在太多，疾病虽未变，而证型会不断地变化，治疗和方药也必须随时调整，才能做到辨证和论治丝丝入扣，证变治亦变，这才是辨证论治的精髓。对于辨证论治而言，治疗方案的个体化，即是强调在同一辨证诊断结论下，治疗方案因患者的年龄、性别、体质、职业、生活地区、工作环境、时间季节、对药物的敏感性和耐受能力等因素的差异而不同，即同证异治；在同一患者的治疗上，又往往因疾病发展过程中有不同的证候而有不同的治疗，即同病异治。《医学源流论·病同人异论》云："天下有同此一病，而治此则效，治彼则不效，且不唯无效，而反有大害者，何也?则以病同而人异也。夫七情、六淫之感不殊，而受感之人各殊，或气体有强弱，质性有阴阳，生长有南北，性情有刚柔，筋骨有坚脆，肢体有劳逸，年力有老少，奉养有膏粱藜藿之殊，心境有忧劳和乐之别，更加天时有寒暖之不同，受病有深浅之各异，一概施治，则病情虽中，而于人之气体，迥乎相反，则利害也相反矣。""动而不已则变作矣"，疾病是不断运动变化的，其病机也随之不断运动变化，治疗必须"谨守病机"，经常变动方药，以时时应对疾病的发展。

1. "动"——结合个体与大环境的整体　　中医强调"整体观""天人合一"，辨证论治不单考虑人，也要考虑天时、地域、气候变化对疾病的影响。如《素问》所说"用寒远寒，用凉远凉，用温远温，用热远热"，即根据不同季节气候特点来考虑治疗用药的原则。食宜同法，因地制宜，即根据不同地区的地理特点，来考虑用药的原则。如《素问》所说："西北之气，散而寒之；东南之气，收而温之。"即西北地区天气寒凉，其病多外寒而里热，应散其外寒，而清其里热。东南地区天气温热，因阳气外泄而易生内寒，故应收敛其外泄阳气而温其内寒；因人制宜，即根据患者的年龄、性别、体质、生活习惯等不同特点，来考虑治疗用药的原则。这充分体现了中医个体化医疗的特色。

（1）随体质而"动"：中医学因人制宜、同病异治的个体化诊疗体系和整体调节思想，与现代医学逐渐开始注重个体特殊体质，如药物敏感度、个体药效等，根据患者的年龄、性别选用不同的药物，制定因人而异的诊疗措施和方法相吻合，符合人体多样化的特点，与现代医学的发展趋势相吻合，其辨证论治系统的应用在一定程度上解决了疾病罹患和发展过程中因体质及机体反应性等因素所引起的"个体化医疗"的问题。

在众多影响辨证论治的因素中，体质是一个比较关键的因素。特别是中医体质学研究自始至终贯穿着因人制宜的个体化诊疗思想。中医学体质学说的研究由来已久，最早的记载可以追溯到春秋战国时期，如《荀子·非相》曰："人之所以为人者，非特以二足而无毛也，以其有辨也"，这是关于进化体质学的最早言论。《内经》认为不同的体质对致病因素有不同的易感性，某些特定的体质好发某种疾病，如《灵枢·五变》认为腠理疏松、卫外机能差的人易患"风"病；内脏功能脆弱的人易患"消瘅"；肌肉骨骼不强健的人易患"痹病"；胃肠功能差的人易患"积聚"；肌肉骨骼弱小者易患"寒热"病。《内经》还认为个体体质的差别，将直接影响疾病的传变和转归。在《素问·经脉别论》即有论述，云："勇者，气行则已；怯者，则着而为病也。"勇怯，是指体质的强弱，如果是体质壮实之人，只会产生一时性的机体失调，故不易患病；而对于体质虚弱者，其机体的阴阳不平衡状态将持续下去而成为疾患。《类经》曰："禀赋为胎元之本，精气之受于父母者是也", 充分揭示了遗传性的体质对于发病有着极其重要的影响。《伤寒论》第七条: "病有发热恶寒者, 发于阳也; 无热恶寒者, 发于阴也", 说明个体阳气强弱不同, 发病的证型就各不相同。章虚后在注解叶天士《外感温热篇》时, 对证型随体质而变化讲得更为明白: 六气之邪, 有阴阳不同, 其伤人也, 又随人身之阴阳强弱变化而为病。面白阳虚之人, 其体丰者, 本多痰湿, 受寒湿之邪, 姜附参苓不能去, 若湿热亦必黏滞难解, 须通阳气以化湿, 若过凉则湿闭而阳更困矣。面苍阴虚之人, 其形瘦者, 内火易动, 湿从热化, 反伤津液, 与阳虚治法, 正相反也。在《临证指南医案》中, 邵新甫总结了叶氏治疗外感病的经验后指出: "大凡六气伤人, 因人而化, 阴虚者火旺, 邪归营分为多, 阳虚者湿胜, 邪伤气分为多, 一则耐清, 一则耐温, 脏性之阴阳, 从此可知也。"这些论述都充分肯定了"邪从人化"的论点, 也就是说, 同一邪气侵入人体之后, 可随人体之阴阳、寒热、虚实、燥湿的不同体质发生不同的转化, 表现不同的症状, 产生不同的证型。

中医体质学说认为, 体质是个体生命过程中, 在先天遗传和后天获得的基础上表现的形态结构、生理功能和心理状态方面综合的、相对稳定的特质。即体质的形成与先后天的多种因素相关。遗传因素的多样性与后天因素的复杂性使个体体质存在明显的差异; 而即使同一个体, 在不同的生命阶段其体质特点也是动态可变的, 所以体质具有明显的个体差异性, 呈现多态性特征。目前已发现并提出的 A 型 (平和质)、B 型 (气虚质)、C 型 (阴虚质)、D 型 (阳虚质)、E 型 (痰湿质)、F 型 (湿热质)、G 型 (血瘀质)、H 型 (气郁质) 和 I 型 (特禀质) 九种体质类型及其形成的概念系统, 反映了不同人群的个体特征。体质决定着患者对疾病的易感性、发病类型及病后转归等, 因此我们在论治过程中, 要首先考虑体质这个重要的因素, 在此基础上再结合四诊资料辨证论治。于敏等运用中医学体质学说指导慢性肾脏病的临床治疗, 把慢性肾脏病的疾病体质分为五个基本型, 认为首先是遵循治病必求本, 其本为体质的原则, 坚持体质治疗贯穿于整个慢性肾脏病的始终。其次要遵循缓则守其质, 急则兼治质。慢性肾脏病如果出现病情加重或是继发其他疾病, 临床证候以新出现的特征或继发病为主时, 要积极辨证治疗新出现的证候或继发病, 同时也不要忽视对体质的调整。待新发情况或继发疾病得到有效控制后, 还要继续守方治疗。最后还要遵循辨质论治、随证加减的原则。在守方治疗慢性肾脏病的过程中, 应在辨体质的基础上, 根据患者不同阶段出现的不同的临床症状进行相应的随证加减, 既符合个体化治疗的需要, 又能提高临床疗效, 这种体质学始终贯穿治疗过程的思路给我们提供了一个很好的范例。

(2) 随年龄而"动": 对于同一个人, 在不同的年龄段, 治疗的法则也是不同的。《素问·上古天真论》指出: "女子七岁, 肾气盛, 齿更发长; 七七, 任脉虚, 太冲脉衰少, 天癸竭, 地道不通, 故形坏而无子也。"金元四大家之一的刘完素曾指出: "六岁至十六岁者和气如春, 日渐滋长""二十岁至五十岁者和气如夏, 精神鼎盛""五十岁至七十岁者和气如秋, 精耗血衰""七十岁至百岁者和气如冬, 五脏空洞, 犹蜕之蝉, 精神浮荡, 筋骨沮弛"。由此可见, 人在生、长、壮、老的不同阶段, 其形质气血各有特点, 其病理反应自然也各有不同, 因此治疗用药也有区别。《素问·示从容论》曰: "年长则求之于腑, 年少则求之于经, 年壮则求之于脏", 充分说明治病时要充分考虑到老、少、壮的不同特点。《素问·五常政大论》指出: "能毒者以厚药, 不胜毒者以薄药。"如在肿瘤治疗中, 中年人多筋骨强盛, 身体盛壮, 脏腑功能旺盛, 气血充实, 故治疗时应以攻邪为主,多用理气清热、解毒活血、软坚散结、化痰祛湿、以毒攻毒之法；老年高龄者多脏腑气衰，生机减退，气血亏虚，故治疗时用药量宜轻，应以扶正为主，多用益气健脾、补血养血、补肾益精、养阴润燥之法。针对患病的青壮年综合分析宜选择手术、放疗、化疗、介入等积极治疗方法；而对于大多数中晚期或中老年患者则多推崇"人瘤共存"的治疗理念，以中医药驱邪扶正，改善生活质量为先。

（3）随饮食嗜好而"动"：日常饮食习惯、营养状况及嗜好等能明显地影响人的健康水平和疾病的发生发展。食物同中药一样也有四气五味，日常饮食不能有所偏。《素问·生气通天论》指出："谨和五味，骨正筋柔，气血以流，腠理以密，如是则骨气以精，谨道如法，长有天命。"若偏食则有所伤，"五味入于口也，各有所走，各有所病。酸走筋，多食之令人癃；咸走血，多食之令人渴；辛走气，多食之令人洞心；苦走骨，多食之令变呕；甘走肉，多食之令人悗心"。这些理论为我们根据不同患者的不同情况指导饮食调摄提供了重要参考。《周礼》载有："以五味、五谷、五药养其病，以五色、五气、五声明其死生。"

（4）随情志而"动"：《素问·上古天真论》曰："恬澹虚无，真气从之，精神内守，病安从来。"可见愉快而良好的情绪能使人体五脏协调，营卫通利，真气从之，精神内守，平衡阴阳，固守正气，形与神俱，健康长寿；忧愁思虑，喜怒太过，七情劳欲等不良情绪，可导致体内正气不足，脏腑功能失调，引起气滞、血瘀、痰凝毒聚。如情绪抑郁者，我们在辨证论治的同时要兼顾疏肝解郁；思虑过度的人易损伤心脾，在辨证论治时要注意调养患者心脾，不可过伤气血。

（5）随职业而"动"：《灵枢·根结》曰："以此观之，刺布衣者深以留之，刺大人者微以徐之，此皆因气悍滑利也。"因为劳动人民和"王公大人"是不一样的，"王公大人""身体柔脆，肌肉软弱"（《灵枢·根结》），需要用小针轻刺、慢刺。这都是因为职业所造成的体格上的差异。

（6）随时间气候而"动"：《素问·八正神明论》中记载："月始生，则血气始精，卫气始行；月郭满，则血气实，肌肉坚；月郭空，则肌肉减，经络虚，卫气去，形独居。"就年节律而言，《素问·诊要经终论》中记载："正月二月，天气始方，地气始发，人气在肝。三月四月，天气正方，地气定发，人气在脾。五月六月，天气盛，地气高，人气在头。七月八月，阴气始杀，人气在肺。九月十月，阴气始冰，地气始闭，人气在心。十一月十二月，冰复，地气合，人气在肾。"

人体与时间节律有着深刻的对应关系，也正因如此，人体在不同的季节，往往有不同的易感疾病，如《素问·金匮真言论》中记载："春善病鼽衄，仲夏善病胸胁，长夏善病洞泄寒中，秋善病风疟，冬善病痹厥。"当时间节律和气候的变化失去一致，至而未至或未至而至时，人体也易产生疾病，如《灵枢·岁露论》中指出："二月丑不风，民多心腹病。三月戌不温，民多寒热；四月巳不暑，民多瘅病。十月申不寒，民多暴死。"在不同季节，治疗用药也有所讲究。刘完素在《素问病机气宜保命集·泻痢论》中对于四时下痢，还指出了应"于芍药、白术内，春加防风，夏加黄芩，秋加厚朴，冬加桂附"。

同一疾病，在不同季节发病，可以表现为不同的症状。如感冒一病，随春夏秋冬四时气候之变化，可分别表现为风温、风寒、湿热、暑热、秋燥等，需因时而治。清代雷丰为此专著《时病论》一书，详加阐述。由此可知，感冒一病，本无定论，须因时令之异、寒温之变，加以辨证。该书列各种证治 60 余种，成方百余首，尚厌未详，书后再附"治时病常变须会通论"一篇，指出常证用定法，变证须活法，而变法亦非一定之变也，须知春温亦有湿温之变证，湿温亦有春温之变证，论中不能硬定，须活法而通之。

（7）随地域而"动"：《素问·异法方宜论》记载："黄帝问曰：医之治病也，一病而治各不同，皆愈何也?岐伯对曰：地势使然也。"可见，同一种疾病，由于所处的地域不同，常需采取不同的治法。因地制宜的医学思想是有其理论根据的。东方生风，南方生热，西方生燥，北方生寒，中央生湿，不同地域的地理气候、物候特产、生活环境等常对人的体质、发病、寿命等产生不同的影响，因而需要因地制宜。

《素问·五常政大论》云："地有高下，气有温凉，高者气寒，下者气热，故适寒凉者胀，之温热者疮，下之则胀已，汗之则疮已，此腠理开闭之常，太少之异耳"，指出了地理有高下的区别，气候有温凉的不同，地理高峻则气候寒凉，地理低下则气候温热，所以若置身气候寒凉处，易受寒邪而发生胀痛，若置身气候温热处，易受热邪而发生疮疡。可见在具体发病倾向上存在着地理差异。

2. "动"——强调时空性　多数疾病的治疗过程较长，在这一过程中，由于每个阶段的病理变化不尽相同，因此不能用统一的诊治措施，而需要采用个体化的治疗模式。这就是"同病异治"。

中医治疗疾病有其特定的原则，如协调阴阳平衡，因势利导。在表当汗解，里实当攻下，其高者因而越之，其下者引而竭之；盛者泻之，虚者补之；寒者热之，热者寒之；等等。而且治疗当适当为度，过犹不及。如若辨证不明，治疗方法失当，则事与愿违，往往导致疾病证型发生改变。以《伤寒论》为例，第 20 条指出，太阳病发汗太过，致阳虚汗漏并表证不解，治以桂枝加附子汤；第 60 条指出，伤寒误下复发汗，致阴阳两虚；第 91 条，伤寒误下后造成阳微阴盛；第 134 条，表证误下形成结胸；第 149、158 条，伤寒中风误下形成痞证；等等。张仲景在《伤寒论》中以大量篇幅论述了因治疗不当而导致证型变化的种种情况，分析其原因，并列举了治法。

当然人体本身随着疾病的进展，如无干预措施，也会在不同时期出现不同表现，如《素问·热论》云："伤寒一日，巨阳受之，故头项痛腰脊强。二日阳明受之，阳明主肉，其脉侠鼻络于目，故身热目痛而鼻干，不得卧也。三日少阳受之，少阳主胆，其脉循胁络于耳，故胸胁痛而耳聋。三阳经络皆受其病，而未入于脏者，故可汗而已。四日太阴受之，太阴脉布胃中络于嗌，故腹满而嗌干。五日少阴受之，少阴脉贯肾络于肺，系舌本，故口燥舌干而渴。六日厥阴受之，厥阴脉循阴器而络于肝，故烦满而囊缩。"又如《素问·咳论》曰："五脏之久咳，乃移于六腑。脾咳不已，则胃受之，胃咳之状，咳而呕，呕甚则长虫出。肝咳不已，则胆受之，胆咳之状，咳呕胆汁。肺咳不已，则大肠受之，大肠咳状，咳而遗矢。心咳不已，则小肠受之，小肠咳状，咳而失气，气与咳俱失。肾咳不已，则膀胱受之，膀胱咳状，咳而遗溺。久咳不已，则三焦受之，三焦咳状，咳而腹满，不欲食饮。"

蒲辅周名老中医曾比较过他自己用中医治疗的 6 例流行性乙型脑炎，在体现"动"这一原则方面是很有代表性的。初期这 6 例患者都是在外院使用苦寒清热的方法治疗，但都不奏效，病情毫无起色，蒲老经过诊断后，认为其中 2 例患者在早期服用寒凉太过，热中变温中，因而使用温法治疗，患者病情很快痊愈；另1例则是误用辛温，后用寒凉，导致表里俱闭，后使用表里两解之法使病情好转。虽然此病在中医领域归于"暑温"范畴之内，但由于经过误治后疾病已进入另一阶段，而且每个人的病理转归不同，必须经过细心的辨证辨其不同，因而在治疗方法上也有很大的区别。

边永君等记录了路志正治疗一老年眩晕患者的病例，该患者年近八旬，眩晕20载，本应以肝肾阴亏、精血不足之虚证为多，但经过细心辨证后，初诊考虑以痰浊中阻、风痰上犯之标证为主，治当因人而异：予以涤痰化浊、清心除烦之法，仿小半夏加茯苓汤、泽泻汤合三仁汤之义。时为仲春，方中以菊花、蝉衣、炒蒺藜、钩藤清肝息风的同时，加葛根以顺应春季之性而升发清阳，患者药后头晕大减；二诊时值初夏，患者头晕、脑转耳鸣，追问患者平素喜凉恶热，双目黏涩，大便秘结，乃一派阴虚内热之象，结合舌脉，乃肝肾不足，虚阳上旋之证，故给予滋肝肾、清镇摄纳之剂。可见，同一患者、同一病证，不同时期，治各不同。

（二）"定"——体现辨证论治的规律性

"定"有稳定之意。辩证唯物论的认识论认为，人们对于客观事物的认识，总是由低级到高级，由感性认识上升到理性认识。感性认识只是人们对事物表面现象的认识，并不能直接揭示和引导人们把握事物的本质，了解事物内部的运动规律。只有人们运用正确的思维方法，通过对事物各方面反映的现象加以分析归纳和综合研究之后，使感性认识上升到理性认识，才能认识事物的本质，真正掌握客观事物的运动及其变化规律。中医学更多是经验医学，是经无数临床经验积累而形成的，是由无数感性认识不断升华而形成的理性认识的知识体系，这当中必然存在一定的规律性，才能历经多年考验，年年沉淀积累，薪火相传，这就是"定"的内涵。中医研究主要是对个案的研究，通过长期大量个案的积累，进行分析归纳，从中探讨辨证论治的规律，提高辨证论治的水平，进而升华为新的理论观点，丰富中医宝库，为后来者指引方向。

对个案进行研究，要选择什么样的个案呢？首选有代表性，有显著临床疗效的医案。在当代当研究体现目前中医最高水平的各大名医的医案，自古以来，大凡名医均博采众长，但由于学术流派等不同，不同名老中医学术观点常有差异，他们对疾病的认识、处方用药也形成了自己的风格。然而，中医理论作为一套科学的理论体系，必然有其稳定、核心的内容，中医对疾病的认识必然存在一定的共性规律。通过比较、总结他们的临床经验，有利于我们更加深入地认识中医个体化诊疗经验的核心内涵，发现其共性规律。张润顺等曾总结了17省市44位老中医自2002年8月~2008年12月的临床门诊病历，采用多种分析与展示方法，对名老中医辨证、辨病、辨症、选方、用药等方面经验的分析挖掘及比较研究，总结了许多有意义的共性规律供我们参考。如治疗肝脾不调证的核心处方有以下药物：柴胡、白术、白芍、茯苓、当归、甘草，符合逍遥散证调肝健脾的治法特点。

除了总结当代名老中医经验，我们也应该重视先贤留给我们的宝贵经验。如《伤寒论》《金匮要略》等许多医书，里面有大量前人实践的经验。如中风表虚证，有发热头痛、汗出恶风、脉浮缓这样一组核心症状，临床依据这些脉症，即可做出诊断，治以桂枝汤。经过千百年的临床反复验证，桂枝汤治中风表虚证，功效卓著，流传百世，这就是一个稳定的共性规律。在《金匮要略》一书中，"血痹虚劳病脉证并治"第15条之"虚劳腰痛，少腹拘急，小便不利者，八味肾气丸主之"，"消渴小便利淋病脉证并治"第4条之"男子消渴，小便反多，以饮一斗，小便一斗，肾气丸主之"二者虽属两种不同的疾病，且小便症状一是"不利"，一是"反多"，但它们的本质却是一个，在发病原因上都是房劳伤肾，在病理机制上都是肾气虚弱，所以都可以用肾气丸滋阴补阳以蒸化肾气。《伤寒论·辨太阳病》第152条："太阳中风，下利呕逆，表解者，乃可攻之。其人漐漐汗出，发作有时，头痛、心下痞硬满，引胁下痛，干呕，短气，汗出不恶寒者，此表解里未和也，十枣汤主之。"这表明了十枣汤的主治证是太阳中风、下利呕逆、汗出、头痛、心下痞满、引胁下痛、干呕、短气等症。但《金匮要略·水气病脉证并治》第11条所载"夫水病人目下有卧蚕，面目鲜泽，脉伏，其人消渴，病水腹大，小便不利，其脉沉绝者，有水，可下之"之证，同样适用于十枣汤治疗。因为二者总的发病机制都是水邪蓄积体内，三焦受到阻隔，所以都可以用十枣汤方峻攻蓄水为其主治，尽管二者的病证表现不同。再举个例子：在临床上，当患者出现腰以下肿、身重、心悸、小便不利而尿色清白、手足不温、六脉沉迟、舌苔薄白而润等征象时，不抓住当中的核心，不掌握规律，就无法认识这个病证的性质，更无法确定正确的治疗方法。因为在患者身上反映出来的各种征象，不可能与书本上的记载完全相似，只照搬条文是不能解决问题的。然而，只要我们对这个病证运用中医学的理论知识进行分析，就完全可以了解这个病证是肾阳虚弱，不能制约寒水而水邪泛滥的水气病，应用真武汤温阳行水来治疗。掌握了这些疾病的共性规律，才能在临床中游刃有余。

五苓散是我们在临床中常用的方剂，具有化气利水、健脾祛湿的功效。适用于外感风寒、内停水饮所致的发热头痛、烦渴饮水、小便不利等；或水湿停聚所致的水肿，身重，小便不畅及心悸、吐涎沫而头眩等症状。但临床中有医家用其治疗便秘取得了神奇的疗效，这也是在临床上很少有人用的方法，但为什么这位医家能选择使用此方且取得良好的效果呢？其实就是他明白五苓散是治疗外感病过程中太阳表邪未解，内传太阳之腑，寒湿凝闭以至膀胱气化不行，而成太阳经腑同病之蓄水证的千古名方。仲景提出的运用标准是症见口渴欲饮，饮水即吐，小便不利。但其实临床中只要病机相同，无论何病何症，都可运用同一处方，并无某方只治某病之限制，后世在继承发扬中绝不可刻舟求剑。寒凝湿郁便秘之用五苓散，其主导思想主要在于通过温通渗利，先去其已经形成的潴留壅塞浊阴，使肠络畅通，津气流行布散，为续治创造良好的内环境，以便更好地实施温补扶其阳的治疗方案。初诊辅以枳壳、桃仁，其意也正在于此。待寒散络通，津气流行后，则改投温中益气化饮之剂，培其已损之脾胃阳气，化其未尽之饮邪浊阴。只有脾胃阳气充盛，才能阴霾散而阳和敷布，坚冰融而气化流行，收到崇根固本的良好效果。

（三）"动-定"结合，是向中医理论精华的回归

"动"与"定"的关系是一致的，绝不是孤立、对立的关系。两者理念相通，目标相同，相辅相成，互为补充。"定"是遵循中医内在规律进行论治，可促进经验的推广应用，使更多患者受益。清代名医徐灵胎以用兵之道来比喻治疗用药，是十分贴切的。军队打仗有一定的战略战术，这些军事原则是必须遵循的，否则就会犯大错，打败仗，这就是"定"。但是对于每一场战争来说，则必须根据敌情做具体分析，做出符合当时实际情况的部署，

才能击中敌人之要害，置敌于死地，这就是"动"。如果不作具体分析，按书本教条排兵布阵，岂能克敌制胜。中医辨证论治之理如出一辙。"动-定"结合，才能在临床治疗中无往不利，屡创奇迹。

第三节　动-定序贯，范氏八法

一、辨证特色——把握核心症状与核心病机

辨证论治是中医学的特色和精华，体现了中医理论的先进性和科学性。辨证是论治的前提，辨证准确与否，是决定临床疗效的关键。但广大中医学生在学习中医的过程中虽然掌握了一些辨证的原则和规律，在进入临床实习时却难以抓住辨证的要点，从而出现辨证不够准确，甚至辨证错误的情况，进一步影响治疗效果。目前的很多教科书忽略了临床的实际情况，未能深刻揭示辨证论治的核心，从而严重影响辨证论治的传授和继承，制约了中医诊疗水平的提高，限制了中医学的发展。那么，如何才能把握辨证的要点呢？首先，我们要抓住核心症状，然后根据症状归纳出核心的病机。

首先，我们一起来深入探究秦伯未的辨治精髓。

（一）在《中医入门》夹缝中发现辨证基本观点

研读过秦老的《中医入门》的人，可以在《中医入门》的夹缝里看到这样一段话："……以上所说的是辨证论治的意义和方法，至于辨证的法则，有依据六经来辨证的，有依据三焦来辨证的，最重要的是根据八纲。"秦老在这里所说的辨证论治的意义、法则和方法，只是一个粗浅的解释。这一方面是由于《中医入门》是一部浅近的中医参考书，在这里只能做简单地讲解；另一方面，他关于辨证论治法则和方法的许多内容，都是在此书完成若干年后形成的。但这一辨证基本观点——辨证论治三位一体观，客观、简明、细致、统一，是"动-定序贯"理论的思想基础。

（二）在《中医临证备要》附文里揭开辨证论治定义

《中医临证备要》附文的序言里，在很容易忽略的位置，可以看到这句话："辨证论治既是中医治病的过程，又是中医治病的根本方法。"秦老解释辨证论治的定义：辨，就是分析、鉴别；证，就是症状、现象；论，就是讨论、考虑；治，是治法、治疗方针。证和治是现实的，辨和论是灵活的，要通过分析和思考。秦老的辨证论治定义，概念明确，逻辑严谨，科学规范。这和"动-定序贯"辨证理论体系的定义有相似之处。

（三）根据秦老八纲辨证思路归纳出"动-定序贯范氏八法"的辨证规则

八纲是辨证中最重要的法则，这是中医不争的事实。那么八纲到底分哪几个步骤，如何从阴阳、表里、虚实、寒热得出诊断结论?这些规则，前人没有明确交代，致使辨证思维比较混乱。秦老指出，张仲景在辨证论治上的特殊贡献是：明确地指出了"阴、阳、表、

里、虚、实、寒、热"8 个类型。这 8 个类型，后人称作八纲。它的重要意义，在于先把阴阳分成正反两方面，从表里来测定病的深浅，从虚实来测定病的强弱，从寒热来测定病的性质，再把各方面测定的结果联系起来，就成为表虚、表实、表寒、表热、里虚、里实、里寒、里热、表虚里实、表实里虚、表寒里热、表热里寒、表里俱实、表里俱虚、表里俱寒、表里俱热等不同病证。他还指出：表里、寒热、虚实，实际上是阴阳的演绎，亦称六变，阴阳是八纲的纲领。用八纲辨证，非把表里、寒热、虚实结合不可，它们的结合，在临床就有 8 个基本类型，即表寒实证、表寒虚证……在此基础上还能化出 8 个错杂类型，即表寒里热证、表热里寒证……在里证范围内还有几个复杂类型，即上热下寒证、上寒下热证……秦老在前一段话中，指出了《伤寒论》八纲辨证 16 种类型，而在后一段话中，概括了八纲辨证 25 种类型。秦老还指出，发掘和整理中医学术，必须在原有基础上逐步阐明，倘若脱离了原有学说，无论如何也得不到实际，也等于放弃了积累的经验。尤其在新旧过渡时期，我们对旧的没有认识清楚，就无法进行吸收和扬弃，也就无法使中医转向新的道路，这是他在 50 年前的一席话。就是这一席话引起了许多热爱和致力于中医事业的人对中医基础理论的深刻反思，指引我们在继承前人的基础上，不断完善、发展新的中医思想。

（四）根据《谦斋医学讲稿》之"脏腑发病及用药法则提要"指导正确运用中医理法

正确应用中医理法的两个前提：必须严格地进行辨证、必须理法方药一环扣一环。

1. 必须严格地进行辨证　秦老指出，西医诊断一经确立，治疗较为固定。而中医诊治疾病与此不同，通常变化较大，随时以证候表现为转移，并不固定在一个诊断上进行，因此必须严格地进行辨证。

2. 必须理法方药一环扣一环　辨证固然重要，辨药也很重要。因为每一味药都有它的特性，辨好证而不辨好药等于决定了战略而不选好武器。因此，辨证、辨药都要重视，才能丝丝入扣。只有理法方药一环套一环，才能得心应手，收到药到病除的效果。

由此我们可以得出，想要把握辨证要点，就要正确运用中医理法，鉴别标本、主次，分清先后、缓急；找出主症发展的一般规律，注意兼症变化的特殊规律；把握疾病的阶段性，注意病变的转折点；以证候表现为转移，随时辨随时论。

（1）鉴别标本、主次，分清先后、缓急：例如，秦老对慢性气管炎提出 5 种治疗原则，其中轻症用健脾化湿法，重症用温肾纳气法，二者是常法，也是治本之法；降气消痰法用于缓解胸闷窒塞症状，用于急症，属于治标法；温肺蠲饮法用于素有伏饮复感风寒，属于兼症治法；清涤痰火法，用于痰饮感染温燥之邪，属于变法。故秦老指出，必须明白标本、主次的鉴别，以及处理上的先后、缓急之不同。

（2）找出主症发展的一般规律，注意兼症变化的特殊规律：例如，小儿麻疹，初起发热未见疹点，是一种证候；身热渐高，疹点涌现，是一种证候；疹点渐退，余热未清，又是一种证候。只有针对这些不同证候的病因病机，采取先用辛凉解表，次用清热解毒，最后用养阴清肺，便是治疗麻疹的一般规律。麻疹中也有因热盛而转变成气喘鼻扇，或受寒冷郁遏肌表不能透泄，以及泄泻、牙疳等多种病变，这些病变比较特殊，不是每个麻疹患者所必有。故秦老指出，规律有一般性和特殊性，强调特殊，否定一般，不是科学态度，只看到一般而忽视特殊也是不对的，主要是找出一般治疗规律，同时注意特殊的一面。这也体现了"动-定"思想的理论基础。

（3）把握疾病的阶段性，注意病变的转折点：例如，再生障碍性贫血，秦老认为它的发展过程大致分为以下几个阶段：①初期多表现为目眩、心悸等心肝两经的症状，常见于轻度贫血；②血虚至气虚：症见懒言少语、四肢无力、行动喘促等中气虚，多见于中度贫血，或病期较长的再生障碍性贫血；③更严重的血虚常见明显的肾虚，症见腰膝酸软、午后潮热等肾阴亏，以及形寒肢冷、性欲冷淡等肾阳虚，多见于重度贫血。其中血虚而见行动喘促，是病变为气虚的转折点。故秦老指出，中医治疗西医诊断的疾病，必须根据理法方药，特别要注意病程中的阶段性和转折点。如果注意阶段性和转折点方面，根据病情变化而加减用药，便能从中找出治疗规律，随病情发展不断变化治疗理法，这更应对了"动"的辨治思想。

（4）以证候表现为转移，随时辨随时论：中医治疗西医诊断的疾病，不能仅凭化验结果，理由很简单，中医是根据中医诊断来处方用药的。所以辨证论治和中医诊断不可分割，随时以证候表现为转移，根据不同的发展过程随时辨随时论；即使是找出西医病的主治主方之后，仍然需要根据具体病情进行具体治疗。"动-定序贯"理论基础由此体现得淋漓尽致。

二、用药特色

（一）"动-定序贯"的用药特色

1. "动"之用药思想体现　"动"意在改变、变化，是指无论在对中药药性的认识，还是对疾病病机的认识，都应打破固定思维，灵活、动态地看待。疾病的治疗并不是一成不变的，此思想也源于秦老的治疗理念，把握疾病的阶段性，以证候表现为转移，随时辨随时论。仍以治疗消渴病为例，消渴病是有阶段性的疾病，早期、中期、晚期及并发症时期，患者的证候均有可能发生变化，虽然主症可能不会变化，但容易兼夹其他证候，所以范师治疗消渴病的药对也是随时变化，灵活使用的。

2. "定"之用药思想体现　"定"，安也，与动相对，意即固定、不变，即把握事物的规律性。严格辨证，明确标本、主次，分清先后、缓急，才能正确制定处方的基本路线，这也就体现了范师处方用药之"定"理论的思想基础。处方路线确定，就有固定的药对进行选择搭配。以消渴病的治疗为例，列举常用的 8 个治疗药对：①补肾法：狗脊 10g，川续断 10g，女贞子 30g，旱莲草 30g。②益气养阴法：北黄芪 15g，生地黄 15g，地骨皮 15g。③疏肝理气法：柴胡 10g，白芍 15g，薄荷 10g，郁金 10g。④清热润燥法：石膏 30g，知母 10g，葛根 30g，连翘 15g。如腑实便结，治用通腑法，方用：大黄（后下）5g，枳实 10g，火麻仁 15g。⑤调养心神法：夜交藤 30g，远志 10g，酸枣仁 15g。⑥清营凉血法：牡丹皮 15g，麦冬 15g，玄参 10g，赤芍 15g。⑦清热化湿法：苍术 10g，黄柏 10g，薏苡仁 30g，车前草 30g，绵茵陈 15g。如兼有湿盛困脾加茯苓 12g，炒白术 10g，法半夏 10g，神曲 15g；

兼见腹胀加莱菔子 10g，枳壳 10g，川厚朴 10g；胸闷加瓜蒌皮 15g，薤白 10g。⑧活血化瘀法：丹参 15g，三棱 10g，莪术 10g，泽兰 15g。

3. "序"之用药思想体现　　"序"，指次第、秩序、规则之意。治疗疾病时，应当找出主症发展的一般规律，并注意兼症变化的特殊规律。例如，治疗消渴病，南方地区多以湿热为主，此地区的消渴病患者早期多以肝郁、湿热为主，中期以阴虚为多见，晚期以肾虚血瘀为多见，从而，总结归纳出消渴病 8 个共同的、规律性的症状，具体是：①肾虚证：腰膝酸软、倦怠乏力、小便频数；②气阴两虚证：能食与便溏并见、四肢乏力、口干或渴，舌质淡，苔薄；③肝气郁结证：性情易怒烦躁，或郁郁寡欢，女性月经不调；④血分热郁证：面红唇赤、舌红；⑤肺胃燥热证：多食易饥、口渴喜饮，可兼有阳明腑实证：大便干燥或秘结难行，脉滑实；⑥心神失养证：心烦、多梦，睡眠不安；⑦湿热内蕴证：口干不欲多饮，或纳食不多，小便黄，苔黄腻；⑧血脉瘀阻证：舌暗，舌底脉络粗大曲张，或伴肢体麻木、疼痛感觉异常。此为范师通过多年对消渴病发展的特点而总结出的规律性辨证，对于指导医生临证治疗具有较好的指导意义。

4. "贯"之用药思想体现　　"贯"，指连续、贯通，体现了认识疾病和辨证论治的方法是一个连贯有序的过程，体现了治疗疾病的辨证、一体化的思想，把疾病的整个转变过程看成一个整体，系统地治疗，以达到较好的临床疗效。

（二）以秦老的辨治处方思想为指导逐渐开拓新的辨治用药方式

1. 秦老的用药思想　　秦老认为，中医处方包括理、法、方、药在内，是理论与实践结合的具体表现。秦老用药习惯是在成方的基础上结合自己的经验予自拟方治疗，并善于总结疾病和用药的特点，加入与症状对应的基础用药，从而进行处方。例如，秦老治疗心绞痛选择如下药物：①养心血：心绞痛常见血虚之象，应以养心为主，佐以和血，促进血液循行。常用药有生地黄、当归、麦冬、龙眼、大枣、丹参等。②扶心阳：本病多见阳虚，治疗时一方面养心血补其体，另一方面扶心阳以助其用，常用药有人参、肉桂、远志等。③行心血：血液循环障碍引起剧痛或发作频繁时应协助行血。常用药有藏红花、丹参、三七等。④通心阳：本病多心阳不振，阴天、夜间易发，宜用桂枝、细辛温经通阳，不可用一般的辛温发散药物。⑤舒肺气：血液循环与肺脏呼吸有密切关系，古人以君相比心肺。本病最易见胸闷，甚至有窒息现象，应舒肺气，常用药有旋覆花、檀香。⑥和胃：本病因过饱作胀而引起疼痛频发，应佐以和胃，常用药有枳壳、砂仁、陈皮；因胃寒气滞而影响胸膈痞闷，可用宣通胃气药，如薤白、瓜蒌。⑦滋肾：本病在巩固阶段需滋肾，常用药有熟地黄、山茱萸、天冬。⑧疏肝：心痛在情志怫郁、气恼时极易引起，治疗时宜佐以疏肝，常用药有香附、郁金。⑨祛寒：因受寒引起心绞痛复发，以通阳为主，常用药有桂枝、细辛，慎用疏散发汗药物。⑩安神：伴有心悸、失眠，可佐以安神之药如酸枣仁、远志、茯神、龙齿。

2. 处方形式

（1）自组方：适用于新的疾病谱，或比较特殊的证候，由于没有合适的成方做参考，需要自制方。如湿温证出现的白痦，主要是汗出不透，邪无出路，蒸发于皮肤所致，不是一般清化方所能治疗，秦老为此创制了"氤氲汤"，用大豆卷、藿香、佩兰芳香化湿助其透泄；青蒿、焦栀皮、连翘、滑石清表里之热，石菖蒲、郁金调畅气机而散内湿；通草淡渗漫热，具有上下内外分清的作用。

（2）成方加减：适用于已知的病证，或比较典型的证候。如痰饮病，秦老常用阳和汤加减治疗顽固的痰饮咳喘，效果胜于小青龙汤。理由很简单，小青龙汤是治疗痰饮的兼症方（兼外感风寒），而阳和汤却与痰饮的病因病理相吻合，且能结合到痰多的症状。

3. 处方技巧　内容广泛，寥寥数语，难以概全。只能略举一二，以飨同道。

（1）创提药对，处方核心：早在 1954 年，秦老在《常用配伍药汇解》一文中指出：考二药配伍之起源，疑从古方加减法得来。张仲景有加厚朴、杏子，加龙骨、牡蛎，加半夏、生姜等法，后人遂以朴杏平喘，龙牡固涩，姜夏止呕逆，随证使用，久成习惯。在一般通套方，如四物汤、四君子汤、六味地黄汤等，化痰加半陈，理气加香砂，清热加丹栀，泻火加知柏，回阳加桂附，祛瘀加桃红等，亦已成为常例。将二药视为一物，将二药功能变成一种总的功能，对治疗是个进步，对方剂组成起着核心的作用。他将药对按功效分类，如发汗退热、健脾和胃、滋补强壮等 9 类，共归纳出药对 79 对。而后在《谦斋医学讲稿·漫谈处方用药》一文中，又以药对的配伍方式（相反相成、相须相成、相使相成等）分类，归纳出药对 81 对。这两种药对的分类方法，均为今人所采用。药对的系统提出，秦老是有首创之功的。他提出"药对是方剂组成的核心"观点，无疑是深刻的。秦老在《治疗新律》一书中，归纳出 56 种常用法则和处方。其处方中包涵许多药对，如治风痰的"宣肺化痰法"之处方：荆芥、防风、薄荷、紫苏、杏仁、象贝、桔梗。其中荆芥与防风、杏仁与贝母、紫苏与杏仁均为药对；治热痰的"清热化痰法"之处方：桑叶、杏仁、川贝、瓜蒌、枇杷叶、桑白皮、地骨皮，其中桑叶与桑白皮、杏仁与贝母、贝母与瓜蒌、桑白皮与地骨皮均为药对。这是其处方的一个特点。

（2）用药轻灵，适量简净：秦老指出，处方应当平稳纯正，审慎妥帖，一般可用"轻灵"二字来概括。所谓轻灵，其含义有三：①用药平淡：不要故弄玄虚，用一些效果不能肯定的怪药，也不要迎合某些患者的心理，用一些千金难求的贵重药品。②用药适量：药能中病即止，不必过量，以免造成药物与金钱的浪费。③用药简净：在一般处方中，药物不过 10 味，方不杂乱，君臣佐使排列分明。不像有人开的方子，千军万马，一齐喊杀沙场，令人无所适从。应当三笔两勾，描出庐山面目。

4. 范师的用药继承及发扬　范师继承了秦老的用药处方思想，在治疗消渴病方面，范师根据疾病的特点确定辨证，并形成自己的药对，以药对为核心，进行辨证治疗，在临床上取得了较好的疗效，已于下篇疾病之治疗篇详细介绍，此处不再赘述。

（三）总结、发展施今墨的药对治法

1. 施老药对特点　一代宗师施今墨先生对国医国药造诣极深，通晓古今医籍，发岐黄之秘，融今人之新。施氏药对有源于经方者，有源于时方者，有施氏独创者，被中医界誉为"名方中的名方"。施老临床经验的核心就是药对。施老临床处方常常双药并书，两味药一组。其常用于临床者达两百余组。究其深义，每组药配伍不外以下 4 种目的：①相互协助，增强药力。如鳖甲伍龟板，鳖甲滋阴潜阳退热、龟板滋阴潜阳散缩。两药伍用，滋阴清热治疗骨蒸潮热、盗汗等阴虚发热证之力洪。②相互制约而展其长。如赤芍伍白芍，赤芍活血通络、白芍敛阴养血。两者一活一敛共达养血止疼、凉血清热的作用。③两药合用，另生新用。如苍术配玄参，苍术健脾燥湿、玄参滋肾养阴，以玄参之润制苍术之燥。两药伍用，敛脾精而健中更强，消除糖尿病之过高血糖，其功益彰。④两药合用有沟通导引作用。如僵蚕伍白芷，僵蚕祛风通络、白芷祛风止痛，以白芷之辛散引僵蚕直达头面，祛风通络止痛，治疗风热痰浊瘀阻上焦所致头痛或面部肌肉痉挛，效果颇佳。

2. 施老用药对治疗消渴病

（1）餐前高血糖型：现代医学证实，空腹血糖水平与肝糖输出数多相关，空腹高血糖的原因主要是胰岛素绝对或相对不足所致。临床多见口干、口渴、多饮、烦躁、舌红、脉数等阴虚热淫征象。治疗以生地黄伍石斛，生地黄清热凉血生津、石斛养阴生津益胃，两者相互协同更增养阴生津清热之效。施老在治疗以上消口渴多饮为主症的患者时，又加用绿豆衣伍薏苡仁，以益脾胃清热解毒。

（2）餐后高血糖型：由于胰岛素分泌迟缓，而胰腺细胞分泌胰岛素的功能不减，所以出现餐后高血糖。部分患者甚则出现餐前低血糖现象。患者常表现为身疲乏力、口干渴、痞满、苔厚、脉濡滑等脾虚不运、精微不布之候。临床治疗常运用施老治消渴的两组药对。即黄芪配山药、苍术伍玄参。黄芪甘温补中气，生用健运而止渴，山药甘平益脾阴固肾而涩，两药相配气阴兼顾，健脾益气生津，相得益彰；苍术辛温入脾胃二经，能燥湿健脾益精，玄参甘苦咸寒入肺肾二经，能滋阴降火、清热解毒，两药相伍，具有健脾敛精以助运化之功效，又能滋阴清热以降血中伏火，使水升火降、中焦健旺、气复津回，血糖自降。以上药对一阴一阳一脾一肾，降血糖，除尿糖之效非凡。

（3）高胰岛素血症：此类患者因体内胰岛素抵抗因素增强，导致胰岛素分泌增加，患者常形体肥胖，乏力神疲，口渴但不甚饮水，脉虚少力，舌质瘀暗等呈脾虚血瘀征象。此类型患者常发生不同程度的高脂血症、高黏血症，故常并见瘀血内阻现象，并发心脑血管疾病，表现为头痛、胸痛、肢麻，甚至出现偏瘫等。此型糖尿病，病机关键在于脾虚不运、血瘀痰阻。治疗除运用黄芪伍山药之药对外，多加用丹参伍葛根药对。葛根轻扬升发，能解肌退热、生津止渴，降低血糖；丹参活血化瘀、祛瘀生新、凉血安神、降低血糖，二药并用，相互促进，其降糖力量增强，如见心脑血管并发症时可加用施老之活血化瘀药对，如当归伍川芎、桃仁伍红花等。

（四）继承、实践、创新、发展——"动-定序贯"用药思想的形成

范师继承秦老的辨证用药思想、施老的药对处方思想，经多年临床实践，不断创新、发展，目前已形成一套较为成熟的全新思想，即"动-定序贯"范氏理论思想，其是范冠杰教授基于消渴病的中医临床诊治经验所创立的，用于指导中医临床实践。它以整体观念和辨证论治为主导思想，以动态把握核心病机内部规律为思维方式，以相对固定而又动态变化的中药药串为施治特点，从实践中不断丰富中医对药物、病因病机、辨证规律及治法方药的认识。此章节主要阐述其用药（即药对应用）的特点。药对又称对药。对者双也，配伍也。古人原以单味药立方，即谓之单方，后来体会出药物配合应用后，较之单味药疗效增强，尤其是两味药配伍运用，其效更彰。由此药对随之产生。《神农本草经》指出："药有七情……有单行者，有相须者，有相使者，有相畏者，有相恶者，有相反者，有相杀者。

凡此七情,合而视之,当用相须、相使者良,勿用相恶、相反者。若有毒宜制,可用相畏、相杀者,不尔,勿合用也。"后世对中药"七情和合"有进一步认识和发展,又不断丰富了药对的内容。关于药物两者相配的应用,始见于《内经》以半夏秫米汤治疗胃不和则卧不安之不寐症。有学者统计,东汉张仲景《伤寒论》《金匮要略》二书载药对147对。有关药对专著,相传有《雷公药对》《徐之才雷公药对》《新广药对》,惜已亡佚,《施今墨对药》乃今之《药对》矣!

1. 现以治疗消渴病为例,列举其治法及组方用药特色

(1)补肾法:病位偏于下焦,常见腰膝酸软,倦怠乏力,小便频数。常用:狗脊10g,川续断10g,女贞子30g,旱莲草30g。

(2)益气养阴法:病位偏于上焦,能食与便溏并见,四肢乏力,口干或渴,舌质淡,苔薄。常用:北黄芪15g,生地黄15g,地骨皮15g。

(3)疏肝理气法:多见性情易怒烦躁,或郁郁寡欢,女性月经不调。常用:柴胡10g,白芍15g,薄荷10g,郁金10g。

(4)清热润燥法:病位偏于中焦,多食易饥,口渴喜饮,可兼有阳明腑实:大便干燥或秘结难行,脉滑实。常用:石膏30g,知母10g,葛根30g,连翘15g;如腑实便结,治以通腑法,常用:大黄(后下)5g,枳实10g,火麻仁15g。

(5)调养心神法:多见心烦,多梦,睡眠不安。常用:夜交藤30g,远志10g,酸枣仁15g。

(6)清营凉血法:多见面红唇赤,舌红。常用:牡丹皮15g,麦冬15g,玄参10g,赤芍15g。

(7)清热化湿法:多见口干不欲多饮,或纳食不多,小便黄,苔黄腻。常用:苍术10g,黄柏10g,薏苡仁30g,车前草30g,绵茵陈15g;如兼有湿盛困脾加茯苓12g,炒白术10g,法半夏10g,神曲15g;兼见腹胀加莱菔子10g,枳壳10g,川厚朴10g;胸闷加瓜蒌皮15g,薤白10g。

(8)活血化瘀法:多见舌暗,舌底脉络粗大曲张,或伴肢体麻木、疼痛感觉异常。常用:丹参15g,三棱10g,莪术10g,泽兰15g。

以上八法是范师多年治疗糖尿病的经验,经分析、归纳而提出的,亦是其治疗糖尿病遵循之法,但其不能全部概括范师的立法与用药,范师时常数法合用,主次搭配,别出心裁。

2. 总结药对、药串组成法则与临床应用 临床用药经验的核心就是药对、药串。其组成法则即"一阴一阳""一脏一腑""一气一血""一寒一热""一升一降""表里兼顾""虚实合参"等,配伍巧妙,疗效卓著,体现了开阖相济、动静相随、升降相乘、正反相佐的用药艺术,将中医"阴平阳秘""以平为期"的博大智慧表现得淋漓尽致。现仅将药对、药串的配伍应用简介如下。

(1)相辅相成类

1)同类相从:如麻黄与桂枝为对。麻黄辛温气薄,中空外达,善行肌表卫分,开腠理散寒邪,开玄府以发汗;桂枝辛温发散,色赤入营,解肌以和营,协同麻黄入于营分,随麻黄又出于血分,以引营分之邪达于肌表,令汗出而解。二药伍用,发汗解表,善治感冒风寒以致发热、恶寒、无汗、头身疼痛之表实证。取其温散寒邪作用,可用于治疗风寒湿所致痹痛诸症；表邪壅盛，阳气不得宣发而致之咳喘诸症也可用之。根据不同病情以定二药孰主孰辅。尝治高寒地区患者，冬日深夜外出感冒，用麻黄汤 1 剂而解，此时麻黄开玄府卫气，桂枝解肌表和营气并重。若用治痹痛，则用桂枝温经散寒，并以通血脉为主，而麻黄解风寒宣卫气为辅；用治喘，则麻黄为之专功，须以麻黄为主矣。

2）异类相使：如苍术与黄柏为对。苍术辛烈温燥，可升可降，功擅祛风胜湿，健脾止泻；黄柏苦寒沉降，能清热燥湿，泻火解毒，善清下焦湿热。二药参合，一温一寒，相互制约，相互为用，并走于下，清热燥湿，消肿止痛，除湿止带的力量增强。主治：湿热下注，筋骨疼痛，下肢痿软，以及湿疮诸症；湿热为患所致之小便淋浊，女子带下诸症；另外，还用于治疗风湿性关节炎；治疗结节性红斑时，常与赤芍、归尾、丹参、乳香、没药、鸡血藤合参，其效亦佳。

3）和解表里：如柴胡与黄芩为对。柴胡辛寒，疏肝开郁，和解退热，升举阳气；黄芩苦寒，清热燥湿，泻火解毒，止血，安胎。柴胡解半表半里之外邪，黄芩清半表半里之里邪。柴胡升清阳，黄芩降浊火，二药合参，升清降浊，调和表里，和解少阳，清少阳之邪热甚妙；柴胡长于开郁，黄芩善于清热，两药相伍为用，既可疏理肝胆之气机，又能清泄内蕴之湿热。主治少阳病，症见口苦、咽干、目眩、往来寒热、胸胁苦满、心烦喜呕、纳呆等；也可用于妇女伤寒、热入血室，以及疟疾、黄疸等杂病见少阳证者。临床体会：凡是肝、胆、胃、胰之疾患，表现有少阳证者用之均有良效。

（2）相反相成类

1）寒热并用：如黄连与吴茱萸为对。黄连苦寒，清热燥湿，泻火解毒，清心除烦；吴茱萸辛热，温中散寒，下气止痛，降逆止呕，杀虫。黄连苦寒泻火，直折上炎火势；吴茱萸辛散温通，开郁散结，降逆止呕。二药伍用，辛开苦降，有反佐之效用。以黄连之苦寒，泻肝经横逆之火，以和胃降逆；佐以吴茱萸之辛热，以类相求，引热下行，以防邪火格拒之反应，共奏清肝和胃制酸之效，以治寒热错杂诸症。

2）补泻兼施：如枳实与白术为对。枳实辛散温通，破气消积，泻痰导滞，消痞止痛；白术甘温补中，补脾燥湿，益气生血，和中消滞，固表止汗。枳实辛散性烈以泻为主，白术甘缓补中以补为要；枳实以走为主，白术以守为要。二药参合，一泻一补，一走一守，一急一缓，相互制约，相互为用，以达补而不滞，消不伤正，健脾强胃，消食化积，消痞除满之功。主治脾胃虚弱，消化不良，饮食停滞，腹胀痞满，大便不爽等症；又治肝脾肿大，内脏弛缓无力，胃下垂，子宫脱垂，脱肛等。二药伍用，出自《金匮要略》枳术汤，治水饮停滞于胃，心下坚，大如盘，边如旋杯者。

3）开合相济：如五味子与细辛为对。五味子酸涩收敛，敛肺滋肾，生津敛汗，涩精止泻；细辛辛散温通，温肺化饮，发散风寒，祛风止痒。肺主气司呼吸，肺气宜宣。外感风寒，则致肺气抑郁，应以宣通肺气，温散寒邪为治。咳嗽伤气，气伤则张，故云肺气宜拢、宜敛。五味子收敛肺气，细辛宣肺散邪，温肺化饮。二药伍用，以细辛之辛散，制五味子之酸敛；五味子之酸敛，又制细辛之辛散。二药合参，一散一敛，一开一合，相互制约，相互促进，止咳平喘甚妙。主治风寒感冒，咳吐白痰，或寒饮咳喘诸症，以及肺肾两虚，久咳虚喘等症。

4）动静相随：如滑石与甘草为对。滑石寒滑，质体滑腻，故可利窍，上能清水源，下可通水道，荡涤六腑之邪热从小便而出，此药走而不守为动药；甘草甘缓泻火解毒，缓和药性，甘缓善守是为静药。以甘草之甘缓，制滑石之寒滑；又以滑石之寒滑，制甘草之甘滞。二药伍用，名曰六一散，亦名天水散，除清暑热之外，又长于渗湿利水，通利膀胱，使湿热之邪从下渗泄，故又能利水通淋，治一切砂石诸淋，如石淋（尿路结石）、淋浊（急、慢性肾炎，肾盂肾炎，膀胱炎，尿道炎）表现为小便不利者。

5）引导作用：如升麻与柴胡为对。升麻辛甘微寒，能发表透疹，清热解毒，升阳举陷；柴胡苦辛微寒，透表泄热，疏肝解郁，升举阳气。升麻以引阳明清气上行为主，柴胡以升少阳清气上行为要；升麻行气于右，柴胡行气于左。二药合参，一左一右，升提之力倍增。可以治疗清阳下陷所引起的泄泻，或中气不足、气虚下陷所引起的脱肛，子宫脱垂，胃下垂，以及崩中带下诸症。升麻、柴胡伍用，出自《脾胃论》补中益气汤、《医学衷中参西录》升陷汤。

三、"动-定序贯范氏八法"的临床思维模式

（一）传统中医临床思维模式带来的困惑

中华医药是中华文化和世界医药的瑰宝，每年我国有十余万莘莘学子走入中医学府。和其他大学生一样，中医专业的学生们开始了新的"寒窗"生活。在这一时期，学生们不可避免地在思想、生活、学习等方面产生诸多困惑，特别是在中医专业思想的形成方面；而学生毕业后进入临床工作，又会遇到很多新的问题，最常见的是经过了几年的专业学习，又经过了临床实习，还是遇到患者不会开方，或者说，只会照葫芦画瓢地开方，自己心里都没底，疗效就可想而知了。学习中医的困惑主要表现在以下几个方面：

1. 对"中医学"这一科学体系的认识不足　对中医专业学生而言，刚从高中毕业升入大学，学习方向立即就从数理化那样线性、逻辑缜密的科学，转向建立在东方文化基础之上的、笼统的、复杂的，并且带有一些古老、神秘色彩的中医学，很容易在思想上形成较大的反差，难以接受，甚至怀疑中医的价值、科学性，面对这种严重的心理冲突，长期犹豫徘徊，甚至在想是否把中医作为自己的职业选择。与此同时，近年来社会上也频频有一些人打着"中医"的旗号招摇撞骗，谋取钱财，严重破坏了中医工作者的形象，作为中医专业的学生，我们必须明确医学是一种崇高的职业，既是谋生手段，也是为人民健康服务的本领，认同中医药学的价值和科学性，获得职业的认同感。中医药学将会长期服务于人类健康，正在和继续产生着巨大的社会效益与经济效益。对于中医药知识含量的思考，也在与文化、艺术、心理、社会经济类科学的比较中得以肯定。中医拥有上万种中药和30余万首中医方剂，而其对于很多常见病、难治病的疗效又实际地肯定了它的价值，有人甚至提出将中医药作为中国的第五大发明，此话亦不为过。改革开放以来，国外到中国来留学的人员中，学习中医专业的人仅次于语言专业，位居第二位，这说明了中医药的价值。

2. 对中医"能否治病"的信心不足　中医专业学生的学习肯定是辛苦的，除了中药、方剂、诊断及西医的基础知识和理论外，像《伤寒论》《金匮要略》《温病学》《内经》的某些重要篇章也应该背诵，临床技能也需要广泛学习，认真掌握。因此，初学者会觉得中医枯燥乏味，远不如数理化有趣。中医专业的学生面临的是患者，"诊"和"治"应该是医学

临床的主要内容，而有些学生往往在重视了临床的同时忽视了基础，对基础学科不重视、缺乏了解，认为其枯燥乏味，最终产生厌烦和焦躁的情绪。我们都熟悉"知识就是力量"，可我们有了知识就真的有力量了吗？其实"善用知识才是力量"。学习中医难就难在理论提高。学生在临床环节之所以不能进步，没有把握，主要还是由于对中医理论的理解不够深刻，不能灵活运用理论指导实践。但要领会深、学透，就必须多读经典，在读的基础上培养理论思维能力，及时把临床经验与理论相结合，抓住中医的理论本质，再回到临床，这样才会有所提高，有所进步。学习中医需要勤奋，古人通常是从小就开始背诵中医经典，或是有了大量国学知识后再学中医，或是由于疾病而发奋学医，或是通过做学徒耳濡目染，他们的成功无不伴随着艰苦努力。中医学习不像西医或其他自然学科一样，可以从一个理论去演绎很多学说或方法，或掌握了某些基础知识就可以触类旁通，而是需要大量阅读，领悟前人的经验，再不断联系实践，上升到理论，而后回归临床，才能把各种学说、理论知识"串"起来，变为自己的知识和经验。

3. 关于中医与西医的思考　这个问题，相信是绝大多数学习中医的人曾经或仍然困惑的问题，也是值得我们这些中医药专业的学子们深思的问题。西医学生中，不同年级的毕业生临床水平和技能相差比较明显，师兄、师姐有了临床经验后，诊疗患者的思路开阔，治疗方案也能把握准。但中医似乎不然，往往很难看出差距，或没有像西医一样的规律。这是为什么呢？西医学生通过大学的系统学习，到临床后结合实际再看书，通过与上级医师交流，并且不断跟踪前沿，把知识融会，步步提高，这是他们进步的基本途径。但中医很多知识需要靠领悟，前沿学习不明显，若加上上级医师仅做西医查房的示范，中医理论讲不透，那么又怎么能较快进步呢。这也许是原因之一。同时，应该区别中医"现代化"与"西化"的不同。当然我们不反对用现代医学理论、方法阐释中医深奥的道理，但它只是客观实验观察的一部分。

近年来，议论中医前途与命运的声音不少，这是中医发展之幸事。也说明有些人对中医的认识还比较模糊，或存在这样那样的错误认识，因而需要澄清。其中最典型的例子莫过于某些人认为中医经典理论《内经》脱离临床，对临床无多大指导意义。如果问中医经典理论从何而来，他们大多会说中医理论（《内经》）来自哲学；如果问他们中医将向何处去，他们可以不假思索地回答说中医需要现代化，但如何现代化，则很难说清楚。然而，要研究中医的发展，首先应该读懂中医，理解透中医。

中医是开放的学科，有完全开放的思想，因而它不限制后学者的思路，即便是思维方法、辨证范式等也带有列举之意，运用时不必墨守成规。此外，整本《内经》都不曾提到其理论无懈可击，是哲学之典范，不可上升，相反，《内经》给后人留下了许多遗憾或思考的余地，张仲景的《伤寒杂病论》不正是撰用《素问》《九卷》等，而后才得以发挥、上升吗？因此，从《内经》开始，中医就不是故步自封的，而是开放式的发展，这样的中医才有不竭的生命力。

（二）"核心症状-核心病机-药串"的临床诊疗模式

1. 传统中医临床思维模式的突破　回顾中医理论形成、发展的历史，中医又将如何突破呢？既然中医理论之建立和完善是多途径知识体系高度综合的结果，那么它的发展和突破也必须遵循这些原则和规律。

一方面，经验和客观观察必不可少。医学是经验科学，两千多年来，中医除了建立起相对完善的独立理论外，也积累了大量实践经验，如医案就是专家经验的集中体现，这些经验不但对后人有启发，而且促进了中医理论的发展、进步。但现在人们对经验的积累不够重视，认为中医古代验案只是个案，没有经过严格对照和随机双盲，因而没有科学意义。为此，现代中医临床研究也多注重学习现代医学的临床设计方法，这本无错，但经验的意义被人们淡忘了，如果忽视了个案观察，则将会对中医理论的发展带来不利影响，这是中医理论发展的特点所决定的。

另一方面，理论归纳和规范需要不断改进。中医要发展，理论要先行。要实现中医理论的螺旋式发展，就必须完善理论的归纳和规范，以适应临床情况发展变化的新要求。过去，中医理论的归纳和规范依赖于哲学，现在看来，这些基本思想仍未过时。但若只停留在这些上层思想的指导，并不能解决中医发展过程中出现的问题。因此，必须在基本思想的指导下，引入一些新理论和方法。其次，客观地观察事物是科学发展必不可少的前提，然而，在实验科学越来越占据现代科学研究的主要领域后，在严格的、可重复的或循证的科学设计下完成的实验结果被理所当然地认为对人类安全、有效，这未免犯机械唯物论的错误。相反，有的人只从不变的理论出发临证用药，如流感必清热解毒，而不知表证治疗的基本原则——解表、疏散及分期治疗，或高血压必泻肝火重镇潜阳，而不知阳亢于上是因浊阴在下，有时需补气或温阳；或但凡辨证只会在寒热、虚实、表里及脏腑的简单组合中求解，也是经验主义的一种表现。要推动中医理论创新，还必须理性地归纳、辨证地看待。

此外，应高度重视多学科知识为我所用。众所周知，《内经》就是多学科知识的集成。现代人类生存和生活的环境发生了根本变化，临床面临的新问题很多，因此，既需要积累新的经验，更需要引进多学科知识，借助相关学科的理论方法和技术来延伸、发展中医理论，使其不断上升，以解决更多临床亟待解决的问题。

辨证论治是中医学的特色与精华，是中医在诊治疾病时必须遵循的原则。对疾病进行辨证，是中医学独特的内容，是治疗时立法处方的主要依据。无论疾病病种是否明确，辨证论治都能够根据具体病情灵活处理，从而确保中医学对疾病的处理能力。"证"是中医学特有的概念，是哲学、医理与实践的结合。临床辨证的一般思维，是在中医学理论指导下，通过对症状、体征等病情资料的综合分析，先明确病性、病位等辨证纲领，在确定辨证具体要素后形成完整准确的诊断。其重要性正如《临证指南医案》所说："医道贵乎识证、立法、用方，此为三大关键……然三者之中，识证尤为紧要。"时至现代，一般而言，要想应用中医药手段取得理想的疗效，仍必须有科学的、合乎逻辑的辨证分析，确立正确的证候结论。

辨证的思维方法主要是应用中医基本理论对四诊材料进行分析筛选、分类排比。从认定主症开始，深入剖析其特点，理出证的初步线索，识别疾病的证候。以疼痛为例，要分析其部位、性质、程度、加重或缓解等因素。如痛在胃脘者，询知其既痛且胀、痛势隐隐、得食可缓，局部喜暖恶冷等，即可得出"中虚胃寒气滞"的初步印象；然后全面回顾四诊所得，扩大思路，寻求对初步印象的支持；出现不符合初步印象的证候也要认真推敲，或扩大内涵，或排除假象；主症无典型线索可辨时，可采用反面论证、逐一排除的方法；必要时还可通过试探治疗，等稍后再作进一步结论。

　　长期以来，中医对证的指标和标准一直模糊不清，证候的诊断客观化、标准化是辨证论治规范化的前提和基础。传统中医理论对证候缺乏客观化的认识，致使中医文献中证候的名称、类型、诊断特征复杂多样，这为中医基础研究和临床应用带来了极大不便。病名不规范，不仅临床诊断和疗效判断缺乏统一准则，同时对中医学的发掘继承、学术发展及对外交流都有一定的影响。

　　2. "动-定序贯范氏八法"与中医临床思维　　"动-定序贯范氏八法"是基于消渴病中医临床诊治经验所创立的用于指导中医临床实践的创新性思维方法。它以整体观念和辨证论治为主导思想，以动态把握疾病核心病机的规律为思维方式，以相对固定而又动态变化的中药药串为施治特点，从实践中不断丰富中医对药物、病因病机、辨证规律及治法方药的认识，为发掘既有一定规律可循、又动态灵活的适于临床使用的中医辨证施治方案提供了新思路。

　　"动"指根据疾病不同阶段、病因病机及证候、体质进行动态、灵活的整体辨证施治；"定"指选用相对固定的中药药串，而非一般常规的单药、单方固定治疗。"范氏八法"原意是指临证中针对消渴病最常见的证候类型而制定的八种基本治法，现引申为取"八卦"变化无穷之意，言"八法"可演变为千变万化的治法。该创新性思维方法既体现了中医整体观念、辨证论治的思想，又在治疗同一证候时保证了中药的相对固定性，突破以往单一中药复方治疗消渴病的局限和不足，更好地切合临床实际，充分突现中医药自身的作用特点和疗效优势。

　　现将范冠杰教授临床治疗杂病验案一则举例如下：

　　张某，女性，34 岁，以"咳嗽，咳痰，气促 1 周"为主诉入住呼吸科，西医诊断：支气管哮喘（发作期），中医诊断：哮病（寒哮）。

　　初诊　2010 年 6 月 30 日。患者因工作环境寒热骤然变化出现咳嗽，胸闷气促，心悸汗出，疲倦乏力，遇寒、闻及刺激性气味或活动后加重，夜间时有气促，尚可平卧，无肢体浮肿。查体无特殊。辅助检查：肺功能激发试验：组胺激发试验阳性（EFV_1 下降 20.9%，PD20=0.7559）。已使用茶碱、布地奈德等药物 1 周，症状无明显改善。舌体胖大，边有齿痕，苔薄白，脉沉紧。辨证：素体脾肾两虚，外感风寒，气郁痰凝。治法：理气宣肺，化痰平喘。方药：狗脊 10g，川续断 10g，女贞子 30g，旱莲草 30g，柴胡 10g，白芍 15g，薄荷（后下）10g，牡丹皮 15g，桔梗 10g，前胡 10g，葶苈子 10g，北杏 10g，桑白皮 30g，浙贝母 15g，薏苡仁 30g，怀山药 30g，薤白 15g，瓜蒌皮 15g，甘草 5g，生姜 5 片，大枣 5 枚。水煎服，每日 1 剂。

　　二诊　2010 年 7 月 8 日。服上药 7 剂，咳嗽、气促明显减轻，仍疲倦乏力，痰多，晨起口干，手足汗出，舌体胖大，齿痕较前减轻，苔薄白，脉沉弦。已停用全部西药。辨证：气阴两虚痰凝。治法：益气养阴，宣肺化痰。方药：上方去牡丹皮，瓜蒌皮减为 10g，加沙参 10g，香薷 10g。水煎服，每日 1 剂。

　　三诊　2010 年 7 月 23 日。服上药 14 剂，已无明显胸闷气促、咳嗽咳痰等症，疲倦乏力改善，精神好转，汗出稍多，晨起略感口干。舌体稍胖大，但较前好转，苔薄白，脉沉细。辨证：气阴两虚。治法：益气养阴，兼清余邪。方药：狗脊 10g，川续断 10g，女贞子 20g，旱莲草 20g，柴胡 10g，白芍 15g，薄荷（后下）10g，牡丹皮 10g，浙贝母 15g，薏

苡仁 30g，北黄芪 15g，葛根 30g，北杏 10g，葶苈子 10g，桔梗 10g，甘草 5g。水煎服，每日 1 剂。

随访 1 个月，患者已完全康复，诸症皆平。

体会：由上述个案可以看出，首先，由于证候具有复杂性、动态演变性等特点，因此治法也是随之动态变化的，正所谓"法随证立"，各诊病机复杂，证候相兼出现，随着病情变化及经过治疗后，各诊证候均呈动态变化，相兼组合各有不同。由此看出范冠杰教授的治法和组方呈动态变化，体现了范冠杰教授在临证中强调的"动"的辨治思路。其次，对应不同的证候，使用药物组成相对固定的中药药串，如以狗脊、川续断、女贞子、旱莲草平补肾之阴阳，柴胡、白芍、薄荷、牡丹皮疏散肝气郁结，北杏、葶苈子、桔梗宣肺化痰等，体现了范冠杰教授动定结合、有序连贯的辨治特色。

在疾病发生发展的过程中，证候是动态变化的，是疾病微观不断变化的宏观反映。而不同的人由于体质、饮食生活习惯、环境的不同，感受致病邪气类型及性质的不同，即使是同一疾病也往往表现出不同的临床症状。患者就诊时可能是一个单纯的证候，也可能是多个证候同时存在，而在不同的患者身上，其证候表现是不可能完全一致的，因此相应的治则治法是不可能固定统一的。所谓"动-定序贯"，从字义理解，动者，变也；定者，安也，与动相对，意即固定、不变；序者，为次第、秩序、规则之意；贯者，连续、贯通和管理之意。在此，"动-定序贯"即是指在辨证治疗中，必须要遵循疾病变化的自身规律，动态把握病机特点，采用科学的、可靠的、易于掌握的、与病机时时对应的治疗方法，有步骤、有计划地执行个性化的整体诊疗方案。这正是中医"整体观念"和"辨证论治"理论精华的体现。

四、"动-定序贯"是一个开放的体系

理论源于实践，从实践中产生的"动-定序贯范氏八法"在实践中运用升华，又成为中医进行辨证论治思维的实践指导。其扎根于深厚的中医阴阳理论哲学土壤，加之主"动"、有"序"的特性，使其既具有普适性又有充分的发展空间。汲取其理论精神，循其实践脉络，可以从临床实践中探寻越来越多的辨证施治规律，再进一步指导临床实践，循环不已。"动-定序贯范氏八法"是个开放、发展的中医辨证思维体系。

（一）"动-定序贯范氏八法"与"生生"之道

"动-定序贯范氏八法"置身于深厚的中医阴阳哲学体系。阴阳又来源于什么呢？阴阳源于太极。

《周易·系辞》曰："易有太极，是生两仪，两仪生四象，四象生八卦，八卦定吉凶，吉凶生大业。"两仪就是阴阳，生于太极。北宋周敦颐传出的太极图，画的就是一个空空的圆。说明如环无端，周而复始，循环不已。

易是什么？孔子之《周易·系辞》曰："生生之谓易。"易是生命之源，生生不息。

易生化阴阳，阴阳继续运动变化，由简而复，由一而十。"阴阳者，数之可十，推之可百；数之可千，推之可万，万之大不可胜数。"这个"数之可十，推之可百，数之可千，

推之可万",就是阴阳的无限可分性,是自然之万千气象。而阴阳"升降出入,无器不有",各种动态变化无所不在,伴随于自然进化,万物复始,是有形的、物质的、实体的运动,也可以是精神层面的、文化的、无形的演化。四时阴阳,万物根本。一年里,春生夏长,秋收冬藏,一日里"朝为春,日中为夏,日入为秋,夜半为冬"。人体亦分三阴三阳,开合出入,升降转承。"非出入,则无以生长壮老已;非升降,则无以生长化收藏"。

阴阳万千气象,唯有离合消长,对立统一才能生生不已,即"阳生阴长,阳杀阴藏"。反之,阴阳"出入废则神机化灭,升降息则气立孤危"。故纵然阴阳千变万化,"然其要一也"。这个"一",即是阴阳生化之理,谓之"生生",这是"一"定的规律。循环往复,生生不息,"易"理本身就揭示了自然主"动"、恒动的本质。

"动-定序贯范氏八法"是研究中医临床辨证思维的,离不开中医的阴阳观,离不开"生生"之道。这是"动-定序贯范氏八法"的精神内涵。既要坚守辨证论治这一大要,也要看到"社会-人-疾病"是个开放的空间,其在动态地变化。中医生要传承,也要与时俱进。

"动"活跃在一个开放的空间里,"定"应运而生,有迹可循。

(二)中医发展具有时代烙印

中医学的发展本身就是有时代的、文化的、烙印的,是在数千年传承中发展丰富的实践医学体系。中医有古老而深刻的哲学背景,具有传统文化的属性,如阴阳的无限性和自然观,本身就具备了包容性、开放性。中医学发展的历史轨迹是动态延伸的,回顾历史,我们先看看中医发展的历程。

1. 经方地位的确立与辨证论治　从"口耳相传"到"著之简帛",中医已经历了相当漫长的时间。一部《伤寒论》的历史发展轨迹,就是一个中医动态发展的很好实例。张仲景《伤寒论》成书于东汉末年,但几百年间,默默无闻(宋以前,其书是可以改动的,经方其实就是经验方)。至隋唐,中医临床实践积累日益丰富,经验方大量积累,孙思邈的《备急千金要方》《千金翼方》收集了处方5000余首,王焘的《外台秘要》收集方剂6000余首,两位医家就收集了一万多首处方。据统计,中医古籍中有名称的方剂近十万首,无名称的方子近30万首,这浩如烟海的方剂任何人都难以完全掌握,这就给中医提出了理论总结的要求。

宋金对峙,给身处金朝的刘完素等抨击时弊、学术争鸣提供了空间,理学兴盛,格物致知,反思中医的发展之路。刘完素发现《伤寒论》"脉证并治"的思维对临床有重大指导意义,故大力宣扬《伤寒论》,推崇张仲景为"医门之孔子,亚圣也",使张仲景及其《伤寒论》方为后世医家所接受。至明清,伤寒学迅猛发展,《伤寒论》已成为四大经典之一,张仲景被誉为"医圣",伤寒、金匮之方领衔"经方之祖"。喻家言、柯韵伯、徐灵胎等许多明末清初的著名医家崇尚以《伤寒论》为代表的古医学体系的研究和传承,错简重订,方证相应,将仲景一脉光大发扬。至此,张仲景和《伤寒论》在中医界的地位无以撼动。书中体现出的"辨证论治"精神被奉为中医精华、临床指南。

"辨证论治"思想的形成,非一日之功,而是集众家之成。其是在中医历史长河中,历经检验而确立的治疗大法,虽千年动荡变迁,终为中医定中之"定",所谓疾病万象,处置万千,然其要一也。

2. 时代需要推进中医各家学说 历代名医虽然对经方推崇备至，但却不乏创新。在时代要求下，各个时期曾涌现的各家学说不断充实着中医的各种理论体系，并适应着时代的需要。正是这些在临床实践中产生的中医各家学说，出现的各种流派，发展和丰富了中医内涵。

所谓"儒之门户分于宋，医之门户分于金元"。刘河间推张仲景为医圣，崇尚伤寒，但兼收并蓄。他坚持辨证论治，主张"明其岁政君城脉位，而有逆顺反正主疗之方，随病所宜以施用"。又针对宋皇家医学兴起，建立药局，喜用温燥药物的现象，以理学水善火恶的观点，从六气皆从火化、五志过极皆为热的角度驳斥当时的温燥时弊，树寒凉一派。所著《黄帝素问宣明论方》方剂 300 余首，更不仅仅局限于经方用药。"河间一派"开启了宋金元时代中医学术之风，宋金元时代也是中医发展的重要里程碑。

明末社会动荡，气候变化，传染性疾病时兴，时疫外感，多见发热，《伤寒论》方效并不满意，"古方新病不相能也"。许多医家再穷其理，提出了"温病学说"，极大地丰富了中医外感疾病理论。吴鞠通《温病条辨》拟"桑菊饮""银翘散"沿用至今。温病学说的成熟是中医学术的又一较大发展。

清末民初，西学东进，西医学大量涌入对传统中医造成了冲击。中西"汇通派"应时而生，开启了中西医结合的先河。

看中医发展史上这三个重要阶段，中医各家学说的发展和丰富，正是中医适应时代需要变革发展结出的硕果。因时、因地、因人而异的三因治疗是中医整体观念和辨证论治的主体。

（三）"动-定序贯范氏八法"，推动传统中医治疗现代病

社会变迁，医学发展，是个不变的主题，也是必然的规律。至今日，中西医学并存是现实使然、时代使然、需求使然，但前人的文化传统和中医药的底蕴是一致的。而今，传统文化受到冲击逐渐被淡化，中医学的土壤流失，人们接受中医学理论就发生了困难。世易时移，面对人们的质疑、社会的变化，中医也应应变。

中医诊治现代疾病，是用传统医学解析现实问题，在整体观念、辨证论治的宗旨下，只有在治疗理念、方法上有所更新，与时俱进，才能在变化中求发展。

1. 现代疾病谱的改变 西医学的飞跃进步始于 20 世纪中叶。建立在解剖学、细胞学、生理学基础上的西医学日新月异，抗生素和免疫接种的发明对传染病的控制甚至改变了现代疾病谱，使人类从瘟疫的阴霾中走出来。据统计，1957 年，死亡率前三位的疾病是呼吸系统疾病、急性传染病和肺结核。到 1997 年，呼吸疾病的死亡率已降至第四位，急性传染病和肺结核的死亡威胁已大大减小，极为有限。西医学的辉煌成就代表了人类历史的重大进步，斐然的疗效给传统医学带来巨大冲击。

但近几十年来，随着人们生活水平的提高和社会的巨大进步，生活环境和生存条件发生了重大变迁，疾病谱也出现了重大变化。经济的快速富裕滋长了人们许多不健康的生活方式和习惯，吸烟、饮食结构不合理、精神压力大、生活节奏快、以车代步、空气和环境污染等，使非感染性疾病迅速增长，糖尿病、高血压、冠心病、老年性退行性疾病、肿瘤等所谓"富贵病"成了严重危害人们健康的主要疾病。慢性病、疑难病成了多发病、常见病。病因的多样化，使得疾病的发病机制、病理表现、临床预后等各不相同。在我国，恶

性肿瘤、脑血管意外、心脏病已成为位列前三的威胁生命的杀手。

预计到2030年，我国心血管病的发病率比2000年增加73%，发病人数增加2130万，死亡人数增加770万。新的中国居民健康营养调查显示，目前我国糖尿病患者有9200万，有1.43亿人空腹血糖受损。医疗成本节节攀升，社会负荷越来越重。现代医学面临新的严峻形势。

现代社会这些难治性疾病或复杂性的疾病，使单因性疾病向多因性疾病改变，为此相应的治疗也就变成了综合性治疗。较以前的传染性疾病或营养不良性疾病而言，治疗难度明显增加。单个药靶往往难以达到理想的疗效，更需要针对多个靶点才起作用；以前的治疗强调药物的疗效，现在更加重视药物的安全性。但是，传统的新药研究链制约作用日渐明显。有资料显示，新药研发的最高失败概率发生在Ⅱ期临床研究，大多数对实验动物有良好效果的新型化合物运用于人体都不能发挥作用。现有的动物疾病模型和安全性评价研究结果并不能完全适用于人。

为探索解决新问题的办法，西医也在踯躅前行。看现代西医学发展的轨迹，他们对人类疾病的认识有从标准化到与个体化结合，从局部走向整体的趋势。

2. 西医学个体化治疗和转化医学新兴的背景

（1）循证医学与个体化治疗：循证，无疑反映了西医学强调治疗有序的严谨态度。循证医学研究是将医学的诊疗和预防建立在遵循证据的基础上，通过总结群体证据，以统计结果代替个人经验以规范医疗行为。其核心思想是"任何医疗卫生方案、决策的确定都应遵循客观的临床科学研究产生的最佳证据"，对制定治疗指南、修订治疗路径、提高整体医疗水平有积极推动作用。循证医学以总体死亡、心肌梗死、中风等终点事件减少而不是临床改善为研究目标，是以数据说服经验，少数服从多数，个体服从整体的概率医疗。所以，有学者提出，循证医学研究不应成为统计学附庸，不能对立个体化治疗。鉴于此，循证医学的创始人Sackett教授亲自修正了循证医学的定义："慎重、准确和明智地应用目前可获取的最佳研究证据，同时结合临床医师个人的专业技能和长期临床经验，考虑患者的价值观和意愿，完美地将三者结合在一起，制定出具体的治疗方案。"显然，这样的阐述更为全面，更有说服力。它要求临床医师既要重视已获得的最佳研究证据，又要结合个人的专业知识，结合个人的临床工作经验，结合他人（包括专家）的意见和研究结果；既要遵循医疗实践的规律和证据，又要根据患者的实际情况，尊重患者的个人意愿和实际可能性，再做出诊断和治疗上的决策。

个体化治疗被誉为现代医学的革命，被认为是未来医学的发展方向，是对现代医学提出的期望和策略。但是，现代医学对复杂疾病的个体化治疗，目前依然是可望不可即的。

（2）新兴的转化医学：20世纪，西医学在与肿瘤和心血管疾病的斗争中多次获得理论上的重要突破。临床技术进展迅速，心脏和肿瘤外科手术愈加精细，药物繁多。但是除了医学器械的蓬勃发展，医药厂家是最大受益者外，这些疾病至今仍是临床上的头号杀手、人类健康的最大威胁。

科学技术的进步促进了微观生物学的发展，人们意图从细胞分子、基因水平认识生命活动和疾病过程，彻底弄清人体疾病的发病机制和致病因素。基因工程和遗传学的研究曾给临床医学带来巨大震撼，让人们寄予厚望。2000年，美国总统克林顿在演说中预言"基因组学将真正影响我们的生活——甚至影响我们后代的生活。这将带领我们进入一个崭新的分子医学时代,我们将采用崭新的方法去预防、诊断和治疗疾病"。美国投入巨资支持了人类基因组计划。但十多年过去了,该计划尚未对人类的卫生保健产生直接影响。反而,人们更震撼地发现:基因组数据并不一定能解释复杂疾病的生物学奥秘。人体生物学的内在联系和自我调控,受外界环境因素的干预及其相互作用,都不是单纯基因组数据能做出全面解释的。为了获取更有意义的基因成果,人们继而进行了基因关联研究。希望经过5~10年的努力鉴定出人类各重要疾病的主要基因及其变异类型,建设全球共享的相关疾病的基因变异数据库。近年来,相关机构也公布了肥胖、糖尿病、冠心病、乳腺癌等几十种疾病的基因基础研究结果。但反思这些基因基础研究,发现多数结果庞杂无序,具有人群异质性,与发生疾病的关联性并不密切。基因诊断和技术走向临床治疗路途遥遥。

基因的研究仍在继续。但人们认识到,基础研究不能脱离临床医学,要进行"转化医学"研究。其核心就是将医学生物学基础成果迅速、有效地转化为可在临床实际应用的理论、技术、方法和药物,在实验室到病房间架起双向的、开放的快速通道,是一个不断循环向上无止境的研究过程。转化医学将成为现代和未来医学研究的主要模式。"基因是重要的,但并非故事的全部"。从临床医学角度看,疾病表现比基因更直观、更重要、更有临床意义。

基因分子-细胞-组织器官-动物-人体-个体之间是存在巨大差异的。微观研究不能取代整体。转化医学就是呼唤将基因、蛋白、代谢、系统生物学、整合生物学等研究与临床医学相融合,科学研究不能脱离临床,应服务社会。这是西医学从微观到整体的回归,是人体与个体、自然人与社会人结合得更人性化的医学。走过千山万水,西医学用自己的语言阐释、用自己的发展方向和手段力图实现"整体观"。西医学也在整体与个体的层面共同探索人类疾病的诊疗规律。

(3)"动-定序贯范氏八法"与时代兼容:我们看到,传统与现代并不相违。如同阴阳的两面,有离合对立,有和谐统一。双方钻研得越深,相互的理解就越深刻,才能相互尊重。所以,我们要继承中医传统,也不能崇古薄今。中医和西医需要对话,需要文化的交流和沟通。只有这样,才有可能真正的相互获益。循着人类医学发展的轨迹,中医之动在必然。

疾病谱和治疗都是具有时代特点的,充分认识现代社会慢性疾病的多样性、复杂性、个性,才能在辨证论治中把握"辨""论"的内容——"证"和"治"。吸收借鉴人类医学研究的成果,不断丰富中医对疾病的认识,才能"以我知彼,以表知里",解析症、证、治之间复杂的临床表象,"观过与不及之理,见微得过",以探求其内在联系和规律性的东西,"用之不殆"。由动到序,是运用中医理论对现代疾病进行综合治疗的探索。"动-定序贯范氏八法",把辨证论治融入时代背景,为现代疾病寻找新突破。

用传统医学战斗现代疾病,不发掘传统医学的精华不行,不发展传统医学的学术思想也不行。用现有的"范氏八法"来治疗所有疾病是不可能的。但这不妨碍我们运用"动-定序贯"的思维模式去发掘、认识中医辨证论治的实践规律。"动-定序贯范氏八法"是个开放的、普适的中医临床思维体系,既在实践中不断发展、丰富自己的实践经验,也不断推陈出新,吐故纳新。为此,才能循环不已,生生不息。

(曾慧妍 罗广波 孙晓泽)

下　篇

第七章 糖尿病前期的临证经验

糖尿病前期是指已经存在血糖异常，但血糖值尚未达到糖尿病诊断标准的一种状态，是 2 型糖尿病（T2DM）病程发展中的重要阶段，是 T2DM 的重要后备军，包括糖耐量异常（IGT）、空腹血糖受损（IFG）或两者兼具。美国《AACE 糖尿病前期指南》（2009 年）中指出全世界"糖尿病前期"人口大约有 3.14 亿，预计到 2025 年将增加到 4.18 亿。在我国，《中国成人糖尿病流行与控制现状》（2013 年）的调查结果显示，18 岁以上的成人中，年龄标准化的糖尿病患病率为 11.6%，而糖尿病前期的比例更高达 50.1%。流行病学研究显示，糖尿病并发症的风险开始于从正常糖耐量到糖尿病的早期阶段，因此对糖尿病前期进行早期诊断和治疗不但会阻断或延缓病情进展为糖尿病，而且可以延缓和预防各种慢性并发症的发生，从而提高患者生活质量，减少医药费用和社会负担。

西药治疗糖尿病前期增加了低血糖的风险，且增加了患者的心理及经济负担，服用西药的不方便性及不良反应，均是患者服药依从性较差的原因。

糖尿病前期属于中医"脾瘅""消瘅""消渴"等范畴。早期对糖尿病前期进行干预治疗符合中医"治未病"的思想。目前多数学者认为糖尿病前期与糖尿病的病因病机类似。禀赋异常、五脏柔弱、饮食失节、情志失调为脾瘅发生的主要原因。禀赋不足，脏腑娇弱，脾肾亏虚，加之过食肥甘厚味之品，内伤脾胃，生湿蕴热，耗伤阴津，情志不遂，肝郁气滞，气机不畅，升降失调，气血津液运行输布紊乱，痰浊瘀毒内停，气郁化火灼伤津液，发为本病。病机复杂，病性属于本虚标实。

一、临证案例

病案一

余某，女，64 岁，2009 年 10 月 27 日初诊。

初诊 就诊前检查空腹血浆葡萄糖为 6.41mmol/L，葡萄糖耐量试验（OGTT）2h 血浆葡萄糖为 7.37mmol/L。症见：倦怠乏力，口干口苦，急躁易怒，腰酸，尿黄，夜尿多，大便调。舌暗红，苔薄白，脉沉弦紧。

西医诊断：IFG。

中医诊断：脾瘅。

辨证：气阴两虚，肾虚肝郁。

治法：益气养阴，补肾疏肝。

　　方药：柴胡 10g，白芍 30g，薄荷（后下）10g，牡丹皮 20g，狗脊 10g，川续断 10g，女贞子 20g，旱莲草 20g，五爪龙 15g，生地黄 30g，绵茵陈 15g，赤芍 15g，生甘草 5g。每日 1 剂，水煎，分早晚服。嘱患者加强饮食与运动治疗。

　　二诊　2009 年 11 月 24 日。服药后精神好转，倦怠乏力、腰酸减轻，心情觉舒，仍有口干多饮，舌稍暗，苔薄白，有裂纹，脉沉弦紧。辨证同前，阴津不足，初诊方加地骨皮 15g，沙参 10g 以养阴生津，清阴分虚热，去性温之五爪龙防止伤阴。

　　三诊　2009 年 12 月 22 日。服药后上述症状减轻，舌暗，舌底络脉迂曲，苔薄白，脉弦紧。辨证属气阴两虚，气滞血瘀。治宜益气养阴，行气活血。二诊方加莪术 10g。

　　四诊　2010 年 2 月 15 日。服药后上述症状基本消失，守三诊方继用。每日 1 剂，水煎，分早晚服。

　　此后患者一直坚持服用中药，2010 年 7 月 15 日复查空腹及餐后血糖，糖化血红蛋白（HbA1c）5.4%。

　　【按语】此病案体现了范冠杰教授的用药特点。IFG 和 IGT 者都存在胰岛素抵抗和胰岛 B 细胞分泌缺陷，但 IFG 与基础胰岛素分泌缺陷和肝脏胰岛素抵抗更相关，而 IGT 与外周组织（脂肪、肌肉等）胰岛素抵抗和胰岛 B 细胞早时相分泌缺陷关系更密切。范冠杰教授在 IFG 治疗中注重疏肝、调畅气机，与现代医学发病机制研究不谋而合。消渴病的发生发展，肝郁是纽带，肝郁化火、气伤津亏而致痰浊、血瘀内生，痰浊、瘀血既是病理产物又是致病因素，可变生胸痹、筋痹、水肿、视瞻昏渺等消渴各症。痰浊、瘀血阻塞脉络，气机不通，反过来加重肝郁气滞，形成恶性循环。黄坤载于《素灵微蕴·消渴解》中指出："消渴之病，则独责肝木，而不责肺金"；并从《四圣心源》中从厥阴、少阳的生理特性出发阐述了消渴缘于肝胆的病机："消渴者，足厥阴之病也。厥阴风木与少阳相火，相为表里，风木之性，专欲疏泄，土湿脾陷，乙木遏抑，疏泄不遂，而强欲疏泄，则相火失其蛰藏……风火合邪，津血耗伤，是以燥渴也。"根据"肝体阴用阳"的生理特点，治疗上气血同治，用药疏柔相配、清养并用，柴胡味苦辛，轻清升散，宣透疏达，入肝经以疏肝解郁；肝为刚脏，主藏血，血虚阴亏则肝阳偏亢，肝失柔和，以白芍养血柔肝，补阴抑阳；薄荷轻扬升浮，助肝气升发；牡丹皮有凉血不留瘀、活血不动血的特点，且清中有透，能入阴分而清虚热，四药合用为范冠杰教授常用的疏肝药串。

　　病案二

　　吴某，女，30 岁，2013 年 3 月 10 日初诊。

　　初诊　就诊前查空腹血糖 6.4mmol/L，餐后 2h 血糖 6.8mmol/L。症见：倦怠乏力，口干口渴，性情急躁，乳房胀痛，纳欠佳，睡眠差，二便调。舌体胖大，边有齿痕，质淡红，苔薄白，脉弦滑。

　　西医诊断：IFG。

　　中医诊断：脾瘅。

　　辨证：气阴两虚，肝郁脾虚。

　　治法：益气养阴，疏肝补脾。

　　方药：柴胡 10g，白芍 30g，薄荷（后下）10g，牡丹皮 15g，黄芪 15g，生地黄 15g，石斛 10g，葛根 15g，天花粉 10g，地骨皮 10g，炒白术 15g，生甘草 5g。每日 1 剂，水煎，分早晚服。嘱患者加强饮食与运动治疗。

二诊　2013 年 4 月 21 日。查空腹血糖 5.5mmol/L，餐后 2h 血糖 7.0mmol/L，患者上述症状减轻，仍有口干多饮，舌暗红，苔薄白，脉弦滑。辨证同前，考虑患者阴分伏热，初诊方加玄参 10g 以凉血养阴清虚热。

三诊　2013 年 9 月 15 日。查空腹血糖 5.7mmol/L，餐后 2h 血糖 5.6mmol/L，患者体重有所下降，胃纳正常，余无特殊不适，舌暗红，苔薄白，脉弦滑。辨证同前，二诊方加用山药 30g 以益气养阴，健脾补肾。

【按语】范冠杰教授强调整体观念，强调人与自然界的密切联系，同时人体本身也是一个有机联系的整体，构成人体的脏腑、组织、器官之间结构及功能是互相联系的。在诊察疾病时，可通过分析形体、官窍、色脉等外在表现，推测脏腑的内在病变。舌与五脏六腑相通，范冠杰教授在辨证施治时尤重视舌诊。本例患者病发春季，肝气较旺，故见性情急躁，乳房胀痛，治疗上顺应天时，以疏肝为法有利于肝气调达，且根据五行学说，五行之间存在着生克制化的关系，此患者舌体胖大、边有齿痕，提示脾虚，在疏肝的同时注意补脾，防止肝旺乘脾。故药到病除，患者症状及实验室指标均有明显好转。

病案三

廖某，男，41 岁，2013 年 1 月 19 日初诊。

初诊　体检空腹血糖 6.8mmol/L，既往有脂肪肝、高脂血症病史。无特殊不适，舌暗红，苔黄厚腻，脉弦滑。

西医诊断：IFG、脂肪肝、高脂血症。

中医诊断：脾瘅。

辨证：气阴两虚，湿热瘀阻。

治法：益气养阴，清热利湿，活血通络。

方药：苍术 10g，黄柏 15g，薏苡仁 30g，车前草 30g，连翘 15g，绵茵陈 30g，黄芪 30g，生地黄 30g，牡丹皮 20g，丹参 30g，莪术 10g，蒺藜 15g，生甘草 5g。每日 1 剂，水煎，分早晚服。嘱患者戒烟限酒，并加强饮食与运动治疗。

二诊　2013 年 4 月 20 日。查空腹血糖 5.2mmol/L，餐后 2h 血糖 6.7mmol/L，糖化血红蛋白 5.8%。舌暗红，苔薄黄腻，脉弦。辨证同前，湿热之邪从下焦而去，中病即止，初诊方去苍术、黄柏，避免克伐太过，以伤正气。

三诊　2013 年 9 月 14 日。多次测空腹血糖小于 6mmol/L，自觉身轻体健。舌偏暗，苔薄黄腻，脉弦。辨证同前，热减，二诊方去绵茵陈加布渣叶以健脾祛湿；热邪易耗灼人体阴津，清热利湿药多苦燥易伤阴，故在清热利湿之中加地骨皮以清热生津。

四诊　2013 年 11 月 10 日。患者血糖稳定，无特殊不适，守三诊方继用。

【按语】脾瘅即脾热，使胃纳增加，食欲更增，导致肥胖不断加重。水谷津液停滞在脾，促使脾热转输加快，从而出现多食易饥、肥胖的恶性循环。这种现象，类似高胰岛素血症出现肥胖，肥胖又加重高胰岛素血症的恶性循环状态，即糖尿病前期的表现。但不少糖尿病前期患者无特殊临床表现，范冠杰教授在临证辨治时善于运用证候特征的辨证思路，抓住一两个证候特征，再结合两三个共征，就基本确定了证候诊断。如本例患者无特殊不适，抓住患者舌暗红，苔黄腻，脉弦滑的特征，辨证为湿热瘀阻，辨证诊断时既能快速把握证候的本质，又能反映疾病的病因病机。证候是疾病过程中某一阶段的病理概括，是确定治法、处方用药的依据，但不同疾病有自身发生发展的演变规律，预后相差很大，故范冠杰教授在辨治过程中强调辨病与辨证相结合。如糖尿病前期，多属气阴两虚，兼杂他证，治宜益气养阴，同时依据他证辨证论治，益气养阴常用黄芪、生地黄、地骨皮药串，清热祛湿常用苍术、黄柏、薏苡仁、车前草药串。

二、经验与体会

范冠杰教授师从国医大师吕仁和教授，根据多年的行医经验和反复在临证中验证，认为糖尿病前期及糖尿病最常见的八大证型为肾虚证、气阴两虚证、肝气郁滞证、热郁血分证、肺胃燥热证、心神失养证、湿热内蕴证、血脉瘀阻证，临床表现为标实为主或本虚标实兼具，随着病程不同，临床证候分布亦不同，早期多以燥热、湿热、气滞等标实表现为主，后期则多见虚损之证，而血瘀则贯穿着脾瘅的始终。在施治方面，范冠杰教授根据疾病不同时期的发展规律，认为糖尿病前期正气尚可得复，因此特别强调此期中医药治疗的重要性，并重视生活方式的干预治疗，叮嘱患者"管住嘴，迈开腿"。

"动-定序贯八法"原是指范冠杰教授针对脾瘅、消渴病最常见的八大证型所制定的八大治法，即补肾、益气养阴、疏肝解郁、清热凉血、清热润燥、养心安神、清热祛湿、活血化瘀，它的本质内涵是以整体观念和辨证论治为主导思想，以动态把握核心病机内部规律为思维方式，以相对固定而又动态变化的中药药串为施治特点的临床思维模式，为复杂的临床辨治提供既有规律可循又灵活动态变化的新思路。"动-定序贯八法"中的"动"，强调的是一种动态的思维，它提倡运用变化、发展的眼光看问题。在临床辨证过程中，"动-定序贯八法"不仅善于把握疾病变化的阶段性和病变的转折点，还始终以证候表现为转移，动态把握其背后所藏的核心病机变化，并且结合患者不同年龄、性别、环境、心理等情况进行灵活辨证。这种辨证方式不受教科书中所列证型的局限，随疾病变化和个体情况不同而灵活、动态辨证，打破"一证到底"的辨证误区，更加符合临床实际。已有研究结果显示，运用"动-定序贯"的辨治方案可有效改善糖尿病前期患者的临床症状，并使其向健康人群回归。

"动-定序贯八法"是范冠杰教授提出的用以指导临床辨治的理论，"动-定"结合即动态辨证，固定用药（串）相结合。脾瘅病机复杂，故在辨证上必须抓住其动态演变规律，根据疾病发生发展的不同阶段及患者气血阴阳虚损的多寡，顺应疾病本身的动态变化灵活辨证论治，针对性地给予扶正补益或逐邪外出，不可僵化于某一种证型。由于在动态辨证过程中坚持整体观念，抓住主症，分清标本，因而对各种治法、用药的改变是有序可循和连贯的，从而保持了对同一疾病在施治上的连续性。

三、名家名医经验

张锡纯[1]认为"消渴之证，多由于元气不升"。气能生津，亦能化津。元气虚损，清阳之气不能上升，津液不能生成上承，故口渴喜饮，故而治疗原则上倡导大补元气，"升元气以止渴",而创立玉液汤。方中黄芪既善补气,又善升气,配合葛根以升举元气;山药补脾固肾,润肺生水,在补元气的同时又能滋阴,使气充津足;知母、天花粉滋阴的同时又能制温燥;鸡内金"助脾胃强健,化饮食中糖质为津液也";五味子酸收,封固肾关,不使津液下趋,且能防止元气过于升散。其所创立的玉液汤仅七味药物,用药简洁,紧扣病机。对于方中主药重用,以求疗效,如黄芪和山药。且用药讲究配伍,如黄芪配生山药、知母配天花粉。

颜德馨[2]认为病之初之渐常在太阳、阳明,之末常在厥阴、少阴,肝肾阴亏是其本,肺胃燥热乃其标。中焦脾胃是津液输布的枢纽,因而亦是消渴起病的关键。消渴证治,上消、下消用阴药,中消用泻剂。颜老重视"二阳结谓之消"的理论,病之初起专治中焦,用消渴方或人参白虎汤清热泻火,轻清养津,药选麦冬、玉竹之属,而不宜过用重浊,力忌滋腻,以免遏邪内伏,留恋不去。晚期重症者,颜老力主用厚浊益肾之味,以填补肾元,如熟地黄等。此所谓"早期以泻,晚期以补"。颜老在消渴的证治中,还强调"脾统四脏"之说,认为"脾脆则善病消瘅"(《灵枢·本脏》),"脾病者,身重善饥"(《素问·脏气法时论》),脾之运化输布功能失职,津液不能通达周身,因而变生消渴证。颜老对脾病的治疗,主张补脾不如健脾,健脾不如运脾,而苍术乃为其首选要药,畅中化湿,升清降浊。

邓铁涛[3-4]认为肾为先天之本,主藏精而寓元阴元阳,肾阴亏虚则虚火内生,上燔心肺则多饮,中灼脾胃则消谷;阴虚阳亢固摄失司,故小便量多,故消渴病以肾气阴两虚为本,脾气阴亏虚与消渴病发病密切相关。滋阴益肾,健脾益气乃治疗本病的关键所在,而六味地黄丸立法以肾、肝、脾三阴并补,在此基础上加强益气之功,拟方:熟地黄 12g,生地黄 12g,怀山药 60~90g,黄芪 30~60g,山萸肉 15g,泽泻 10g,云苓 15g,牡丹皮 10g,玉米须 30g,仙鹤草 30g。

任继学[5]把消渴病分为肺胃阴虚、阳虚,肝胃阴虚、阳虚,肝肾阴虚、阳虚六类进行辨证治疗。任老指出治疗本病必须调整机体阴阳、水火之平衡,使之脏腑、经络、气血互相协调、相互为用。因此治疗本病不能以补阴养津为正法,而必阳虚补阳,阴虚养阴。以阳虚补之,阳旺则生阴,阴生则津足;阴虚养之,阴复则养阳,阳化气而阴成形,津液乃充,补阴应从阳中求阴。肺胃阴虚证以白虎加人参汤治之,肺胃阳虚以双补丸治之,肝胃阴虚证以柳氏方治之,肝胃阳虚证以滋脾饮加减,肝肾阴虚证以乌龙汤治之,肝肾阳虚以加减肾气丸治之。

以上为根据名家名医长期的临床辨治经验总结出来的关于"脾瘅""消渴"的病因病机,虽然百家争鸣,各有侧重不同,但是均体现了疾病病因病机的复杂性,在疾病的不同阶段,证型是动态变化的,故应动态把握疾病证型变化的规律,辨证施治。

(卢绮韵　唐咸玉)

参 考 文 献

[1] 田风胜,李文东. 张锡纯治疗消渴病经验及理论探析. 中华中医药杂志,2011,26(11):2726-2727.

[2] 宓哲伟. 颜德馨老中医治疗消渴症的经验. 新中医,1996,7(3):4.

[3] 温子龙. 邓铁涛老中医治疗中老年消渴病的经验. 中医研究,2001,14(6):42-43.

[4] 邓铁涛. 邓铁涛临床经验辑要. 北京:中国医药科技出版社,1998:124.

[5] 张孝,宋桂英. 任继学教授治疗消渴病经验拾萃. 长春中医学院学报,1994,10(43):10.

第八章 代谢综合征的临证经验

代谢综合征（metabolic syndrome，MS）是糖尿病、心血管疾病等慢性病的多种危险因子在个体内聚集的状态，包括腹型肥胖、空腹血糖异常、脂代谢紊乱、高血压、致炎性因子和致凝血因子水平升高等。这些危险因素在个体内的聚集增加了糖尿病和心血管疾病的发病风险[1-3]。研究表明，代谢综合征患者患糖尿病风险增高 5 倍，脑血管疾病（CVD）风险增高 3 倍，心血管死亡率增高 2 倍，总死亡风险增高 1.5 倍[4]。代谢综合征是一种常见情况并在世界范围内流行，这主要与久坐的生活方式和肥胖的流行有关[5-7]。美国国家健康和营养调查（NHANES）的横断面研究数据显示，在 1999～2000 年，年龄标化后的 20 岁以上成年人的代谢综合征患病率是 25.5%，而在 2009～2010 年，代谢综合征患病率轻度降至 22.9%[8]。在日本，九州和冲绳人群研究结果表明，30～69 岁的成年人代谢综合征患病率，男性为 36%，女性为 10%[9]。在中国，一个横断面研究表明，30～74 岁成年人中代谢综合征患病率，男性为 10%，女性为 18%[10]。由此可见，代谢综合征发病率逐渐升高，严重影响人们的生存质量及寿命。

代谢综合征根据其临床表现属于祖国医学"脾瘅""眩晕""肥胖""腹满""胸痹""消渴"等病证。代谢综合征的病因病机变化复杂，主要与先天不足、后天失养、情志所伤、痰瘀交结、年老久病等有关。

一、临证案例

病案一

张某，男，42 岁，2005 年 10 月 24 日初诊。

初诊 患者素有高血压、高脂血症病史 3 年。嗜食肥甘厚味。间断服用西药降压、调脂药物，效果不佳，近半个月反复出现头晕、头痛。症见：形体肥胖，颜面略潮红，急躁易怒，时有脘腹胀满，口干欲饮，气短乏力，易疲劳，夜寐欠安，大便稍干结；舌质暗红，苔薄黄根腻，脉弦滑。检查：身高 175cm，体重 93kg，体质指数（BMI）30.37，血压 160/100mmHg；心电图示心肌供血不足；B 超示中度脂肪肝；实验室指标：三酰甘油（TG）3.6mmol/L，胆固醇 8.2mmol/L，低密度脂蛋白（LDL）5.6mmol/L，空腹血糖 6.8mmol/L，OGTT 2h 血糖 10.8mmol/L。

西医诊断：代谢综合征。

中医诊断：眩晕。

辨证：肝郁脾虚，湿热瘀阻。

治法：疏肝健脾，清热祛湿活血。

方药：柴胡 15g，白芍 15g，牡丹皮 15g，茯苓 20g，苍术 15g，黄柏 15g，薏苡仁 30g，车前子 15g，葛根 15g，川厚朴 15g，茵陈 15g，决明子 30g，布渣叶 30g，玄参 20g。水煎至 50ml，早晚各服 1 次。嘱患者停服降脂药物，予硝苯地平控释片口服降压，并建议患者减肥，控制饮食，餐后运动 40～60min，注意调节情绪。

二诊 2005 年 11 月 7 日。症见：情绪稳定，急躁易怒好转，无脘腹胀满不适，稍口干，气短乏力明显改善，活动耐量增加，夜寐一般，小便正常，大便偏干；舌暗红，苔薄黄腻，脉弦滑。体重 90kg。舌苔黄腻，大便干。茵陈加量至 30g，加何首乌 30g 润肠通便。

方药：柴胡 15g，白芍 15g，牡丹皮 15g，茯苓 20g，苍术 15g，黄柏 15g，薏苡仁 30g，车前子 15g，葛根 15g，川厚朴 15g，茵陈 30g，决明子 30g，布渣叶 30g，玄参 20g，何首乌 30g。水煎至 50ml，早晚各服 1 次。建议患者增加餐后运动时间，继续加强饮食控制。

三诊 2005 年 12 月 7 日。患者无特殊不适，二便正常，舌暗红，苔薄黄，脉弦滑。体重 87kg，予守方继服。

四诊 2006 年 2 月 7 日。体重 83kg，血压 132/82mmHg。复查血脂：三酰甘油 3.24mmol/L，胆固醇 5.52mmol/L，低密度脂蛋白 3.02mmol/L，空腹血糖 5.7 mmol/L，OGTT 2h 血糖 9.6mmol/L。

【按语】患者首诊时症状主要包括三大证候，一是急躁易怒，脉弦；二是肥胖、脘腹胀满，气短乏力，易疲劳；三是口干欲饮，舌苔黄腻。分别对应的核心病机为肝气郁结、脾虚痰湿、湿热。因此，处方时应疏肝药串、健脾祛湿药串及清湿热药串同用，并进行加减，从而取得较好的疗效。

除了针对脏腑病机进行辨证用药，对于代谢综合征，其主要的病因为进食太过及运动过少，因此，在治疗过程中不断向患者强调饮食与运动的重要性，并不断督促患者进行运动。

病案二

潘某，女，51 岁，2008 年 11 月 25 日初诊。

初诊 体检发现空腹血糖 6.68mmol/L，胆固醇 7.23mmol/L，三酰甘油 3.30mmol/L，低密度脂蛋白 3.8mmol/L，尿酸 462mmol/L，B 超提示"脂肪肝"。症见：口干多饮，晨起口苦，多食易饥，眠可，大便干结难解，舌质偏红，舌苔薄黄微腻，脉弦滑。身高 158cm，体重 65kg，BMI 27.42。

西医诊断：代谢综合征（空腹血糖受损，高脂血症，高尿酸，超重）。

中医诊断：消渴。

辨证：气阴两虚，湿瘀热结。

治法：益气养阴，清热祛湿，凉血活血。

方药：石膏 30g，生地黄 30g，玄参 15g，牡丹皮 20g，丹参 30g，红条紫草 10g，地骨皮 30g，天花粉 30g，黄精 10g，北黄芪 30g，炒白术 10g，绵茵陈 30g，甘草 5g。每日 1 剂，水煎，分早晚服。嘱患者加强饮食与运动治疗。

二诊 2009年3月10日。患者口干多饮改善，多食好转，无口苦，睡眠一般，大便正常，舌淡红，舌苔薄黄，脉弦滑。体重62kg，BMI 24.84。舌红好转，热象减轻，去红条紫草，石膏、生地黄均减为15g。每日1剂，水煎，分早晚服。

三诊 2009年5月20日。患者服药后口干多饮明显好转。症见：视物稍模糊，多食减轻，二便调，舌质淡红，舌苔薄白，脉弦。体重61kg，BMI 24.44。5月20日复查胆固醇5.66mmol/L，三酰甘油3.06mmol/L，高密度脂蛋白1.42mmol/L，低密度脂蛋白3.50mmol/L；空腹血糖5.95mmol/L。病机方面，目前血热之象较前明显好转，近期生活压力较大，气机不畅，余病机同上诊。治法：益气养阴，清热祛湿，活血化瘀。方药：生地黄15g，玄参15g，牡丹皮20g，丹参30g，葛根30g，北黄芪30g，炒白术10g，绵茵陈30g，连翘15g，夜交藤30g，柴胡10g，莱菔子10g，甘草5g。每日1剂，水煎，分早晚服。

四诊 2009年11月2日。患者近期工作压力大，脾气急躁。症见：口干口苦明显，无多食易饥，睡眠可，二便调，体重63kg，BMI 25.24。舌偏红，舌苔薄白，脉弦。近期空腹血糖控制于6.3～7mmol/L。患者近期压力大，精神紧张，加上对疾病的忧虑，致肝郁化火。辨证属夹杂阴虚，肝郁化火，气滞血瘀。治以养阴清热，疏肝理气为主，佐以活血、祛湿。方药：柴胡10g，白芍15g，薄荷（后下）10g，牡丹皮20g，丹参15g，葛根30g，玄参10g，生地黄30g，地骨皮15g，绵茵陈15g，连翘15g，夜交藤30g，甘草5g。每日1剂，水煎，分早晚服。

五诊 2010年1月6日。患者诉口干减轻，口苦消失，性情急躁好转，睡眠可，舌偏红，舌苔薄黄，脉弦滑。近期查空腹血糖5.6mmol/L。目前气机较前舒畅，气滞血瘀之象缓解，原方去丹参避免苦寒破血太过伤正，加石斛加强滋阴之力。隔日1剂，水煎，分早晚服。

六诊 2010年3月28日。患者诉精神可，无明显口干，纳眠可，夜尿减少，大便正常，舌淡红，舌苔薄黄，脉弦滑。体重61kg，BMI 24.44。近期空腹血糖控制于6～6.3mmol/L，复查胆固醇4.78mmol/L，三酰甘油2.66mmol/L，高密度脂蛋白1.33mmol/L，低密度脂蛋白2.39mmol/L。治法上加强养阴祛湿之力。方药：白芍15g，薄荷（后下）10g，牡丹皮20g，丹参15g，生地黄30g，地骨皮15g，石斛10g，绵茵陈15g，连翘15g，甘草5g，淡竹叶10g，布渣叶30g，北沙参15g。每日1剂，水煎，分早晚服。

【按语】此患者病机复杂多变，不同时期病机各不相同，夹杂气虚、阴虚、胃热、血热、血瘀、湿浊、气滞，其中阴虚、血瘀、湿浊贯穿始终。湿浊、血热、血瘀、气滞既是独立的致病因素，又是相互作用的病理因素，从而使病情呈现错综复杂的情况。治疗上只要抓住核心病机，变换不同药串，随证治之，即能取得较好的疗效。其中有石膏、生地黄、黄精、地骨皮清热养阴润燥，牡丹皮、玄参、丹参、红条紫草清热凉血活血，北黄芪、炒白术健脾益气，柴胡、白芍、薄荷疏肝理气，绵茵陈、布渣叶利湿，期间患者出现睡眠不佳，为热扰心神所致，伍夜交藤、竹叶清心安神。

二、经验与体会

1. 复查因素中寻找核心病机 "动-定序贯"理论强调核心病机辨证，指出核心病机是疾病发展过程中构成核心症状的主要原因，它能概括、体现该核心症状的病理特征，是决定证候诊断的核心元素。核心病机就是疾病发展过程中出现的某个病理特征（病理因素、病位及病性）的概括；核心病机形成的特征性的临床症状及体征就是核心症状。一个证候可以由多个病理因素决定，因此其核心病机也是有多个的。在辨证过程中，由于证候复杂，往往无法得到疾病的首要病因病机，临床可根据四诊信息，应用传统辨证方法，从患者的多个症状中去推求核心病机。范师在前人基础上形成中药药串的组方思想，即针对核心病机不同，可采用 2 味以上作用协同的中药组成的药串。每一核心病机均有固定药串，从而能灵活方便地加减变换，还能更进一步增强药物间的协同和配伍作用。例如，症见急躁易怒，脉弦，对应肝气郁结这一核心病机，相对应的药串为柴胡、白芍、牡丹皮、薄荷。虽然病案二中患者病理因素众多，但只要我们在多种症状及因素中把握核心病机，就能化繁为简，灵活处方用药，就能取得较好疗效。

除了针对核心病机进行辨证用药，对于代谢综合征，其主要的病因为进食太过及运动过少。因此，在治疗过程中应不断对患者强调饮食与运动的重要性，并不断督促患者进行运动。

2. 中医整体观与辨证　中医的整体观认为：在人体中，心、肝、脾、肺、肾及其相应的六腑、四肢、皮毛、筋、肉、五官、七窍等组织器官分别组成五个脏腑系统，在生理情况下，本脏腑系统内部，脏腑系统与脏腑系统之间，脏腑系统与人体大系统之间，脏腑系统与自然界、社会之间，存在着横向、纵向和交叉的多维联系，相互促进与制约，以发挥不同的功能，协调机体的正常活动。《素问·玉机真脏论》中曾提出"五脏相通"，提示五脏六腑通过相互资生、相互制约使脏气相通输移，如肝生筋，筋生心，心生血，血生脾。而五脏之间气机出入变化、相克乘侮，也说明五脏之气的相互交流。张仲景"治未病"思想就是对《内经》"五脏相通"的延伸。五脏有病，则各传其所胜。"夫治未病者，见肝之病，知肝传脾，当先实脾，四季脾旺不受邪，即勿补之。"肝属木，脾属土，木克土，肝木得病，邪气必克脾土引起脾病，故临床上肝气郁结者，除了精神抑郁、胸胁胀闷等症状，还多伴有纳差、腹部不适等脾病症状。

范师在代谢综合征的辨治过程中，重视脾胃的调理，以健脾祛湿、清热祛湿等方法，达到梳理脾胃气机、恢复脾胃运化功能的目的。根据五脏相生相克规律，肝病可引起脾病，脾病亦能引起肝脏的异常，因此在治疗过程中，应当把握疾病的核心病机，根据五脏的相生相克或相乘相侮的关系进行脏腑功能的调节。

三、名家名医经验

吕仁和等[11]认为代谢综合征的发展可分为初、中、后三期来论治。初期常见阴虚肝旺，治以活血凉肝、养阴清肝；中期常为阴虚阳亢，治以活血通脉、滋阴潜阳；后期转化为气阴两虚，治以行气活血、益气养阴，并强调急则治标（湿热淡湿、气滞、血瘀之证）、缓则治本。

唐正祥等[12]将此病分为三个阶段，前期以脾郁、肝郁之枢机不利为根本，表现有痰、火、湿、气、血、食六郁，此阶段郁久化热，热证的显现最为突出，以肠热、胃热、心火等多见；中期为肺脾气虚、肺胃津伤，表现为气阴两虚、脾肾阳虚、肝肾阴虚等多种证型，但多有虚实夹杂，可夹热、夹湿、夹瘀、夹痰等；后期常因虚极而脏腑受伤，或是因久病入络，络脉受损而形成，此阶段根本在于脉损和络损，并以此为基础致使脏腑器官受损。

仝小林[13]对代谢综合征进行了分类，根据其研究，代谢综合征主要包括郁、热、虚、损四种。郁证阶段患者大多数无明显不适，仅有体胖、食多、不耐疲劳等，属于"潜证"或者"未病"阶段，主要病机是因肝脾郁结，所以治法以开达郁结为主，基本处方为六郁汤。在临床应用上，就痰、火、食、气、湿六郁的严重程度，采用活血、化痰、行气、降火等治疗方法。热为代谢综合征早期，痰热、肝胃郁热互结是主要证型，因此用开郁清热、清热活血、兼养气阴之法。

由此可见，各医家针对代谢综合征的治疗，强调分期、分型辨证，认为代谢综合征与肝脾相关，包括痰、湿、瘀、热等病理因素。而分期、分型辨证与"动-定序贯"理论强调的动态把握疾病核心病机的思想一致。

（温建炫）

参 考 文 献

［1］Chimonas T，Athyros VG，Ganotakis E，et al. Cardiovascular risk factors and estimated 10－year risk of fatal cardiovascular events using various equations in Greeks with metabolic syndrome. Angiology，2010，61（1）：49-57.

［2］Zhang CE，van Raak EP，Rouhl RP，et al. Metabolic syndrome relates to lacunar stroke without white matter lesions：a study in first-ever lacunar stroke patients. Cerebrovasc Dis，2010，29（5）：503-507.

［3］Ma X，Zhu S. Metabolic syndrome in the prevention of cardiovascular diseases and diabetes－still a matter of debate. Eur J Clin Nutr，2013，67（5）：518-552.

［4］Eckle RH，Grundy SM，Zimmet PZ. The metabolism syndrome. Lancet，2005，365（9468）：1415-1428.

［5］Shen J，Goyal A，Sperling L. The emerging epidemic of obesity，diabetes，and the metabolic syndrome in china. Cardiol Res Pract，2012，2012：178675.

［6］Shalitin S，Battelino T，Moreno LA. Obesity，Metabolic Syndrome and Nutrition. World Rev Nutr Diet，2016，114：21-49.

［7］Hoffman EL，VonWald T，Hansen K. The metabolic syndrome. S D Med，2015，Spec No：24-28.

［8］Beltran-Sanchez H，Harhay MO，Harhay MM，et al. Prevalence and trends of metabolic syndrome in the adult U．S. population，1999-2010. J Am Coll Cardiol，2013，62（8）：697-703.

［9］Unno M，Furusyo N，Mukae H，et al. The utility of visceral fat level by bioelectrical impedance analysis in the screening of metabolic syndrome-the results of the Kyushu and Okinawa Population Study（KOPS）. J Atheroscler Thromb，2012，19（5）：462-470.

［10］Gu D，Reynolds K，Wu X，et al. Prevalence of the metabolic syndrome and overweight among adults in China. Lancet，2005，365（9468）：1398-1405.

［11］张素红. 代谢综合征和脑血管疾病的关系. 实用心脑肺血管病杂志，2008，11：76-78.

［12］黄淑芳，梁纪文. 代谢综合征的中医治疗. 中国临床医生，2010，（6）：17-19.

［13］仝小林，刘文科. 论膏浊病. 中医杂志，2011，（10）：816-818.

第九章　糖尿病的临证经验

糖尿病（diabetes mellitus，DM）是一种遗传因素和环境因素长期共同作用所导致的慢性、全身性、代谢性疾病，以血浆葡萄糖水平增高为特征，主要是因体内胰岛素分泌不足或作用障碍引起糖、脂肪、蛋白质代谢紊乱而影响正常生理活动的一种疾病。糖尿病的典型症状："三多一少"即多饮、多尿、多食和消瘦（体重下降）。

随着经济的高速发展、工业化进程的加速、生活方式的改变和老龄化进程的加速，使我国糖尿病的患病率正呈快速上升的趋势，成为继心脑血管疾病、肿瘤之后另一个严重危害人民健康的重要慢性非传染性疾病。在我国，1980 年糖尿病的患病率为 0.67%，2010 年18 岁及以上成人糖尿病患病率达 11.6%，糖尿病前期率为 50.1%。根据 WHO（1999 年）的糖尿病病因学证据将糖尿病分四大类，即 1 型糖尿病、2 型糖尿病、妊娠糖尿病和特殊类型糖尿病，在糖尿病中 90%以上为 2 型糖尿病，按其自然过程分为糖尿病前期、糖尿病期与慢性并发症期。糖尿病血糖严重升高者可发生糖尿病酮症酸中毒或非酮症性高渗综合征等急性并发症；长期血糖升高可导致视网膜、肾脏、周围神经或血管等全身大血管、微血管及神经病变，是糖尿病致死致残的主要原因。

糖尿病属于中医"消渴""肥胖"等范畴。禀赋异常为内因，饮食情志为外因，内外因相合而致糖尿病。其发病初期以郁热为主，病位多在肝，在脾（胃）；继则郁久化热，以肝热、胃热为主，亦可兼肺热、肠热；燥热既久，壮火食气，燥热伤阴，阴损及阳，终至气血阴阳俱虚；脏腑受损，病邪入络，络损脉损，变证百出。糖尿病病位在五脏，以脾（胃）、肝、肾为主，涉及心、肺，以阴虚或气虚为本，痰浊血瘀为标，多虚实夹杂。

一、临证案例

病案一

刘某，女，71 岁，2005 年 7 月 23 日初诊。

初诊　诉糖尿病、高血压病史数年，应用盐酸二甲双胍片控制血糖，降压药控制血压。空腹血糖控制尚可，餐后 2h 血糖 12.6mmol/L。症见：倦怠乏力，口渴喜饮，口干口苦，胁肋胀满，时有头晕，视物模糊，纳眠可，大便偏烂，夜尿 2 次每晚。舌体胖大边有齿痕，舌质暗红，苔薄白，脉弦。肝功能、肾功能、血脂正常。

西医诊断：糖尿病，高血压。

中医诊断：消渴。

辨证：气阴两虚，湿热瘀阻（用"动-定序贯八法"辨证分析）。

治法：益气养阴，清肝胆湿热，健脾利湿，凉血活血。

方药：北黄芪 30g，生地黄 30g，麦冬 10g，玄参 15g，牡丹皮 15g，泽兰 30g，紫草 15g，莪术 10g，绵茵陈 30g，龙胆草 5g，连翘 30g，茯苓 30g，薏苡仁 30g，甘草 5g。共 7 剂，每日 1 剂，水煎，分早晚服。嘱患者加强饮食与运动治疗。

二诊　2005 年 7 月 30 日。患者服药 7 剂后，精神好转，口苦、胁肋胀满减轻，仍口渴喜饮明显，大便偏烂，舌体胖大，边有齿痕，舌质暗红，苔薄黄，脉弦。病机为气阴两虚，燥热内盛，湿瘀内停，肝胆湿热之邪消退，原方去龙胆草、连翘，加石膏 30g 以清热润燥止渴，加白术 15g 加强健脾利湿之功。每日 1 剂，水煎，分早晚服。

三诊　2005 年 8 月 23 日。患者服药 21 剂后，精神好转，倦怠乏力、口干明显减轻，口苦消失，无明显胁肋胀满，腰膝酸软，大便恢复正常，夜尿 2 次每晚。舌体胖大，边有齿痕，舌质偏暗，苔薄白，脉沉弦。辨证属气阴两虚，肾气不足，湿瘀互结。治宜益气养阴，补肾，利湿活血。方药：北黄芪 30g，生地黄 15g，玄参 10g，地骨皮 15g，牡丹皮 15g，狗脊 15g，川续断 15g，女贞子 20g，旱莲草 20g，牛膝 10g，泽兰 30g，紫草 10g，莪术 10g，绵茵陈 20g，茯苓 30g，薏苡仁 30g，白术 10g，甘草 5g。每日 1 剂，水煎，分早晚服。

四诊　2005 年 11 月 15 日。患者服药后诸症好转，舌淡红，苔薄白，脉沉细。复查空腹血糖 5.5mmol/L，餐后 2h 血糖 5.8mmol/L。病机同上诊，考虑瘀象减轻，去紫草、莪术破血活血药，避免伤正。每日 1 剂，水煎，分早晚服。并予停用降糖西药。

五诊　2008 年 1 月 29 日。患者坚持服用中药 2 年，期间在范冠杰教授门诊治疗，仍采用"动-定序贯八法"辨证治疗，诸症减轻，血糖控制在正常范围，未再服用降糖西药。最近因心烦，睡眠欠佳就诊。舌偏暗红，苔薄白，脉弦。辨证属气阴两虚，热扰心神，瘀血阻络。治宜益气养阴，养心安神，活血通络。方药：北黄芪 30g，生地黄 20g，玄参 10g，地骨皮 15g，葛根 15g，沙参 15g，牡丹皮 15g，丹参 30g，紫草 10g，莪术 10g，远志 10g，夜交藤 30g，山楂 30g，甘草 5g。隔日 1 剂，水煎，分早晚服。

六诊　2008 年 9 月 23 日。患者视物模糊，时有口干口苦，舌偏暗，苔薄黄腻，脉弦。治宜益气养阴，清热利湿，活血通络，养心安神。方药：北黄芪 30g，生地黄 20g，地骨皮 15g，牡丹皮 20g，竹叶 10g，夜交藤 30g，青葙子 10g，山楂 30g，莪术 10g，丹参 10g，苍术 10g，黄柏 10g，薏苡仁 30g，车前草 15g，甘草 5g。隔日 1 剂，水煎，分早晚服。

七诊　2010 年 1 月 12 日。诉双足部时有冷感，睡眠一般，舌质偏红，苔薄白，脉弦。治宜益气养阴，活血化瘀，温经通络。方药：北黄芪 30g，生地黄 15g，地骨皮 15g，丹参 30g，泽兰 15g，薏苡仁 30g，夜交藤 30g，伸筋草 15g，牛膝 15g，桂枝 10g，细辛 3g，甘草 5g。隔日 1 剂，水煎，分早晚服。

【按语】本案例中患者各诊病机复杂，证候相兼出现，随着病情变化及经过治疗后，各诊证候均呈动态变化，相兼组合各有不同，根据"法随证立，方由法出"的原则，范冠杰教授的治法也随相应证型呈动态变化：对应不同的证候，使用药物组成相对固定的中药药串，如以北黄芪、生地黄、地骨皮益气养阴，狗脊、川续断、女贞子、旱莲草平补肾之阴阳，苍术、黄柏、薏苡仁、车前草清热利湿，使邪有出路，丹参、莪术、泽兰、紫草破血行血，活血利水，体现了范冠杰教授动定结合、有序连贯的辨治特色。

从"八法"核心症状辨证后，治法也随之清晰，具体用药上，范冠杰教授总结具体八法常用药串，针对本病例，益气养阴法常用药串为黄芪、生地黄、地骨皮，活血化瘀法常用药串为丹参、三棱、莪术、泽兰，清热润燥法常用药串为石膏、知母、葛根、连翘，清热化湿法常用药串为苍术、黄柏、薏苡仁、车前草、绵茵陈；如兼有湿盛困脾，方用健脾利湿之品，如茯苓、炒白术、法半夏、神曲等，用药时可在具体"八法"药串中选择。在整个治疗过程中，"定"在"气阴两虚，湿热瘀阻"的总体证型未有明显变化，故"益气养阴、清热利湿"总体大法未变，而"动"在病程治疗中，根据证候演变出现"燥热内盛""湿盛困脾""瘀血内阻"证明显时，加强了润燥、健脾、活血的治疗，经过规范地"序贯"治疗，收到了满意疗效。

病案二

李某，男，58岁，2011年3月15日初诊。

初诊 患者糖尿病病史3年，服用阿卡波糖胶囊50mg，每日3次，当时空腹血糖在6～7mmol/L。症见：精神疲倦，时有头晕，双手麻木，视物模糊，指甲色黑，余无不适。纳眠可，二便调。舌质淡暗红，苔黄厚腻，脉弦滑。

西医诊断：2型糖尿病。

中医诊断：消渴。

辨证：气阴两虚，湿热瘀阻。

治法：健脾益气养阴，清热祛湿化瘀。

方药：黄芪30g，怀山药30g，地骨皮30g，黄柏10g，薏苡仁30g，苍术10g，车前草30g，茵陈15g，布渣叶30g，竹茹10g，丹参30g，甘草10g。7剂。

二诊 2011年3月22日。服用上方1周后患者觉头晕及双手麻木明显好转，有易饥症状，其余无明显不适。舌质暗红，苔黄厚腻，脉沉弦。测空腹血糖7mmol/L。在上方基础上增加炒白术10g，服用7剂。

三诊 2011年5月17日。患者服上方后精神好转，无明显头晕及肢体麻木，仍有少许易饥，舌暗红，苔白厚腻，脉弦。近期空腹血糖5.9～6.5mmol/L。方药：苍术10g，薏苡仁30g，车前草30g，黄芪30g，怀山药30g，丹参30g，布渣叶30g，甘草5g，炒白术10g，陈皮10g，葛根15g，法半夏15g，豆蔻10g。7剂。

四诊 2011年11月29日。患者间断至门诊调方，经用药一段时间后自我感觉无任何不适，精神好转，纳眠可，二便调。2011年7月19日开始停服降糖西药，以纯中医治疗糖尿病。本次复诊空腹血糖6.1～7mmol/L，餐后血糖7～9mmol/L，指甲少许色黑。舌暗红，苔薄黄腻，脉弦。方药：车前草30g，黄芪15g，丹参30g，布渣叶30g，甘草5g，关黄柏15g，茵陈30g，田基黄15g，莪术10g，苍术15g，薏苡仁30g，五爪龙15g。7剂。

患者坚持服用中药治疗2年余，从每日1剂，到隔日1剂，空腹血糖波动在5～5.8mmol/L，餐后2h血糖波动在6～7.2mmol/L。

五诊 2013年10月31日。患者1周服用中药3剂，症见：神清，精神可，无头晕，无双手麻木，无视物模糊，无指甲色黑等症状，无口干多饮，二便可，无何不适，舌淡，苔黄微腻，脉弦。方药：黄柏15g，茵陈30g，薏苡仁30g，车前草30g，五爪龙15g，生地黄 15g，粉葛根 15g，布渣叶 30g，淡竹叶 10g，荷叶 10g，鸡骨草 30g，丹参 30g，甘草 5g。7 剂。

【按语】本例具体辨证如下：患者首诊时精神疲倦、头晕，为脾虚运化无力，清阳不升，浊阴不降所致；肢体麻木、指甲色黑为阴虚津伤、脉络瘀阻、筋脉失养之象；舌淡主气虚，舌暗主瘀血，舌苔黄厚腻，脉弦滑为脾气亏虚，运化失调，湿热蕴蒸之象。患者常居岭南湿热之地，人应天地，久之侵及人体，湿困中焦，损及正气，脾气亏虚，运化输布功能失调，久则湿热内蕴。饮食不节而致脾胃湿热，故湿热是消渴非常重要的病机。气虚则推动鼓舞乏力，血因之而虚，即中医"久病多瘀"之说。造成糖尿病血瘀的原因，主要是糖尿病患者久病耗伤，阴虚燥热，津亏液少，而使血液循环涩滞不畅，故阴虚、血瘀并存。糖尿病日久，阴损气耗，而致气阴两虚，气为血帅，气行则血行，气虚则运血无力，而致血瘀。

处方中黄芪甘温，补中升阳；山药甘平，益脾阴固肾而涩精；两药相配，气阴兼顾，健脾益气生津。苍术辛苦温，入脾胃二经，能燥湿健脾，据著名中医家施今墨先生云："用苍术治糖尿病，以其有'敛脾精'的作用。"地骨皮养阴清热，黄柏、茵陈、薏苡仁、车前草、布渣叶、竹茹清热祛湿，丹参活血化瘀通络，甘草调和诸药。上方共使脾气健旺，运化复常，津回热清，糖降病消。

二诊时患者头晕及双手麻木改善，考虑湿热瘀血标证有所减轻，新出现易饥症状，《灵枢·师论》有"胃中热则消谷，令人悬心善饥"。《素问·气厥论》中云："大肠移热于胃，善食而瘦。"《素问·阴阳别论》云："二阳结谓之消。"二阳，即为足阳明胃经与手阳明大肠经，胃热化燥伤津，大肠无津以润，热结上蒸胃腑，形成二阳热结。阳明热盛，邪火杀谷，而见消谷善饥。故患者食欲亢进，思为脾气亏虚，不能为胃行其津液，燥热内盛则多食善饥，故而增加炒白术健脾助运。

三诊时患者舌苔颜色由黄转白，考虑热象有所减轻，故于上方基础上去黄柏，然而舌苔仍厚腻，为湿盛困脾之象；易饥之症仍存，为燥热内盛的表现。刘河间《三消论》提出"三消者，燥热一也"的观点，明确指出消渴为"热燥太甚"，因而清热润燥在治疗当中十分重要，然本患者阴虚和湿热之象并存，故清湿热和养阴的平衡尤其关键。治疗时既要注意祛湿而不助热伤阴，又要注意清热而不伤阳碍湿，否则即如吴鞠通所言："徒清热则湿不退，徒祛湿则热愈炽。"范冠杰遣方用药存在技巧，选用少许温药以助气化，气化功能正常，则不滋阴而阴自充，不生津而津自回。叶天士指出："……法应清凉，然到十分之六七，即不可过于寒凉，恐成功反弃，何以故耶？湿热一去，阳亦衰微也。"故增加法半夏、豆蔻、陈皮少许温药以健脾利湿，另加葛根以滋阴生津。

四诊时患者的湿热之象已经明显减轻，故舌苔由厚转薄，患者仍存"舌暗、指甲色黑"等瘀血阻络的症状，《血证论》云："瘀血在里则口渴。所以然者，血与气本不相离，内有瘀血，故气不得通，不能载水津上升，是以为渴，名曰血渴，瘀去则不渴矣"，阐述了瘀血与消渴的关系。而名医祝谌予认为："糖尿病瘀血证主要因气阴两虚所导致。气为血帅，血为气母，气虚推动无力，血液运行不畅，缓慢涩滞，而成瘀血，即所谓'气虚浊留'。阴虚火旺，煎熬津液，津血同源，津亏液少则血液黏稠不畅而亦可成瘀，即所谓'阴虚血滞'。"现代著名中医家刘启庭在治疗消渴时也强调"活血化瘀，贯彻全程"，本方中加强了活血化瘀治疗，田基黄有清热利湿、活血散瘀的功效，莪术有行气破血的功效，同时增加五爪龙加强益气之力，从而达到活血祛瘀、推陈致新的功效。

经过系统治疗，至五诊时患者无不适症状，舌质不暗，脉象不滑，提示气虚、血瘀症状已经大大减轻，方中选用了淡竹叶、荷叶、鸡骨草等清热健脾利湿之品。《临证指南医案·三消》曰："三消一证，虽有上中下之分，其实不越阴亏阳亢，津涸热淫而已。"可见消渴的病机，总以阴虚燥热为要，此方中也加用生地黄以清热养阴生津，祛湿与养阴同时兼顾。本例患者最终可以完全停用降糖西药，仅以纯中药治疗，血糖控制在理想范围。不仅减少了西药带来的费用负担及不良反应，而且真正从认识患者体质异常入手，从根本上遏制患者血糖升高的根源。

在本案的治疗中范教授着重应用了"运脾""活血""清理三焦"三个方法。脾为后天之本、气血生化之源，主运化和升清。金代医家刘完素在《三消论》云："五脏六腑，四肢百骸，皆禀受于脾胃，行其津液，相与濡润滋养矣……消渴之病者，本湿寒之阴气极衰，燥热之阳气太甚。"结合此患者舌淡，苔黄微腻，提示患者湿气内盛，困阻三焦，脾失健运，湿气不去，"津液在脾"，脾虚不解。《素问·经脉别论》云："饮入于胃，游溢精气，上输于脾，脾气散精，上归于肺，通调水道，下输膀胱。"服药前的头晕为脾虚运化无力，清阳不升，浊阴不降所致。脾主四肢，脾虚湿困，气血津液无以输布四末，视为"不荣则痛"，再加上湿浊积蓄成瘀，阻塞脉络，视为"不通则痛"，则出现双手麻木、指甲色黑。用药治疗后患者上诉症状均消失。此处运脾、清理三焦、活血是治疗本病的基本法则。为恢复患者脾之正常功能，祛湿热，解脾困，同时补气阴，以加快阴阳平衡恢复。津液生而不枯，气血和而不涩，则病自已。

二、经验与体会

1. 在疾病发展变化中把握"动"与"定"的辨证关系　《素问·阴阳应象大论》开篇指出："阴阳者，天地之道也，万物之纲纪，变化之父母，生杀之本始，神明之府也，治病必求于本。"中医的核心离不开阴阳之根本。"动-定序贯"思想就是根于阴阳，发于阴阳，长于阴阳的中医理论体系的传承和发扬。

"所谓阴阳者，去者为阴，至者为阳；静者为阴，动者为阳"。"动-定"之对，即动静之类，别其阴阳，定为阴，动为阳。患者就诊时不断变化的主诉、舌脉、波动的血糖是"动"；其并发症的各种体征征象，是"动"；而糖尿病前期，关于糖耐量异常，患者并无明显主诉，餐前或餐后异常的血糖水平，是"动"；糖尿病并发症的潜伏或初期阶段，患者虽然没有自觉症状，参舌脉，查体征，抑或借鉴科学的检查手段，找到的并发症苗头，是"动"。"有诸内必形于诸外"，关键是辨析和敏锐把握到糖尿病各个阶段中表现出来的大小征象，见微知著。同理，同为糖尿病患者，个体化辨证施治，立法处方施药，每每不同，是"动"；各个患者，每次候诊各证之间此消彼长，药物亦随证增减与夺，是"动"。

"定"为阴。阳主生发，主表象；阴主收藏，主内在。故《注》释为"定犹熟也""谓各署其所长也。又止也"。结合到糖尿病长期的管理，关注血糖异常，始终视为糖尿病控治的靶点，是"定"；糖尿病病程的自然发展规律，是"定"；坚持中医辨证防治糖尿病及其并发症，是"定"。

2. 治疗糖尿病强调抓住核心症状，确定核心病机　"动-定序贯八法"理论体现在认识疾病方面，消渴等具体每一种疾病本身就发病、进展及结局等都是一个有内在连续性的过程，发掘及掌握其内在机制，一直都是认识疾病的重要内容，"序""贯"就是指这个认识疾病的过程。

用"动-定序贯"方法治疗糖尿病，强调把握其病因、病位、病机的演变规律，以糖尿病核心病机为主要辨证要点，根据病机与主症之间的因果关系确定治疗药串。核心病机就是症脉与主症之间的枢机，是治疗拐点。

例如，在案例中，范冠杰教授以"一证便是，不必悉具"的辨证思路进行提炼和发挥，通过仔细体察患者的症状、体征、舌脉等，通过抓住疾病核心症状，确定核心病机，进而遣方用药。针对此患者，具备"精神疲倦、舌质淡"即为"气阴两虚"证，具备"舌质暗、肢体麻木、手指色黑"即为"血脉瘀阻"证，具备"苔黄腻、脉滑"为"湿热内阻"证，具备"易饥"则为"燥热内盛"证，通过综合分析，可以快速、准确地辨证其为"气阴两虚，湿热瘀阻"证。

3. "动-定序贯"理论指导下，辨证不忘辨病　在糖尿病的治疗上，要合理安排序贯治疗，要辨证结合辨病，特别是在糖尿病早期，症状表现不典型，无症状可辨时，辨证结合辨病更加容易分辨疾病的阶段性。"动-定序贯"理论强调结合现代医学的检测手段和认识，采用中医传统的四诊合参方法进行辨证，以进一步指导中医药的立法处方；在分期上可结合现代的理化检查指标，综合判断疾病所处的相应时期和阶段，从而做到"辨病与辨证紧密结合"，并在时间和空间上对疾病进行准确的定性，使序贯治疗更加合理化，而且也更加容易掌握辨治规律，有利于疾病治疗的总结和观察。

用"动-定序贯"方法治疗糖尿病，应根据糖尿病变化的规律，采用辨证结合辨病，结合"三因制宜"，"动-定"变换治疗法则，不同阶段"序贯"治疗，突破既往"单证-单方""单证-复方"的治疗模式，赋予糖尿病治疗的灵动性，优化糖尿病治疗理论。其理论完全融入中医的整体观念及恒动的辨证理念，不受地域、时间、个体的局限，适合推广应用。

三、名家名医经验

1. 施今墨以三焦为目治疗消渴病　施老[1]辨证以三焦为目，分属脏腑辨证，上消病在肺，以口干思饮、渴饮无度为主症；中消病在脾胃（胆），以消谷善饥、食不知饱为主症；下消病在肾与肝，以饮一溲二、尿量频多、夜间尤甚为主症。施老临证分三消而不泥于三消，按三焦及脏腑病变的主次，安排药物。

2. 从"脾胃虚弱，气阴两虚"的病机治疗消渴病　施今墨、祝谌予[1-2]二老均提出糖尿病"脾胃虚弱，气阴两虚"的病机理论，认为三消之表现，反为糖尿病的一个方面，不容忽视的是糖尿病患者大多具有神疲气短、不耐劳累、虚胖无力或日渐消瘦、舌质胖大或有齿痕、脉沉微或沉无力等正气虚弱的征象。气虚之证的出现，系因脾失健运，精气不升，生化无源之故耳。脾为后天之本，若脾失健运，脾不散精，使水谷精微不得运化利用，则血中之糖不能输布于脏腑而增高，蓄积过多的血糖随小便漏泄而排出体外，致尿甜、尿糖阳性。脾者喜燥恶湿，一味应用甘寒、苦寒滋阴降火之品常使脾胃受损，中焦不运，造成患者气虚更趋严重，病情迁延不愈。治疗糖尿病，除滋阴清热外，健脾补气实为关键一环。肾为先天之本，脾为后天之本，滋肾阴以降妄炎之火，补脾气以助运化之功，水升火降，中焦健旺，气复阴回，糖代谢即可随之恢复正常。

3. 吕仁和主张分期治疗消渴病 吕仁和教授[3]根据《内经》中脾瘅、消渴、消瘅的相关论述，结合糖尿病自身的发生、发展和演变规律，主张临床上将消渴病分为脾瘅、消渴、消瘅三期论治：①脾瘅期：即相当于糖尿病前期，病位在脾，可以出现包括血糖异常以外的构成代谢综合征的其他异常代谢表现，如肥胖、腰围增加、易饥多食、血脂紊乱等，此期又可分为初、中、后三个阶段，分别以阴虚肝旺、阴虚阳亢、气阴两虚为多见。②消渴期：即糖尿病发病期，病位在心脾，为心脾有热，其症状可根据血糖高低分为轻、中、重三度，轻度者单纯血糖高，症状少；中度者，血糖高，伴乏力、口渴、多饮多尿、大便干等，尚能维持工作和生活；重度者则血糖高、症状多，疲乏无力，口渴多饮明显，体重减轻，影响工作和生活。此期常见阴虚燥热证，肝郁化热证，二阳结热证，肺胃实热证，湿热困脾证，肺热化毒证，气阴虚损、经脉失养证。③消瘅期：即糖尿病并发症期，根据组织器官损伤程度，又分为早、中、晚三期辨证：即早期虚损期、中期虚劳期、晚期虚衰期。

4. 林兰按病程分期分层辨治消渴病 林兰教授等[4]将糖尿病病程分为早、中、晚三个阶段：①早期阴虚热盛型：以热盛证候为主，兼有阴虚，见于糖尿病早期或血糖未得到良好控制的患者，又根据病变脏腑不同分为肺胃热盛、胃火炽盛、心火亢盛、相火炽盛、肝火上炎五型。②中期气阴两虚型：以气虚证候为主，兼有阴虚，见于糖尿病中期，病程较长，并发不同程度的心脏病变，根据气阴两虚程度不同分为心肺两虚、心脾两虚、肝肾两虚、心肾两虚、脾肾两虚、心肝两虚、肺胃气阴两虚七型。③晚期阴阳两虚型：以阳虚证候为主，兼有阴虚，见于糖尿病后期，并发心、肾等多脏器功能不全及胃肠功能紊乱，以脏腑病变为基础，根据病位不同，阴阳偏盛各异，分为肾阴阳两虚、肝肾阳虚、脾胃阳虚、心肾阳虚、心阳虚衰、脾肾阳虚六型。

5. 赵昱从郁、热、虚、损论治消渴病 赵昱、仝小林等[5]认为糖尿病病程发展可分为郁、热、虚、损四个阶段：①郁证阶段：以食郁为先导，食郁或阻滞气血，或化痰生湿，或化热，变生气、血、痰、湿、热之五郁，此期也就是糖耐量低减的阶段，可无症状；②热证阶段：以肝胆胃肠为核心，又分为肝胆热盛、肺胃热盛、肠热、热毒内盛，此期是达到糖尿病的诊断标准而无并发症的阶段，临床可表现为面色隐红、口干便秘、急躁易怒、舌苔厚腻等。③郁热日久耗伤正气阶段：此期又可细分为气阴两虚、阴阳两虚、以阳虚为主三个阶段。此期症状复杂，开始出现并发症，或已合并1～2个较轻并发症。④以虚损为主并有血瘀的阶段：此阶段为以虚损为主并有血瘀的阶段，包括脉损和络损，常合并有心、脑、大血管及眼底、肾脏微血管病变，末梢神经损伤。

上述医家均是根据糖尿病自身的发生、发展和演变规律，对糖尿病分为不同的时期再进行分型辨证，认识到糖尿病的疾病病机是在不断地发展中，我们应把握其发展规律。

糖尿病药物治疗方面，历代医家在长期与疾病做斗争的过程中，逐渐形成了系统的治疗理论，创立了大量有效方剂，特别是在药物配伍方面，更积累了极其丰富的经验。其中，药对应用是贯穿这些理论与方药的核心内容之一，在中医治病过程中居于重要地位，发挥着特殊的作用。如近代北京名医施今墨先生认为：治疗消渴病应把健脾助运和补肾滋阴放到同等重要的地位，其降糖药对黄芪与山药、玄参与苍术，体现着脾肾并重和气阴两顾的治疗思想。当代名医祝谌予教授师承施今墨，重视糖尿病血瘀病机，在继承施今墨药对基础上，更提出降糖药对方，以生黄芪配生地黄、苍术配玄参的同时，更创立活血药对葛根配丹参，今已为中医和中西医结合学者普遍接受。

（宋　薇）

参 考 文 献

［1］祝谌予. 施今墨临床经验集. 北京：人民卫生出版社，1982.

［2］祝勇. 祝谌予临床经验辑要. 北京：中国医药科技出版社，2003.

［3］吕仁和，赵进喜. 糖尿病及其并发症中西医诊治学. 2 版. 北京：人民卫生出版社，2009.

［4］林兰. 现代中医糖尿病学. 北京：人民卫生出版社，2008.

［5］赵昱，仝小林，陈良. 2 型糖尿病已细胞功能演变与中医证型关系探讨. 山东中医杂志，2006，25（1）：3-5.

第十章　糖尿病周围神经病变的临证经验

糖尿病周围神经病变（diabetic peripheral neuropathy，DPN）是指在排除其他原因的情况下，糖尿病患者出现与周围神经功能障碍相关的症状和（或）体征，糖尿病神经病变分类很多，其中远端对称性多发性神经病（DSPN）为研究最多的，其典型的临床表现为双下肢或双上肢对称性的麻木、蚁行感、电击样感，多从足趾开始，随着病情进展，逐渐至足及小腿，可呈袜套样或如踏棉垫感等。糖尿病患者在任何时间段都有可能出现神经问题，但随着年龄的增长及糖尿病病程的延长，糖尿病神经病变的风险也会增加。DPN 是糖尿病最常见的慢性并发症之一，可累及感觉神经、运动神经和自主神经。60%～90%的糖尿病患者有不同程度的 DPN，有很大部分并无临床症状，但神经传导检查可发现异常。DPN 不仅出现双下肢麻木疼痛、感觉异常，给患者带来不适感，更为重要的是 DPN，由于感觉神经缺失，对外来损伤失去保护作用，因而是糖尿病足发生的重要原因，也是糖尿病致死致残的主要原因。

中医文献中无糖尿病周围神经病变明确的病名，依据临床表现，可在痹证、血痹、络痹、脉痹、筋痹、肌痹、周痹、不仁、麻木、痿证、脉痿、消渴病肢痛证等文献中觅其踪迹，属于中医"痹证""不仁"等范畴。DPN 继发于糖尿病，为糖尿病的并发症之一，故病因病机与"消渴病"密切相关。现代中医学认为，消渴日久，耗气伤阴，致气阴两虚。气虚不能推动血液运行，阴虚则营血凝滞，运行不畅，故有久病入血入络之说，肢体特别是四肢末梢，阳气不足，气血运行尤为不利，精气不能荣养四肢，故可见肢体麻木、疼痛、痿弱无力等症状。消渴日久不仅影响气血津液运行，而且脏腑功能亦受影响。具体影响到肝、脾、肾功能失常。消渴后期多有脾肾阳虚，一方面阳气不足，气血不运，气滞而瘀血阻络；另一方面，脾肾不足，痰浊水湿内生，痰湿阻络也是本病的致病因素。肝肾亏虚多见于消渴日久，肝肾不足，阳气不达四肢，筋脉肌肉失养，出现双足膝痿弱无力，下肢麻木等。总之，DPN 为消渴日久，脏腑功能受损，以肝脾肾为主，痰浊血瘀内生，经脉失养，脉络瘀阻，属本虚标实。

一、临证案例

病案一

谢某，男，56 岁，2015 年 7 月 16 日初诊。

初诊　患者患糖尿病 5 年，平时应用盐酸二甲双胍、格列齐特控制血糖，服药不规律，间断服用，近 1 年血糖控制差，平时空腹血糖 9mmol/L，随机血糖 16mmol/L 左右，糖化血红蛋白 10.2%，且血糖波动较大，半年前因血糖控制差，且出现双下肢末梢麻木疼痛，呈针刺样感觉，夜间加重，影响到睡眠，每天晚上仅睡 2～3h，而在外院住院予甘精胰岛素及门冬胰岛素每日 4 次皮下注射，血糖控制逐渐达标，空腹血糖 5～6mmol/L，餐后 2h 血糖 8～12mmol/L，但双下肢末梢麻木、疼痛未减轻，影响睡眠，体重减轻 10kg，严重影响生活质量，外院诊断为"糖尿病神经病变"，住院时给予硫辛酸抗氧化治疗，甲钴胺片营养神经，但症状不减轻，而来我院门诊寻求中医治疗。症见：双下肢末梢麻木、疼痛，呈针刺样感觉，夜间加重，影响睡眠，每天晚上仅睡 2～3h，倦怠乏力，口渴不多饮，口苦，胁肋胀满，视物模糊，纳眠可，时有头晕，大便硬难解。舌质暗红，苔薄黄，脉弦。实验室检查血常规、肝功能、肾功能正常。神经传导检查提示"周围神经损害"。

西医诊断：糖尿病周围神经病变，2 型糖尿病。

中医诊断：消渴痹证。

辨证：瘀热阻络。

治法：清热活血，化瘀通络。

方药：桃仁 10g，牡丹皮 15g，桂枝 10g，赤芍 15g，莪术 10g，绵茵陈 30g，连翘 30g，牛膝 30g，甘草 5g。共 7 剂，每日 1 剂，水煎，分早晚服。另开中药外洗方，嘱患者每日水煎，外洗泡脚。

二诊　2015 年 7 月 24 日。患者服 7 剂药物后，精神好转，排便顺畅，大便不硬，口苦、胁肋胀满减轻，双下肢末梢针刺样感觉有减轻，睡眠质量有提高，舌质暗红，苔薄白，脉弦。病证减轻，瘀热有所减轻，原方去连翘，绵茵陈减少至 15g，继续益气活血、化瘀通络。每日 1 剂，水煎，分早晚服。中药外洗方同前。

三诊　2015 年 8 月 2 日。服前方后，精神好转，双下肢末梢针刺样感觉进一步减轻，睡眠质量改善，睡眠时间延长，平均每日睡眠时间可增加 1h，口苦消失，无明显胁肋胀满，腰膝酸软，大便基本正常，已不硬，诉较疲劳，少气。舌质由暗转淡红，苔薄白，脉沉弦。瘀热明显消退，气虚不足之象渐显，且活血破瘀药易耗气伤津。故上方略作调整如下：北黄芪 30g，党参 20g，枳壳 10g，生地黄 30g，桃仁 10g，桂枝 10g，赤芍 15g，绵茵陈 15g，柴胡 10g，牛膝 30g，炙甘草 5g。共 14 剂，每日 1 剂，水煎，分早晚服。中药外洗方同前。

四诊　2015 年 8 月 16 日。患者服药后复诊，诉双下肢末梢针刺样感基本消失，下肢末梢麻木也有减轻，已基本不影响睡眠，大便正常，无明显口干口苦。精神好转，疲乏感有减轻，纳食正常，体重有增加。舌质淡红，苔薄白，脉细略弦。血糖控制良好。病机同上诊，考虑瘀热之象已不显，故去桃仁、赤芍等活血化瘀药，加用当归 10g，鸡血藤 30g，变活血以养血活血为主。每日 1 剂，水煎，分早晚服。可长期服用。

五诊　2016 年 3 月 29 日。患者坚持服用上方 1 年，期间在范冠杰教授门诊采用"动-定序贯八法"辨证治疗，诸症减轻。现双下肢末梢针刺样感消失，间有下肢末梢麻木，已不影响睡眠。纳食、二便均正常，精神好转，可正常工作，舌质淡红，苔薄白，脉细略弦。嘱患者继续控制血糖，可停用中药内外方观察。

2017 年 3 月门诊随访，患者病情稳定。双下肢末梢针刺样感已消失，未再复发，麻木感也渐感觉不到，睡眠、饮食均正常，精神可，已正常工作。

病案二

张某，女，32岁，2014年3月6日初诊。

初诊　1型糖尿病病史10年余，平时用胰岛素泵，血糖控制良好，间有低血糖。半年前无明显诱因开始出现咳嗽，食欲减退，体重明显减轻，随后出现双下肢大腿以下刺痛，呈电击感，严重影响睡眠。在当地医院查神经传导基本正常，给予抗焦虑药物治疗，症状不改善。在广州某三甲医院住院，考虑糖尿病神经病变，予卡马西平治疗1周，症状无改善且出现了卡马西平药物的不良反应：头晕、呕吐、不能行走，而来求诊。症见：头晕，行走困难，起则头眩，恶心欲呕，纳食少，双下肢大腿以下刺痛，呈电击感，晚间加重，严重影响睡眠，大便难，2～3日一解，小便不利，发病以来月经至今未至，舌质暗红，苔白腻，脉弦细。

西医诊断：糖尿病周围神经病变，1型糖尿病。

中医诊断：消渴痹证。

辨证：湿浊弥漫三焦，气化不利。

治法：苦辛淡渗，宣清导浊。

方药：猪苓20g，茯苓30g，蚕沙15g，皂荚刺10g，法半夏15g，生姜30g，生白术20g。5剂，每日1剂，水煎，分早晚温服。嘱浓煎，饭后服，如服药有恶心呕吐，可少量频服，不必顿服。

二诊　2014年3月12日。患者头晕明显好转，可下地行走，恶心欲呕减轻，纳食增加，双下肢大腿以下刺痛，电击感同前，大便已解，先硬后溏，小便利，舌质暗红，苔白腻稍退，脉弦细。方已显效，湿浊有所松动。前方加入白蔻仁（打碎后下）5g，以加强宣化气机。4剂，服药方法同前。

三诊　2014年3月16日。患者服前方后，头晕症状已消失，可正常行走，无恶心欲呕，纳食明显增加，血糖因而有波动，患者诉血糖高时，双下肢大腿以下刺痛，电击感明显，自觉少气乏力，大便稍溏，小便正常，舌质暗红，舌体边有齿印，苔薄白，脉细。湿浊已化，气虚之象已显，方宜调整。依据"动-定序贯八法"辨证治疗法则，主要根据病机的动态变化，灵活调整辨证思路。目前纳食转好，胃气渐复，湿浊渐化，气虚不足之象渐显。故治疗上调整为益气活血通络。方药：补阳还五汤加减。黄芪30g，当归10g，川芎10g，桃仁10g，赤芍10g，红花10g，川牛膝10g，桂枝10g，地龙10g。7剂。每日1剂，水煎，分早晚温服。

四诊　2014年3月24日。患者纳食正常，但因担心血糖波动不敢多食，已无头晕，双下肢大腿以下刺痛感有减轻，电击感同前，夜间睡眠时间较前延长，自觉气力有所增加，大便已正常，舌质暗红，舌体边有齿印，苔薄白，脉细。方已见效，效不更方，维持上方续服。

五诊　2014年4月28日。诉病情稳定，双下肢大腿以下刺痛感明显减轻，电击感频率减少，夜间睡眠时间较前延长，气力有所增加，大便正常，稍感口干心烦，小腹胀感，月经已大半年未至，舌质暗红，舌体边有齿印，苔薄白，脉细略数。病情继续好转，方药有效，出现口干心烦，月水不下，有肝郁化热之象，原方稍作调整。方药：柴胡15g，牡丹皮15g，黄芩10g，当归10g，川芎10g，桃仁10g，赤芍10g，红花10g，川牛膝10g，党参 15g，地龙 10g。每日 1 剂，水煎，分早晚温服。

六诊　2014 年 6 月 2 日。患者诉双下肢大腿以下刺痛感明显减轻，电击感也明显好转，可正常入睡，更令患者意外的是，月经至，但量少有血块，气力恢复以往未病状态。二便正常，舌质淡红，舌体边齿印减少，苔薄白，脉细。患者病情明显好转，久而不至的月经也来了，提示冲任精血渐复。续以原方加减调治。

患者坚持上方中药加减调理近半年后，双下肢大腿以下刺痛感、电击感均消失。可正常入睡，月经正常，二便正常，体力正常，已恢复正常工作。

【按语】"动-定序贯八法"是范冠杰教授提出的中医诊治方法。其核心思想在于，在疾病发生发展的过程中，证候是动态变化的，呈复杂性，治法不能一成不变，应随证型改变而动态变化，正所谓"法随证立"，各诊病机复杂，证候相兼出现，随着病情变化及经过治疗后，各证候均呈动态变化，相兼组合各有不同，治法和组方也相应呈动态变化。所谓"动"，意在改变、变化，强调打破固定思维，灵活动态地看待问题[1]。在指导组方用药方面，主要体现在根据病机的动态变化，灵活选用与主症相对应的药串或灵活加减化裁整方，不拘泥于经方、成方，亦不拘泥于教材中所规定的配伍原则，更不照搬他人的用药习惯。所谓"定"，是与"动"相对应，意即固定、不变，即把握事物的规律性。"动-定序贯八法"的辨证论治思维临床运用模式为"抓核心症状-辨核心病机-得主症-得出治法-施用经验药串"[2]，具体表现在组方用药时，始终以辨证为前提，选用相对固定的药对和药串，以药对和药串为固定的核心，组方均遵循相对固定的配伍原则。"动""定"均是相对的，均是随证型改变而动态变化的。"动-定序贯"思维方法提出抓住证候的"核心病机"，就是从证候入手，分析其核心症状，得出核心病机，根据核心病机运用相应药串组成方剂，并进行加减治疗。

糖尿病周围神经病变属于中医"痹证""不仁"等范畴，在现代疾病研究中，因其属于消渴病的慢性并发症，故命名为"消渴痹证"。依据中华中医药学会糖尿病分会制定的《2016 年糖尿病周围神经病变中医临床诊疗指南》，将其辨证分型为气虚血瘀证、痰瘀阻络证、肝肾亏虚证、阳虚寒凝证、湿热阻络证等六个证型。在病案一中，由于体质因素，患者病机相对复杂，指南中的证型都不适合。根据范冠杰教授的"动-定序贯八法"临床运用模式为先"抓核心症状"，即患者双下肢末梢麻木疼痛，呈针刺样感觉，夜间加重，大便硬结。不通则痛，夜间痛加重为瘀血特点，再兼以胁肋胀满，口渴不多饮，均为瘀血之象；而大便硬难解，小腹硬满为瘀热在下焦；舌质暗红，苔薄黄提示有热象。故四诊合参，目前阶段核心病机为瘀热阻络证。治疗当以清热活血、化瘀通络为法，仿桃核承气汤意加减。此方在经方的基础上加用药串。"动-定序贯八法"中对于瘀热药串，较为常用的有牡丹皮、赤芍、莪术、泽兰、桃仁。因有大便硬结，故择桃仁、牡丹皮、赤芍、莪术而用之。药后患者大便得下，不再硬结，口苦等症好转，瘀热有所减轻。此时，药即中病，按理当守方再进。但"动-定序贯八法"中"动"的治法内涵，强调治疗法则、辨证分型不能一成不变，更不能固守教材及指南，而是针对复杂的病机证型，灵动变化进行调整。患者大便得下，不再硬结，口苦等病证好转，瘀热有所减轻。目前以双下肢末梢麻木、疼痛、针刺样感等症状上升为核心症状，按"动-定序贯八法"方法，病机证候发生变化，即使症状得减，也要随动态而变。这也合乎仲景所云："观其脉证，知犯何逆，随证治之。"故三诊中，因患者瘀热明显消退，气虚不足之象渐显，故减清热药，而以益气活血理气法治之。《内经》"谨守病机，各司其属"，尽管疾病的临床征象错综复杂，千变万化，但只要医者谨慎地审察病机，分析和掌握病机与病证之间的内在联系及归属，就能做到准确辨证。此案二诊后，逐渐增强益气养血之药以治病固本，缓缓图之，痼疾渐解。这也体现了"动-定序贯八法"中"定"之理念，凡慢性病，本虚不足之象者，终不离扶助脏腑，补益气血。病机证候发生变化，虽有寒热、表里、痰浊血瘀之不同，但归结于一，还是脏腑气血不足，邪之所凑，其气必虚。"动-定序贯八法"之"定"法强调在慢性病治疗过程中，当外邪、痰浊血瘀逐渐消退时，就要扶助脏腑，补益气血。只有抓住疾病的核心病机，坚持原方，方能达到治疗求本之目的。

　　病案二中也体现了"动-定序贯八法"在临床中的运用。初诊之时，患者症状多而复杂，有双下肢大腿以下刺痛，影响睡眠，又有卡马西平药物不良反应：头晕、呕吐、不能行走；还有大便难、小便不利、月经不至。按"动-定序贯八法"，首先须从众多复杂症状中抓"核心症状"。患者头晕，起则头眩，行走困难，恶心欲呕，纳食少是当前阶段之症状，原来主诉症状之双下肢大腿以下刺痛反退为其次，故抓住当前核心症状，再结合舌质暗红，苔白腻，脉弦细，辨证出当前核心病机为湿浊弥漫三焦，气化不利。治以苦辛淡渗、宣清导浊。处方辅用药串猪苓、茯苓、蚕沙。此即为临床上具体运用"动-定序贯八法"的思维模式：抓核心症状-辨核心病机-主症-治法-施用经验药串。二诊后，患者头晕症状已消失，可正常行走，纳食明显增加，无恶心欲呕，二便得以通利，症状已明显改善。按"动-定序贯八法"分析，虽湿浊已化，症有改善，但核心病机也发生了动态变化，应按"动"之原则再次辨析。患者目前双下肢刺痛、有电击感，伴有少气乏力，此乃核心症状，再结合大便溏，舌质暗红，舌体边有齿印，苔薄白，脉细，此为湿浊已化，气虚之象已显，当前主症已发生动态变化，辨证也应调整，故辨为气虚血瘀证，用药以补阳还五汤加减，并以经验药串当归、川芎、桃仁、赤芍、红花加减施治。用药后患者双下肢刺痛、电击感有改善，但非显著。再按"动-定序贯八法"分析，核心病症仍在，则核心病机未变，当以"定"之原则，守方再进，而不可彷徨，左右动摇。故坚守上方，进药90余剂，终取得满意效果。患者双下肢大腿以下刺痛感、电击感均消失，可正常入睡，大半年未至的月经也恢复正常。

二、经验与体会

　　"动-定序贯八法"是由广东省中医院范冠杰教授所倡导的学术思想。其理论内涵重点之一便是"动-定序贯"，其中"动"者，作也，《说文解字》中意即"改变，变化"，引申为变也、辨也；定者，安也，与动相对，意即固定、不变，引申为规律、道也。序者，原意与房屋有关，指东西墙，引申为次第、秩序、规则之意；贯者，《说文解字》中指串钱的绳子，引申为连续贯通和管理之意。在此，"动-定序贯"即是指在中医辨证治疗中，坚持遵循疾病变化的自身规律，动态把握病机特点，采用科学的、可靠的、易于掌握的、与病机对应的治疗方法，有步骤、有计划地执行个性化的整体诊疗方案和长期的疾病管理措施。

　　而具体的八法即是拟定对应主症的辨证要点，以补肾、疏肝、清肺、养心、运脾五大理脏法为基本大法，再根据证候的不断演变和兼夹，相应实施变化。如以理血（清热凉血、活血祛瘀）法、调气（导下）法和畅三焦法等为基准，同时固定相对应的组方药物，组成作用显著、功效强大的中药药串进行针对病机特点的治疗用药。"动中有定，定中有动"，既有相应的规律、次序和可把握的治疗方法与用药，又同时做到了"动-定"有序，"变-守"相贯，使中医辨证论治的精髓实质免于湮没于整体观念的理论中，而且变得具体可控，能真正切合个体病患的需要，是真正的中医辨证论治观念与方法上的崭新演绎。"动-定序贯"方法不仅适用于指导具体临床实践，其内涵与中医哲学也有交汇。

（一）动——发展论

道家曰："无极生太极，太极生两仪，两仪生四象，四象生八卦"。又云："道生一，一生二，二生三，三生万物。"万物是由"道"演变而来。在霍金著的《霍金的宇宙》《世间简史》等现代科学著作中均有描述，其中大量描述了宇宙是如何通过大爆炸从一片虚无中演变而来；中国传统哲学专著《易经》及王大有先生的著作《宇宙全息自律》等经典哲学思想亦有论述。发展的观点是唯物辩证法的一个总特征。唯物辩证法认为无论是自然界、人类社会还是人的思维都是在不断地运动、变化和发展的，事物的发展具有普遍性和客观性。发展的实质就是事物的前进、上升，是新事物代替旧事物。因此，我们必须坚持用发展的观点看问题，即发展观。

在疾病发生发展的过程中，证是动态变化的，是疾病微观不断变化的宏观反映，中医的恒动辨证观就是用不断发展和变化的观点看待疾病的动态演变。而中医学认识疾病的两大特点——整体观念及辨证论治，即是强调在治病的过程中自然与人之整体、人体各部分之整体及理法方药之一致。疾病的发生发展，是从量变到质变的过程，蕴含着复杂的生理病理过程。医生要想从表象中看本质，必须用动态的思维辨析病情，用发展的眼光进行处方用药；同时在治病过程中，应动态观察病情病变，随病机发展不断修正治则治法。

"动-定序贯范氏八法"理论中，不拘于固定的一方一药，此为其理论核心，古有方证对应，而今之现代医学研究固定一病一药，治法僵化。范教授之八法理论组合药串严谨，配伍合理而灵活，随证相配，药串之间配伍即可成方。在指导组用药方面，根据病机的动态变化，灵活选用与主证相对应的药串，灵活加减化裁整方，不拘泥于经方、成方，亦不拘泥于教材中所规定的配伍原则，更不照搬他人的用药习惯。

（二）定——平衡论

物质是运动的，其运动是有规律的。物质运动的规律之一就是其运动是有方向性的（也就是发展方向，即便是瞬间的）。物质由于内部矛盾的对立而产生了物质运动的动力，而由于矛盾的统一性决定了物质运动的方向性。这个方向根据矛盾对立双方大小的变化而发生改变。规律之二就是物质运动方向上的不平衡性和其他方向上的相对平衡性。我们既然把物质看成是一个整体，那么整体的外部运动（内部的不统一是由矛盾决定的）就必然是统一的，否则外部的不统一是由于其本身不是一个整体而是由数个整体或是整体的再分裂而成的数个小整体，如细胞的分裂和炸弹的爆炸现象。我们说的运动的平衡是指事物发展方向上的不平衡（即运动）和其他方向上的相对平衡性。

物质的运动本身就是不平衡的，但为什么又遵循平衡规则呢？

绝对的平衡是不存在的。绝对的平衡就是静止。既然我们承认事物的运动，实际上就已经否定事物的绝对平衡（即静止）了。我们讨论的物质的运动平衡不是指绝对的静止平衡，而是事物运动过程中也即事物发展的平衡性。事物是运动的、变化的、发展的，那么我们就认为事物在运动方向上（即前后）是运动的，是不平衡的，而在其他方向上（或者上下、左右四周方向上）是平衡的。这就是事物运动的规律。事物不可能无规律地乱运动或四散运动。我们把物质看成是一个"整体"，那么"整体"的运动就必然有其规律。

倘若事物在其他方向上有不平衡现象，那么我们就称其为"畸形"。畸形现象的存在是受外界事物突发的干扰、冲击等因素而造成的。事物不可能独立存在，我们所说的"整体"也是相对的，它与其他事物必然有着直接的或间接的联系。受周围事物的影响，一般情况下，事物发展过程中的主要因素已基本确定。事物的发展过程是对周围环境的熟悉过程，在长期发展的渐进过程中通过逐步磨合而相互适应。各种事物都有其运动规律，都有与周围环境相适应的过程，并逐步地发展而形成独立的特性。所以在一般情况下，事物的发展是运动平衡的，而在特殊的个别情况下，产生畸形或倒退也是存在的。我们总结的是事物发展的一般规律，而不是事物的个别现象。而这个一般的规律就是运动平衡的规律。

宏观物体的运动与平衡的关系是这样的：平衡利于运动，运动寻求（需要）平衡，平衡就是在有规律的情况下运动。药串，是在药对的基础上发展而来的。药对，又称"对药"，是指历代医家在长期临证用药经验的基础上所形成的常用的、相对固定的两味中药的配伍形式，它是方剂组成的基本单位。药串，在味数上常较药对稍多，功效比药对更加专一。无论是药对还是药串，均包含了相反相成、相辅相成、相使相成等配伍方式，它们虽组成简单却反映了复方配伍的特殊规律与内在联系。"动-定序贯八法"组方以药对和药串为核心，针对复杂病证的各个核心病机，将对应的多个药对及药串组合起来，最终形成既全面而又针对性强的方剂。

万物相生相克，相辅相成，变化莫测。但通过总结，我们发现其有普遍的规律。哲学的形成，是自然知识、社会知识、思维知识的抽象概括和总结，是世界观和方法论的统一。其本质即是对事物观察总结而来。疾病的发生发展过程，是个动态的过程，但总体有其规律。如《伤寒论》中众多条文即是对疾病基本规律的总结，如"太阳之为病，脉浮，头项强痛而恶寒""太阴之为病，腹满而吐，食不下，自利益甚，时腹自痛，若下之，必胸下结硬。自利不渴者，属太阴，其脏有寒故也"，即我们所见如头项强痛而恶寒，脉象浮者，可断定其为太阳病，因为大部分太阳病均有此等证候。

疾病有其规律性，药物配伍有其规律性，相互规律的物体有机组合起来即可实现平衡，此平衡即为人体之常态，即《内经》之"正气存内，邪不可干"。"动-定序贯"理论有机地把药味相似的中药组成药串，通过观察消渴为主的病证总结出基本证型，用药串对应相应的证型，经过配伍，达到理法方药之统一。除消渴外，此法放之四海皆准。

（三）序贯——科学观

序贯的特点是：系统是动态的，即系统所处的状态与时间有关，可周期（或连续）地对它观察，序贯地进行。序贯治疗的过程是：从初始状态开始，每个时刻做出最优诊疗方案后，接着观察下一步实际出现的病情，收集新的信息，然后再做出新的最优诊疗方案，如此反复直至病情缓解或痊愈。

疾病发展过程具有一定规律，治疗的过程也相应地循序渐进，"动-定序贯范氏八法"

要求整个治疗过程有规律可循，有法可依，是有序的、连贯的、可管理的。正因为疾病的发展有一定的演变规律，决定其证候变化的内部病机必有一定的因果、承接、转化等关系可循，因此，"动-定序贯八法"认为，在辨证过程中，还应注意病机前后变化的连贯有序性。例如，早期以气虚为核心病机者，随着疾病发展，可逐渐出现体虚乏力，之后无力运化津液聚而为湿，继而无力推动血液运行，日久则血行迟涩，血脉瘀阻。因此可知，把握核心病机变化的规律特点，注意其前后变化的因果联系，连贯有序地进行辨证和防病治病，是中医辨证论治之实质的体现。

（四）结语

"动-定序贯范氏八法"是范冠杰教授传承秦伯未、施今墨、吕仁和等众多大家之学术思想，结合个人临床经验而总结出来的。其源于中医——内含深刻的哲学思想，全面把握了疾病的发生、变化、好转、痊愈等全过程。掌握好这项理论，有助于全面、动态地了解病情，使治疗更有理有据。

三、名家名医经验

吕仁和教授认为糖尿病神经病变的主要病机是气阴两虚、脉络瘀阻、筋脉肌肤失养。因此，益气养阴、活血化瘀、通络止痛是其重要治则。治疗上提出了以"六对论治"论治消渴痹证的方法[3]，即对症论治、对症辨证论治、对症辨病与辨证相结合、对病论治、对病辨证论治、对病分期辨证论治；并提出证型与证候相结合的辨证方法，将本病证型分为四个证型，即气阴两虚证、肝肾阴虚证、脾肾阳虚证、精亏髓乏证。同时又分为八个不同证候（肺胃燥热、肝郁气滞、湿热阻滞、湿热下注、脾胃湿热、肝胆湿热、胃肠结滞、瘀血内阻）。自创活络止消方（狗脊、续断、川芎、鬼箭羽各10g，丹参、牛膝、木瓜各15g，土鳖虫5g，水蛭3g，蜈蚣2条，生甘草3g），常在此方基础上依证型不同化裁。另外，吕老多重用黄芪与当归相伍，具有益气养血、活血通络之功，诸药合用以益气养阴、活血化瘀、通络止痛、标本兼顾。

张发荣教授[4]认为：①阴虚燥热是发病之本，消渴病或因饮食不节，过食肥甘，积热内蕴，化燥伤津，或因情志失调，气机郁滞，进而化火，或因劳欲过度，损耗阴精，致阴虚火旺。以上病因均可致阴津耗伤，燥热偏盛，发为消渴。消渴病日久，阴虚内热，耗津灼液，可致瘀血内阻，形成痹证。②痰瘀阻络是发病的关键，糖尿病周围神经病变阻痹之邪非风寒湿热，而系痰瘀互结为患。痰瘀的形成如前所述。痰瘀既成则阻碍气血正常运行，四肢络脉位于四末，络脉细而气血运行较缓，故易为痰瘀所阻。消渴为病，迁延难愈，病久易生痰生瘀，病久邪易入络。在总结治疗经验的基础之上，提出DPN的治疗要以治疗阴虚为其根本，疏通痰瘀交阻为其标，他将本病分为以下类型：①气阴二者皆虚型；②脾虚湿滞型；③肝肾阴虚型；④痰瘀交阻型。在用药方面注重气血二者之间的关系，动态观察不同病变时期患者主要证候的变化特点，同时结合患者情况和病机特点，配伍应用息风通络、祛风除湿、清热化痰等法。具体用药上，张氏根据临床多年经验，研制成了治疗糖尿病并发周围神经病变的通络糖泰颗粒，专门用于糖尿病并发周围神经病变的治疗，方由血竭、白芥子、延胡索、玄参等组成,具有化瘀豁痰、通络止痛之功效。同时针对糖尿病并发周围神经病变不同时期之病情特点,分别于初期配合服用糖复康 3 号胶囊(方由血竭、黄连、赤芍、枸杞子等组成,具有滋阴清热功效);中期配合服用糖复康浓缩丸(方由太子参、三七、枣皮、桃仁、大黄等组成,具有益气养阴、活血通便功效);后期配合服用糖肾康胶囊(方由黄芪、麦冬、枸杞子、菟丝子等组成,具有补肾壮阳、增强体质之功效)。这样标本兼顾,加减灵活,患者易于坚持。

仝小林教授[5]认为,糖尿病周围神经病变属于郁、热、虚、损四大阶段中的虚、损阶段。由于糖尿病的核心病机是中满内热,病在胃肠。长期的胃肠积热,日久耗伤脏腑气血,尤以脾气虚损为重点。另外,脾气虚损,肝气郁滞,不能运化水谷精微化生精气,反聚而生痰、生湿,形成痰湿浊毒,壅滞于脉道,导致脉络瘀阻;同时脾阳虚、脾气虚,不能温达四末,导致四末失于温养,则寒凝而血瘀,遂成血痹,而成经络寒。《素问》云:"脾病不能为胃行其津液,四肢不得禀水谷气,气日以衰,脉道不利,筋骨肌肉皆无气以生。"即是此意。因此,糖尿病周围神经病变之脏腑热、经络寒总以脾虚为本,脾虚、胃热兼见。故治疗上以通补兼施、寒热并用为原则,具体以补虚清热为基础,兼以温通络脉,以改善神经传导功能。治疗方药以具有温通经络、补益脾气功效的黄芪桂枝五物汤为主,用以治疗经络寒,同时仝教授临床上也常加用藤类药,以加强活血通络的作用。"凡藤类之属,皆可通经入络",但若患者疼痛厉害,则提示寒邪深重,必加乌头、附子之类大温之品,方可温通发散其经络中的沉寒之邪,而收通经止痛之效。脏腑热主要是脾虚胃热,脾虚为本,脾虚、胃热兼见,因不是纯实热证,因此,治疗不能单用苦寒泻法,仝教授多用寒热同调、辛开苦降法。临床用药特别注意清热药和辛温药的配伍使用,如黄连、黄芩和生姜或干姜或桂枝等配伍,以免全方药物过于苦寒,使原本的脾虚加重。

以上诸医家对本病的病因病机多有阐述,但观点各有不同,本病属于慢性发病,病变在不同时期可有不同表现,但以本虚标实为主,本虚可涉及气、血、阴、阳亏虚,其中以气阴亏虚为主,标实既有血瘀、寒湿阻络,也有痰湿、湿热等阻络者,但总以脉络痹阻为主。所以在本病的病因病机分析中,脉络痹阻是关键。

(刘振杰　卢绮韵)

参 考 文 献

[1] 魏华,卢绮韵,黄皓月,等."动-定序贯范氏八法"辨治糖尿病学术思想研究. 新中医,2011,43(7):6-7.

[2] 侣丽萍,龙艳,宋薇,等."动-定序贯八法"治疗消渴病的辨证施治思路. 中国实验方剂学杂志,2012,18(13):318-320.

[3] 娄树静,马静敏,于秀辰. 吕仁和教授"六对论治"在糖尿病周围神经病变中的应用. 北京中医药大学学报(中医临床版),2009,16(5):26-27.

[4] 郭强,赵欢,朱玉霞,等. 张发荣治疗糖尿病周围神经病变用药特点分析. 中医杂志,2015,56(17):1465-1467.

[5] 赵锡艳,余秋平,刘阳,等. 仝小林辨治糖尿病周围神经病变经验. 中医杂志,2013,54(10):882-883.

第十一章　糖尿病性肾病的临证经验

糖尿病肾病（diabetic kidney disease，DKD），是糖尿病微血管并发症之一，又称糖尿病性肾小球硬化症，为糖尿病特有的肾脏并发症。临床特征为蛋白尿，渐进性肾功能损害，高血压，水肿，晚期出现严重肾衰竭。糖尿病肾病通常是根据尿白蛋白肌酐比（UACR）增高或肾小球滤过率（eGFR）下降，同时排除其他慢性肾脏病而做出的临床诊断。病理诊断为糖尿病肾病的金标准。

糖尿病主要引起肾小球病变，表现为肾小球系膜增生、基底膜增厚和 K-W（Kimmelstiel-Wilson）结节等，是病理诊断的主要依据，糖尿病还可引起肾小管间质、肾微血管病变，如肾间质纤维化、肾小管萎缩、出球动脉透明变性或肾微血管硬化。根据 2013 年版《糖尿病防治指南》，糖尿病肾脏病分期为：Ⅰ期（肾小球高滤过期）、Ⅱ期（无临床表现的肾损害期）、Ⅲ期（早期 DKD 期）、Ⅳ期（临床 DKD 期）、Ⅴ期（肾衰竭期）。国外研究资料显示，20 年以上病程的糖尿病肾病患者发展为终末期肾病的发生率为 40.8／1000 人年，需要进行透析或移植等肾脏替代治疗。我国糖尿病肾病的患病率亦呈快速增长趋势，2009～2012 年我国 2 型糖尿病患者的糖尿病肾病患病率在社区患者中为 30%～50%，在住院患者中为 40% 左右。糖尿病肾病起病隐匿，一旦进入大量蛋白尿期后，进展至终末期肾病的速度大约为其他肾脏病变的 14 倍，DKD 现已成为慢性肾脏病和终末期肾病的主要原因之一。

DKD 属于中医"水肿""虚劳""关格"等范畴。素体肾虚，糖尿病迁延日久，耗气伤阴，五脏受损，兼夹痰、热、郁、瘀等为 DKD 发病的原因。发病之初，气阴两虚，渐至肝肾阴虚；病情迁延，阴损及阳，伤及脾肾；病变晚期，肾阳衰败，浊毒内停；或见气血亏损，五脏俱虚。初期临床症状多不明显，可见倦怠乏力、腰膝酸软，随着病情进展，可见尿浊、夜尿频多，进而下肢、颜面甚至全身水肿，终至少尿或无尿、恶心呕吐、心悸气短、胸闷喘憋不能平卧。本病病位在肾，可涉及五脏六腑；病性为本虚标实，本虚为肝脾肾虚，标实为气滞、血瘀、痰浊、浊毒、湿热等。

一、临证案例

病案一

张某，男，52 岁，2017 年 4 月 19 日初诊。

初诊　患者糖尿病病史 15 年，使用格列喹酮片 30mg，每日 3 次及甘精胰岛素 28U，每晚 1 次，当时空腹血糖在 6～8mmol/L，24h 尿白蛋白浓度 489mg/L，24h 尿白蛋白总量 1371mg。症见：精神稍疲倦，时有头晕，视物模糊，潮热，尿中有大量泡沫，余无不适。纳眠可，二便调。舌质淡暗，苔薄黄微腻，脉沉。

西医诊断：2 型糖尿病，糖尿病肾病（Ⅳ期）。

中医诊断：消渴（肾阴亏虚）。

辨证：肾阴亏虚，湿热瘀互结。

治法：益气滋阴补肾，清热化湿，活血化瘀。

方药：茵陈 15g，丹参 30g，薏苡仁 30g，生地黄 15g，连翘 15g，五指毛桃 15g，地骨皮 15g，莪术 10g，甘草 5g，布渣叶 15g，薤白 10g，牡丹皮 15g，白术 30g，山药 15g，赤芍 15g。7 剂。

二诊　2017 年 4 月 22 日。服用上方 3 周余后患者觉头晕及潮热明显好转，尿液中仍有大量泡沫，其余无明显不适症状，舌质淡暗，苔薄黄白微腻，脉沉。测空腹血糖 5mmol/L。在上方基础上去连翘、地骨皮、牡丹皮、赤芍，减其清虚热之功。方药：茵陈 15g，丹参 30g，薏苡仁 30g，生地黄 15g，五指毛桃 15g，莪术 10g，甘草 5g，布渣叶 15g，薤白 10g，白术 30g，山药 15g。7 剂。

三诊　2017 年 8 月 9 日。患者服药后精神好转，无明显头晕及潮热，视物模糊较前改善，尿中泡沫较前减少，舌暗淡，苔薄白，脉弦。近期空腹血糖 6～8mmol/L，餐后 2h 血糖 9～10mmol/L，24h 尿白蛋白总量 963.2mg。辨证属肾阴亏虚，脾虚湿瘀。治宜益气补肾，健脾祛湿，活血化瘀。方药：茵陈 15g，丹参 30g，薏苡仁 30g，生地黄 15g，五指毛桃 15g，莪术 10g，甘草 5g，布渣叶 15g，薤白 10g，白术 30g，山药 15g，益母草 15g。14 剂。

四诊　2018 年 1 月 17 日。患者间断至门诊调方，经用药一段时间后自我感觉无任何不适，精神好转，纳眠可，二便调。近期因事，易疲倦，脾气急躁，偶有胸闷，时觉右胁部疼痛，伴腰酸，尿中有泡沫，近期空腹血糖 6～7mmol/L，餐后血糖 13.2mmol/L，舌暗淡，苔薄白，脉弦。辨证属肾阴亏虚，肝气郁结，脾虚湿瘀。治宜疏肝散结，益气补肾，健脾祛湿。方药：五指毛桃 15g，山药 15g，丹参 30g，薏苡仁 30g，白术 30g，桂枝 10g，布渣叶 15g，薤白 10g，川楝子 10g，牡丹皮 15g，莪术 10g，益母草 15g，茵陈 15g，茯苓 15g，甘草 5g。7 剂。

五诊　2018 年 5 月 23 日。患者现 1 周服用中药 3 剂，症见：神清，精神可，无头晕，无视物模糊，无胸闷胁痛，脾气急躁明显改善，尿中泡沫减少，二便可，无任何不适，舌淡，苔薄白，脉弦。近期血糖控制平稳。辨证属肾阴亏虚，脾虚湿瘀互结。治宜益气养阴补肾，活血化瘀，健脾祛湿。方药：五指毛桃 15g，山药 15g，丹参 30g，薏苡仁 30g，白术 30g，布渣叶 15g，薤白 10g，莪术 10g，益母草 15g，女贞子 10g，旱莲草 10g，茵陈 15g，茯苓 15g，甘草 5g，红花 5g。7 剂。

【按语】范冠杰教授创立的"动-定序贯八法"，主要在于抓住疾病整体发生发展的核心病机，并结合个体的证及疾病发展不同阶段的核心病机，在看似杂乱无章的动态变化过程中，掌握诊疗的有序规律，在临床诊治过程中容易掌握且疗效显著。

本例患者为 2 型糖尿病，可明确诊断为消渴，并以大量泡沫尿为主症，辅助检查有大量蛋白尿，可明确诊断为糖尿病肾病。患者尿中有大量泡沫，此为肾阴亏虚，虚火内生，潮热内盛，肾失濡养，开阖固摄失权，则水谷精微直趋下泄，随小便而排出体外，故尿浑浊如脂膏。以范教授创立的"动-定序贯八法"来抓住此患者糖尿病肾病整体的核心病机，即"定"为"肾虚"，而在疾病不同发展阶段，证候相兼出现，随着病情变化及经过治疗后，各诊证候均呈动态变化，此为"动"，而不同相兼的证候就以"八法"增减药串。

　　首诊中，患者精神疲倦、头晕及视物模糊为脾虚运化无力，清阳不升，浊阴不降所致；舌淡主气虚，舌暗主瘀血，舌苔薄黄微腻为脾气亏虚，运化失调，湿热蕴蒸之象；脉沉主虚。患者消渴病久，渴饮无度，水精下泄，久则必然肾源枯竭。肾虚液涸，则五内干枯，累及肺胃，是故肾虚为本。患者常居岭南湿热之地，人应天地，湿易困中焦，损及脾气，运化输布功能失调，加之肾阴而虚火盛，久则湿与热互结内蕴。"久病多瘀"主要是下消者多为久病耗伤肾阴，阴虚燥热，津亏液少，兼久病伤气，故气虚并液亏至血滞不畅，故湿热瘀互结为此诊中的"动"。故处方中五指毛桃性平，补中升阳而不温燥；山药甘平，益脾阴固肾而涩精；两药相配，气阴兼顾，亦可健脾益气生津，结合生地黄、牡丹皮、地骨皮而成益气养阴之主药串，而其"动"则以清热利湿之药串——茵陈、薏苡仁、布渣叶等，活血化之药串——丹参、莪术等，并加白术以健脾理气。"动定"共使益气补肾，健脾清热利湿，运化有度，肾阴生而消渴治。

　　二诊时患者头晕及潮热症状改善，考虑肾阴之虚得以补充，虚火上炎得减，湿热遏清阳之"动"有所减轻，予减地骨皮、牡丹皮、赤芍、连翘等清热养阴之药串，以勿使清火过甚。而患者"定"在"肾阴亏虚"的总体证型未有明显变化，《丹台玉案》中"肾水一虚，则无以制余火，火旺不能扑灭，煎熬脏腑，火因水竭而益烈，水因火烈而益干，阳盛阴衰，构成此症，而三消之患始剧矣，其根源非本于肾耶"，故续用补肾滋阴益气之品。

　　三诊时患者症状均较前明显减轻，尿中泡沫较前减少，考虑患者肾阴亏竭之象改善，肾水得以补充，虚火无以内生灼五脏，脾肾逐步归其位、效其功。脾胃予输布水谷精微，肾予分清别浊，故加益母草，使减轻水瘀互结、瘀血障碍。患者舌苔由黄转白，热象明显减轻，但仍有少许湿盛困脾之象，叶天士也指出："法应清凉，然到十分之六七，即不可过于寒凉，恐成功反弃，何以故耶？湿热一去，阳亦衰微也。"故继续予上方益气健脾。

　　四诊时患者因百事缠身，肝气不舒，久而致肝气郁滞之象，肝阳之气不得上升，湿邪易蒙神清，故易疲倦。肝气郁结，滞于肝经而不散，不通则痛，故胁部疼痛。而肝肾之阴，息息相通，相互制约，协调平衡，故在病理上也相互影响。该患者"定"在"肾阴不足"，本阴已不足制阳，水已不足以涵木，兼肝气瘀滞于内，形成肝气郁结之"动"，故予增川楝子、牡丹皮之肝郁药串以疏肝解郁。患者的湿热之象已经明显减轻，故舌苔由腻转薄，患者舌质仍有暗络之征，此为瘀血阻络的症状，《血证论》云："瘀血在里则口渴。所以然者，血与气本不相离，内有瘀血，故气不得通，不能载水津上升，是以为渴，名曰血渴，瘀去则不渴矣"，阐述了瘀血与消渴的关系。消渴之血瘀，多为消渴久病，阴液亏损，血脉留滞不行，即为"阴虚血滞"。本方中已有莪术、丹参药串活血化瘀，五指毛桃益气回血，遂加桂枝以温通经脉，使气得路而行。

　　经过系统治疗，至五诊时患者症状明显改善，舌质不暗，脉象不沉，提示肾虚，血瘀、肝郁症状已减轻，遂减上方肝郁之药串。"动"之证已不明显，患者病证变化发展相对稳"定"，遂可予加补肾之药——女贞子、旱莲草以补益肾阴。

《外台秘要》效李郎中之论,亦云:"三消者,本起肾虚";宋代杨士瀛《仁斋直指方论·消渴》云:"肾水不竭,安有所谓渴哉",都指出了肾在本病中的地位。肾为水火之脏,肾中阴阳失调,水亏火散,均与消渴病的发生发展有很大的关系。关于这一点,因其病机都与肾中水火阴阳失调有关。遂当续益气补肾,健脾化湿同时兼顾。

在本案患者的治疗过程中,范教授运用"动-定序贯八法"既抓住了患者"肾阴亏虚"的"定"之方面,又从疾病的发展及动态变化中抓住了"动"变化,并以"八法"药串逐一击破。同步应用了"补肾""滋阴""健脾""化瘀"之法。虽然在《景岳全书·三消》有"阳不化气,则水精不布,水不得火则有降无升,所以直入膀胱而饮一溲二,以致泉源不滋,天壤枯涸者,是皆真阳不足,水亏于下之消证也""阴虚之消,治宜壮水,固有言之者矣。阳虚之消,谓宜补火,则人必不信,不知釜底加薪,氤氲彻顶,槁禾得雨,生意归巅……若不求其所丧之因,而再伐生气,则消者愈消,无从复矣"之说,但并不能单单以"定"的滋阴补肾之法来治消渴,当以"动定"结合。既能补肾滋阴益气,又能"健脾祛湿""活血化瘀""疏肝解郁",调整阴阳,津生而血荣,气血和而不涩,则病可愈。

病案二

林某,女,34岁,2013年10月19日初诊。

初诊 患者有明确的糖尿病病史2年余,糖尿病肾病病史半年,经中西药物治疗血糖控制良好,但尿蛋白水平仍继续升高。时有倦怠乏力,腰部酸痛,小便量多,大便黏滞不爽,月经推迟20天左右,量可,形体肥胖,舌质淡,苔薄黄腻,脉沉滑。查空腹血糖5.3mmol/L,餐后2h血糖6.9mmol/L,24h尿白蛋白定量145mg,血清三酰甘油4.5mmol/L,血压135/90mmHg,体重72kg。

西医诊断:糖尿病肾病(III期),2型糖尿病。

中医诊断:糖尿病肾病,消渴。

辨证:脾肾气虚,痰浊湿热瘀阻。

治法:按照"动-定序贯八法"理论,分解为脾肾气虚证+痰浊证+湿热证+血瘀证,并按照不同证所对应的药串组方。

方药:黄芪50g,党参15g,山药20g,茯苓15g,白术10g,杜仲20g,枸杞子10g,法半夏15g,何首乌20g,荷叶20g,决明子20g,车前草30g,益母草30g,丹参15g,田七10g。每日1剂,水煎服。

服上药14剂后,患者至当地医生处就诊,予以益气养阴、补肾化浊的中药治疗3月余。

二诊 2014年1月18日。患者症状基本同前,舌质淡,苔黄腻,脉沉滑。24h尿白蛋白定量149mg。辨证仍为脾肾气虚,痰浊湿热瘀阻,故仍按照"动-定序贯"治疗方法组方,方药同2013年10月19日方。

三诊 2014年3月22日。连续服上方1个月,乏力、腰酸痛较前减轻,小便量稍多,大便畅,日2次。舌质红苔薄白腻,脉沉。查血糖正常,24h尿白蛋白定量112.7mg,血压125/89mmHg。辨证为脾肾气虚,痰浊瘀阻证。治以补益脾肾,化痰祛浊,活血化瘀。按照脾肾气虚证+痰浊证+血瘀证所对应的药串组方。方药:黄芪50g,党参15g,山药20g,茯苓15g,白术10g,杜仲20g,枸杞子10g,法半夏15g,何首乌20g,荷叶20g,决明子20g,

丹参 15g, 田七 10g。每日 1 剂, 水煎服。

【按语】糖尿病肾病是糖尿病常见的并发症之一, 临床上因其病程较长, 病机复杂而治疗颇为棘手, 常因治疗不及时或治疗不当而最后导致尿毒症发生。对于本病的治疗, 大多采用传统的治疗手段, 即主症加主方加减的方法, 但在临床上当几种复杂病机同时存在时往往无所适从, 而且不固定的加减法在临床上不易掌握和推广。根据"动-定序贯八法"理论, 我们在前期对糖尿病肾病证候分布特点进行聚类分析, 总结出糖尿病肾病的核心病机是肾虚, 并在核心病机的基础上, 总结出个体在疾病不同阶段可能存在的证的 9 个核心病机, 即脾肾气虚证、脾肾阳虚证、气阴两虚证、水湿（湿浊）内蕴证、湿热内蕴证、痰浊证、血虚证、血瘀证、腑实证。并针对以上糖尿病肾病的常见核心病机, 在临床上总结出固定的治法及药串。临床上根据病情和病机的动态演变进行相应组合化裁, 实施序贯式治疗。该例患者初始四诊合参辨证为脾肾气虚, 痰浊湿热瘀阻。按照"动-定序贯八法"理论, 分解为脾肾气虚证+痰浊证+湿热证+血瘀证并施以对应的药串治疗, 但因患者个人因素未能坚持而换用了其他的治疗方法, 因此病情未得到有效控制。二诊后继续以"动-定序贯八法"理论做指导辨证用药, 故收到显著的效果。

二、经验与体会

根据"动-定序贯八法"理论, 我们在前期对糖尿病肾病证候分布特点进行聚类分析总结出糖尿病肾病的核心病机是"肾虚", 并在核心病机的基础上总结出个体在疾病不同阶段可能存在的 9 个核心病机, 各证的核心病机及对应的症状群如下: ①脾肾气虚证: 倦怠乏力, 夜尿频多, 浮肿, 腰膝酸软, 头晕, 舌质淡, 或淡暗, 苔薄白, 脉沉或沉滑; ②脾肾阳虚证: 倦怠乏力, 畏寒肢冷, 夜尿频多, 肢体麻木、浮肿, 腰膝酸软, 头晕, 舌质淡, 或淡暗, 或隐青, 苔薄白, 或白腻, 脉沉或沉滑; ③气阴两虚证: 疲倦乏力, 口干舌燥, 肢体麻木, 大便干燥, 舌质红, 或暗红, 苔薄白, 或少苔, 脉沉细或弦细; ④水湿（湿浊）内蕴证: 身重乏力, 肢体浮肿, 口干不欲饮, 或纳差, 或尿少, 舌体胖大或有齿痕, 苔白或白腻, 脉沉或沉滑; ⑤湿热内蕴证: 身重疲乏, 口干不欲饮, 胸脘痞满, 纳差, 大便黏腻不爽, 小便不利或黄赤, 舌质红或暗红, 苔黄腻, 脉沉滑或弦滑; ⑥痰浊证: 形体肥胖, 肢体麻木, 胸闷多痰, 舌淡或淡胖, 苔薄白或腻, 脉沉或弦; ⑦血虚证: 面色苍白或萎黄, 唇甲色淡, 头晕, 手足发麻, 舌质淡, 苔薄白, 脉沉或沉弱; ⑧血瘀证: 肢体麻木、疼痛, 舌质暗、青、紫, 或伴瘀斑、瘀点, 舌底脉络粗大曲张, 脉沉或弦涩; ⑨腑实证: 大便干燥或秘结难行, 舌苔白厚或黄厚, 脉滑实。并针对以上糖尿病肾病的常见核心病机在临床上总结出固定的治法及药串: ①脾肾气虚证: 治以补益脾肾, 药用黄芪、党参、山药、茯苓、白术、杜仲、枸杞子; ②脾肾阳虚证: 治以温补脾肾, 药用黄芪、党参、山药、茯苓、菟丝子、杜仲、熟附子、肉桂; ③气阴两虚证: 治以益气养阴, 药用黄芪、党参、茯苓、山药、熟地黄、女贞子、旱莲草; ④水湿（湿浊）内蕴证: 治以利水祛湿, 药用茯苓、猪苓、泽泻、桂枝、白术; ⑤湿热内蕴证: 治以清热祛湿, 药用车前草、益母草; ⑥痰浊证: 治以化痰祛浊, 药用法半夏、何首乌、荷叶、决明子; ⑦血虚证: 治以补血, 药用当归、熟地黄、枸杞子、大枣; ⑧血瘀证: 治以活血化瘀, 药用丹参、田七; ⑨腑实证: 治以通腑泻浊，药用枳壳、桃仁、大黄。临床上根据病情和病机的动态演变进行相应组合化裁，实施序贯式治疗，疗效显著。

运用"动-定序贯八法"的思维方法，主要在于抓住了疾病各证素之间的有序性形成对于糖尿病肾病的规律性的认识，脱离了以往一方一药治疗某一疾病的贯有思维模式，始终围绕该病的核心病机"脾肾亏虚"，结合动态的证的不同阶段的核心病机施治，以使失衡的机体达到一种新的平衡状态，正如《素问·至真要大论》"谨察阴阳所在而调之，以平为期"之论，极大地提高了临床疗效。

三、名家名医经验

1. 吕仁和[1]三期九度、微型癥瘕假说的学术思想　在糖尿病肾病诊治中，吕仁和教授主张分阶段、分层次，以虚辨证型、以实定证候，处理采取中医药为主的综合防治措施。吕仁和根据现代化检查指标结合临床表现，把糖尿病肾病分为三期九度：①早期：从肾小球滤过率增高直到慢性肾功能不全代偿期（Scr＜132.5μmol/L）。②中期：慢性肾功能不全失代偿期（132.5μmol/L≤Scr＜442μmol/L）。③晚期：尿毒症期（Scr≥422μmol/L）。

吕仁和教授通过长期大量的临床观察认为，糖尿病肾病的病机在早、中、晚期各有其矛盾的特殊性。

早期：阴虚热结为主，日久则伤阴耗气，而致气阴两虚、肾气不固；气阴不足，经脉失养，由虚致瘀。病变以肾为中心，更因肝肾同源、金水相生、脾肾共主，常表现为肝肾同病、肺肾同病、脾肾同病。证型可有四型六候。

中期：肾元进一步受损，而气虚及血，阴损及阳，而致气血俱虚、阴阳俱损。血不利则为水，致痰湿血瘀互结。中期证型分为五型九候。

晚期：肾用失司，气血阴阳俱虚，血脉不活，浊毒内停，五脏受损，三焦受阻，升降失常，水湿泛滥，转为气机逆乱之关格。晚期证型分为五型十一候。较之中期九候、晚期十一候，证型除中期九候外，还可见浊毒伤神、浊毒伤心两候。

吕仁和教授在整理古代文献的基础上，参照现代医学相关认识，结合临床实际，提出糖尿病肾病"微型癥瘕"病理假说，认为糖尿病肾病的发生、发展实质上是消渴病治不得法迁延不愈，伤阴耗气，痰、郁、热、瘀胶结，积聚于肾之络脉，形成微型癥瘕。在"微型癥瘕"的理论基础上，强调活血化瘀、软坚散结治法，常随证加减用赤芍、川芎、桃仁、红花、当归、丹参、三棱、莪术等药。

在防治糖尿病并发症方法上，吕仁和提出"258"方案，强调整体改善，其中饮食、心理教育、运动三项是必用的措施。

2. 时振声[2]以气阴两虚为主，兼治瘀血、水湿、湿浊　时老认为，糖尿病肾病要兼顾糖尿病和肾病二者的基本病机。糖尿病的基本病机是肺、胃、肾三脏灼热伤阴，日久阴损及气，故临床上气阴两虚多见。

糖尿病肾病的中医辨证亦以气阴两虚为主，因此，本虚标实、气阴两虚是糖尿病肾病的基本病机。但在临床上还应当注意两个问题，一是气虚和阴虚的主次，二是病机的变化。辨证常分为五型：

气阴两虚：参芪地黄汤加减。偏气虚可用五子衍宗丸加参芪；偏阴虚用大补元煎加减。

脾肾气虚：水陆二仙丹合芡实合剂加减。

脾肾阳虚：真武汤加减。

肝肾阴虚：归芍地黄汤、六味地黄汤合二至丸加减。

阴阳两虚：桂附地黄汤、济生肾气丸、大补元煎加龟板胶、鹿角胶、仙茅、淫羊藿等。

糖尿病肾病虽以本虚为主，但临床所见以虚实夹杂为多，瘀血、水湿、湿浊为其最常见的兼夹之邪，水湿者可加牛膝、车前子、防己、赤小豆等；瘀血则可加丹参、桃仁、红花、川芎等；湿浊则加黄连、竹茹等，治疗时必须在治本的基础上，重视治标祛邪以提高疗效。

3. 张琪[3]以三主三兼思路治疗糖尿病肾病　①气阴两虚，此型多见于糖尿病肾病早期，病机特点属阴虚燥热，治以归芍六子君汤加减，张教授认为，唯用气味中和之归芍六君子汤调理脾胃、资助化源、补益气血最为适宜；②脾肾两虚，此型多见于糖尿病肾病临床期及平素体质极度虚弱者，方用八味肾气丸加味，使阴中求阳，阳中求阴，使肾阴阳皆得补益；③脾肾虚衰，此型多见于糖尿病肾病晚期，肾功能受损明显，血清肌酐、尿素持续不降，可考虑参芪地黄汤加减，治之健脾补肾以固本，既补阴阳，又助气血。

分清 3 个主症后，还须分清 3 个兼症：①首先常夹瘀血，可见皮肤瘀斑，舌紫暗，脉涩结代，活血化瘀是主要治法；②晚期突出表现为水湿内停，其发病机制与脾失健运、肾阳虚失于化气行水有关，同时又与脾气虚弱、清阳不升、精微下注有关；③糖尿病晚期常见湿浊（毒）瘀血壅结，症见恶心、呕吐、胃脘胀痛、口臭、头痛、烦闷，尿素及肌酐明显增高。

上述医家均是根据糖尿病肾病自身的发生、发展和演变规律，对糖尿病肾病发展的不同时期进行分型辨证，综合分析以后逐渐总结出糖尿病肾病的有效治疗思路。

在理论方面，师承吕仁和教授的范冠杰教授[4]在学术渊源上传承了施今墨、祝谌予等名老中医的学术思想与临床辨治经验，尤其是药对的使用，结合自己的临床心得，开创了"动-定序贯八法"的临床辨证体系。此理论不仅适合于糖尿病的治疗，也适合于糖尿病并发症及其他内科疾病的治疗。范冠杰教授以核心病机把握病变的内在规律，并始终以主症的病机发展规律为主线进行辨证，在总结施今墨、吕仁和等名老中医学术思想基础上提出以相对固定又动态变化的中药"药串"为基础进行灵活用方，每组药串针对一个核心病机，动定相合而有序，真正体现了中医辨证论治的理论内涵。

（赵　玲　宋　薇）

参 考 文 献

[1] 李俊美. 吕仁和教授治疗糖尿病肾病的经验. 四川中医，2009，27（5）：1-3.

[2] 胡萌奇，韩永刚. 名老中医治疗糖尿病经验. 北京：军事医学科学出版社，2006：278-282.

[3] 王晓光. 王亚丽，张佩清. 张琪教授辨治糖尿病肾病经验介绍. 新中医，2005，37（3）：20-21.

[4] 龙艳. 邹冬吟，范冠杰. 范冠杰教授以"动-定序贯八法"辨治消渴病经验. 广州中医药大学学报，2013，30（2）：255-257.

第十二章　糖尿病性胃轻瘫的临证经验

　　糖尿病性胃轻瘫（diabetic gastroparesis，DGP）属于糖尿病慢性并发症之一，其主要特点是在没有机械性梗阻的情况下出现胃排空延迟，包括胃排空的极度延缓与胃排空延迟有关的胃动力障碍。发病机制主要涉及自主神经病变、胃肠道激素失调、微循环障碍等，早期症状以早饱、腹胀、便秘为主，甚者可出现反复恶心、呕吐不适，严重影响生活质量甚至诱发糖尿病性酮症酸中毒。根据美国在 1996～2006 年的一项社区流行病学调查，经过年龄校正后显示诊断明确的胃轻瘫发病率为男性 2.4/10 万人年，女性 9.8/10 万人年[1]。目前我国缺乏大规模流行病学数据，随着糖尿病发病人数急剧增多，DGP 的发病率亦显著升高。本病给患者及其家庭、医疗机构和国家带来了巨大的挑战和经济负担。因此，有必要寻求有效的糖尿病性胃轻瘫防治手段。目前，西医多使用促胃动力药治疗糖尿病性胃轻瘫，疗效有限且不良反应多，不宜长期应用。而中医药具有多靶点调控、价廉效佳的特点，可作为有利补充。

　　本病在中医古籍中并无特定病名，根据其胃胀、恶心、呕吐的症状特点，可归入"胃痞、痞满、痞气、心下痞、呕吐、反胃"等范畴。现代中医学者在临床实践中进一步总结经验，并提出"消渴胃痞"的病名。综合临床相关的诊疗方案及文献报道，目前本病多责之于脾、胃、肝相关脏腑病变，治法以健脾、和胃为主，兼以益气、养阴、清热、祛湿、活血等。然而在糖尿病性胃轻瘫的顽固性恶心呕吐或急性呕吐者中，传统健脾和胃法重在长期固本调护，在迅速改善腹胀、呕吐等症状方面略显不足。范冠杰教授根据临床观察，在健脾和胃，降逆止呕等常规治法基础上，总结出通腑下气、理气解郁两类治法，提炼经验药对，根据患者不同临床表现，灵活选用，效果显著。

一、临证案例

　　庄某，女，20 岁，2015 年 12 月 24 日初诊。

　　初诊　发现血糖升高 4 年余，反复恶心呕吐 1 年余。患者于 4 年前以糖尿病性酮症酸中毒为首发表现，于当地医院诊断为"1 型糖尿病"，维持 4 次胰岛素皮下注射调控血糖，血糖未规律监测。2014 年 12 月因进食不洁出现恶心呕吐、腹痛，于华西医科大学附属医院住院，完善胃肠镜等相关检查，诊断为"1 型糖尿病性胃轻瘫"。其间多次住院予抑酸护胃、止呕、改善胃肠蠕动、营养神经等治疗，效果欠佳，恶心呕吐症状反复，多由饮食不节、情绪波动、劳累等因素诱发。

　　平素患者饮食无规律，2015 年 12 月 24 日再次出现恶心呕吐、腹痛送至我院急诊，诊断为糖尿病性酮症酸中毒，并收入内分泌科。入院症见：精神疲倦，全身乏力，情绪低落，恶心欲呕，上腹部胀满疼痛，口干，纳眠差，小便调，大便未解，舌淡，苔白微腻，脉沉细。

西医诊断：糖尿病性酮症酸中毒，1 型糖尿病，糖尿病性胃轻瘫。

西医治疗：入院根据 DKA 治疗原则，予补液降糖、消酮等处理后，酮体转阴，后续维持胰岛素泵调控血糖。配合抑酸护胃、止呕、改善胃肠动力、营养神经、抗氧化等药物治疗。

中医诊断：消渴，呕吐。

辨证：脾虚痰湿内蕴。

中医药治疗：①中药辨证论治；②中医特色治疗（耳穴、腹针、艾灸、中频电刺激治疗）；③饮食调护（流质饮食，少量多次）；④情志疏导。

治法：健脾祛湿，和胃止呕为主，兼以通腑下气。

方药：香砂养胃丸+旋覆代赭汤配合通腑下气药对加减。党参 15g，茯苓 15g，炒白术 20g，砂仁（后下）5g，旋覆花（包煎）10g，代赭石（与旋覆花同包煎）20g，法半夏 10g，陈皮 10g，香附 10g，炒麦芽 30g，大黄 5g，枳实 20g，炙甘草 5g。4 剂，水煎，每日 1 剂，少量多次服用。

方中以党参、茯苓、白术健脾益气化湿，甘草益气和中，砂仁、香附、陈皮、法半夏和胃醒脾化痰，旋覆花、代赭石降逆止呕。配合大黄、枳实以通腑行气，使腑气得以下行，胃气得以顺下。

二诊　患者精神改善，仍乏力，情绪低落、抑郁，时有哭泣，暂无恶心欲呕，上腹部胀满疼痛减轻，大便可解。追问患者及家属，诉情绪低落、抑郁情绪均伴随胃肠道症状的出现而加重，且二者互相影响；考虑此时情志因素影响明显，故予原方加木香 10g、郁金 15g 以行气解郁。3 剂，水煎，每日 1 剂，温服。同时加强患者的心理疏导工作。

三诊　患者情绪平稳，胃纳较前改善，疲乏、恶心欲呕、腹痛症状消失。继续按原方 7 剂巩固疗效，安排出院。

【按语】本病例为典型糖尿病性胃轻瘫病变患者，病情迁延反复，长期在当地医院接受单纯西药治疗，效果欠佳。此次入院后使用护胃、止呕等西药同样迟迟未能缓解恶心呕吐、腹胀等不适症状。正是基于这种不足，成为了中医药辨治本病的切入点。正如《景岳全书》云："呕吐一证，最当详辨虚实……虚者无邪，则全由胃气之虚也补其虚则呕吐可止……所谓虚者，或其本无内伤，又无外感，而常为呕吐者，此即无邪，必胃虚也。"范冠杰教授在临床常见辨治方法的基础上，抓住本病特有的气逆、气郁的病机特点，提炼出大黄、枳实，木香、郁金两组药对。其中大黄、枳实药对治以通腑行气，使腑气下行，则气逆之症可减；针对本病慢性病程，迁延反复的特点，且患者焦虑、烦躁、抑郁情绪与胃肠道症状存在恶性循环，在辨治时配合木香、郁金药对以行气解郁。临床上根据病证灵活选用，可获得明显疗效。

二、经验与体会

1. 通腑下气法（药对：大黄、枳实）　　上腹胀满、恶心欲呕或呕吐、大便不通为糖尿病性胃轻瘫常见症状，目前以健脾和胃、行气消胀、降逆止呕为常规治法。而临床发现，针对急性发作的恶心呕吐，局限使用上述治法效果并不理想。吕仁和教授认为，糖尿病胃肠神经病变是在多种病机的作用下，导致"脾升胃降"功能异常，即脾的升清、运化、温运功能失常和胃的通降功能失常，其中胃的通降作用，包含小肠将食物残渣下输于大肠及大肠传化糟粕的功能在内[2]。胃气不能通降，则胃气上逆、腑气不能下行，继而出现恶心呕吐、腹胀等症状。范冠杰教授基于通腑下气治法，选用大黄、枳实药对，取小承气汤之方义。大黄，在《神农本草经》中记载为味苦，性寒；在《中药药性论》则描述为苦甘之品，主入胃、大肠、肝经。大黄是临床上普遍使用的清热药、泻下药、止血药，如大承气汤、小承气汤、大柴胡汤、泻心汤等。现代医学研究发现，大黄存在调节肠道运动、保护肠黏膜、清洁肠道、改善血液循环等作用。临床普遍使用大黄治疗腑实证，如黄煌教授认为，腹痛、大便秘结是典型的大黄证，即"心下痛，按之石硬者""不大便五六日……从心下至少腹硬满而痛不可近者"，二者不一定俱全或二者俱重[3]。枳实，苦辛，主入脾、胃经，主治破气消积，化痰散痞，临床中多用于治疗胸腹闷痛。如张仲景《金匮要略》中使用枳术汤治疗上腹部坚满不适之饮停心下证："心下坚，大如盘，边如旋盘，水饮所作。"在糖尿病性胃轻瘫的辨证施治中，大黄、枳实药对，侧重于调节气机，使中下焦气机通畅，非重于泻下腑实，故重用枳实，大黄用量则以轻为要，两药相须为用，共奏通腑下气之功。因此，糖尿病性胃轻瘫无论虚实，如出现脘腹胀满、恶心、呕吐、大便不通之中一证，即可酌情配伍使用。

2. 理气解郁法（药对：木香、郁金） 因糖尿病性胃轻瘫为长期慢性病，症状迁延反复，严重影响患者生活质量，并带来明显的精神压力及心理负担。临床上此类患者多伴有精神紧张、情绪抑郁、焦虑等气血郁滞症状，而且上述症状与本病病情相互影响。正如《丹溪心法》中指出："气血冲和，万病不生，一有怫郁，百病生焉，故人身诸病，多生于郁。"基于此，范教授在临床诊治中尤为重视情志疏导，选用木香、郁金药对。木香配伍郁金，即颠倒木金散，正如《医宗金鉴·杂病心法要诀》所述："胸痛气血热饮痰，颠倒木金血气安……"临床医家常用于治疗胸胁疼痛之证，其中以木香为君，郁金为臣，治气滞为主的肋痛；郁金为君，木香为臣，又治血瘀为主的肋痛；若气郁痛者，倍木香；属血郁痛者，倍郁金。而基于木香、郁金行气、解郁、化瘀、止痛的功效特点，临床上亦可将之用于郁证。如栗德林教授在治疗各型郁证中，只要兼有气血郁滞之症状者，均以颠倒木金散合入主方中同用，效果甚佳[4]。在糖尿病性胃轻瘫的中医辨治中针对存在上述焦虑、抑郁、紧张等症状患者，除健脾和胃之外，可适当配合木香、郁金药对以理气解郁，从而获得更优的临床疗效。

（张锦明）

参 考 文 献

［1］Jung HK，Choung RS，Locke GR，et al. The incidence，prevalence，and outcomes of patients with gastroparesis in Olmsted County，Minnesota，from 1996 to 2006. Gastroenterology，2009，136（4）：1225-1233.

［2］周国民，张海啸，杨杰，等. 吕仁和教授分期论治糖尿病胃肠自主神经病变的经验. 世界中医药，2013，8（9）：1074-1078.

［3］黄煌. 药证与经方-常用中药与经典配方的应用经验解说. 北京：人民卫生出版社，2011：158-159.

［4］钟柳娜. 栗德林辨证治疗郁证经验. 中医杂志，2014，55（19）：1638-1640.

第十三章 糖尿病性神经源性膀胱的临证经验

糖尿病在世界范围内广泛流行，其患病率呈逐年攀升趋势，而糖尿病性神经源性膀胱（diabetic neurogenic bladder，DNB）是一种由自主神经病变引起排尿反射异常和膀胱功能障碍的疾病，是糖尿病常见的慢性并发症之一，在糖尿病患者中的发生率高达 80%以上。主要原因是糖尿病神经病变即交感和副交感神经受损。副交感神经受损时，引起膀胱收缩力减弱，交感神经受损时影响膀胱三角肌和膀胱内括约肌，增加排尿阻力，而导致患者出现排尿功能异常。它以膀胱感觉损伤、膀胱容量增加、逼尿肌收缩减退、残余尿量增加为特点，起病隐匿。DNB 表现为膀胱平滑肌麻痹，排尿功能异常，以致尿潴留或尿失禁。

祖国医学认为 DNB 当属于"消渴""癃闭"范畴。本病的病因多认为是消渴病日久耗气伤阴，损及阳气，命门火衰，不能蒸腾气化，膀胱气化无权，导致小便排出困难，即所谓"无阳则阴无以生，无阴则阳无以化"；亦有认为是在肾气亏虚、命门火衰的基础上，因外感六淫、内伤七情、饮食不节、房劳过度等原因诱发肺、脾、肾、三焦功能失常而发生本病的。国医大师吕仁和教授认为本病病名应为消渴病癃闭，是因消渴病治不得法，肝肾亏虚、心脾受伤、经脉失养所致。本病以肝、脾、心、肾诸脏气受损，膀胱气化不利，三焦功能失常为主要病机，气滞、湿热、血瘀等实邪亦参与其中，导致疾病不断进展。

一、临证案例

病案一

唐某，女，76 岁，2016 年 1 月 17 日初诊。

初诊 患者患 2 型糖尿病病史 20 余年，血糖控制尚可。肝功能、肾功能、血脂正常。症见：精神较疲乏，怕冷，无口干多饮，无心慌胸闷，无头晕头痛，无四肢麻木等不适，小腹胀满感，小便不利，大便干结难解，纳眠差。舌暗红，苔薄白，脉沉缓。查体：小腹稍膨隆，按之柔软，无压痛及反跳痛，叩诊呈浊音。泌尿系彩超提示膀胱残余尿为 200ml。

西医诊断：2 型糖尿病，糖尿病性神经源性膀胱。

中医诊断：消渴（脾肾阳虚血瘀），癃闭（脾肾阳虚血瘀）。

辨证：脾肾阳虚，瘀血阻络。

治法：温阳益肾，益气健脾，活血化瘀。

方药：熟附子（先煎）50g，细辛 3g，肉桂 10g，肉苁蓉 30g，黄芪 50g，干姜 30g，党参 30g，茯苓 30g，白术 30g，炙甘草 5g，白芍 30g，大黄 10g，桃仁 15g，醋鳖甲（先煎）30g，煅牡蛎（先煎）30g。10 剂，每日 1 剂，水煎，分早晚服。嘱患者加强饮食与运动治疗。

二诊 2016 年 1 月 27 日。服药后，患者诉精神较前明显改善，怕冷症状好转，无口干多饮，无心慌胸闷，无头晕头痛，无四肢麻木等不适。小腹无胀满不适感，小便不利症状改善，便秘，纳差，眠一般。舌暗红，苔薄白，脉沉缓。查体未见明显异常。泌尿系彩超提示膀胱残余尿为 150ml。辨证属脾肾阳虚，瘀血阻络。治宜温阳益肾，益气健脾，活血化瘀。方药：熟附子（先煎）50g，细辛 5g，桂枝 15g，肉苁蓉 30g，黄芪 50g，干姜 30g，党参 30g，茯苓 30g，白术 30g，炙甘草 10g，白芍 20g，大黄 10g，桃仁 15g，醋鳖甲（先煎）30g，煅牡蛎（先煎）30g，当归 15g，砂仁（后下）20g，通草 10g。10 剂，每日 1 剂，水煎，分早晚服。

三诊 2016 年 2 月 7 日。患者服药后诸症好转，无怕冷，大便通畅。舌暗红，苔薄白，脉沉细。复查空腹血糖 5.5mmol/L，餐后 2h 血糖 6.8mmol/L。病机同上诊，小腹无胀满不适感，小便不利症状改善，去通草、砂仁、当归、大黄等药。泌尿系彩超提示膀胱残余尿为 120ml。辨证属脾肾阳虚，瘀血阻络。治宜温阳益肾，益气健脾，活血化瘀。方药：熟附子（先煎）50g，细辛 5g，桂枝 15g，肉苁蓉 30g，黄芪 50g，干姜 30g，党参 30g，茯苓 30g，白术 30g，炙甘草 10g，白芍 20g，桃仁 15g，醋鳖甲（先煎）30g，煅牡蛎（先煎）30g。10 剂，每日 1 剂，水煎，分早晚服。

四诊 2016 年 2 月 17 日。患者坚持服用中药，怕冷情况明显改善，睡眠可，大便调，疲倦乏力症状明显改善，无小腹胀满，无小便不利。舌偏暗红，苔薄白，脉沉。泌尿系彩超暂未复查。辨证属脾肾气虚，瘀血阻络。治宜益气健脾，补肾活血。方药：熟附子（先煎）30g，肉苁蓉 20g，黄芪 50g，党参 30g，茯苓 30g，白术 20g，白芍 20g，生地黄 20g，地骨皮 15g，枸杞子 20g，补骨脂 20g，葛根 15g，丹参 30g，甘草 5g。每日 1 剂，水煎，分早晚服。坚持服用中药 3 个月。

五诊 2016 年 5 月 20 日。患者坚持服用中药，怕冷情况明显改善，睡眠可，大便调，疲倦乏力症状明显改善，无小腹胀满，无小便不利。舌偏暗红，苔薄白，脉沉。泌尿系彩超提示膀胱残余尿为 30ml。辨证属脾肾气虚，瘀血阻络。治宜益气健脾，补肾活血。方药：熟附子（先煎）30g，黄芪 50g，党参 30g，茯苓 30g，白术 20g，白芍 20g，生地黄 20g，地骨皮 15g，枸杞子 20g，补骨脂 20g，菟丝子 20g，葛根 15g，丹参 30g，甘草 5g。每 3 日 1 剂，水煎，分早晚服。可间断服用调理治疗。

【按语】本案例中患者各诊病机复杂，证候相兼出现，随着病情变化及经过治疗后，各诊证候均呈动态变化，相兼组合各有不同，根据"法随证立，方由法出"的原则，范冠杰教授的治法也随相应证型呈动态变化。初诊时患者疲倦乏力、小便不利、小腹胀满不适、怕冷脉沉，病情严重，为脾肾阳虚血瘀之象，故给予温阳益气，健脾补肾之法，重用附子、黄芪治疗，并给予行气活血通淋之药。患者症状逐渐改善，因此在二诊、三诊时随症变药，但是仍把握核心病机，对方药进行适当调整。待患者四诊、五诊时阳虚之象改善明显，因此调整方药，以益气健脾，补肾活血为核心治法，进行长期的调理治疗，收到较好的疗效，体现了范冠杰教授动定结合、有序连贯的辨治特色。

病案二

李某，男，61岁，2017年11月3日初诊。

初诊　2型糖尿病病史18年，血糖控制尚可。症见：精神稍疲倦，易疲乏，偶有头晕不适，无头痛，无口干多饮，无心慌胸闷，无四肢麻木不适，纳眠可，小便不利，无腹胀腹痛，大便调。舌暗淡，苔白，脉沉。查体：小腹未见膨隆，按之柔软，无压痛及反跳痛，叩诊呈浊音。辅助检查：膀胱残余尿100ml。

西医诊断：2型糖尿病，糖尿病性神经源性膀胱。

中医诊断：消渴（脾肾气虚血瘀），癃闭（脾肾气虚血瘀）。

辨证：脾肾气虚，瘀血阻络。

治法：健脾益肾，活血化瘀。

方药：黄芪15g，熟地黄10g，泽泻15g，苍术15g，白术15g，山药15g，山茱萸15g，桃仁10g，红花10g，赤芍10g，川芎10g，制何首乌10g。10剂，每日1剂，水煎，分早晚服。

二诊　2017年11月13日。患者服药10天后，精神稍改善，自觉身体疲乏无力，无头晕头痛，无口干多饮，无心慌胸闷，无肢体麻木等不适，纳眠可，小便不利症状较前改善，无腹胀腹痛等不适，大便正常。查体未见明显阳性体征。舌暗淡，苔白，脉沉。辨证属脾肾阴虚，瘀血阻络。治宜滋阴健脾补肾，活血化瘀。方药：黄芪15g，熟地黄10g，泽泻15g，苍术15g，白术15g，山药15g，山茱萸15g，桃仁10g，红花10g，赤芍10g，川芎10g，制何首乌10g，党参15g。10剂，每日1剂，水煎，分早晚服。

三诊　2017年11月23日。患者服药后精神好转，无明显头晕及肢体麻木，仍有少许疲倦乏力，舌暗淡，苔薄白，脉沉。辨证属脾肾阴虚，瘀血阻络。治宜滋阴健脾补肾，活血化瘀。方药：熟地黄10g，白术15g，山药15g，川芎10g，制何首乌10g，党参20g，茯苓15g，甘草5g，黄芪15g，枸杞子20g，菟丝子20g，补骨脂20g，淫羊藿15g。15剂，每日1剂，水煎，分早晚服。

四诊　2017年12月10日。患者间断至门诊调方，经用药一段时间后自我感觉无任何不适，精神好转，纳眠可，二便调。无明显头晕及肢体麻木，无疲倦乏力，舌暗淡，苔薄白，脉沉。辅助检查：膀胱残余尿：阴性。辨证属脾肾阴虚，瘀血阻络。治宜滋阴健脾补肾，活血化瘀。方药：熟地黄10g，白术15g，山药15g，川芎10g，丹参15g，党参20g，茯苓15g，甘草5g，枸杞子20g，菟丝子20g，补骨脂20g，淫羊藿15g。15剂，每3日1剂，水煎，分早晚服。门诊间断服用调理治疗。

【按语】本例患者首诊时精神疲倦、头晕为脾虚运化无力、清阳不升、浊阴不降所致；患者常居岭南湿热之地，人应天地，久之侵及人体，湿困中焦，损及正气，脾气亏虚，运化输布功能失调；疲倦乏力，小便不利，脉沉为肾虚之象；气虚则推动鼓舞乏力，血因之而虚，即中医"久病多瘀"之说；造成血瘀的原因，主要是糖尿病患者久病耗伤，阴虚燥热，津亏液少，而使血液循环涩滞不畅，故阴虚血瘀并存。糖尿病日久，阴损气耗，而致气阴两虚，气为血帅，气行则血行，气虚则运血无力，而致血瘀。

处方中黄芪甘温，补中升阳；山药甘平，益脾阴固肾而涩精；两药相配，气阴兼顾，健脾益气生津。苍术辛苦温，入脾胃二经，能燥湿健脾，据著名中医家施今墨先生云："用苍术治糖尿病，以其有'敛脾精'的作用。"上方共使脾气健旺，运化复常，津回热清，糖降病消。同时加用熟地黄、泽泻有补益脾肾之效。二诊时患者头晕及乏力改善，但未完全好转，增加党参加强健脾助运之力。三诊、四诊时患者仍有疲倦乏力，遂加强补肾健脾之力。

经过系统治疗，至四诊时患者无不适症状，疲倦乏力好转，小便通利，复查膀胱残余尿未见小便残留。范教授在本案的治疗着重应用了"运脾""活血""补肾"三个方法，既把握了核心病机，又有随症变化之用药，疗效显著。

二、经验与体会

传统中医学根据 DNB 的临床表现，将其纳入"癃闭""淋证"等范畴[1]，并与"消渴"密切相关。《素问·五常政大论》言其"其病癃闭，邪伤于肾"，指出癃闭为外邪伤肾所致。患者消渴日久，肾阳亏虚，不能发挥蒸腾温煦之功能，致津液输布失常；精微不能布散全身，致小便淋漓不尽。肾阳虚衰无力鼓动血液运行，加之血液失于温煦，停于脉中，形成血瘀，瘀血阻滞脉络、水道，致水液不行，气化受阻，形成癃闭。故本病为本虚标实之证，肾阳亏虚、清阳不升为致病之本，瘀血阻络为致病之标。中医治疗应温补肾阳、活血利水为主。

"动-定序贯八法"理论体现在认识疾病方面，善于抓住核心病机进行辨证施治。范教授认为 DNB 的核心病机是"脾肾亏虚，瘀血阻络"，因此抓住核心病机，结合患者的病情情况进行中医药的治疗。例如，在案例中，范冠杰教授以"一证便是，不必悉具"的辨证思路进行提炼和发挥，通过仔细体察患者的症状、体征、舌脉等核心症状，确定核心病机，进而遣方用药。针对此患者，具备"精神疲倦、小腹胀满不适，小便不利，舌质淡暗，脉沉细"之症，即为"脾肾两虚血瘀"证，通过综合分析，快速、准确地辨证为"脾肾亏虚，瘀血阻络"证。

范冠杰用"动-定序贯"方法治疗 DNB，根据 DNB 变化的规律，采用辨证结合辨病，抓住"脾肾亏虚，瘀血阻络"的核心病机，根据病情不同阶段进行具体分析，"动-定"变换治疗法则，不同阶段"序贯"治疗，突破既往"单证-单方""单证-复方"的治疗模式，赋予 DNB 治疗的灵动性。例如，在疾病早期，患者主要为肝肾阴虚，给予疏肝滋阴补肾的药对治疗；中期合并肾气不足或脾肾气虚时，给予健脾补肾、益气养阴之法治疗；后期为脾肾阳虚，给予温阳益气、健脾补肾治疗。范教授认为血瘀始终贯穿整个疾病中，其也是核心病机不变的地方，因此在每个阶段的治疗均给予活血化瘀法。

三、名家名医经验

1. 吕仁和治疗 DNB 的经验[2]　吕教授认为本病病名应为消渴病癃闭，是因消渴病治不得法，肝肾亏虚、心脾受伤、经脉失养所致。正如《灵枢·五变》所说："五脏皆柔弱者，善病消瘅……血脉不行，转而为热。"疾病早期，内热伤阴耗气，肝肾亏虚，气机阻滞，表现为排尿间隔时间延长；中期，肝肾亏虚，心脾俱伤，中气下陷，影响膀胱气化，表现为尿流变细，流速减慢，排尿费力，排尿时间延长，尿有余沥；晚期，则在中期的基础上，肾元受损，久病致衰，膀胱气化无权，表现为尿频、点滴而下，继则闭而不通，成为癃闭，甚则酿生湿热，下注膀胱，灼伤血络，表现为尿痛、尿血，病情不解，久则转为关格[3]。本病以肝、脾、心、肾诸脏气受损，膀胱气化不利，三焦功能失常为主要病机，气滞、湿热、血瘀等实邪亦参与其中，导致疾病不断进展。

（1）对于 DNB，吕教授比较注重热伤气阴、气滞血瘀的病机，提出清热、护阴、理气、通络治法。吕教授根据本病在不同时期的临床表现，根据脏腑正气虚损的不同，采用分期辨证方法进行治疗，具体如下：

1）早期（肝肾阴虚、气机郁滞）：腰腿沉重、酸软，疲乏无力，急躁易怒，胸胁满闷，口苦咽干，大便秘结，小便不畅；舌质红，舌苔黄，脉弦。治法：疏利气机、滋补肝肾。处方以四逆散加味。

2）中期（中气下陷、脾肾两虚）：小腹坠胀，大便不畅，尿频不尽，常有余沥，神疲乏力，四肢沉重，腰腿酸软，少气懒言；舌体胖，舌质淡，舌苔薄白，脉细无力。治法：补中益气、健脾益肾。处方以补中益气汤加减。

3）晚期（肾元受损、气化无权）：腰腿沉重怕冷，神疲乏力，面色苍白或有浮肿，小便不通或滴沥不尽，肢体麻木；舌体胖，舌质淡暗，苔薄白腻，脉沉细弱。治法：温补肾元、助阳化气。处方以济生肾气丸加味。

（2）分型辨证论治：由于 DNB 以肝、脾、心、肾诸脏气受损，膀胱气化不利，三焦功能失常为主要病机，气滞、湿热、血瘀等实邪亦参与其中。具体分型如下：

1）肾气不足：少腹胀满，小便排出无力，尿有余沥，甚至小便失禁，腰膝酸痛，手足不温，神疲懒言；舌淡，苔白，脉沉细尺脉弱。治法：补肾培元、通阳化气。处方以济生肾气丸加减。

2）脾气不足：小腹坠胀，欲小便而不得出，气短乏力，食少纳差，大便不调；舌淡，苔薄白，脉细弱。治法：健脾益气、通阳助运。处方以补中益气汤合春泽汤加减。

3）肝气郁滞：小便不通，通而不爽，小腹胀满，心烦口苦，情志抑郁，胸胁胀满；舌红，苔黄，脉弦滑数。治法：疏肝理气、通利下焦。处方以四逆散加味。

4）湿热壅结：小便点滴而下，尿道滴沥刺痛，大便干结，小腹胀满；舌暗红，苔黄腻，脉弦滑数。治法：清热利湿、通利膀胱。处方以四妙丸合八正散加减。

2. 仝小林治疗 DNB 的经验[4] 仝小林教授认为 DNB 病位主要在膀胱,膀胱开阖失司,气化不利,则水津代谢异常,三焦水道阻滞,累及肺、脾、肾。气郁、水停进一步发展,血瘀证的出现不可避免,因此及早使用活血祛瘀之品是为上善之策。摸清了病机的演变过程及发展趋势,治疗方面则要讲究突出重点,根据患者的体质,分清虚实偏盛,集中力量解决主要矛盾,主要矛盾解决了,其他的问题自然迎刃而解。中药处方中善用行气、利水、祛瘀三方兼顾,重在行气。治气：黄芪补中气；葶苈子降肺气；大黄通腹气；橘核、荔枝核、沉香粉疏膀胱郁气。治血：琥珀粉散瘀止血,利水通淋；大黄：消散下焦瘀血。治水：葶苈子、竹叶宣肺利水。上中下三焦并治,补中有泄,予邪以出路,气盛则水津四布,瘀血消散。值得一提的是,仝小林教授取用橘核这味药有着特殊的含义,橘核为橘的种子,橘和枳功用相似但生长地域不同,现代药理研究显示枳实具有收缩平滑肌的作用。橘与之相比略逊一筹，但理气散结之功亦不可小觑。若患者曾患腔隙性脑梗死，脑部小血管显示血瘀症状，不难想象身体其他部位的小血管网络亦不可避免将要或者已经遭遇相同的命运，运用琥珀粉及大黄有消未起之患的妙处，在血瘀尚不明显的阶段及早活血散瘀，既祛邪于萌芽状态，又遏制疾病进展。

上述医家均是根据 DNB 自身的发生、发展和演变规律，将 DNB 分为不同的时期再进行分型辨证，体现出 DNB 的疾病病机是在不断地发展中，我们应把握其发展规律。

（宋　薇）

参 考 文 献

[1] 李素娟. 温阳利水方治疗糖尿病神经源性膀胱临床研究. 中医学报，2015，30（11）：1588-1589.

[2] 王世东，肖永华，吕仁和. 吕仁和教授辨治糖尿病神经源性膀胱经验. 现代中医临床，2016，23（3）：4-8.

[3] 吕仁和. 糖尿病及其并发症中西医诊治学. 北京：人民卫生出版社，1997.

[4] 潘秋，刘霞，仝小林. 仝小林辨治糖尿病神经源性膀胱经验总结. 辽宁中医杂志，2008，35（11）：1632.

第十四章　糖尿病足的临证经验

糖尿病足是指糖尿病患者因下肢远端神经异常和不同程度的血管病变导致的足部感染、溃疡和（或）深层组织破坏。国外资料显示在所有的非外伤性低位截肢手术中，糖尿病患者占 40%～60%，在糖尿病相关的低位远端截肢中，有 85%是发生在足部溃疡后。糖尿病患者中足部溃疡的患病率为 4%～10%。我国糖尿病患者 1 年内新发溃疡发生率为 8.1%，糖尿病足溃疡患者 1 年内新发溃疡发生率为 31.6%。糖尿病足溃疡因截肢率高、愈合速度慢，严重影响患者生活质量，同时也给患者及社会带来巨大的经济负担。

中国古代传统医学中无"糖尿病足"病名，根据其临床特征，可将其归属于"脱疽"范畴。脱疽是因先天不足，正气虚弱，寒湿之邪侵袭，瘀阻脉络，气血不畅，甚或痹阻不通所致，以初起肢冷麻木，后期趾节坏死脱落，黑腐溃烂，疮口经久不愈为主要表现的脉管疾病。

一、临证案例

病案一

庞某，男，59 岁，2015 年 6 月 25 日初诊。

初诊　患者 2 型糖尿病病史 21 年，现服瑞格列奈片、盐酸二甲双胍片降糖，血糖控制一般。1 年前出现双下肢对称性麻木，伴间歇性跛行，行糖周 5 项筛查阳性，下肢血管超声示动脉硬化并斑块形成，诊断为"糖尿病性周围神经病变""糖尿病性周围血管病"，3 天前不慎烫伤，致左足破溃，现左足背可见一大小约 0.3cm×0.3cm 溃疡面，伴少许淡黄色渗液。就诊时症见：口干口苦，纳眠可，尿频尿急，大便调。舌淡红，苔黄微腻，脉弦数。

西医诊断：2 型糖尿病，糖尿病足，糖尿病性周围神经病变。

中医诊断：消渴，消渴脱疽，消渴筋痹。

辨证：气阴两虚，湿热瘀阻。

治法：急则治其标，清热利湿，活血化瘀。

方药：车前草 15g，茵陈 15g，薏苡仁 30g，苍术 10g，炒黄柏 10g，牛膝 30g，赤芍 15g，牡丹皮 15g，忍冬藤 30g，甘草 5g，莪术 15g，三棱 15g。辅助局部清洁换药。

二诊　服药 1 周后，患者口苦缓解，口干减轻，左足无明显渗液，无尿频尿急，大便调。舌淡红，苔薄黄微腻，脉弦。辨证属气阴两虚，湿热瘀阻。治宜益气养阴，清热利湿，活血化瘀。方药：太子参 15g，有瓜石斛 15g，车前草 15g，茵陈 15g，薏苡仁 30g，苍术 10g，牛膝 30g，赤芍 15g，莪术 15g，三棱 15g。再服 7 剂，患者口干基本缓解，左足创面基本愈合。

【按语】患者消渴日久，就诊时口干口苦、尿频尿急、下肢麻木，舌淡红，苔黄微腻，脉弦数；局部见左足破溃伴少量淡黄色渗液。综合全身及局部情况，辨证为气阴两虚，湿热瘀阻。考虑患者平素饮食不节，损伤脾胃，脾为后天之本，主运化水谷精微，化生气血津液，脾气亏虚则化源不足，渐至气血不足、气阴两虚，气虚无力推动血行，湿浊瘀血内生，日久化热，发为本病。口干为阴虚津亏，津不上承之象；口苦为湿热熏蒸之象；双下肢麻木感、左足背溃疡伴渗液疼痛为湿热瘀血痹阻，脉络失养之象；尿频尿急为湿热下注，膀胱气化不利之象；舌淡红，苔黄微腻，脉弦数均为佐证。综上，本病病因为饮食不节，病机为气阴两虚，湿热瘀阻，病位在脾及肢体，病性为本虚标实。初期湿热内盛、瘀阻脉络之象突显，治以急则治其标为则，以清热利湿、活血化瘀为法，予苍术、炒黄柏、薏苡仁、车前草、茵陈以清热利湿，予赤芍、牡丹皮、忍冬藤、莪术、三棱以凉血活血通络，佐以牛膝引邪下行，甘草调和诸药。当口苦、尿频尿急、足部渗液等湿热之象减轻，调整以标本兼治为则，于前方去炒黄柏、忍冬藤、牡丹皮，加太子参、有瓜石斛以益气养阴、扶助正气、逐邪外出，使机体气血充足、阴阳平衡，促进创面愈合。

病案二

周某，男，50 岁，2013 年 5 月 10 日初诊。

初诊 患者 2 型糖尿病病史 3 年余，现服格列齐特缓释片、盐酸二甲双胍缓释片降糖，平素空腹血糖多在 5.2～7.1mmol/L，餐后 2h 血糖多在 6.6～10mmol/L，时有下肢麻木。1 周前穿新鞋后出现左足第一足趾水疱，后水疱破溃，创面逐渐扩大，伴局部红肿及较多分泌物。就诊时症见：神清，精神一般，稍乏力，口干，双下肢麻木，无肢体疼痛，无发热恶寒，纳眠可，小便调，大便日 1 次。舌暗红，苔少，脉细。查体：BMI 22.6。左足第一足趾可见一大小 2cm×1.5cm 创面，局部红肿，可见较多脓性分泌物。双侧足背动脉可。双下肢 10g 尼龙丝试验阳性，痛觉减退。震动觉、温觉正常。辅助检查：HbA1c 6.6%；血常规：白细胞（WBC）$11×10^9$/L，中性粒细胞比率（Neut%）78%。C 反应蛋白（CRP）26mg/L。肌电图提示糖尿病性周围神经病变。

西医诊断：2 型糖尿病，糖尿病足，糖尿病性周围神经病变。

中医诊断：消渴，消渴脱疽，消渴筋痹。

辨证：气阴两虚，湿热瘀阻。

治法：益气养阴，清热祛湿活血。

方药：生地黄 30g，玄参 30g，太子参 15g，怀山药 15g，苍术 15g，薏苡仁 30g，牛膝 15g，丹参 30g，赤芍 20g，蒲公英 20g，金银花 15g，当归 10g，地龙 10g。水煎至 500ml，早、晚各服 1 次。另辅以中药外洗方：土茯苓 30g，马齿苋 30g，苦参 30g，黄柏 30g，煎汤待温浸泡患足，以及抗生素治疗。

在沐足后，予创面蚕食疗法换药，续以庆大霉素、山莨菪碱（654-2）、川芎嗪、胰岛素注射液、生理盐水湿敷，末以消炎油纱、无菌纱布覆盖。

二诊 2013年5月17日。辅助检查：血常规示WBC $7×10^9$/L，Neut% 70%。CRP 5mg/L。症见：患者精神良好，口干较前减轻，创面红肿、分泌物明显减少，肢体麻木改善。舌暗红，苔少，脉细。病机：气阴两虚，湿热瘀阻。原方予太子参、怀山药加量，予生地黄、玄参、蒲公英减量，避免过于寒凉。方药：生地黄20g，玄参20g，太子参20g，怀山药30g，苍术15g，薏苡仁30g，牛膝15g，丹参30g，赤芍20g，蒲公英15g，银花15g，当归10g，地龙10g。水煎至500ml，早、晚各服1次。停用全身及局部抗生素，外用药及局部换药同前。

三诊 2013年5月25日。服药7剂后，患者口干明显减轻，稍疲劳，偶有下肢麻木，创面红肿消失，无明显分泌物，局部创面肉芽新鲜。舌暗微红，苔薄白，脉细。病机：气阴两虚血瘀。治法：益气养阴，活血通络。停用中药沐足。中药调整为：生地黄15g，太子参20g，怀山药15g，北黄芪15g，赤芍20g，丹参20g，当归10g，地龙10g，桂枝10g。水煎至500ml，早、晚各服1次。停用中药沐足，局部换药同前，停用消炎油纱，改用血竭粉、生肌油纱外用。

四诊 2013年6月8日。服药14剂后，患者疲劳乏力基本缓解，无明显口干，偶有肢体麻木，创面无红肿及分泌物，局部肉芽新鲜，创面较前明显缩小。舌淡暗，苔薄白，脉细。病机及治法同前。于上方予北黄芪加量至30g，加乳香10g，没药10g，加强活血通络之力，余药同前。7天后患者再次复诊时创面愈合，无明显不适症状，予加强足部防护教育。

【按语】患者就诊时左足创面较大、局部红肿、脓性分泌物多，结合炎症指标，西医方面，考虑患足存在细菌感染，予经验性抗感染治疗，辅助局部换药。中医方面，患足红肿热痛，局部分泌物多，提示筋脉湿热毒盛，予药对金银花、蒲公英、苍术、薏苡仁清热利湿解毒；患者口干、乏力，舌暗红，苔少，脉细，提示气阴两虚，予药对太子参、怀山药、生地黄、玄参以益气养阴生津；患者肢体麻木，舌质暗淡，提示瘀血阻络，予丹参、赤芍、地龙、当归、牛膝以活血通络、引邪下行。初诊时患足湿热毒盛，辅以局部外洗方，加强祛邪力度。当创面分泌物明显减少、复查炎症指标正常后，西医方面停用抗生素，继续辅助局部换药；中医方面，考虑湿热毒邪渐减，对中药进行微调，予清热解毒药物减量，益气养阴扶正药物加量。当创面红肿消失，无明显分泌物，局部肉芽新鲜时，考虑外邪已去，调整内外治法方向，以扶正生肌为则，以益气养阴、活血通络为法，于上方去金银花、蒲公英、苍术、薏苡仁等清热利湿解毒药物，加北黄芪、桂枝加强益气通络之力，辅以血竭粉、生肌油纱外用以生肌。因考虑久病入络，瘀血阻络为该患者发病的重要基础，当创面进一步缩小后，予北黄芪加量加强益气补中之力，加用乳香、没药加强活血通络之力。并于创面愈合后，对患者加强足部防护教育，尽可能减少或避免糖尿病足的再次发生。在该病的诊治过程中，始终以辨治虚实、扶正祛邪为根本，此为定；至于在疾病的不同阶段，邪正虚实孰轻孰重，究竟以祛邪为主，或是扶正为主，或是两者并重，面对病情进行动态评估，及时调整治疗方向，此为"动"的体现。从患足的红肿溃烂至完全愈合，整个诊治过程综合了西医与中医、内科与外科、全身与局部等多种治疗手段，病程中根据病情的变化及各种方法的特点，有序地进行各种治疗，体现了序贯的意义。

二、经验与体会

(一)"动-定序贯"理论指导辨证与分期

糖尿病属于中医学消渴范畴,其基本病机为阴虚燥热。随着疾病的发展,可出现气阴两虚、阴阳两虚。当糖尿病患者不慎损伤足部皮肤,即发生糖尿病足,因此,有别于糖尿病的其他并发症,其可发生于糖尿病的各个阶段。一旦足部皮肤破溃,外邪乘机而入,致湿、热、毒、痰、寒、瘀积聚于局部,最终使皮-肌-筋-骨受损而发生坏疽,总体病程冗长。再者,由于患者基础情况不同,并发的血管及神经病变不一,足部破溃的范围及感染的程度不同,证候复杂多变。如何从纷繁杂乱、动态变化的临床表现中,辨别出有意义的症状,进行正确辨证,给予精准治疗,为该病诊治的难点。

范冠杰教授在承接前贤理论及总结个人多年临床经验的基础上,结合糖尿病足的发病特点,提出整体与局部结合辨证以全面评估机体及患足情况。通过对足部的评估,基本可了解邪气的性质及程度;而根据全身的症状、舌脉,大致可掌握机体气血阴阳情况;两者相结合,方能不失偏颇,了解机体当前的状态。再者,根据糖尿病足的发展规律,将其分为初期、中期、末期。邪正双方博弈的结果,决定了疾病的发展趋向及转归。当正气强盛,能抵御邪气时,症状逐渐改善,患足渐趋愈合;当机体虚弱,邪气旺盛,正气难以抵挡时,则患足恶化,创面扩大、加深,甚则危及生命。因此,范教授强调动态评估邪气的盛衰及正气的虚实,了解机体所处的阶段,而非一成不变。

综上可见,范教授强调在复杂多变的临床表现中,通过整体与局部并重的模式,提炼核心症状,获取核心病机,后续动态评估病情,推测疾病发展趋势,予以序贯治疗。

(二)"动-定序贯"思想融合分型与分期论治

"动-定序贯"思想强调把握疾病的核心病机和内部规律,应针对不同的个体、不同的疾病阶段、不同的兼夹证,应用相对固定而又动态变化的中药药串进行治疗,而不必拘泥于一证一方一药。

首先,通过总结糖尿病足患者的证候及用药特点,归纳出以下主要证型及治则、治法、用药。如筋脉湿热毒盛证,核心症状为患足局部漫肿、灼热、皮色潮红或紫红,可见黄绿色分泌物或坏死组织,触之可有皮下积液或波动感,治以清热利湿解毒,常用药对为金银花、蒲公英、苍术、薏苡仁;热盛者,可加用连翘、紫花地丁、玄参、野菊花;局部可配合土茯苓、马齿苋、苦参、黄柏外洗。如脉络寒凝证,核心症状为患肢发凉、麻木、冷痛,局部皮肤苍白或紫暗,治以温阳散寒、活血通脉,常用药对为熟地黄、肉桂、桃仁、红花;发凉、冷痛明显加细辛、乳香、没药、当归;局部可配合川乌、草乌、桂枝、川芎外洗。如脉络瘀阻证,核心症状为患肢麻木、疼痛,状如针刺,夜间尤甚,痛有定处,足部皮肤暗红或见紫斑,或间歇跛行,治以行气活血、化瘀止痛,常用药对为桃仁、红花、川芎、地龙;瘀重者加全蝎、水蛭、莪术、三棱。如痰瘀阻络证,核心症状为局部肿胀,皮色暗淡,治以化痰祛瘀,常用药对为白芥子、法半夏、桃仁、红花。如阴虚内热证,核心症状为口干多饮，舌暗红，苔薄白或少，脉数，治以滋阴清热，常用药对为生地黄、玄参、地骨皮、知母。如气阴两虚证，核心症状为口干乏力，舌淡红，苔少，脉细弱，治以益气养阴，常用药对为太子参、怀山药、生地黄、玄参。如肝肾阴虚证，核心症状为腰膝酸痛，双目干涩，耳鸣耳聋，手足心热或五心烦热，舌瘦，苔少，脉沉弦，治以滋补肝肾，常用药对为女贞子、旱莲草、熟地黄、牛膝。如脾肾阳虚证，核心症状为腰膝酸软，畏寒肢冷，大便溏，舌淡，脉沉细，治以温补脾肾，常用药对为熟附子、桂枝、北黄芪、怀山药。如气血两虚证，核心症状为神疲乏力，面色苍黄，舌淡，苔薄白，脉沉细，治以补益气血，常用药对为北黄芪、当归、白术、熟地黄。

再者，糖尿病足的病程冗长，通过研究其不同阶段的发病特点，发现病变的初起多以虚为主，以气阴亏虚，或阳气亏虚为多见，夹有血瘀或脉络不和；中期患者由于外邪内侵，正气尚存，正邪相争，表现为以实为主，以肝胆湿热、湿毒内蕴、热毒炽盛多见；晚期患者多病程既久，耗伤正气，表现为虚实夹杂，以肝肾阴虚或脾肾阳虚夹痰瘀多见。故早期治疗以补虚为主，兼祛邪实；中期以祛邪为主；晚期则攻补兼施。

总的来说，"动-定序贯"方法治疗糖尿病足的核心是扶正祛邪。邪气主要为湿、热、毒、瘀、痰、寒，常三两组合，一并出现。熟知各种邪气的临床致病特点，以及患足的具体表现，在临证时即可根据邪气的性质，选用相关药对进行治疗。从各种虚损时机体的全身表现中，抓住核心症状，辨析亏损的根源，再选用相关药串进行治疗；然后再从整体出发，根据邪正斗争趋势，权衡邪正盛衰，组成新方。通过"抓住核心病机"这一永恒不变的定律，动态调整用药，应对纷繁复杂的临床变化，从整体把握病情，进行序贯治疗，促进病情向愈，此为"动-定序贯"方法的要点。

（三）"动-定序贯"理论结合整体观全面辨治糖尿病足

中医的整体观秉承于中国传统思维中的整体思维，即把自然界看成是一个有组织的有机系统，构成这个整体系统的又有许多小系统，天地宇宙为有机整体的大宇宙，而人体是大宇宙下的有机小宇宙。人与大自然紧密相连，构成了统一体，因而有外感六淫的病因学说。人在社会中生存，因有七情变化，从而有内伤七情的病因学说。人体内部也是一个有机整体，各脏腑组织之间，通过气血、筋脉的相连，相互影响，因而有藏象学说的中医基础、脏腑经络辨证的理论体系。

糖尿病足由于涉及外伤，感受邪气，其发病机制与一般的消渴病有所不同，病情更为复杂、多变，病程长久。在发病前，机体已存在一定的病理基础：脉络瘀阻。当不慎损伤皮肤，邪气内侵，开始出现局部的病损，如未能及时控制，病变可迅速扩大，自皮向筋、肉、骨发展，同时可内侵脏腑，热入营血，引起发热恶寒、气促等表现，甚者危及生命，难以挽救而亡。如能及时祛邪外出，即可阻断病情的进展。续以调整机体气血阴阳，补虚通滞，疾病即可逐渐向愈。因此，如何从整体评估邪正的力量，把握病情的走向，阻断邪气深入，促进机体恢复至关重要。范教授进而提出五结合方案：中医与西医结合、内科与外科结合、全身与局部结合、预防与治疗结合、临床与实验结合。从整体把控病情，综合各种手段，全面系统诊治，分阶段、按步骤有序地进行，以提高该病的临床治愈率，降低其截肢率。

三、名家名医经验

在当代，糖尿病足领域名中医众多，各医家在继承古人辨治经验的同时，针对疾病的本质及演变规律进行分型和分期的总结和归纳，形成了各具特色的理论思想和用药经验。

程益春教授认为导致糖尿病足的原因复杂多样，但均与瘀血形成有关，其主要病机为瘀血阻络。因此，治疗上，主要采用活血化瘀法，灵活化裁，针对不同病因辨证施治，中药内服外治并用，疗效显著[1]。

吕仁和教授采用分期辨证为主的综合疗法治疗糖尿病足。将西医诊断为糖尿病足 0 期、1 期的患者归于早期，将 2 期、3 期归于中期，将 4 期、5 期归于晚期。早期的气阴两虚、脉络不和型，方选增液汤加减；阴虚血瘀型，方选当归四逆汤加减。中期的气血亏虚、湿毒内蕴型，方选当归补血汤加减；热毒炽盛、胃肠结热型，方选四妙勇安汤加减；肝胆湿热型，方选龙胆泻肝汤加减。晚期的肝肾阴虚、痰阻血瘀型，方选六味地黄丸加减；脾肾阳虚，经脉不通型，方选右归丸加减。外治法根据坏疽的种类不同，选用不同的方法[1]。

奚九一教授认为消渴日久，渐至痰浊瘀血痹阻脉络，当受到外来伤害的作用，将感染湿热毒邪而致糖尿病足。在疾病的急性坏死溃烂期，多以湿热毒邪为主，稳定恢复及疾病早期多以气阴两虚、痰浊瘀血痹阻脉络为主。治疗上，针对急性发作期，以清解湿热、湿毒为主。如果主要表现为筋疽者，应及早清创，清除坏死肌腱组织。切不可运用大剂量活血化瘀之品，以防激惹，导致病情恶化。在好转缓解、恢复期，辨证属气阴两虚，气血不足证，予以益气养阴、调补气血、涤痰活血通脉，可选用中药黄芪、制首乌、当归、生地黄、党参、白术、鸡血藤等；痰瘀阻滞脉道重者，可加僵蚕、蜈蚣、全蝎、土鳖虫、水蛭、穿山甲等虫类药物[2]。

亓鲁光教授认为气虚血瘀，脉络痹阻为糖尿病足的基本病机，湿、热、火毒为其标。建议将糖尿病足溃疡分为干性、湿性两大类辨证论治。对于干性坏疽，中医药治疗主要针对血管手术后再狭窄的难题进行防治。对于湿性坏疽，分为急性期与缓解期论治。急性期，治以脉通方为基础方，同时根据临床表现不同又可分为三型加减治疗：阴虚燥热，脉络痹阻型，治宜养阴清热，活血解毒，方选生脉散或沙参麦冬汤加活血化瘀药；热毒内蕴，脉络痹阻型，治宜清热解毒，活血化瘀，通络止痛，方选五味消毒饮合脉通方加减；湿热下注，脉络痹阻型，治宜清热祛湿，通络止痛，方选四妙散或四妙勇安汤合脉通方加减。缓解期，辨证多为气血两虚，络脉瘀阻型，治疗常以益气活血、托疮生肌为主，方用黄芪桂枝五物汤、托里消毒散等加减[3]。

唐汉钧教授认为糖尿病性肢端坏疽的病机主要归结于热和瘀，主张诊疗时必须结合局部及全身证候，分期论治，各有侧重。急性进展期，以清热消肿为法则，常以如下药物组方：苍术、黄柏、萆薢、赤芍、牡丹皮、金银花、皂角刺各 12g，生地黄、白花蛇舌草、蒲公英、黄芪各 30g，川黄连、红花各 9g，忍冬藤 15g，丹参 18g 等；急性缓解期，以祛瘀通络为则，常以如下药物组方：生黄芪、太子参、丹参、白花蛇舌草、鹿衔草各 30g，白术、桃仁、红花、地龙各 12g，川芎、丝瓜络各 9g，忍冬藤 15g；恢复期，以扶正活血为法则，临床用药多以生黄芪45g，太子参、丹参、鹿衔草各 30g，党参、鸡血藤各 15g，白术、黄精、茯苓、山萸肉、红花、当归、地龙各 12g，川芎、丝瓜络各 9g 等组方。化瘀之法一直贯穿于治疗的始终[4]。

　　糖尿病足因病因、病机、病位、病性复杂多变，有病程长、病情难愈的特点，各医家对其认识虽不尽相同，但对其本虚标实的基本病机却有着高度的共识，其中正虚不外乎阴阳气血亏损，邪实不外乎寒、湿、热、毒、瘀、痰。只是在不同阶段，治则治法及用药侧重点不同。临证中应结合患者具体情况，综合判断，随证施药。

（吴露露　唐咸玉）

参 考 文 献

[1] 范冠杰. 专科专病名医临证经验丛书·糖尿病. 北京：人民卫生出版社，2002：309-319.

[2] 王娟，张如峰，李进龙. 奚九一教授诊治糖尿病足经验. 陕西中医，2007，28（3）：320-322.

[3] 龚光明，郎宁，亓鲁光. 亓鲁光防治糖尿病足临床经验介绍. 辽宁中医杂志，2012，39（11）：2129-2130.

[4] 程亦勤. 唐汉钧治疗重症糖尿病性肢端坏疽经验. 浙江中医杂志，1999，34（3）：96-97.

第十五章　2型糖尿病合并肥胖的临证经验

肥胖与2型糖尿病（T2DM）关系密切，体重增加是T2DM发生的独立风险因素。体重或腰围增加均可加重胰岛素抵抗，增加T2DM的发生风险及血糖控制的难度。减轻体重可以改善胰岛素抵抗、降低血糖和改善心血管疾病的危险因素。肥胖与糖尿病存在的其他代谢异常协同作用可进一步加剧T2DM患者慢性并发症的发生，如T2DM合并肥胖使心脑血管疾病风险因子升高；肥胖也是糖尿病肾脏病变的独立危险因素，可导致慢性肾脏病的进一步恶化，而减轻体重有利于减少慢性肾脏病患者的蛋白尿，延缓肾衰竭进程。因此，针对T2DM合并肥胖患者，在降糖的同时加强体重管理，对于预防糖尿病并发症、提高患者生活质量具有重要意义。

目前T2DM的诊断标准与分型参考WHO 1999年标准；肥胖诊断标准参考《中国成人肥胖症防治专家共识》和《中国2型糖尿病防治指南（2013年版）》腹型肥胖的标准。中国超重与肥胖人群的糖尿病患病率分别为12.8%和18.5%[1]；而在糖尿病患者中，超重比例为41%、肥胖比例为24.3%、腹型肥胖［腰围≥90cm（男）或≥85cm（女）］患者高达45.4%[2]，即在所调查的T2DM患者中约2/3为超重或肥胖，这对糖尿病治疗来说是一个巨大的挑战。与白种人相比，中国人肥胖程度较轻，而体脂分布趋向于腹腔内积聚，更易形成腹型肥胖。针对T2DM合并肥胖患者的管理应降糖、减重双管齐下，综合评估患者血糖和肥胖程度，根据HbA1c、BMI、腰围制定管理策略[3]。

肥胖T2DM属于中医学"消渴""痰湿"范畴，中医对肥胖T2DM病因的认识，多责之先天禀赋、饮食失节、情志不畅、年老体虚、久坐少动等。

一、临证案例

病案一

陈某，男，50岁，2013年10月24日初诊。

初诊　14年前体检时发现血糖升高，外院诊断为"2型糖尿病"，先后服用多种口服降糖药物控制血糖，8年前开始联合胰岛素控制血糖，血糖控制不理想。入院之前降糖方案：门冬胰岛素18U三餐前皮下注射，甘精胰岛素14U睡前皮下注射；盐酸二甲双胍0.5g，口服，日3次，阿卡波糖片50mg，口服，日3次，格列齐特缓释片30mg，口服，日1次。平素空腹血糖波动在8～12mmol/L，餐后2h血糖波动在15～20mmol/L。既往史：高血压病史10年，口服琥珀酸美托洛尔缓释片47.5mg，每日1次；厄贝沙坦0.15g，每日1次控制血压，血压控制尚可。高脂血症病史 7 年，现服用阿托伐他汀 20mg，每晚 1 次。高尿酸血症病史 5 年。个人史：生活条件优越，无烟酒不良嗜好；已婚未育；否认家族遗传病。

症见：口干，口苦，无明显多饮，稍觉乏力，四肢指端对称性麻木感，大便偏烂，舌质暗红，苔黄腻，脉弦滑。

查体：身高 181cm，体重 114kg，BMI 34.79，血压 145/90mmHg，体型肥胖，心肺腹查体无异常。实验室检查：HbA1c 8.6%，血尿酸 521μmol/L，肝功能、肾功能、血脂正常。OGTT 试验：葡萄糖：空腹 13.25mmol/L，1h 21.85mmol/L，2h 22.42mmol/L，3h 19.13mmol/L；C 肽：3.36ng/ml（正常 0.60～1.28 ng/ml），1h 4.74ng/ml，2h 5.60ng/ml，3h 6.06ng/ml。

西医诊断：2 型糖尿病，肥胖症，高尿酸血症，高血压（3 级，极高危组）。

中医诊断：消渴，肥胖病，血浊。

辨证：湿热夹瘀，兼气阴两虚。

治疗方案：①饮食：不吃早饭，喝茶为主，中午吃少量主食，晚餐以番茄或青瓜为主。②运动：晚餐后快走 8～10km，1.5h 左右。③药物：门冬胰岛素 6U（午餐前），甘精胰岛素 8U（睡前），盐酸二甲双胍缓释片 0.5g，口服，每天 2 次（午晚餐后），降压药同前，停降脂药。

治法：健脾补气，清肝利湿活血，佐以养阴。

方药：黄芪 30g，白术 15g，绵茵陈 30g，车前草 30g，薏苡仁 30g，苍术 10g，黄柏 15g，葛根 30g，丹参 30g，生地黄 30g，地骨皮 30g，泽兰 30g，荷叶 10g，甘草 5g。

二诊　2013 年 11 月 12 日，治疗第 14 天。患者口干口苦症状减轻，大便仍偏烂，舌质略暗，舌苔黄腻减轻，脉弦滑。处理：减黄柏用量，加山药健脾，晚餐加 1～2 两瘦肉或鱼肉。

三诊　2013 年 12 月 8 日，治疗第 40 天。患者无口干多饮症状，大便成行，舌质略暗，舌苔黄腻减轻，脉弦滑，症状稳定，原方守服。空腹血糖 5.10mmol/L，餐后 2h 血糖 7.60mmol/L，体重 102kg。处理：停用胰岛素及口服降糖、降压西药，单以中药及生活方式干预治疗。

四诊　2014 年 2 月 21 日，治疗第 104 天。患者空腹血糖 5.3mmol/L，餐后 2h 血糖 7.4mmol/L，HbA1c 4.8%，体重 84kg（减重 30kg），痛风发作，右足踝关节红肿，少许疼痛，无其他不适，气阴两虚之象已消失，以湿热内阻夹瘀为主，舌质暗红，苔黄腻，脉弦滑。处理：上方去黄芪、生地黄、地骨皮，改车前草为车前子 15g，加强清热利湿之功；并加百合 30g，独活 15g，忍冬藤 30g，清热利湿通络止痛；白芍 15g 柔肝止痛。中药改为隔天服 1 剂。

随访　2015 年 12 月 5 日。空腹血糖 5.10mmol/L，餐后 2h 血糖 7.60mmol/L，体重 81kg。2016 年 1 月 2 日随访，血糖等均正常。

【按语】本例患者形体肥胖，糖尿病病史长，但胰岛功能较好，未合并急慢性并发症，经大剂量胰岛素联用多种口服降糖药血糖不达标。由于患者治疗意愿强烈，依从性较好，予以严格的饮食、运动全程干预，同时配合中医辨证治疗（健脾补气、清肝利湿活血为法），在短期内减、停降糖西药，并且成功实现了良好的血糖及体重控制，长期随访血糖正常，治疗过程中患者并无明显的饥饿感及出现低血糖，疗效显著。治疗全程抓住脾虚（脾气虚+

脾阴虚）及湿热（肝经湿热）为核心病机，再结合"动-定序贯八法"中基本证型及药串的运用，其辨治脉络清晰，一目了然。

病案二

刘某，男，33岁，2011年9月20日初诊。

初诊　患者此前已于外院行 OGTT，诊断为 T2DM，口服多种西药，症状无缓解，血糖控制欠佳，对病情感到忧虑，寻求中医治疗。初诊时患者心情抑郁，口干不欲饮，易疲倦，纳欠佳，眠差，舌偏红，苔薄黄，舌根偏厚腻，脉弦滑。查体：BMI 28.36，BP 130/80mmHg，体型偏胖，心肺腹查体无异常。近期空腹血糖7～8mmol/L。本例患者辨证重点抓住患者心理及舌脉表现。

中医诊断：消渴。

辨证：湿热内蕴，肝气郁结。

治法：清热化湿运脾，兼疏肝理气，酌加养肝阴之品。

方药：苍术10g，黄柏10g，薏苡仁30g，车前草30g，绵茵陈30g，柴胡10g，白芍15g，牡丹皮15g，薄荷（后下）10g，五指毛桃1g，生地黄15g，地骨皮15g，葛根15g，甘草5g。7剂，每日1剂，水煎服。盐酸二甲双胍缓释片0.5g，每日2次，减量为0.5g，每日1次；嘱患者加强饮食运动治疗。

二诊　1周后，自测血糖较前下降，诉少许头晕不适，纳眠好转，舌稍红，苔薄黄，脉弦。嘱加强晚餐后运动，原西药继用，中药在前方基础上稍做调整：与前次对比，患者舌根厚腻减轻，湿热较前缓解，遂于原方基础上去苍术、黄柏；为减轻患者心理负担，嘱患者无须每日监测血糖，择取某一日测7段血糖，作为下次就诊资料即可。

三诊　2周后，患者血糖基本稳定，诉易疲倦，舌偏红，苔少，脉弦。考虑患者血糖控制可，甚至偶有低血糖发生，嘱停用西药，仅以饮食运动加中药治疗。根据本次脉症表现，考虑气虚较前加重，于前方基础上加倍五指毛桃、生地黄用量。

四诊　1个月后，诉血糖控制良好，大便偏干，舌质较前稍暗红，苔薄黄，脉弦。此属郁久化热，结于胃肠，于原方基础上改白芍为赤芍15g，加强清热活血之效，并加枳实10g理气通便。

五诊　患者诉大便调，无其余不适，舌质稍暗红，苔薄黄稍干，脉弦。证属郁热伤阴，原方基础上去枳实，加北沙参10g以加强养阴之效。

后患者坚持规律就诊，根据患者出现的不同兼夹证灵活辨证施治，使得患者血糖控制达标，心情逐渐舒畅，遂嘱患者改每日1剂中药为每2日1剂。

【按语】该青年患者从血糖控制欠佳，到逐渐控制达标，整体身心状况得到改善，其治疗方案经历了"西药降糖-逐渐停药-纯中药治疗-逐渐减少中药剂量"的过程。细读该案例，跳出了传统医家论治消渴动辄言必"阴虚燥热"，治以"滋阴清热"之窠臼。从患者形体、生活习惯、心理及舌脉，辨证为湿热内蕴、肝气郁结，运用"动-定序贯八法"辨治消渴病的主要药串，如湿热内蕴药串：苍术、黄柏、薏苡仁、车前草、绵茵陈；肝气郁结药串：柴胡、白芍、薄荷、牡丹皮；辨证使用气阴两虚药串：五指毛桃（因湿热为主，黄芪易为五指毛桃）、生地黄、地骨皮。根据不同时期患者症状及舌脉的变化灵活辨证，始终注意"扶脾理肝"之法运用，还关注患者的情志因素，通过减少关注血糖变化来减轻消渴病患者的心理压力。

二、经验与体会

（一）始终重视生活方式干预

生活方式干预是治疗肥胖 T2DM 的基础和核心，追根究底，肥胖症的主要患病原因是摄入的热量超过消耗的热量，并以脂肪堆积的形式积累起来，因此，限制热量的摄入和增加热量的消耗是预防和治疗肥胖 T2DM 的首选方案，生活方式干预对于血糖和体重有着长期的控制效果。

生活方式干预主要包括以下几个方面：

1. 宣教和管理　教育的目标是使患者充分认识肥胖 T2DM 并获得对本病的自我管理能力，包括对饮食、运动和血糖监测等的管理。

2. 饮食控制　目前常用的饮食方案主要有低热卡饮食、低脂饮食、低碳水化合物饮食、极低热卡饮食，其中前三种饮食方案提供的热卡为 800～1500kcal/d，极低热卡饮食方案提供的热卡为＜800kcal/d。各种饮食方案均有不足，必须在医生及营养师的评估及指导下进行。为避免营养失衡，建议低热卡饮食方案，均衡膳食，长期坚持。

3. 制定合适的运动方案　运动锻炼在 T2DM 患者的综合管理中发挥着重要作用，规律运动可以增加胰岛素的敏感性和增加机体的基础代谢率，有助于控制血糖、减少心血管危险因素、减轻体重，对于维持健康非常重要。

4. 加强患者情绪管理　肥胖和糖尿病的双重压力进一步加重患者的心理负担，通过专业心理医生或者糖尿病专科医生的心理指导，帮助患者循序渐进地改善生活方式，建立自信，提高生活满意度。尤其是重视患者可能存在着惰性心理、消极被动心理、焦虑心理等不良情绪，在具体实施中，可采用暗示法、厌恶法、奖励法、对照法、监督法、减压法等心理疏导法，才会取得更理想的治疗效果。

（二）把握"动"与"定"内涵，认识肥胖 T2DM 病因病机

1. 病因方面　传统理论认为禀赋不足、饮食失节、情志不畅、劳欲过度均可导致消渴。通过文献资料整理及临床实践，我们发现饮食失节、情志不畅、久坐少动、年老体虚等因素是肥胖 T2DM 的病因。

2. 病机方面　强调脾肝功能失调在肥胖 T2DM 发病过程中起重要作用。

历代医家论治消渴病多以阴虚燥热立论。然而由于时代、环境的变迁，以及人们生活方式及体质的改变，"阴虚燥热"并非消渴病唯一病机，消渴病"阴虚燥热"理论不能适合以超重或肥胖占绝大多数的 T2DM。

临床上肥胖 T2DM 患者"三多一少"症状不典型，燥热之证不明显，却多伴阳衰气虚、阴虚等本虚之征，也有痰湿、郁热、气滞、血瘀等邪实之征。在这一过程中，脾肝功能失调在本病发病过程中起重要作用，无论是患者的体质因素，或由饮食调养失节，或情志失

于疏泄，或年龄的增长，或由于攻伐太过，均可使脾之气阴不足、气机运行不畅，气血津液输布失调，发生消渴。"脾虚湿滞"是肥胖 T2DM 存在的体质基础[4]，肝郁气机不畅是其重要发病条件。

（三）重视文献数据挖掘和分析，总结规律

我们根据既往的研究，分析超重及肥胖 T2DM 患者中药处方用药特点，中药分类前十位为补气药、清热药、利水渗湿药、活血化瘀药、解表药、化痰药、补阴药、化湿药、理气药、补血药。补气药中出现频率较高的药为黄芪、白术、党参等；清热药中出现频率较高的药为生地黄、玄参、牡丹皮等；利水渗湿药中出现频率较高的药为薏苡仁、茵陈、泽泻等；活血化瘀药中出现频率较高的药为丹参、川芎、牛膝等；解表药中出现频率较高的药为粉葛根、桂枝、柴胡等。以药测证，超重及肥胖 T2DM 的病机以气虚、内热、痰湿、血瘀为主[5]。

此外，我们还对肥胖 T2DM 相关文献进行分析[6]，出现频率较多的证型依次为脾虚痰湿（30.0%）、湿热困脾（20.0%）、气滞痰阻（18.6%）、肝胃郁热（11.4%）、中满内热（7.1%）、阴虚燥热（5.7%）、气阴两虚（4.3%）、阴阳两虚（2.9%）。大多数肥胖 T2DM 患者多表现为以"肥胖"为主的"湿"一类的证候，这也说明了为什么在临床中以"滋阴润燥"这一基本治则为指导的治疗收效甚微，这在今后临床施治中具有以下指导意义：①肥胖 T2DM 的防治以"脾"为中心，结合现代生活方式，注重健脾化湿气、清热利湿、疏肝调气等方法。②对于 T2DM 的筛选，尤其是伴有肥胖者，改变以传统"三多一少"症状为诊断标准的思维，达到早发现、早治疗的目的。③医护人员应该针对肥胖 T2DM 制定合理的、个体化的饮食方案。④在基础研究方面，应该增加对肥胖 T2DM 大鼠的各种在体研究，从而为临床肥胖 T2DM 的治疗提供更多的可靠数据。

三、名家名医经验

（一）丁学屏从脾论治

丁学屏治疗肥胖从脾论治，认为"脾土乃伤"是其共同的核心病机。在辨证论治时，既固护脾土，又兼顾气血津液的亏损、痰湿瘀浊与邪火的胶着，分为湿热并重（脂者）、痰浊壅盛（膏者）、痰瘀互结（肉者）三型。

1. 湿热并重型（脂者） 其轻者症见体态丰腴，形态体型尚匀称，肌肉皮肤润白紧致有弹性，阴阳尚平衡，气血尚丰足；多纳佳眠安，伴口气；大便调而频多；舌胖质红苔腻，脉滑流利。体重指数显示超重或肥胖，腰臀比<1，脂肪含量高但分布基本正常，多伴有脂肪肝。此类当进行饮食与运动干预，辅以中药小剂长服，防止其进展加重。

其重者，形体壮硕，面赤恶热，皮肤潮红多汗；饮食亢进，烦渴引饮；口苦易怒，夜寐不安；头晕；舌红苔黄腻，脉洪大有力。多发生于青壮年，饮食生活不规律者，多有高血压、糖脂代谢紊乱，腰臀比常>1，为高代谢性肥胖。

治以清热化湿、斡旋中州，方以清热渗湿汤、资生丸二方复合。

其重者，宜以清热渗湿汤为主方，以黄连、黄柏、茯苓、泽泻、苍术、白术等药味加减治疗。该方黄连、黄柏为君，其中黄连清心火，清热燥湿；黄柏泻膀胱火，利小便，除下焦湿肿；苍术、茯苓、薏苡仁、陈皮、泽泻等为臣药，淡渗利湿，复脾土运化之职；藿香、肉豆蔻、砂仁为佐，芳香醒脾，防苦寒燥烈之品伤及脾土。

其轻者，宜以资生丸为主方，以白术、甘草、茯苓、扁豆、莲子肉、山药、砂仁等健运脾土、补中益气、杜生痰之源。

2. 痰浊壅盛型（膏者）　症见形体漫肿而肌肤萎黄松软，皮肤少华，大腹便便，多赘肉；嗜卧少动，少言寡欲，动则气促；大便溏薄；舌淡胖、边有齿痕，苔厚腻，脉濡滑或沉弦。多见于先天禀赋不足或伴发于其他疾病后，久卧久坐者，临床多以腹型肥胖为主，表现为低代谢率、低激素水平，可伴有严重脂肪肝和其他代谢异常。

治宜蠲化痰浊，益气运脾，以鹿衔白术泽泻汤为主方，并常与生胃丸复合为用。

药用鹿衔草、白术、泽泻、木香、天南星、厚朴、半夏、神曲、青皮、槟榔、橘红、陈皮、枳壳等药味加减治疗。方中鹿衔草、泽泻重用，旨在蠲化痰浊，用以为君；苍术、白术、薏苡仁、茯苓、土茯苓、萆薢等为臣药，淡渗利湿化浊，使湿气下趋；辅以天南星、半夏曲、青皮、木香、槟榔、橘红、陈皮、枳壳、神曲，消积滞而畅气机，理气化痰，则中气健运。

3. 痰瘀互结型（肉者）　症见形体胖满，肤色晦暗，肌肤甲错或瘙痒；大腹膨出，晨起口苦，口渴咽燥，且有秽气，口干喜饮，饮不解渴；痰多色白，纳呆；大便溏稀，小便多泡沫，病程长者多伴肢体麻木疼痛，阴雨天或夜间加重，舌胖质暗，苔腻或黄，脉沉弦或涩。可见严重的糖脂代谢紊乱。

法宜健脾益气、渗湿涤痰、活血化瘀，多以渗湿汤合消积保中丸复合为用，以白术、茯苓、猪苓、泽泻、苍术、紫草、茜草、泽兰、凌霄花、鬼箭羽、三棱、莪术等药味加减治疗。

方中白术、茯苓、猪苓、泽泻、苍术等淡渗利湿为君药，健脾土而化湿浊。白术甘苦性温，功在健脾燥湿；茯苓味甘而淡，药性平和，利水而不伤正气；猪苓开腠理、利小便，与茯苓同功；泽泻渗湿热、行痰饮、利水之力强。紫草、茜草、泽兰、凌霄花、鬼箭羽、三棱、莪术、虎杖、葛根、金银花、槐花等破气疏瘀之品为臣药。紫草清热凉血活血、解毒透疹；凌霄花行血分，能去血中伏火；金银花善清心胃瘀热之毒，有透营转气之功；槐花凉血，尚能疏皮肤风热。半夏、陈皮、白芥子理气健脾、利气豁痰，与黄连、夏枯草、厚朴联用，辛开苦降，复中气升降之机；香附、槟榔、木香、莱菔子、神曲、麦芽为使，开郁散气、消食和中，以助脾土健运之用[7]。

（二）祝谌予从瘀论治

祝谌予教授首先提出用"活血化瘀法"治疗糖尿病及其并发症，认为糖尿病患者病久多有"血瘀"证候，故临床上常选用丹参、葛根这两味活血化瘀药物作为治疗糖尿病的基本用药。常用方药有降糖药对方（生黄芪、生地黄、葛根、丹参、苍术、玄参），在药对方基础上加用当归、丹参、赤芍、川芎等活血化瘀之品，降糖活血；并在中医十纲辨证的基础上把糖尿病分为五个证候，分别为气阴两虚证、燥热入血证、阴虚火旺证、阴阳两虚证和瘀血阻络证。并认为气阴两虚兼有瘀血型最为常见，故此法对于气阴两虚兼有瘀血阻滞的 T2DM 患者疗效显著，不仅能降低血糖并改善患者的"三多一少"及血瘀的症状，而且能防治糖尿病并发症的发生与发展[8-9]。

（三）仝小林拟开郁清热法论治

仝小林教授提出肥胖 T2DM 是由于过食肥甘，导致胃纳太过而脾运不及，积于中焦，形成中满，日久化热，以中满内热为核心病机，据此创立了"开郁清热法"。

脾胃同为中土，若长期过食肥甘，当脾胃功能尚健，可受纳运化之时，则生肥胖，此时多为实胖；超过脾胃的运化功能，食物不能及时腐熟运化，"肥则碍胃，甘则滞脾"，胃纳迟缓，脾运呆滞，气机不调，脾胃当升不升，当降不降，食积停滞于中，则腑气不畅，胃气阻滞，肠道壅塞；脾气不运，则湿浊内停，久之变为痰浊、痰湿或痰热，则土壅中满，入血则血浊，肥胖、血浊等由此而生。脾热致使胃热，胃热则多食、多饮，肥胖不断加重，使脾胃内热更甚，因此形成恶性循环。

在临床上，肥胖 T2DM 肝胃郁热证选用大柴胡汤；胆胃郁热证选用小柴胡汤；肠胃郁热证选用调胃承气汤；脾虚胃热证选六君子汤合玉女煎加减等。取大柴胡汤中柴胡、黄芩、半夏、白芍、枳实、大黄开郁清热，去生姜和大枣，加黄连、全瓜蒌增强开郁清热的力量。由于阴虚由痰热伤津所致，痰热祛则津伤自复，故不养阴而阴自生，如一味滋阴反助湿生痰，致病情更加缠绵[10]。

（四）唐咸玉创扶脾理肝法论治

唐咸玉教授归纳临床所见，认为肥胖 T2DM 患者多气虚、痰湿，或少动，或不节口欲，存在"脾虚湿滞"的体质基础；加上现代社会生活方式改变及各种压力的增大所致肝失疏泄，导致气机不畅之病机，亦在糖尿病发病中起关键作用。

唐教授还通过文献数据挖掘及回顾临床统计分析发现，脾虚、肝郁、气滞、痰湿均为肥胖 T2DM 的高频中医证型，归纳总结出脾虚湿滞不仅是肥胖 T2DM 患者的体质基础，更成为贯穿其发生、发展乃至导致糖尿病并发症的核心病机，而肝失疏泄、气机不畅是其重要发病条件，从而提出"扶脾理肝法"治疗本病。

扶脾固本，即从"后天之本"入手，强调正气亏虚在肥胖 T2DM 发病中的主导作用，重在健脾、运脾以固护根本，扶脾的目的既是治疗糖尿病，也是治疗肥胖的体质因素，俾脾土运化得健，则湿浊痰瘀可祛。扶脾包括"健脾""运脾""醒脾"等手段，"健脾"还有补脾气、养脾阴、温脾阳之分，临床需要灵活运用，随证加减。

理肝法之根本在于调畅气机。肝有易郁、易火、易虚的特点，即以疏肝、清肝、养肝之法，使肝之条达顺畅，恢复其生理功能。肝气条达，气机调畅，则脾升胃降，肾藏肺降，升降有序，气血津液输布正常，血糖才能自然下降，病变从而得到控制。而气机调畅，则邪有去路，痰湿、水饮、瘀血等各种病理产物亦可随之而去。

在临床具体运用上，补脾气有人参、党参、黄芪、白术；养脾阴可选黄精、山药、扁豆；温脾阳有干姜、炒白术、熟附子；运脾可选用厚朴、苍术、茯苓；醒脾可选用木香、砂仁、佩兰、藿香；注意扶脾各法均有侧重，临床上不应截然分开，可联合使用。遣方上可选用四君子汤、理中丸、参苓白术散、补中益气汤加减。

疏肝之药可选木香、香附、五灵脂、芍药、青皮、川楝子等；肝火偏旺可选用炒黄连、山栀子、赤芍、牡丹皮；养肝阴可选用生地黄、熟地黄、沙参、麦冬、当归、枸杞子、何首乌、女贞子、旱莲草等。方可选逍遥散、小柴胡汤、加味四逆散之类，使枢机运转，气机开阖升降自如，而诸症自除。如此，气机得以正常运行，痰饮、瘀血等病理产物亦可随之而去[4, 11]。

（五）赵恒侠拟经验方荷芪散

荷芪散组成：荷叶30g，黄芪30g，何首乌15g，决明子30g，冬瓜皮30g，石菖蒲10g，苍术10g，山药15g，泽兰15g，甘草5g。

水煎煮，每日1剂，每剂180ml，分两次口服（早晚饭后0.5～1h）。

荷芪散以荷叶、黄芪为君药：荷叶利湿化瘀、祛痰利水、升发清阳；黄芪健脾益气、利水化湿。两者合用，为痰湿互结，兼有脾虚之首选，共奏醒脾祛湿、行气化痰之功。何首乌具有滋阴功效，佐药决明子、冬瓜皮性寒凉，取"滋腻碍胃""寒凉伤胃"之意，抑制食欲[12]。

（六）朴春丽拟以连梅汤治疗

朴春丽教授基于古人对肥胖的认识（肉人、肥人、膏人）及自身的诊疗经验，认为肥胖的病因为膏、浊，由膏、浊化生痰、湿、瘀、毒，而膏、浊、痰、湿、瘀、毒皆可阻碍气机的运行，气郁血瘀而化热，热则消烁津液，发为消渴。因此，归纳本病的病机为"六郁和络滞"，"六郁"是指以食郁为先导而形成的气郁、血郁、热郁、痰郁、湿郁的病机状态；"络滞"是由六郁交互作用而形成络脉郁滞的病机状态。治以"苦酸通调"连梅汤。

药物组成：黄连20g，乌梅20g，大黄8g，干姜6g。

每日1剂，水煎，分2次口服。

方中以黄连为君，其性大苦大寒，因消渴六郁化火，渐耗气阴，气因热而伤，苦可养气，取黄连苦寒之性以泻热，使邪去正安，其气自复，故为君药。乌梅、大黄为臣药，乌梅性味酸温，主收敛生津，与黄连相伍以苦酸制甜；大黄苦寒，助黄连泻热，并可除积行瘀。干姜辛温，辛通入络，合黄连辛开苦降以调畅气机，使郁滞得除；且可反佐黄连、大黄苦寒之弊，以顾护阳气，故为佐使。四药合用，苦、酸、辛并施，达到了苦酸制甜、通调气机的目的[13]。

近年来超重（或肥胖）T2DM受到更多关注，治疗糖尿病要求控糖的同时不增加体重，或者降糖与减重同时进行。上述医家从不同角度，或健脾补气，或清利活血，或通调气机，或开郁清热，均有较好疗效。从脏腑辨证来看，则多责之于中焦之脾、肝、胃三脏。范冠杰教授治疗本病不囿于传统的三消辨证，用相对固定又动态变化的中药药串灵活组合加减，每组药串针对一个核心病机，这样动定相合、有序，真正体现了中医辨证论治的理论内涵，从而提高了临床疗效。此外，对于本病管理，须更加强调饮食和运动的干预及患者的持之以恒。

（唐咸玉）

参 考 文 献

[1] Yang Lu J, Weng J. Prevalence of diabetes among men and women in China. N Engl J Med, 2010, 362(12): 1090-1101.

[2] Hou X, Lu J, Weng J, et al. Impact of waist circumference and body mass index of risk of cardiometabolic disorder and cardiovascular disease in Chinese adults: a national diabetes and metabolic disorders survey. PLoS One, 2013, 8(3): e57319.

[3] 中华医学会内分泌学分会. 中国 2 型糖尿病合并肥胖综合管理专家共识.药品评价，2016, 13（17）: 5-10.

[4] 唐咸玉，谢雯雯，何柳，等. 扶脾理肝法治疗肥胖 2 型糖尿病理论探讨. 中国中医基础医学杂志，2015, 21（11）: 1365-1395.

[5] 孙璐，唐咸玉，张鹏，等. 超重及肥胖 2 型糖尿病患者治疗中药用药规律分析. 新中医，2014, 46（2）: 146-148.

[6] 唐咸玉，范冠杰，赵晓华.肥胖 2 型糖尿病中医证型频数分析. 中医临床研究，2013, 5（20）: 115-116.

[7] 陈清光，戴正乾，陶枫，等.丁学屏从脾论治肥胖病临床经验.上海中医药杂志，2016, 50（6）: 17-19.

[8] 吕景山. 糖尿病证治挈要. 北京：人民军医出版社，2003: 9-10.

[9] 祝勇，祝肇刚，王玉光，等. 从瘀论消渴：祝谌予医话医案精读. 环球中医药，2012, 5（10）: 742-743.

[10] 仝小林，董柳，毕桂芝，等. 开郁清热法治疗肥胖 2 型糖尿病降糖疗效研究. 吉林中医药，2008, 28（1）: 17-19.

[11] 唐咸玉，孙璐，曾慧妍，等. 扶脾理肝法治疗肥胖 2 型糖尿病浅析. 新中医，2018, 50（12）: 261-263.

[12] 陈叶，赵恒侠，郑夏洁. 荷芪散治疗肥胖型 2 型糖尿病患者的临床疗效观察. 江西中医药，2015, 65（9）: 42-44.

[13] 韩笑，朴春丽，仝小林. 连梅汤治疗肥胖 2 型糖尿病 40 例. 中医研究，2010, 23（6）: 26-27.

第十六章 糖尿病合并抑郁症的临证经验

抑郁症（depression）是一种慢性精神疾病，以持续情绪低落和认知功能障碍为主要临床特征，常伴焦虑、激越、无用感、自杀观念、意志减退、精神运动性迟缓及各种躯体症状等，具有高患病率、高疾病负担、高复发率、高致残率、高自杀率等特点。根据 WHO 最新报告，预计到 2020 年，抑郁症将成为导致人类死亡和致残的第二大类疾病。

一般认为，抑郁症在普通人中的发病率是 5.8%；而在糖尿病患者中，约有 30%合并抑郁障碍[1]。同时，在对多种伴发抑郁症的慢性疾病的实验中发现，糖尿病患者合并抑郁症的比例超过其他疾患[2]。而抑郁等负性情绪，可加重糖尿病患者的病情，增加血糖控制难度，同时提升大血管与微血管并发症的发生概率[3]。

糖尿病合并抑郁症的易患因素与年龄、性别、肥胖、社会家庭状况、合并其他躯体疾病密切相关，两者具有一定的生物学相关性，可相互影响、相互作用，使病情复杂化，增加治疗难度，如抑郁症可以引起神经内分泌调节紊乱，干扰神经免疫系统，增加糖尿病并发症及心血管事件的发生风险；而高血糖影响患者的认知功能，不正确的认知导致情绪波动，引发抑郁。

糖尿病合并抑郁症可对应"消渴病郁证"，是指消渴病日久发为郁证，或郁证日久出现消渴，或多种因素作用，导致消渴病、郁证同时发病。《灵枢•癫狂》有"喜怒，善忘，善恐者，得之忧饥"的记载。金代张从正《儒门事亲•三消论》有"消渴者……耗乱精神，过违其度之所成""消渴一症，如若不减嗜欲，或不节喜怒，病虽一时治愈，终必复作"之论。明代杨士瀛云："心思过度，此心火乘脾，胃燥而肾无救，可发为消渴。"可见消渴病与情志失调、郁证的发病相互关联。

一、临证案例

病案一

吕某，女，56 岁，2016 年 5 月 20 日初诊。

初诊 诉 2 型糖尿病病史 5 年，抑郁症病史 3 年，现口服盐酸吡格列酮片、阿卡波糖片、盐酸二甲双胍片控制血糖，血糖时有波动。症见：性情急躁易怒，大便秘结，睡眠欠佳，舌暗红，苔黄腻，脉弦略数。

西医诊断：2 型糖尿病，抑郁症。

中医诊断：消渴郁证。

辨证：肝郁化火，湿热瘀阻。

治法：清肝解郁，清热利湿，凉血活血。

方药：柴胡 5g，白芍 30g，薄荷（后下）5g，牡丹皮 15g，白术 30g，生地黄 30g，连翘 10g，淡竹叶 10g，酒川牛膝 15g，益母草 15g，莪术 10g，丹参 30g，首乌藤 15g，甘草 5g。上方每日 1 剂，水煎温服。与患者沟通过程中，嘱其注意控制饮食，加强运动，并鼓励其多参与社交活动，增强治疗信心。

二诊　2016 年 7 月 8 日。症见睡眠改善，稍感郁闷，诉时有头晕、腹胀，大便每日 1 行，质地偏硬，舌淡红，苔黄微腻，脉弦细。瘀象减轻，气机欠畅，故在上方基础上去首乌藤、丹参、莪术，以免过用活血而伤正气，加乌药 10g，木香（后下）10g 理气消胀，石菖蒲 5g 开窍醒神，并嘱患者配合快走或八段锦等以协助调畅气机。

三诊　2016 年 9 月 2 日。近期因外出，仅以西药控糖，自觉疲倦乏力，睡眠尚可，头晕、腹胀减轻，大便顺畅，舌淡红，苔黄，脉弦。考虑气机宣通，热象不著，邪去正虚，故守方加五爪龙 15g，山药 15g 以益气健脾，助气血生化之源。

四诊　2016 年 10 月 16 日。患者性情趋于平和，睡眠改善，大便正常。抽血查空腹血糖 6.4mmol/L，HbA1c 6.8%。

【按语】此患者病性总属虚实夹杂，但病情处于不断动态变化中，首诊辨证为肝郁化火，湿热瘀阻，治以疏肝清肝、凉血活血、清热利湿。二诊因久病气机郁滞，证变治亦变，故治疗标本兼治，以佐通为用，增行气开郁药。三诊劳累正虚，故注重益气培元，固护中土。患者以肝气郁结为核心病机，故以疏肝理气法贯穿始终，乃取自"动-定序贯八法"中"定"的精髓。随着治疗的深入，据症状变化出入活血、开窍、健脾等法，是在谨守核心病机、把握本病的确定性和规律性的基础上，有序承接、连贯治疗，循序渐进。而且每诊均注重与患者良性互动，调适心理状态，强调全程生活方式干预，故收到满意疗效。

病案二

江某，女，67 岁，2017 年 11 月 27 日初诊。

初诊　诉 2 型糖尿病病史 20 余年，抑郁症病史 5 年，平素易焦虑。现皮下注射甘精胰岛素注射液、口服沙格列汀控制血糖，血糖控制欠佳。症见：精神疲倦，视物模糊，口干多饮，口苦，时有心悸，纳可，入睡困难，二便调。舌暗红，苔黄微腻，脉弦细。

西医诊断：2 型糖尿病，抑郁症。

中医诊断：消渴郁证。

辨证：肝郁脾虚，湿热瘀阻。

治法：疏肝健脾，清热利湿，活血化瘀。

方药：柴胡 5g，白芍 15g，枳壳 10g，五爪龙 15g，茯苓 15g，茵陈 15g，薏苡仁 15g，川芎 10g，牛膝 15g，甘草 5g。上方每日 1 剂，水煎温服。嘱患者加强糖尿病饮食控制及运动。

二诊　2017 年 11 月 29 日。症见：口干、心悸减轻，仍有口苦，眠差多梦，且颈部酸痛，舌暗红，苔黄微腻，脉弦细。在上方基础上去牛膝、枳壳、薏苡仁、川芎，加党参 15g，山药 30g 益气健脾，丹参 15g 活血，苍术 15g 燥湿，黄连 10g 清热，葛根 30g 解肌升清。

三诊　2017 年 12 月 5 日。口苦、颈部酸痛缓解，诉睡眠欠佳，少许心悸。舌偏暗红，苔微黄，脉弦细。易偏燥之苍术为白术 15g 健脾，加百合 30g，酸枣仁 30g 养心安神，石决明 30g 平肝镇潜。

2017 年 12 月 11 日患者出院时，视物模糊减轻，睡眠改善，心悸缓解，监测血糖波动于 7.7～13.1mmol/L。

【按语】糖尿病合并抑郁症患者常出现失眠、多梦、心烦心悸等症状，此类症状若未能及时解决，会加重患者心理负担，进而增加疾病控制的难度。治疗上可选用夜交藤、酸枣仁、远志等以养心安神，配合党参、白术、山药等以益气健脾、滋养气血生化之源。如若见阴虚内热、热扰心神、心烦不宁者，可配合黄连、栀子等以清心除烦，或百合等养阴安心。

二、经验与体会

（一）重视心理调节治疗

糖尿病合并抑郁症，是涉及人体多系统、多脏器的多因素疾病，也是复杂的身心疾病和生活方式病。在中医整体观、恒动观和辨证论治的基本精神指导下，还需重视时代特点，深刻了解我国社会人文环境的大背景，以及经济建设持续发展、人民物质生活富裕程度不断提高的现状，遵循"生物-心理-社会-环境"新医学模式，重视在诊治中融入人文关怀，运用"动定"理念，注重展开心理调适，坚持疏导和良性互动，坚持个体化治疗，兼顾治疗的共性和个性，清楚每一个体都有着社会环境、文化道德、经济等背景。疾病的合并发生错综复杂，患者心理情绪各异，需要医者主动热情地接近患者，通过不断地耐心沟通，深入细致地了解其思想情绪，善解其意，进行适合其个体特点的劝慰疏导、易性移情工作，做到个别沟通常态化，使心理治疗贯穿于门诊与病房、对患者及其亲属咨询应答等多个环节上，以期收到实效。

（二）重视整体协调与发展变化

范冠杰教授重视以整体的、开放的、联系的观点看待疾病的发生和发展变化。糖尿病和抑郁症本不是同一个疾病，但是各自为对方重要的发病危险因素，无论孰先孰后，都互为因果，可相互增强，同属复杂性疾病，二者均有多因素包括社会环境因素参与，影响人体多系统及整体平衡状态。过去对二者的单独研究较多，但如今二者共病已较为常见，陡增难控因素，涉及多学科的交叉渗透。若选择单靶点的药物，或脱离了关联性、复合性的思维，都将难尽人意。"动-定序贯八法"首先是理论，亦是思维方法，将二者视作紧密联系的整体，立意重整体、重协调、重发展变化，依据二者相似的认知功能紊乱的共病机制，亦即核心病机趋同，确定治法和相应的药串，有常、有守、有变，防治并举，形神共调。施治时通过辨识二者轻重程度之不同来侧重选择治法药串，更针对患者心理情绪问题的多维多样性，及早介入个体化心理治疗，发挥情志调节作用，以提高疗效。

（三）"动-定序贯八法"辨治应用

范冠杰教授重视打破固化教条的思维模式，对中医临床思维包括对"动-定序贯八法"的应用与发展不断再思考、再认识，主张从临床实践出发，通过临床验证新理论，推陈出新，以进一步阐明疾病的内在规律，从而更好地为临床服务。

按"动-定序贯八法"理论，证是动态演变的，证是疾病不断发生变化的微观状态的宏观反映。证能够概括出病机，亦即疾病从发生到发展变化的机制。病机是证与治的桥梁，归纳了对病因和症候群的判断，并提示了疾病变化趋势和发展预后。其最为关键者称为核心病机。治疗上，强调从核心病机来认识本病和运用八法，视病况实际有所侧重、灵活配合、有序应用。其具体应用主要体现在以下三法：

1. 疏肝理气法 目前中国人心理压力居高不下，甚至形成"社会焦虑"现象，脉多弦。糖尿病患者由于病情的特殊性，常产生郁闷、易怒、急躁、悲观、失落、消极等情绪，与肝郁不达、疏泄失职相关；如缘于情志抑郁而致病，糖脂紊乱，说明肝失疏泄，导致脾胃失和、水液代谢和传输运行障碍[4]。故疏肝理气为常用治法之一[3]，选用柴胡、郁金、白芍、薄荷等品，着重疏通气机。若郁久化火，易致焦虑、激愤、对抗等情绪反应，可加入牡丹皮、栀子等，并不断辅以心理疏导，以利于治疗的开展，并提高患者的生存质量。

2. 养心安神法 患者易产生心烦心悸、失眠多梦、面色不华、头晕神疲等症状。而抑郁、失眠本身就是糖尿病的难控因素。心主血，血虚则心失所养，神不守舍，选用夜交藤、远志、酸枣仁等为药串。如见热扰心神，可与他法配合，或清热、或凉血、或养阴，适当加减。

3. 活血化瘀法 气滞日久可导致气机升降失常，津血郁滞而不行，故活血化瘀在本病治疗中亦为主要治法之一，人体以血为本，血以通为用，选用丹参、三棱、莪术、泽兰、益母草等味组成药串，目的在于以通为用，恢复血脉的畅顺，令各脏腑气血调达，濡养得度。

三、名家名医经验

吕仁和教授，国医大师，从医 50 余年来，曾师从施今墨、秦伯未等诸多名医，在糖尿病及其并发症的研究领域中，积累了丰富的临证经验。肖永华等[5]针对 128 例经吕仁和教授诊治的糖尿病医案，经过"解析和标引"的预处理之后，借助"中医医案数据库"的统计分析功能，将医案按照脾瘅期、消渴期、消瘅期三期，分别对其病因、病机、病位进行统计分析，发现劳心、郁火是脾瘅期主要病因，而消渴期的病因以过食厚味、怒伤居多，提示饮食和情志因素在糖尿病发生、发展中占有重要地位。肝、肾、胃、脾是消渴期主要病位，除肝肾阴虚外，湿热瘀阻、肝郁化热、肠胃积热、阴虚内热、心神不宁等病机在消渴期较突出。

吕仁和教授博采众长、认真总结经验，形成了诊治糖尿病及其并发症的综合防治方案"二、五、八方案"和患者自我治疗用的"三自如意表"[6]。其中"八"是指八项治疗措施，包括据情辨证饮食、据情辨证运动、据情辨证调整心态三项基本措施。"三自如意表"是指患者要自查、自找、自调节，目的在于调动患者自我调整的积极性，要求患者自查监测指标、自找影响疗效的原因、自我调整，在医生的指导下寻找适合自己的饮食、运动和治疗方案，自己解决问题，直至达到"如意"的程度。具体而言，"自己查"指查尿糖以知血糖，即在明确肾糖阈的前提下，则可通过查尿糖而知血糖，也就可以通过查尿糖找到影响血糖变化的因素。再把找到的因素通过自己摸索验证，探索自己能够掌握的规律，从而达到不用检查就可以知道自己血糖高或低，以及用什么方法调理到如意的程度。"自己找"指尿糖低或高，自己找原因。如饮食的量和质是否合理，运动的量和方式是否适当，自己的心态是否失调，用了什么药、是否有效，有无感冒、感染、过热、过疼、受惊等不良因素刺激。"自己调"是指找的原因是否准确，需要验证，一次不算，二次不定，多次则成。通过这种方法，为糖尿病患者制定了简单易行，又行之有效的自我防治方法。

　　吕仁和教授强调对糖尿病的整体把握，重视综合、规范、多样性的治疗康复，体现生物-心理-社会-环境医学模式，在治疗中十分注重引导患者调节自身情绪，帮助疾病恢复。

　　综上而言，"动-定序贯八法"对糖尿病合并抑郁症重视异病同治，坚持中医整体恒动观和辨证论治的基本精神，动态把握核心病机，形神共调，组合用药，发挥多途径、多环节、多靶点治疗的综合作用，进一步扩大了应用范围，并体现了中医对难治性、复杂性疾病的治疗优势。

（何嘉莉）

参 考 文 献

[1] 石媛. 2型糖尿病患者抑郁症的患病率及控制血糖后抑郁评分的变化. 乌鲁木齐：新疆医科大学，2014：15.

[2] 李雪芹. 糖尿病人群伴发抑郁症临床分析. 亚太传统医药，2013，9（11）：135-136.

[3] 中华医学会糖尿病学分会. 中国2型糖尿病防治指南（2013版）. 北京：北京大学医学出版社，2014：67.

[4] 徐锋，刘蓉，曾南. 逍遥散及其衍生方治疗糖尿病及伴抑郁症的研究现状. 中药药理与临床，2016，32（1）：219-222.

[5] 肖永华，王世东，李靖，等. 吕仁和辨治糖尿病医案病因、病机和病位解析. 北京中医药大学学报，2010，33（8）：524-528.

[6] 冯兴中. 溯《内经》渊源行"消渴病"规范——吕仁和学术思想简述. 环球中医药，2011，30（4）：268-271.

第十七章　单纯性肥胖的临证经验

　　肥胖症（obesity）是指体内脂肪堆积过多或分布异常，体重增加，是一种多因素的慢性代谢性疾病。现在国际上主要有两种衡量肥胖的方法，即体质指数（BMI）和脂肪指数。根据中国肥胖问题工作组的建议，BMI=体重（kg）/身高（m^2），BMI 在 24～28 为超重，BMI≥28 为肥胖[1]。肥胖是指人体内脂肪积聚过多，男性体内脂肪通常为 15%～20%，超过 25% 为肥胖，介于 21%～25% 为边缘状态；女性体内脂肪通常为 25%～30%，超过 33% 为肥胖，介于 31%～33% 为边缘状态[2]。肥胖可分为单纯性肥胖和继发性肥胖两类。通常意义上的肥胖都是指单纯性肥胖，主要原因是糖类及动物性脂肪摄取量超过人体消耗量，人体把多余物质转化为脂肪储存在各组织及皮下，常伴随内分泌等系统的变化。男性脂肪一般沉积在腹部，女性则多沉积于臀部和大腿上部等。继发性肥胖是伴随着某些疾病发生的，如垂体性肥胖、胰岛性肥胖、甲状腺功能低下性肥胖等。

　　通过 BMI 估算，2008 年全球约有 14.6 亿成年人为超重体型，其中 2.05 亿男性和 2.97 亿女性为肥胖体型[3]。据 2002 年中国居民营养与健康现状调查结果显示：我国成人超重率为 22.8%，肥胖率为 7.1%，人数分别为 2 亿和 6000 多万。大城市成人超重率与肥胖现患率分别高达 30.0% 和 12.3%，儿童肥胖率已达 8.1%，与 1992 年相比，成人超重率上升 39%，肥胖率上升 97%。近几年来，超重率与肥胖率仍进一步上升。2010 年中国糖尿病流行病学调查[4]数据显示，BMI<18.5、18.5～24.9、25.0～29.9、≥30.0 的人群中糖尿病患病率分别为 4.5%、7.6%、12.8%、18.5%，提示肥胖与 T2DM 密切相关。肥胖已成为我国的一个严重的公共健康问题。

　　肥胖的病因还未完全明晰，但以下几点是国际社会所共同认可的：①脂肪摄入过多：是促进肥胖形成的重要因素之一。②低代谢率：现代研究已证明，大量饮食和静坐少动的生活方式对促进肥胖的形成有明显作用。③基因突变：经研究表明，已有以下几个基因被证实与肥胖有关：肥胖基因（ob 基因）、消脂素受体（LpR）基因、β_3 肾上腺素受体（β_3-AR）基因、解偶联蛋白-1（UCP-1）基因[5]。

　　现阶段治疗肥胖症的药物主要有作用于中枢的食欲抑制剂、作用于外周的脂酶抑制剂兼具减重作用的降糖药物（如盐酸二甲双胍）、胰高血糖素样肽 1（GLP-1）受体激动药等。其中食欲抑制剂主要有拟儿茶酚胺和拟 5-羟色胺类药物两种，前者主要通过降低食欲达到减肥作用，但可引起血压升高、心率加速、厌食症，高血压、心律失常、充血性心力衰竭、心肌梗死患者不宜应用；后者作用于胃肠道，通过减少膳食中脂肪的吸收达到减肥目的，临床应用较安全，但长期应用可引起脂溶性维生素（A 和 K）缺乏。利拉鲁肽是 GLP-1 受体激动剂，于 2011 年 10 月 9 日正式在我国上市，用于治疗成人 2 型糖尿病。2014 年 12

月被 FDA 批准治疗肥胖和超重。利拉鲁肽作用于下丘脑摄食中枢，可以增加下丘脑的饱食信号，减少下丘脑的饥饿信号，减少食欲，减少热量摄入[6]。常见的不良反应有恶心、胃肠道反应[7-8]。任何减肥药都有不同程度的不良反应和应用范围，迅速减肥对身体没有好处，因此不应盲目滥用减肥药。肥胖患者应在医生的指导下，制定切实可行的科学的运动和节食方案，改变饮食结构，辅以药物综合治疗以取得较好的减肥效果[9]。

　　肥胖症属于中医"肥胖"的范畴。中医学对肥胖病的认识源远流长，早在两千多年前的《内经》中就有"肥贵人"的名称，并认为此属"膏粱之疾"，多为本虚标实，非一脏一腑之因。中医中药对于防治肥胖及其所带来的疾患有着悠久的历史和良好确切的效果。中医药减肥可通过依据个体对症用药，合理全面地增进人体健康。

一、临证案例

病案一

陈某，女，23 岁，2009 年 10 月 29 日初诊。

初诊　患者形体肥胖，诉自 7~8 岁开始体重增加，现体重稳定于 80~85kg，目前身高为 163cm。症见：月经不调，周期不规律，伴有痛经，经期 3~5 天，纳食不多，运动少，畏热，有汗，肤冷，痰少，口干，饮水多，喜饮冷饮，小便可，大便不畅，眠差，舌质淡胖，舌苔白腻，脉沉。查体：体毛偏多，颜面和背部散在痤疮，毛孔粗大。腋部无黑棘皮样改变，腹部无明显紫纹。实验室检查：内分泌激素仅胰岛素水平偏高，性激素和皮质醇基本正常（空腹胰岛素水平略高：753.2U）。既往史：血压偏高。

西医诊断：单纯性肥胖。

中医诊断：肥胖。

辨证：气虚湿阻。

治法：益气祛湿，化痰通络。

方药：当归 5g，桂枝 15g，白芍 10g，细辛 3g，炙甘草 5g，通草 5g，大枣 10g，白术 30g，茯苓皮 30g，猪苓 30g，泽泻 30g，熟附子（先煎）15g，干姜皮 10g，法半夏 15g，陈皮 15g。7 剂，每日 1 剂，水煎，分早晚服。并嘱患者注意控制饮食，加强运动疗法。

二诊　2009 年 11 月 19 日。服药后，患者精神较前好转，自觉体重减轻，仍有畏热、肤冷、汗出等症状，月经情况改善不明显，舌边有齿印，舌苔薄微黄腻，脉沉。病机为气虚湿热内阻。患者先有口干、纳食不多、运动很少等症状，是为脾气虚弱、水湿内蕴之象。上方用熟附子加强扶助脾阳之力以运化水湿，加之患者水湿内蕴，郁而化热，遂出现舌苔薄微黄腻等湿热内蕴之证。原方去白芍，加赤芍以加强活血化瘀之效，熟附子减为 10g，并加熟地黄辅以清内热。7 剂，每日 1 剂，水煎，分早晚服。并叮嘱患者继续饮食及运动疗法。

三诊　2009 年 12 月 10 日。患者坚持门诊随诊服药，体重减轻 5kg，纳食好转，畏热、肤冷、汗出等症状较前减轻，无明显口干，饮水量正常。颜面和背部痤疮较前减少。月经情况仍如前，周期不规律，伴有痛经，经行时两胁胀满不舒。舌质淡，舌苔白，脉沉。辨证属肝郁脾虚，湿浊阻滞。治宜疏肝健脾，祛湿化浊。方药：当归 5g，桂枝 10g，细辛 3g，炙甘草 5g，通草 5g，枳实 10g，赤芍 15g，炒白术 30g，猪苓 15g，泽泻 15g，熟附子（先煎）15g，干姜 5g，柴胡 10g，陈皮 10g，磁石（先煎）30g。7 剂，每日 1 剂，水煎，分早晚服。

四诊 2009 年 12 月 17 日。现患者经期第二天，痛经减轻，两胁胀满不舒感不明显，纳眠可，体重现稳定于 75kg。舌边有齿印，舌苔白，脉沉寸口濡。病机为肝郁脾虚，湿浊阻滞。治宜疏肝健脾，祛湿化浊，考虑患者正在行经，在上方基础上去稍滞的陈皮，加麦芽 15g 以行气通经，服法同上。并予附子理中丸加强温中健脾之效。

五诊 2010 年 1 月 14 日。患者坚持服用上述中药 1 个月（2 日 1 剂），服用后，上次月经周期规律，痛经症状减轻。现纳食正常，运动增加，现畏热、有汗、肤冷、痰少、口干、饮水多、喜饮冷等症状均有明显改善，颜面和背部痤疮已不明显。舌边齿印暗淡，舌苔薄白，脉沉滑。辨证属气虚湿阻。治宜益气健脾，活血祛湿。方药：当归 10g，桂枝 10g，细辛 3g，炙甘草 10g，通草 5g，大枣 10g，赤芍 15g，炒白术 30g，瓜蒌皮 15g，泽泻 20g，熟附子（先煎）10g，干姜 10g，升麻（广升麻）5g，麦芽 30g，郁金 30g，生半夏 5g。7 剂，水煎服，日 1 剂分早晚服。继续予附子理中丸。

六诊 2010 年 2 月 4 日。患者上述诸症均好转，体重减至 70kg 左右，为进一步巩固疗效，调节月经，遂再次就诊。舌边齿印淡，舌苔水滑微黄，脉沉滑。治法同上，在上方基础上加强疏肝理气、祛湿化痰之品。方药：当归 5g，桂枝 10g，炙甘草 10g，赤芍 15g，白术 30g，泽泻 30g，熟附子（先煎）15g，干姜 10g，麦芽 15g，香附 10g，柴胡 10g，红花 10g，车前子 15g，胆星 10g，绵茵陈 15g。7 剂，水煎服，每日 1 剂，分早晚服。随访半年，患者体重维持在 60～65kg，月经 26～28 日一行，5～6 日净，经行未诉明显不适。

【按语】患者因喜食肥甘致脾胃受损，脾虚痰湿内阻贯穿始终，根据五行关系，土虚犯木，肝强脾弱，故治疗上关注主症的同时，亦须关注他脏兼症的治疗。范教授"动-定序贯八法"中强调把握疾病基本病机，用动态思维辨证论治，首诊辨证为气虚湿阻，治以益气祛湿、化痰通络，并伍以茯苓皮、白术、法夏等祛湿运脾。三诊中，患者的月经情况成为主要矛盾，遂于辨证中加上疏肝之品柴胡。经过三诊后，患者症状已明显改善。后续治以益气健脾、活血祛湿之法，患者体重未再反弹。

病案二

吴某，女，24 岁，2009 年 6 月 16 日初诊。

初诊 自诉每月体重增加 2～3kg，近期性情急躁，月经量减少，色黑，有血块。症见：倦怠乏力，少许脱发，无面部痤疮，睡眠可，舌淡红，苔薄白，脉弦。查体：现体重 70kg，身高 154cm。

西医诊断：单纯性肥胖。

中医诊断：肥胖。

辨证：肝郁气结，湿瘀互阻。

治法：疏肝理气，利湿化瘀。

方药：柴胡 10g，白芍 30g，牡丹皮 15g，薄荷 10g，绵茵陈 30g，炒白术 10g，连翘 15g，益母草 30g，莪术 10g，枳实 10g，甘草 5g。7 剂，水煎服，并嘱患者加强饮食与运动治疗。

二诊　2009 年 6 月 23 日。服上药后患者自我症状改善不明显，经行第 3 天，月经量仍然偏少，色暗红，未见血块。睡眠欠佳，舌暗，苔薄白，脉沉细。辨证属肝肾亏虚，气郁血瘀。治宜补肾疏肝，理气化瘀。方药：柴胡 10g，白芍 30g，连翘 30g，牡丹皮 15g，夜交藤 30g，狗脊 10g，川续断 10g，女贞子 20g，旱莲草 20g，绵茵陈 30g，枳实 10g，莱菔子 10g，莪术 10g，郁金 10g，甘草 5g。7 剂，水煎服。嘱患者继续控制饮食与运动治疗。

三诊　2009 年 7 月 21 日。患者服药后自觉性情急躁减轻，睡眠好转，较前已无明显乏力感，近 1 月来体重未增加。但上周因工作出差，饮食不节，舟车劳顿，出现腹胀、下肢乏力等不适，便秘，舌偏红，苔黄腻，脉沉弦。辨证属脾肾亏虚，瘀热互结。治宜补肾健脾，清热化瘀。方药：薏苡仁 30g，茯苓 30g，法半夏 15g，炒白术 10g，枳实 10g，生地黄 30g，丹参 30g，连翘 15g，白芍 30g，杜仲 10g，甘草 5g。7 剂，水煎服。患者体重未增加，说明饮食运动疗法有效，嘱患者继续坚持治疗。

四诊　2009 年 11 月 24 日。患者坚持饮食及运动疗法，并服用二诊时的方药，半年来体重减至 65kg，情绪稳定，饮食正常，倦怠乏力感消失。月经量正常，色可，无血块，但经行时有明显腰膝酸软，两胁闷胀，舌淡红，苔薄白，脉弦，尺弱。辨证属肾气亏虚，气郁血瘀。治宜补肾活血，疏肝理气。方药：狗脊 20g，川续断 10g，女贞子 30g，旱莲草 30g，柴胡 10g，白芍 30g，牡丹皮 15g，薄荷 10g，当归 10g，五爪龙 30g，益母草 30g，赤芍 15g，甘草 5g。7 剂，水煎服。服药 14 剂后症状缓解。

后患者长期门诊随诊调方，体重波动在 60kg 左右，能坚持饮食及运动控制，体重未反弹。

【按语】患者为年轻女性，坚持服用中药治疗，体重控制在正常范围内，情绪稳定，饮食正常，倦怠乏力感消失。由此诊的辨证可见，症状是确定疾病证候的主要依据，而"证"则具有"阶段性"和"特异性"，属于疾病某一阶段或时期的总体性特征。在本病例中，由于患者环境改变及自身情况的不同，证候表现不可能完全一致，因此对应的治则治法不可能是固定单一的。中医认为"有诸内必形诸外，有诸外必根诸内"，就是既注重外在的证候特点，也同时注重内在的病机变化规律。在疾病的发展过程中，证候是动态变化的，是疾病微观不断变化的宏观反映。在本病例中，患者的临床症状并不明显，故需善于观察，方能做到"见微知著""观其脉证，知犯何逆，随证治之"，从而治愈患者。对于患者不同的证候，运用与之相应的中药药串，如疏肝理气之柴胡、白芍、薄荷、郁金，活血化瘀之益母草、莪术、丹参、赤芍，平补肾阴肾阳之狗脊、川续断、女贞子、旱莲草，清热化湿之绵茵陈、白术、茯苓、枳实，益气养阴之五爪龙、生地黄。这些均体现了范冠杰教授动定结合、有序连贯的辨证特点。

病案三

李某，男，39 岁，2008 年 11 月 5 日初诊。

初诊　诉患高脂血症、脂肪肝 3 年，未曾服用调脂西药治疗。自幼体胖，半年间体重增加约 10kg，症见：口干口苦，疲倦乏力，睡眠不佳，胃纳一般，二便如常，舌质偏暗，苔黄腻，脉弦滑。2008 年 10 月抽血检查提示总胆固醇 6.25mmol/L，三酰甘油 4.7mmol/L，空腹血糖 8.0mmol/L，餐后 2h 血糖 10.76mmol/L，转氨酶轻度升高。腹部 B 超提示轻度脂肪肝。身高 166cm，体重 78kg，BMI 28.31。

西医诊断：肥胖症，高脂血症。

中医诊断：肥胖。

辨证：脾虚湿热夹瘀。

治法：清热利湿，益气健脾。

方药：苍术 10g，黄柏 10g，车前草 30g，薏苡仁 30g，绵茵陈 15g，黄芪 30g，生地黄 15g，地骨皮 15g，葛根 15g，玄参 10g，山楂 15g，夜交藤 15g，甘草 5g。每日 1 剂，水煎温服。并嘱患者注意控制饮食，加强运动。

至 2009 年 2 月中，已煎服中药 84 剂，随证加减竹叶 10g，法夏 10g 等味。

二诊 2009 年 2 月 18 日。患者见口干口苦、疲倦乏力症状基本消失，纳、食、睡眠可，二便调，舌质略暗，舌苔薄白腻，脉弦。查手指末端血糖 6～6.2mmol/L，体重减至 65kg。考虑为脾气渐健，热邪有所减退，但湿浊仍未化，故在上方基础上加陈皮 10g，白豆蔻 10g 以芳香化湿，并加丹参 15g 以活血通络，瘀痰并治。至 5 月下旬，已服药 49 剂，随证选加神曲 30g，莪术 10g。

三诊 2009 年 5 月 27 日。患者诉近来应酬增多，数次赴宴。症见少许口苦，无倦怠乏力，小便调，大便硬，舌质偏红，苔黄腻，脉弦。辨证考虑饮食失调，痰湿化热，故在上方基础上去苍术，加胆南星 10g，竹茹 10g 以清热化痰，布渣叶 30g 消食导滞。

四诊 2009 年 12 月 13 日。至 12 月初已服药 36 剂，患者精神良好，无口干口苦，纳寐可，二便调。2009 年 12 月 10 日复查总胆固醇 4.52mmol/L，三酰甘油 2.91mmol/L，高密度脂蛋白胆固醇 1.14mmol/L，低密度脂蛋白胆固醇 3.88mmol/L，空腹血糖 6.04mmol/L，餐后 2h 血糖 7.4mmol/L。腹部 B 超提示脂肪肝声像消失。体重维持于 61kg，BMI 22.14，为理想体重。

【按语】患者病性属虚实夹杂，辨证为脾虚湿热夹瘀，其标本并重，病势较缓，故标本兼治。首诊以清热利湿为主，辅以益气健脾，选用清热祛湿药串苍术、黄柏、车前草、薏苡仁、绵茵陈运脾利湿，黄芪、生地黄、葛根益气健脾升清，动静结合，并防苦寒燥湿伤阴；另外，患者睡眠不佳，为热扰心神所致，伍夜交藤、竹叶清心安神。二诊因久病入络、瘀热互结，故治疗以化瘀孤其热势，凉血防瘀郁生热，增选活血化瘀药串丹参、莪术活血通络，陈皮、白豆蔻、神曲芳化痰湿。三诊针对痰湿化热，加胆南星、竹茹清化热痰，布渣叶化湿导滞。诸药合用，既把握住疾病的主要环节、核心病机，又根据患者症状进行动态灵活的药味调整，未病先防，既病防变，药证相符，效验乃彰。同时，患者在服用中药期间，坚持运动和饮食治疗，故收到满意疗效。

病案四

李某，男，34 岁，2015 年 3 月 8 日初诊。

初诊 形体肥胖，自诉体型肥胖病史 5～6 年，平素无饮食运动控制，目前体重 125kg，身高 189cm，体重最高峰达 150kg 左右，目前症见：精神疲倦乏力，口干，纳眠可，小便调，大便干结难解。舌暗红边有齿印，苔黄微腻，脉弦。BMI 34.99。查体：心肺未见明显异常，腹部膨隆，肝脾肋下未及。辅助检查：TG 2.12mmol/L，TC 5.22mmol/L。血尿酸

530μmol/L。腹部及泌尿系彩超：符合脂肪肝声像，胆囊、脾脏、胰腺未见明显异常声像。双肾未见明显异常。

西医诊断：肥胖症，脂肪肝，高脂血症，高尿酸血症。

中医诊断：肥胖。

辨证：脾虚痰湿瘀阻。

治法：健脾化湿，祛痰活血。

方药：五指毛桃 30g，茯苓 20g，薏苡仁 30g，布渣叶 30g，丹参 30g，莪术 10g，白术 30g，茵陈 30g，苍术 10g，荷叶 20g，黄柏 15g，昆布 15g，法半夏 15g，柴胡 10g，白芍 15g。水煎至 500ml，早晚各 1 剂。一再叮嘱患者要节制饮食，加强运动，不要熬夜，养成健康生活习惯。

二诊　2015 年 3 月 23 日。症见：患者精神较前好转，乏力较前减轻，口干缓解，大便欠通畅，舌暗红，苔黄微腻，脉弦。体重减轻 3kg。原方加大黄加强泻热通便之力。

三诊　2015 年 4 月 8 日。连续坚持服用中药 1 个月左右，患者疲倦、口干、大便干结难解症状改善，体重较二诊时减轻 3kg。原方去昆布、法半夏，继续服用。水煎至 500ml，早晚饭后各 1 剂。

随访 1 年，患者虽仍有饮食不节，运动量不大，但体重无增加，无不适症状。

【按语】医者临证时变中有守、定中有动，把握疾病核心病机的演变规律，施以相应的药串，辨证思路是从核心症状入手。临床上，核心症状就是贯穿病程始终，每次就诊变化不大的症状，如在本病中表现为"舌暗红边有齿印，脉弦"，其核心病机为脾虚，"定"此为基本病机，因此注重健脾益气。范冠杰应用五指毛桃、茯苓、白术健脾益气，其中五指毛桃也称为南芪，有补气清热之力，更符合南方人容易脾虚夹湿热之特点。《临证指南医案·痰》云："善治者，治其所以生痰之源，则不消痰而痰自无矣。"脾的运化功能正常，痰湿得化，瘀血得通，代谢障碍才能恢复正常。范冠杰认为肥胖的病程有动态的变化，主要表现在痰湿凝聚的程度上。由于病程长，痰湿凝聚日久，故重用化痰散结之品，待痰结散去，则可以轻品化痰祛湿。患者二诊时，临床症状明显好转，体重下降，提示用药对证，效可。但大便仍欠通畅，故加用大黄清热活血通便。三诊时，患者已服用中药 1 月余，临床不适症状减轻，体重仍有下降，考虑目前痰湿较前减轻，故可去祛痰散结药物之昆布、法半夏，体现了动态观察病情的理念。再者，"定"的思想，不仅仅是针对核心症状、病机及药串而言，亦应与"序贯"理念相结合，体现在用药守方的把握上。三诊时，患者主观不适症状明显消除，体重仍有下降。此时明显感觉患者对疗效的肯定及治疗疾病的信心增强，故"序贯"治疗尤为关键，建议患者守方继服。

二、经验与体会

基于越来越多的研究，表明肥胖症不仅病因复杂，病机特点和临床证候更加多样多变，因此提示本病的临证防治绝不能局限于一病一方一药的模式和概念，要切合实际需要，坚持中医辨证论治，在整体动态地把握疾病的演变规律的基础上，制定和优化诊疗方案。

范氏在运用"动-定序贯"治疗肥胖症时，主要结合中医古代哲学中的"阴阳学说""五行学说"进行灵活应用。

阴阳学说是指通过分析相关事物的相对属性，以及事物内部矛盾双方的相互关系，以认识并把握事物错综复杂变化的本质及其基本规律的理论知识。构成阴阳学说的核心内容是"阴阳统一""阴阳互根""阴阳对立""阴阳消长""阴阳转化"五种理论。其核心理念都是"动"。范冠杰紧扣此核心理念，认为肥胖症之根本就是脾气亏虚与痰湿瘀血"统一"的结果；脾主湿而恶湿，湿邪伤脾，因此脾与湿存在"阴阳对立"关系；脾气亏虚生痰湿瘀血，就是一个"阴阳转化"的过程。范冠杰运用"动-定序贯"方法，认为本病的发生主责于脾，为"定"；本病是一个动态演变的过程，为"动"。脾虚可生痰湿瘀血，痰湿瘀血内阻可加重脾虚，均可加重本病病情，与阴阳核心内容不谋而合。

五行学说是以木、火、土、金、水的特性来认识、分析事物和现象的属性，运用五行生克规律阐释事物之间相互关系的哲学理论。土的特性"土曰稼穑"，是指土有种植和收获农作物的作用，因而引申为具有生化、承载、受纳作用的事物，均归属于土。故有"土载四行"和"土为万物之母"之说。结合"藏象学说"中脾能运化水谷精微，为气血生化之源、后天之本，故脾属土。脾主运化，主肌肉。肥胖症是久卧多坐，或年高体弱之人，逸多劳少，使脾失于运化，痰湿内生，阻于肌肤形成。故范冠杰在辨治肥胖症的过程中，多以健脾益气、化湿祛痰活血为法，南芪、白术、茯苓健脾益气，薏苡仁、布渣叶、茵陈、法半夏化湿祛痰，莪术破血活血。考虑五行相乘，木郁乘土，肝郁气滞可影响脾胃消化吸收，故适当配合柴胡、白芍疏肝理气。方药配伍科学全面，临证用之效果甚佳。

范冠杰坚持从临床实际需要出发，在不断总结前贤、专家传承，以及长期临床实践经验和前期研究的基础上，结合脏腑气血阴阳和本虚标实的整体辨证思路，提出了"动-定序贯范氏八法"中医辨治的学术理论，将之运用于肥胖症的治疗中。在肥胖症的中医辨证治疗中，"动-定序贯"即指必须要坚持遵循疾病变化的自身规律，动态把握病机特点，采用科学的、可靠的、易于掌握的、与病机时时对应的治疗方法，有步骤、有计划地执行个性化的整体诊疗方案和长期的疾病管理措施。

"动-定序贯范氏八法"以补肾、疏肝、清肺、养心、运脾五大理脏法为基本大法，再根据证候的演变和兼夹，实施理血（清热凉血、活血化瘀）法、调气（导下）法和畅三焦法，共为基准八法，结合中药药串进行治疗。"动中有定，定中有动"，既有相应的规律、次序和可把握的治疗方法和用药，又同时做到了"动-定有序""变-守相贯"。在肥胖症的中医辨证治疗中，结合患者的主要症状及诊断要点，基于"动-定序贯"的理念，运用八法辨证（平补肾虚、益气养阴、疏肝理气、清热润燥、调养心神、清营凉血、清热化湿、活血化瘀），从而在肥胖症的治疗中开辟一条切实可行的新思路。

综上所述，在肥胖症的治疗中，范冠杰教授主张积极把握和认识本病的规律，尤其强调本病的前期和早期的中医施治的重要性。并且，范冠杰教授所提出的补肾、疏肝、养心、清肺、运脾的理脏五大法就是针对肥胖症特点概括了从脏腑辨治本病的规律。

三、名家名医经验

各医家对于肥胖症均有自己的临床经验和体会，但总结论之，肥胖之症，其病位总不离脾胃，病机总不离气虚、阳虚、痰湿、血瘀所造成的阴阳失调，其中又以气虚而生痰湿为主，而治则治法及用药则各有侧重。

王琦教授认为肥胖的发生机制是气虚导致痰凝，痰凝而致瘀血，这是肥胖发病的基本过程。治疗中注意肥胖气虚、痰、湿、瘀相互关联的关系，痰与瘀、痰与湿之间的关系，不孤立地分析其中的致病因素，不论肥胖是由痰而瘀，或者是由瘀致病，治疗上都应在补气健脾温阳的基础上进行，这是肥胖治疗的核心问题与切入点[9]。

徐云生教授[10]认为脾虚是单纯性肥胖症发病的根本原因。现今社会生活方式的改变造成一系列生理心理变化，肥胖患者在饮食上偏嗜肥甘厚味，在起居上休息无有常度，在生活上久坐喜卧懒动，在情绪上常又难以自控，日久则严重耗伤脾气，动摇后天之根本。而脾失健运，水谷精微不布，又聚而成痰生湿，痰湿聚于体内，积蓄体内而为膏脂，日久则成肥胖。徐云生在补脾的基础上，善用化痰散瘀之品，如牡丹皮、丹参、泽泻、山楂等，以期标本同治，方收显效。

陈香教授以温、补并用治肥胖，陈氏认为，中医早有"肥人多痰湿"和"肥人气虚"之说。《景岳全书》中谓"肥人者，柔胜于刚，阴胜于阳也"。可见肥胖与肾气、命门之火的盛衰有关，若阳气衰微，不能正常运行津液，气化失职，不能化气降浊，使津液停留积聚，逐渐蕴结成痰湿。痰的产生也是脏腑功能失常，致使津液不能化生、输布和排泄。脏腑中肾为先天之本、水火之根，司开阖；脾为后天之本，主运化，若肾气虚衰及阳，损及脾阳，脾失运化，则水湿停聚，聚于肌肤而体形肥胖。可见脾肾阳虚是女性肥胖病中较重要的证型之一。同时，脾肾阳虚，水湿不化，冲任受阻，经隧不通，以致经血不得下行而成闭经。陈氏以温补脾肾为法，常取黄芪、淫羊藿为君药，温补脾肾；再配以肉桂、川续断、白术温肾助阳化气而加强脾运，茯苓、泽泻健脾利湿；佐以山药，使其补而不燥，泻不伤阴；当归、泽兰养血活血，入血分以通经行水。全方使肾充脾运，痰湿得化，经水自行，此乃"补而通之"之意。

各医家针对肥胖症的本质及演变规律进行总结和归纳，形成了各具特色的理论思想和用药经验。在八纲辨证中都"定"在本虚标实这个共识上，本虚以气虚为主，标实以痰湿瘀血为主，病位以脾为主，辨治思想均与范冠杰"定"的思想不谋而合。在此基础上，"动态"把握疾病发生、发展的变化规律，在肥胖病发展的不同阶段有侧重点地辨证用药治疗，以取得最大疗效。

（梁庆顺）

参 考 文 献

[1] 中国肥胖问题工作组数据汇总分析协作组. 我国成人体重指数和腰围对相关疾病危险因素异常的预测价值：适宜体重指数和腰围切点的研究. 中华流行病学杂志，2002，23（1）：5-10.

[2] Gallagher D，Heymsfield SB，Heo M，et al. Healthy percentage body fat ranges: an appronch for developing guidelines based on body mass index.Am J Clin Nutr，2000，72（3）：694-701.

[3] FinueaIle MM，stevens GA，Cowan MJ，et al. National，regional，and global trends in body-mass index since 1980: systematic analysis of health examination surveys and epidemiological studies with 960

country-years and 9.1 million participants. Lancet，2011，377（9765）：557-567.

［4］Yang W，Lu J，Weng J，et al. Prevalence of diabetes among men and women in China. N Engl J Med，2010，362（12）：1090-1101.

［5］卢盛华，肇玉明.肥胖病因及其药物治疗研究进展. 中国药理学通报，2001，17（6）：614-616.

［6］Morton GJ，Cummings DE，Baskin DG，et al. Central nervous system control of food intake and body weight. Nature，2006，443（7109）：289-295.

［7］Astrup A，RossneR S，van Gaal L，et al. Effects of liraglutide in the treatment of obesity：a randomized，double-blind，placebo-controlled study. Lancet，2009，374（9701）：1606-1616.

［8］Ladenheim EE. Liraglutide and obesity：a review of the data so far. Drug Des Devel Ther，2015，9：1867-1875.

［9］杨玲玲，王琦，倪诚，等. 关于治疗肥胖病案的探讨. 中医药通报，2012，11（1）：7-13.

［10］冯博，徐云生. 徐云生从脾虚论治单纯型肥胖经验. 河北中医，2014，5（31）：646-648.

第十八章 非酒精性脂肪肝的临证经验

脂肪肝（FLD）是以肝细胞脂肪过度贮积和脂肪性变为特征的临床病理综合征。根据是否长期过量饮酒，脂肪肝可以被分为酒精性脂肪性肝病（ALD）和非酒精性脂肪性肝病（NAFLD）两大类。非酒精性脂肪性肝病是指除外乙醇和其他明确的损肝因素所致者，病变主体在肝小叶，以弥漫性肝细胞大泡性脂肪变性和脂肪贮积为病理特征的临床病理综合征，包括非酒精性脂肪性肝炎（NASH）、单纯性脂肪肝和非酒精性脂肪性肝炎相关性肝硬化三种脂肪性肝病。非酒精性脂肪肝是全球最常见的慢性肝病，普通成人非酒精性脂肪肝患病率为 6.3%～45%（中位数为 23%）[1]。来自上海、北京等地区的流行病学调查显示，普通成人 B 超诊断的非酒精性脂肪肝患病率 10 年期间从 15% 增加到 31% 以上，50～55 岁男性非酒精性脂肪肝患病率高于女性，其后女性的患病率增长迅速甚至高于男性[2]。

西医对非酒精性脂肪肝的治疗主要以生活方式及对症治疗为主[3]，治疗原则主要有：①改善生活方式，如节制饮食、增加运动、减肥、禁酒、戒烟及慎用肝毒药物；②积极寻找并祛除可能的病因和诱因；③处理原发基础疾病或伴随疾病；④伴有肝功能损害者应用保肝药物阻止慢性肝病进展；⑤建议终末期肝病患者接受肝脏移植。

脂肪肝是西医病名，在中医古代文献中未见"脂肪肝"之名，根据其发病特点及临床症状，应属传统医学"胁痛""积聚""痰浊""痞满"等疾病。脂肪肝的病因主要包括：①饮食不节，过食肥甘；②饮酒过度，酿生湿热；③劳逸失度，久坐少动；④湿热毒邪，留着不去；⑤素体肥胖，痰湿体质。虽然现代医家对于脂肪肝病因的认识不尽相同，但归纳起来不外乎饮食不节、劳逸失度、情志失调、素体痰湿、脏腑虚衰、外感湿热、他病失治等。在脂肪肝的病机上，目前普遍认为本病病位在肝，与脾、肾密切相关，病机总属脏腑功能失调，痰湿血瘀结于胁下所致。大部分医家认为，本病为标实本虚之病。

一、临证案例

病案一

罗某，男，30 岁，2017 年 4 月 11 日初诊。

初诊 自诉脂肪肝、糖尿病病史数年，现未服用药物治疗。近期外院查腹部彩超提示轻度脂肪肝，否认酗酒史；近期空腹血糖 8.74mmol/L，餐后 2h 血糖 15.06mmol/L；胰岛素（0h，2h）：11.83pmol/L，29.96pmol/L；C 肽（0h，2h）：2.45nmol/L，4.91nmol/L；肝功能、肾功能、血脂正常。症见：倦怠乏力，口干口苦，胁肋胀满，脾气急躁，纳眠可，二便调。

舌质暗红，苔白腻，脉弦紧。身高 167cm，体重 58kg，BMI 20.80。

西医诊断：脂肪肝，2 型糖尿病。

中医诊断：胁痛，消渴。

辨证：肝气郁结，湿热瘀阻。

治法：疏肝解郁，清热利湿，活血化瘀。

方药：柴胡 10g，白芍 30g，薄荷（后下）10g，牡丹皮 30g，绵茵陈 30g，车前草 30g，苍术 10g，薏苡仁 30g，关黄柏 15g，莪术 10g，丹参 30g，甘草 5g，布渣叶 15g，连翘 15g，淡竹叶 10g。14 剂，每日 1 剂，中药以 3000ml 水煎至 2000ml，每日代茶频服。嘱患者加强饮食与运动治疗。西医予盐酸二甲双胍 0.5g，每日 3 次，口服降糖治疗。

二诊　2017 年 5 月 9 日。患者服 14 剂药物后，精神好转，口干口苦、胁肋胀满减轻，脾气急躁稍减，大便偏烂，舌质暗，舌尖偏红，苔白腻，脉弦紧。监测空腹血糖 7mmol/L，餐后 2h 血糖 10mmol/L；病机为肝郁脾虚，湿热瘀阻。肝气郁结稍减，原方薄荷减量至 5g；易丹参为赤芍加强祛瘀兼清郁热之象；鉴于大便偏烂，口干，去布渣叶、淡竹叶，加葛根升阳止泻，生津止渴，加白术加强健脾利湿之功。方药：柴胡 10g，白芍 30g，薄荷（后下）5g，牡丹皮 30g，绵茵陈 30g，车前草 30g，苍术 10g，薏苡仁 30g，关黄柏 15g，莪术 10g，甘草 5g，连翘 15g，赤芍 30g，紫草 10g，葛根 30g，白术 30g。14 剂，每日 1 剂，中药以 3000ml 水煎至 2000ml，每日代茶频服。

三诊　2017 年 6 月 27 日。患者服 28 剂药物后，测空腹血糖 6.6mmol/L，餐后血糖未监测。症见：精神好转，倦怠乏力、口干明显减轻，口苦消失，无明显胁肋胀满，纳眠可，二便调。舌质暗红，苔白微腻，脉弦。身高 167cm，体重 57kg，BMI 20.44。病机同上诊，大便正常，可去白术，余药同前。14 剂，服法同前。

此后患者仍坚持服药，性情急躁减轻，血糖控制平稳，体重稳定。

四诊　2017 年 8 月 30 日。患者不适症状缓解，复查空腹血糖 6.6mmol/L，餐后血糖 9mmol/L，HbA1c7.5%，查腹部彩超提示：未见异常。

【按语】患者为青年男性，因饮食失节，平素思虑过度，脂膏留积于肝，导致肝脏功能失调、疏泄不利，发为胁痛。倦怠乏力为湿困阳气之象；口干口苦为湿热中阻、津液无法上乘之象；胁肋胀满、脾气急躁，为肝气郁结、瘀阻肝络之象；舌质暗红，苔白腻，脉弦紧符合肝气郁结、湿热瘀阻之征。病位在肝，兼夹湿、热、瘀。治以标本兼治为则，以疏肝解郁、清热利湿、活血化瘀为法。而针对不同的证候，应用相对固定的中药药串，如用柴胡、白芍、薄荷、牡丹皮疏肝解郁；绵茵陈、车前草、苍术、薏苡仁、关黄柏、布渣叶清热利湿；莪术、丹参、紫草活血化瘀。

病案二

那某，女，46 岁，2015 年 12 月 9 日初诊。

初诊　体检发现"脂肪肝"，血脂偏高，现服用瑞舒伐他汀调节血脂。辅助检查：TC 6.84mmol/L，LDL-C 4.71mmol/L。腹部彩超示：脂肪肝。症见：精神疲倦，偶有头痛，胸闷不适，无胸痛，经期推迟，月经色暗，量正常，血块（+），无痛经，口干无口苦，胃纳一般，眠可，二便如常，舌暗红，苔黄厚腻，脉弦紧。

西医诊断：脂肪肝，高脂血症。

中医诊断：痰浊，血浊。

辨证：气阴两虚，湿热痰瘀。

治法：益气养阴，清热利湿，活血涤痰。

方药：川芎 10g，丹参 30g，三棱 10g，莪术 10g，薤白 10g，瓜蒌皮 10g，红花 5g，五指毛桃 30g，生地黄 30g，绵茵陈 15g，山楂 15g，甘草 5g。14 剂，每日 1 剂，水煎，分早晚温服，并嘱患者暂不用降脂西药，注意控制饮食，加强运动。

二诊　2015 年 12 月 30 日。症见：患者精神疲倦较前好转，头痛减轻，仍有头部如裹，胸闷减轻，余症状同前。仍有口干，纳眠可，舌暗红，苔黄厚腻，脉弦紧。考虑为痰蒙清窍，故在上方基础上加石菖蒲 10g 开窍豁痰醒神，白芍 15g 疏肝柔经止痛。方药：川芎 10g，丹参 30g，三棱 10g，莪术 10g，薤白 10g，瓜蒌皮 10g，红花 5g，五指毛桃 30g，生地黄 30g，绵茵陈 15g，山楂 15g，甘草 5g，石菖蒲 10g，白芍 15g。每日 1 剂，水煎，分早晚温服。

三诊　2016 年 1 月 27 日。症见：患者精神疲倦较前明显减轻，近期感冒，出现后背疼痛，头痛不适，末次月经（LMP）：2016 年 1 月 17 日，月经血块较前减少，口干口苦，纳眠可，舌暗红，苔黄厚腻，脉弦浮。辨证属气虚湿热痰瘀，兼外感风邪。治宜益气活血，清热利湿，涤痰祛风。患者近期外感风热，出现变证，予调整用药，外感风邪致后背疼痛、头痛，去石菖蒲、五指毛桃，加蒺藜以祛风止痛；口干口苦，考虑内湿未除，加之风湿热邪外侵，加关黄柏、虎杖增加清热利湿之力。月经血块减少，考虑血瘀之象减轻，去三棱、生地黄。方药：川芎 10g，丹参 30g，莪术 10g，薤白 10g，瓜蒌皮 10g，红花 5g，绵茵陈 15g，山楂 15g，甘草 5g，蒺藜 15g，关黄柏 10g，虎杖 15g。每日 1 剂，水煎，分早晚服。

四诊　2016 年 2 月 16 日。症见：患者精神可，少许口干口苦，无胸闷，无腹痛，纳眠可，舌暗红，苔黄微腻，脉弦。辨证属气虚湿热痰瘀。治宜益气健脾，清热利湿，化痰活血。患者口干口苦好转，且舌苔较前消退，原方去蒺藜、虎杖，加布渣叶以清热利湿；舌暗较前减轻，原方去红花；湿热较前消退，应注意顾护脾胃，原方加白术、五指毛桃。

方药：川芎 10g，丹参 30g，莪术 10g，薤白 10g，瓜蒌皮 10g，绵茵陈 15g，山楂 15g，甘草 5g，关黄柏 10g，布渣叶 30g，白术 10g，五指毛桃 15g。每日 1 剂，水煎，分早晚服。

此后患者坚持服药，精神好转，头痛减轻，月经血块减少，口干口苦改善。

五诊　2016 年 4 月 20 日。复查血脂正常，腹部彩超提示"脂肪肝"，患者不适症状改善，偶有头痛，月经无明显血块。

【按语】患者病性属虚实夹杂，辨证为气阴两虚，湿热痰瘀，其邪实较甚，本虚较轻。范冠杰强调治病当辨明疾病的主要病因病机，故以祛邪实为主，兼以固本。治以清热利湿、活血涤痰，辅以益气养阴。选用绵茵陈、关黄柏、虎杖清热利湿，川芎、丹参、三棱、莪术、红花活血化瘀，薤白、瓜蒌皮涤痰，五指毛桃、生地黄益气养阴；同时关注兼夹症状的治疗，如患者治疗期间出现外感风邪，四诊合参，外感导致合并表证，且更加重了原本里湿证的病情，病机出现了变化，故及时调整用药，药证相符，效验乃彰。

病案三

李某，男，50 岁，2016 年 1 月 20 日初诊。

初诊　脂肪肝、高脂血症、2 型糖尿病病史，现服用盐酸二甲双胍缓释片联合中药治疗。近期测空腹血糖 5.9mmol/L，餐后 2h 血糖 9.7mmol/L。外院腹部彩超提示中度脂肪肝；血脂：TC 5.94mmol/L，LDL-C 2.73mmol/L。症见：患者精神疲倦，口干多饮，无口苦，脾气急躁，纳眠可，二便调。舌质暗红，舌底脉络迂曲，舌苔白腻，脉弦，尺脉偏沉。身高 172.5cm，体重 78kg，BMI 26.21。

西医诊断：脂肪肝，高脂血症，2 型糖尿病。

中医诊断：痰池，血浊，消渴。

辨证：脾虚肝郁，湿热瘀阻。

治法：健脾疏肝，清热利湿，活血化瘀。

方药：丹参 30g，莪术 10g，黄芪 15g，布渣叶 15g，薏苡仁 15g，甘草 5g，柴胡 5g，白芍 15g，薄荷（后下）5g，葛根 15g，川芎 10g，三棱 10g，薤白 10g，连翘 15g。共 14 剂，每日 1 剂，中药以 3000ml 水煎至 2000ml，每日代茶频服。嘱患者加强饮食与运动治疗。

二诊　2016 年 3 月 23 日。近期监测空腹血糖 6.3mmol/L，餐后 2h 血糖未监测。精神疲倦稍减轻，稍有口干，无口苦，脾气急躁稍减，纳眠可，二便调。舌质暗红，舌底脉络迂曲，舌苔薄白，脉弦紧。此乃湿热减轻，瘀象同前，故在上方基础上去布渣叶、连翘清热利湿，加红花增强活血化瘀之力。方药：丹参 30g，莪术 10g，黄芪 15g，薏苡仁 15g，甘草 5g，柴胡 5g，白芍 15g，薄荷（后下）5g，葛根 15g，川芎 10g，三棱 10g，薤白 10g，红花 10g。共 21 剂，煎服法同前。

三诊　2016 年 4 月 27 日。近期监测空腹血糖 6.3mmol/L，餐后 2h 血糖未监测。体重共减轻 2kg。口干口渴明显好转，舌质暗红，舌底脉络迂曲，舌苔白腻，脉弦。考虑湿热较前加重，加布渣叶 15g 清热利湿。方药：丹参 30g，莪术 10g，黄芪 15g，薏苡仁 15g，甘草 5g，柴胡 5g，白芍 15g，薄荷（后下）5g，葛根 15g，川芎 10g，三棱 10g，薤白 10g，红花 10g，布渣叶 15g。共 21 剂，煎服法同前。

四诊　2016 年 6 月 29 日。近期监测空腹血糖 6.1mmol/L，餐后 2h 血糖未监测。患者少许口干口渴，精神疲倦明显改善，脾气急躁减轻，舌质暗红，舌底脉络迂曲，舌苔薄白，脉弦。患者仍有口干口渴，故原方加生地黄清热生津，去薤白以防温燥而发热病。方药：丹参 30g，莪术 10g，黄芪 15g，薏苡仁 15g，甘草 5g，柴胡 5g，白芍 15g，薄荷（后下）5g，葛根 15g，川芎 10g，三棱 10g，红花 10g，布渣叶 15g，生地黄 20g。

五诊　2016 年 9 月 7 日。患者已无明显口干口渴，脾气急躁改善，胃纳可，偶有腹胀，睡眠尚可，二便如常。舌暗红，舌苔薄白，脉弦。治疗 7 月余，体重共下降 3kg。考虑患者瘀象较前明显减轻，去三棱活血破血之品，防止损伤正气；偶有腹胀，加槟榔以行气消滞。方药：丹参 30g，莪术 10g，黄芪 15g，薏苡仁 15g，甘草 5g，柴胡 5g，白芍 15g，薄荷（后下）5g，葛根 15g，川芎 10g，红花 10g，布渣叶 15g，生地黄 20g，槟榔 10g。

此后患者仍坚持服药，诸症缓解，随访至 2017 年 1 月，自诉复查腹部彩超提示"轻度脂肪肝"。

【按语】患者为中老年男性，体型偏胖，平素饮食不节，劳逸失常，以致肝失疏泄，气机郁滞，木旺克土，脾失健运，湿浊内生，久而化热成瘀，辨证为脾虚肝郁，湿热瘀阻，治以健脾疏肝、清热利湿、活血化瘀。治疗后期，湿瘀渐去时，因温燥、破血之品多数耗气伤阴，四诊时患者阴伤表现逐渐突显，故在利湿活血的同时兼顾益气养阴固本，范冠杰根据患者症状进行动态灵活的药味调整，未病先防，既病防变，用药有序连贯，随证治之。同时，正确的服药方式及配合饮食运动，使治疗事半功倍，嘱患者以大量中药代茶饮，保证药物在体内长时间发挥功效，促进邪浊之气从大小二便、腠理皮毛排出，故收到满意疗效。

二、经验与体会

1. 疏肝为要，饮食调养为辅　随着社会进步，现代人多处于心理应激状态：市场与社会竞争激烈，就业压力增大，工作压力增加，使人精神长期处于高度紧张状态，即中医所谓的情志失调。情志失调易致肝气疏泄不及，郁结在内，郁久化火，气、血、痰相互搏结，瘀滞为积形成脂肪肝。范氏认为在脂肪肝的治疗上以疏肝为要，疏肝者，疏泄肝气也，疏，可使气的运行通而不滞；泄，则使气散而不郁。疏肝常用的药串包括柴胡、白芍、薄荷、郁金、牡丹皮，应用上体现"动-定序贯"的核心思想，即使同为肝郁之证，不同患者由于病程、地域及体质等差异，证候或偏郁，或偏热，或偏血虚，或偏瘀，故疏肝药串在运用上并不僵化，各药药量加减灵活。

现代人面对压力时常常通过"吃"来放松心情，即中医所谓的饮食不节。《素问·痹论》曰："饮食自倍，肠胃乃伤。"过食肥甘厚味，痰浊内生，痰瘀互结也是脂肪肝发生的病因。饮食治疗很早前就被一些医家列在疾病治疗的首要地位，《素问·疏五过论》强调询问患者饮食居处；《内经》提倡从整体原则上把握平衡饮食。因此中药治疗的同时，应对患者进行饮食调养指导，通过饮食辅助治疗，可使疗效显倍。

2. 坚持整体观念与辨证论治相结合治疗非酒精性脂肪肝　"动-定序贯"思维方法以整体观念和辨证论证为主导思想，以动态把握核心病机内部规律为思维方式，以相对固定而又动态变化的中药药串为施治特点，从实践中不断丰富中医对药物、病因病机、辨证规律及治法方药的认识。

"动-定"体现了辨证论治观在阴阳之"体"。脉、症复杂多变，动可"一生二，二生三，三生万物"，但"脉症-核心病机-主症-治法-药串"的规律可循。这样的规律有很多，又构成了以各自核心病机为中心的多条治疗途径。"动-定序贯"思维方法治疗脂肪肝强调的是把握其病因、病位、病机的演变规律，以脂肪肝核心病机为主要辨证要点，根据病机与主症之间的因果关系确定治疗药串，患者就诊时不断变化的主诉、舌脉是"动"；其并发症的各种体征征象，是"动"。脂肪肝病程的自然发展规律是"定"；坚持中医辨证防治脂肪肝是"定"。核心病机就是症脉与主症之间的枢机，是治疗拐点。

中医学认为人是一个有机的整体，构成人体的各个组成部分在生理功能上协调一致，在病理变化上互为影响。其次，人与其所处的自然环境及所在的社会也是统一的，即所谓的"天人合一"。范冠杰在治病上亦强调人作为一个整体,当整体施治,药物治疗的同时配合饮食、运动、心理疏导,可使治疗事半功倍,动可升发阳气,使阴阳交感,阴平阳秘,正盛则邪不可干;饮食节制,减少浊气内生的源头。

三、名家名医经验

1. 李振华以健脾运湿和胃法治疗非酒精性脂肪肝 李振华教授[4]认为非酒精性脂肪肝主要是由于过食肥甘厚腻之品,食而不化,脂膏留积于肝,着而不化,导致肝脏功能失调、疏泄不利,进而引起一系列的病证,在此过程中,气血湿痰瘀滞肝经为主要的病机特点。李老认为本病病位在肝,病机关键在脾;健脾需补脾运湿,和胃宜降胃消导,疏肝应理气舒肝,临证时应根据病在脾、肝、胃之不同,辨证用药,其常用经验方为健脾豁痰汤,药物组成:白术 10g,茯苓 20g,泽泻 18g,玉米须 30g,桂枝 6g,旱半夏 10g,厚朴 10g,砂仁 8g,广木香 6g,山楂 15g,鸡内金 10g,橘红 10g,郁金 10g,节菖蒲 10g,桃仁 10g,丹参 15g,莪术 15g,甘草 3g。

2. 仝小林认为中满内热为非酒精性脂肪肝的核心病机 仝小林教授[5]认为长期过食肥甘,胃纳太过,脾运不及,壅滞中焦,形成中满,土壅则木郁,影响肝之疏泄,木不疏土,积久化火,成为壮火(即充盛之阳气)以致内热,于脏腑则表现为肝热、胃热、肺热、肠热,或肝胃俱热、胃肠俱热等,形成中满内热的核心病机,促使高血脂、脂肪肝的发生。而脂肪肝的治疗分为三个阶段:①气郁,治宜行气开郁、消膏转浊为主。以大柴胡汤、四逆散、小陷胸汤、越鞠丸、栀子檗皮汤、茵陈蒿汤等为基本方;②气结,在加强行气、消膏基础上,加强散结之功,中药如浙贝母、夏枯草、香橼、佛手等;③血瘀,治疗宜增强行气破血之功、能生新为佳,可选用大黄䗪虫丸、抵当汤、桂枝茯苓丸、当归芍药散、桃核承气汤等。

3. 李军以涤痰活血化瘀法治疗非酒精性脂肪肝 李军教授[6]认为本病多因肝脏自衰,或因损伤之后,复加嗜酒;或饮食不节,劳逸失常,以致肝失疏泄,气机郁滞,木旺克土,脾失健运,痰湿内生,痰凝气滞,血行不畅,日久则痰浊与血瘀相互胶结,沉积于肝脏。并提出脂肪肝的治疗当以涤痰活血化瘀为主,以丹参、水蛭、姜半夏、草决明、生山楂、神曲等为基础方,同时结合不同的证候表现将其分为四个证型:肝郁气滞、痰瘀交结型,治宜涤痰化瘀基础方合柴胡疏肝散化裁;肝郁脾虚、痰瘀壅滞型,治宜养肝扶脾,化脂消积,方用涤痰化瘀基础方合逍遥散化裁;肝热血瘀、痰浊交阻型,方用涤痰化瘀基础方加清肝之品,如栀子、菊花、胆南星等;肝肾阴虚、痰湿滞络型方用涤痰化瘀基础方合一贯煎化裁。

(李秀铭　魏　华)

参 考 文 献

[1] 中国中西医结合学会消化系统疾病专业委员会. 非酒精性脂肪性肝病中西医结合诊疗共识意见. 中国中西医结合消化杂志, 2017, 25(11): 805-811.

［2］ Younossi ZM，Koenig AB，Abdelatif D，et al. Global epidemiology of nonalcoholic fatty liver disease-Meta-analytic assessment of prevalence，incidence，and outcomes. Hepatology，2016，64（1）：73-84.

［3］Zhu JZ，Zhou QY，Wang YM，et al. Prevalence of fatty liver disease and the economy in China: a systematic review. World J Gastroenterol，2015，21（18）：5695-5706.

［4］李合国. 国医大师李振华教授从脾论治非酒精性脂肪肝经验. 中医研究，2011，6（7）：62-63.

［5］周强，张家成，赵锡艳. 仝小林教授治疗脂肪肝经验. 世界中西医结合杂志，2011，12（4）：277-278.

［6］周琪，刘鉴，李军. 李军教授从痰瘀论治脂肪肝临床经验探要. 实用中医内科杂志，2008，8（1）：15-16.

第十九章 高脂血症的临证经验

高脂血症（hyperlipidemia，HLP），又称血脂异常，是一种常见而多发的代谢性疾病，指血中胆固醇（TC）、三酰甘油（TG）和（或）低密度脂蛋白胆固醇（LDL-C）过高或高密度脂蛋白胆固醇（HDL-C）过低的一种全身脂代谢异常，其发生多与外源性脂质摄入过多，或内源性脂质代谢紊乱有关。本病多发于中老年人，但随着社会经济的发展、人民生活水平的提高、膳食结构的变化和生活方式的改变，我国人群高脂血症的发病率呈上升趋势，尤其是在经济发达地区及农村富裕地区。

高脂血症对人体的损害具有渐进性、全身性，可导致动脉粥样硬化、增加血液黏滞度、诱发微血管病变，是高血压、冠心病、脑卒中等心脑血管疾病的主要病理基础，也是临床各科疾病的交叉危险因素。调控血脂对防治心脑血管事件发生及各科疾病的治疗均有重要意义。然而，由于本病具有隐匿性，常无明显症状，不易被察觉，医师及患者的知晓率低，认识不足，以至干预措施欠缺，防治现状不容乐观。

祖国医学并无"血脂"的名称，但"膏""脂"之称早在《内经》中就有提出，如《灵枢·五癃津液别》云："五谷之津液，和合而为膏者，内渗于骨空，补益脑髓，而下流于阴股"，指出膏是人体的组成成分之一，是人体生化阳气的基本物质之一。膏脂为津液之浊者，津从浊化为膏，凝则为脂，其正常生理有赖于五脏调和，津液输布畅达。若脏腑功能失调，则气血运行不畅，津液不归正化，从浊生脂聚痰，浸淫脉道，以致气滞血瘀痰凝、痹阻脉络而发病。可见，高脂血症是膏脂的病理状态，是血中之浊，其形成与水谷精微输布及气血津液运行失常密切相关。

一、临证案例

病案一

黎某，男，45岁，2014年11月5日初诊。

初诊 患者诉患高脂血症、脂肪肝及2型糖尿病3年，未曾服用降糖、调脂西药治疗。症见口干口苦，睡眠不佳，胃纳一般，疲倦乏力，二便如常，舌质偏暗，苔黄腻，脉弦滑。2014年10月抽血检查提示总胆固醇6.25mmol/L，三酰甘油4.7mmol/L，空腹血糖8.0mmol/L，餐后2h血糖16.76mmol/L，转氨酶轻度升高，腹部B超提示轻度脂肪肝，身高166cm，体重68kg，BMI 24.68。

西医诊断：2型糖尿病，高脂血症，脂肪肝。

中医诊断：消渴。

辨证：气阴两虚，湿热瘀阻。

治法：益气养阴，清热利湿，活血化瘀。

方药：苍术 10g，黄柏 10g，车前草 30g，薏苡仁 30g，绵茵陈 15g，黄芪 30g，生地黄 15g，地骨皮 15g，葛根 15g，玄参 10g，山楂 15g，夜交藤 15g，甘草 5g。每日 1 剂，水煎温服，并嘱患者注意控制饮食，加强运动。至 2015 年 2 月中，已服 80 余剂，随证加减竹叶 10g，法夏 10g 等味。

二诊　2015 年 2 月 18 日。症见：口干口苦、疲倦乏力症状基本消失，纳食、睡眠可，二便调，舌质略暗，舌苔薄白腻，脉弦，查指端空腹血糖 6～6.2mmol/L，体重减至 65kg。此为脾气渐健，热邪有所减退，但湿浊仍未化，故在上方基础上加陈皮 10g，白豆蔻 10g 以芳香化湿，并加丹参 15g 以活血通络，瘀痰并治。至 5 月下旬，已服药 49 剂，随证选加神曲 30g，莪术 10g。

三诊　2015 年 5 月 27 日。诉近来应酬增多，数次赴宴，症见：少许口苦，无倦怠乏力，小便调，大便硬，舌质偏红，苔黄腻，脉弦。辨证为饮食失调，痰湿化热，故在上方基础上去苍术，加胆南星 10g，竹茹 10g 清热化痰，布渣叶 30g 消食导滞。至 12 月初已服药 30 余剂，患者精神良好，无口干口苦，纳寐可，二便调，2015 年 12 月 10 日复查总胆固醇 4.52mmol/L，三酰甘油 2.91mmol/L，高密度脂蛋白胆固醇 1.14mmol/L，低密度脂蛋白胆固醇 3.88 mmol/L，空腹血糖 6.04mmol/L，餐后 2h 血糖 7.4mmol/L，腹部 B 超提示脂肪肝声像消失，体重维持于 61kg，BMI 22.14，为理想体重。

【按语】根据"动-定序贯八法"，辨别此患者病情之核心病机为气阴两虚、湿热瘀阻，初诊以清热利湿为主，辅以益气健脾，养阴生津之法，选用苍术、黄柏、车前草、薏苡仁、绵茵陈运脾利湿，黄芪、生地黄、葛根益气养阴，健脾升清，动静相合，并防苦寒燥湿伤阴；另外，患者睡眠不佳，为热扰心神所致，伍夜交藤、竹叶清心安神，兼以活血。二诊因久病入络、瘀热互结，故治疗以化瘀孤其热势，凉血防瘀郁生热，增选丹参、莪术活血通络，陈皮、白豆蔻、神曲芳化痰湿。三诊针对痰湿化热，加胆南星、竹茹清化热痰，布渣叶化湿导滞。诸药合用，既把握住疾病的主要环节、核心病机，又根据患者症状进行动态灵活的药味调整，未病先防，既病防变，药证相符，效验乃彰。同时，患者在服用中药期间，坚持运动、饮食治疗，故收到满意疗效。

病案二

李某，女，53 岁，2014 年 4 月 13 日初诊。

初诊　诉患高脂血症、高血压、2 型糖尿病及脂肪肝，曾服用调脂西药治疗，服用厄贝沙坦胶囊、吲达帕胺片降压，血压控制尚可。症见疲倦乏力，胃纳差，纳后腹胀，夜间时有潮热汗出，夜尿 3 次/晚，大便正常，舌淡红，有裂纹，舌底络脉迂曲，苔薄白腻，脉弦，尺脉沉细。2014 年 4 月 5 日抽血检查提示总胆固醇 7.35mmol/L，三酰甘油 5.96mmol/L，尿酸 386μmol/L，空腹血糖 9.1mmol/L，HbA1c 6.92%，腹部 B 超提示"轻度脂肪肝"。身高 163cm，体重 61kg，腰围 86cm，BMI 22.96。

西医诊断：2 型糖尿病，高血压，高脂血症，脂肪肝。

中医诊断：消渴。

辨证：肾气亏虚，气滞血瘀。

治法：补益肾气，行气活血。

方药：狗脊 10g，续断 10g，女贞子 30g，旱莲草 30g，黄芪 30g，生地黄 30g，柴胡 10g，白芍 20g，薄荷（后下）10g，益母草 30g，甘草 5g。上方每日 1 剂，水煎温服，并嘱患者注意控制饮食，加强运动。

至 2009 年 7 月中，已煎服 35 剂，随证加黄柏、绵茵陈、神曲等味以清热燥湿和胃。

二诊 2014 年 7 月 22 日。患者诉每日坚持步行 1h，症见精神改善，仍有潮热汗出，腹胀减轻，胃纳可，睡眠一般，夜尿 2 次/晚，大便调，舌淡红，有裂纹，舌底络脉迂曲，苔薄黄，脉弦，尺脉沉细。7 月 1 日抽血查总胆固醇 7.37mmol/L，三酰甘油 3.03mmol/L，空腹血糖 7.88mmol/L。辨证上考虑存在化热之象，故在上方基础上加牡丹皮 15g 以清热凉血活血。至 11 月上旬，已服药 28 剂，随证选加莪术 10g 以加强活血祛瘀之力。

三诊 2014 年 11 月 11 日。症见：患者精神稍倦，纳后腹胀消失，仍有潮热汗出，夜尿 2 次/晚，大便调，舌淡红，舌底络脉迂曲，有裂纹，苔薄白，脉弦，尺脉细。近期抽血示总胆固醇 4.62mmol/L，三酰甘油 2.29mmol/L，尿酸 298μmol/L，空腹血糖 7.0mmol/L，餐后 2h 血糖 11mmol/L，HbA1c 6.0%，体重 59.5kg，腰围 84cm，BMI 22.39。辨证考虑肾阳渐充，肾阴仍相对不足，故在上方中去狗脊、续断，加青蒿 10g，地骨皮 15g 以清退虚热。至 2015 年 3 月中旬，已服药近 30 剂，期间因诉胃脘胀闷，随证加莱菔子以降气消胀。

四诊 2014 年 3 月 24 日。症见：患者精神可，潮热多汗减轻，口干，大便偏烂，小便调，舌淡红，舌底络脉迂曲，有裂纹，苔白微腻，脉弦，尺脉细。辨证考虑上焦仍有郁热，肠腑蕴湿，故在上方基础上加连翘以轻宣郁热，布渣叶以消导积滞。至 6 月初已服药 15 剂，患者精神可，一直坚持每日步行 1h，无口干口苦，纳寐可，二便调，复查总胆固醇 4.58mmol/L，三酰甘油 2.20mmol/L，空腹血糖 6.38mmol/L，HbA1c 6.0%，体重 59kg，腰围 84cm，BMI 22.21。

【按语】此患者年过五旬，肾中精气渐亏，加之久病，气滞血瘀。初诊以补肾为主，兼以行气活血，选用狗脊、续断、女贞子、旱莲草平补肾中阴阳，黄芪、生地黄益气健脾养阴，补后天以助先天，柴胡、白芍、薄荷柔肝疏肝，益母草活血调经；二诊因久病入络、瘀热互结，故治疗以凉血防瘀郁生热，化瘀孤其热势，伍入牡丹皮、莪术凉血活血，化瘀通络；三诊针对肾阴不足，加青蒿、地骨皮以清退虚热，莱菔子降气消胀；四诊根据上焦郁热，肠腑蕴湿，加连翘清宣郁热，布渣叶消导积滞。诸药合用，随病机的变化不断灵活调整治疗方案，故每取佳效。

二、经验与体会

"动-定序贯八法"理论重视整体联系地、动态地看待人体与疾病，揭示疾病演变发展的本质规律，避免割断联系、静态片面地认识疾病。因此，对于疾病的辨证论治，能较好地指导建立并优化个体化诊疗方案。

范冠杰教授运用该理论，结合到高脂血症的临床实际，认为其基本病机为本虚标实，本虚为脾、肝、肾虚，标实为湿热、痰瘀、气滞。本虚具有相对稳定性，变化较慢，构成疾病的不同阶段；标实则在疾病传变、发展过程中不断变化，推动着证候的演变。故应动态观察病情，区分标本缓急，治疗有守有变，连贯有序。纵观其处方用药，治法常有八种，即健脾补气、疏肝解郁、补益肝肾、清肺养阴、宁心安神五大理脏法，以及凉血活血、清热祛湿、通下消滞法。其中，健脾补气有助于吸取运化精微，化湿消痰；疏肝解郁、养肝柔肝有利于水谷津液输布，血脉通利；补肾能濡养和温煦全身脏腑组织，起固本之效；而肝肾同源，精血相生，故常肝肾并调；清心宁心可保证血充脉利，流畅自然；清肺养阴有助于肺气清肃，推动气血正常运行；凉血能清解血分之火热，防止瘀郁生热，化火酿毒；活血能理血清源，通络散瘀，使热毒失去依附，气血得以通行；清热、祛湿二法同用，能让湿化热清，气机通畅；通下消滞能祛除积热毒邪，利于肺气宣降，血脉通利。其用药循序渐进，灵活掌握药力轻重，或交替，或梯次使用，以利产生药物的良性互动、组合增效作用。

此外，临床上高脂血症与糖代谢紊乱互相作用，互为因果，故高脂血症同时合并糖尿病或糖调节受损较为常见。范教授指出：脂、糖二者关系密切，均为津液的病理状态，痰浊瘀血为其共同病机，主张异病同治、脂糖并治。他将活血祛瘀贯穿始终[1]，对血瘀轻者用牡丹皮、丹参、当归、益母草、泽兰，重者用三棱、莪术、酒川牛膝。据研究发现，糖尿病患者绝大部分具有血液流变学上凝、聚、黏、浓等变化，相当于中医的瘀血，即使瘀象不明显，若"疏其气血，令其条达"，则可收防患于未然之效，符合治未病的理念。对于痰浊，范教授认为其为湿之渐，亦可由食滞腑实而生，瘀与痰食有关，故轻者选用橘红、法半夏、竹茹等味；若兼见腑实或湿滞食滞者，则往往"见痰不治痰"，而通过消食导滞通腑治之，常投布渣叶、神曲、山楂、枳实等，取其消滞之中尚能理肺降气、健运脾土、通利血脉，可助祛瘀，乃一石数鸟、相得益彰。依"动-定序贯八法"的理论，范教授重视调治脏腑和临床分期，认为早期脾虚失运，不能散精，致水谷精微不得运化利用，反成痰瘀，此时应注重健脾。而当病情发展，脂糖渐高，则引起胃火燥热、瘀热灼津，损伤气阴，此时虚实夹杂，进退须有兼顾，治实勿忘其虚，应予清胃滋阴、凉血活血诸法合用[2]。他亦很留意肝的功能，指出肝郁气结、疏泄失常，则使内源性脂质生成代谢紊乱，酿痰添瘀，久之因实致虚，损伤气血，故脾肝功能失常均为核心病机，治宜健脾补气祛湿，可用黄芪、五爪龙、山药、苍术、白术、茯苓、薏苡仁；疏肝清肝可用柴胡、白芍、薄荷、牡丹皮、郁金等。范教授还指出，中药调脂更能协调脏腑气血，不易出现停药反弹现象，祛邪不伤正。

三、名家名医经验

祝谌予，中医临床家、教育家、社会活动家，施今墨的弟子。祝老在临床中发现，糖尿病发展到一定程度，尤其是合并有慢性血管、神经病变（诸如冠心病、脑血管后遗症、脉管炎等）或者长期使用胰岛素治疗者，常伴有瘀血的表现。例如，肢体麻木、疼痛、皮肤颜色青紫，心前区疼痛，痛处固定不移，面色晦暗，半身不遂，妇女闭经或者月经量稀少，血块黑紫，舌质淡暗，舌边有瘀斑或瘀点，舌下络脉青、怒张等；又参考当时西医学病理解剖发现的部分糖尿病患者胰腺血管闭塞，以及约 2/3 的糖尿病患者伴有动脉粥样斑块形成，血管弹性减弱，血小板聚集，血液流变异常，血黏度增高，血栓形成，毛细血管基底膜增厚，微循环障碍等病理生理学基础，进而提出以活血化瘀法治疗血瘀证糖尿病患者，开创了活血化瘀法治疗糖尿病的新思路。祝勇等[3]通过精读祝谌予教授的医案医话，发现其选用"葛根、丹参"两味活血化瘀中药作为治疗糖尿病的基本用药，并逐渐确立了活血化瘀法在糖尿病及其并发症治疗中的价值。

另外，祝谌予继承了老师施今墨熔"气血"在内的新"八纲"辨证理论，注重气血的辨证关系[4]，注重气机的升降浮沉与脏腑相结合，尤其在临证中着重调适肝、肺、脾、胃的气机，在治疗气血同病时认为调气在理血之先，补气在养血之上，临证之时常常是行气活血、降气止血、益气行血、益气摄血、益气生血等相兼并用，如其为治疗糖尿病血瘀证所设之降糖活血方，即是当归、川芎、赤芍、益母草等活血药与理气药木香及益气药黄芪同用，至于气分药与血分药之用药比例，则根据病情轻重而定，灵活多变，体现出"气在血之上，治血先调气"的学术观点。又如著名的调气对药方（由桔梗、枳壳、薤白、杏仁四味药物组成），常用于糖尿病合并胸膈满闷、脘腹胀满、大便不通等气机阻滞之证。再如升陷汤、半夏泻心汤、补中益气汤、旋覆代赭汤、逍遥散等均是祝老调理肝、肺、脾、胃气机的常用方剂。

祝谌予注重调气理血的理念，将其贯穿于糖尿病治疗的整个过程，与"动-定序贯八法"之"定"意义相近，提示治病求本，在治疗过程中，需抓住主症、病机，展开治疗。

（何嘉莉）

参 考 文 献

[1] 唐咸玉. 范冠杰教授治疗糖尿病的经验. 中医药学刊, 2006, 24（2）: 215-216.

[2] 刘振杰. "动-定序贯"动态辨析糖尿病脾胃分治. 世界中医药, 2012, 7（4）: 287-288.

[3] 祝勇, 祝肇刚, 王玉光, 等. 从瘀论消渴: 祝谌予医话医案精读. 环球中医药, 2012, 5（10）: 742-743.

[4] 庞博, 赵进喜, 王世东, 等. 祝谌予诊疗糖尿病学术思想与临证经验. 世界中医药, 2013, 8（2）: 174-178.

第二十章　痛风性关节炎的临证经验

痛风是一种嘌呤代谢障碍类疾病，是由于嘌呤代谢紊乱和（或）尿酸排泄减少所引起的一组疾病[1]，主要表现为高尿酸血症、痛风性急性关节炎反复发作、痛风石沉积、慢性关节炎和关节畸形及尿酸性肾结石等，严重者可出现关节残疾、肾衰竭等[2]。痛风在任何年龄都可以发生。但最常见于 40 岁以上的中年男人和绝经期妇女。根据最新统计，男女发病比例是 20：1。运动较少、身体偏胖者最易发病。随着人们生活水平的提高、生活方式的改变及饮食结构的变化，高尿酸血症与痛风的发病率呈逐年上升趋势，且发病呈年轻化改变。近年来，中医药在治疗痛风的研究中取得了长足的进展。中药不仅可以降尿酸，改善关节功能障碍，而且能明显改善新陈代谢，使得身体各个器官平衡协调运作，因此中医药在治疗痛风方面有着明显的优势。

痛风属于中医的"痹证""历节"范畴。

一、临证案例

病案一

夏某，男，55 岁，2008 年 12 月 2 日初诊。

初诊　患者 10 年前因工作动辄饮酒，嗜食膏粱厚味，休作无常。5 年前每于饮酒或熬夜之后，右足拇趾内侧肿胀疼痛，午后加剧，按压痛甚，严重时不能行走，随即去医院就诊，曾服吲哚美辛等，疼痛有所缓解，但缓解不明显。1 年前又出现右膝关节红肿热痛，至福建省级医院就诊，当时查血尿酸高达 733μmol/L，确诊为"痛风"。即服用别嘌醇、解热镇痛药，疼痛有所好转，服用不久即出现胃肠不适等症状而被迫停服。此次就诊前查尿酸 717μmol/L，口干口苦，舌暗红苔黄腻，脉滑数有力。

西医诊断：急性痛风性关节炎。

中医诊断：痛风。

辨证：湿热瘀阻。

治法：清热利湿，活血化瘀。

方药：土茯苓 30g，土贝母 10g，百合 30g，车前草 30g，薏苡仁 30g，黄柏 10g，忍冬藤 30g，绵茵陈 30g，丹参 30g，牡丹皮 15g，连翘 15g，牛膝 15g，甘草 5g。共 3 剂，水煎服，大量频服，每日 2000ml，200ml/h。嘱患者少吃海鲜、动物内脏、猪手、老火靓汤等高嘌呤食物，戒酒，加强饮食治疗。

二诊 2008年12月5日。患者自诉服药后疼痛明显减轻，灼热感稍减，胃肠不适，便溏，腹胀，口干口苦甚，舌暗红苔黄腻中心干厚，脉滑数有力。考虑此次毫无顾忌使用大量清热利湿之品重伤脾胃，脾胃伤，气血生化无源，无正气以抗邪，实不足为法。患者舌苔黄腻，中心干厚是中焦热结已成之象。病机：湿热瘀阻，中焦热结，脾胃气虚。治法：清热利湿，活血化瘀，并益气健脾。原方基础上加党参20g，白术15g，海螵蛸（先煎30min）20g，3剂。

三诊 2008年12月8日。患者自诉服药后胃部不适明显减轻，大便泄泻甚多污秽杂物，服完3剂后，胃部无不适，无泄泻。自觉体力较前增加，耐受性增强。查右足拇趾、右膝关节红肿热痛不显，舌暗红苔白微黄，黄腻苔大减，中心已无干厚，脉沉微数。病机：湿热下注，气血瘀滞，湿重热轻，脾胃气虚。治法：清热利湿，活血化瘀，益气健脾。处方以二诊方加泽兰增强活血祛湿之力度。7剂。

患者自诉服药后关节肿胀疼痛全止。

【按语】患者为中年男性，自患痛风来，首次接受中医药治疗，疗效较好。由上述各诊辨治可以看出：①各诊病机复杂，证候相兼出现，随着病情变化及经过治疗后，各诊证候均呈动态变化，相兼组合各有不同，故治法也相应随证型呈动态变化，随着证候层层递减，处方依次改变。②使用药物组成相对固定的中药药串，相当于含有数个中药组成的药对，能巧妙灵活地进行加减变化，还能更进一步增强药物间的相须相使作用。

病案二

陈某，女，75岁，2012年7月23日初诊。

初诊 患者平素喜饮老火汤。4天前出现左足第一跖趾关节、外踝及足背红肿疼痛，局部肤温发烫，疼痛明显影响睡眠，患者自行外涂药酒后症状改善不明显，1天前出现右足第一跖趾关节、外踝及足背红肿疼痛，遂来诊。症见：双足第一跖趾关节、外踝及足背疼痛、肿胀明显，局部皮肤发红，肤温高，触痛明显，舌暗红，苔黄腻，脉弦滑。辅助检查：C反应蛋白144mg/L，血沉77mm/h，血尿酸655μmol/L。

西医诊断：急性痛风性关节炎。

中医诊断：痛风。

辨证：湿热瘀阻。

治法：清热利湿，活血化瘀。

方药：土茯苓30g，土贝母10g，百合30g，薏苡仁30g，车前子30g，忍冬藤30g，绵茵陈30g，苍术10g，炒黄柏15g，蚕沙15g，丹参15g，泽兰10g，甘草5g。共3剂，水煎服，大量频服，每日2000ml，200ml/h，加强痛风健康饮食宣教。

二诊 服用3剂后，患者双足肿胀明显减轻，皮肤无发红，肤温较前下降，触痛减轻，活动不利，原方加伸筋草15g，秦艽15g，余药同前方，继服4剂，双足红肿热痛消失。

【按语】患者久居岭南湿地，湿邪壅盛，日久易化热化火；湿邪阻络，郁滞气血，不通则痛，元代朱丹溪的《格致余论》就曾列痛风专篇，云："痛风者，大率因血受热已自沸腾，其后或涉水或立湿地……寒凉外搏，热血得寒，汗浊凝滞，所以作痛，夜则痛甚，行于阳也。"清代林珮琴的《类证治裁》云："痛风，痛痹之一症也……初因风寒湿郁痹阴分，久则化热致痛，至夜更剧。"病因病理既明，证属湿热瘀阻，治当清热祛湿，活血通络，范冠杰在基础药串上，酌加丹参、泽兰以活血化瘀；湿热壅盛明显，加炒黄柏、蚕沙、茵陈加强清热燥湿之功，甘草调和诸药，巧妙地运用药对与药串组合，故取得很好的效果。

病案三

杨某，男，38 岁，2009 年 5 月 14 日初诊。

初诊　患者左足趾、左足踝关节、右膝关节反复红肿热痛 10 年。经常痛至夜间难以入睡，局部灼热红肿。在当地服用解热镇痛药后，疼痛能轻度缓解。每当饮酒、劳累后即易发作。一直服用西药治疗，近 2 年来自觉西药治疗效果不佳，有加重之势。疼痛固定于左足趾、左足踝关节、右膝关节。此次因 1 周前同学聚会大量饮酒后导致本病再次发作，以上三个关节局部红肿热痛，活动受限。查体：肥胖，左足趾、左足踝关节红肿热痛，右膝关节较轻。口干，大便干结，小便黄，舌质红，苔黄白腻，脉弦数有力。辅助检查：血沉 83mm/h，尿酸 568μmol/L，C 反应蛋白 40mg/L。

西医诊断：急性痛风性关节炎。

中医诊断：痛风。

辨证：湿热下注，气血瘀滞。

治法：清热利湿，活血化瘀。

方药：苍术 15g，黄柏 20g，牛膝 15g，生薏苡仁 30g，土茯苓 30g，土贝母 15g，川萆薢 30g，威灵仙 20g，桃仁 15g，红花 5g，泽兰 15g，泽泻 15g，车前子 30g，百合 15g，蚕沙 10g，虎杖 10g。7 剂，水煎，分早晚服，每日 1 剂。嘱患者少吃海鲜、动物内脏、猪手、老火靓汤等高嘌呤食物，戒酒，加强饮食治疗。

二诊　2009 年 5 月 21 日。患者自诉服药后，关节疼痛明显减轻，灼热感较重，黄白腻苔显退，行动较前明显利索，患者甚是高兴。病机：湿热下注，气血瘀滞。治法：清热利湿，活血化瘀。考虑上方清热之力不足，加用生石膏（先煎 30min）30g，桂枝 15g，牡丹皮 15g。取温通之桂枝引大寒之石膏横行肢体，共奏清热通闭之力。7 剂，水煎，分早晚服，每日 1 剂。

三诊　2009 年 5 月 28 日。关节疼痛、灼热症状已减十之七八。大便通，小便不黄，纳眠可，舌暗苔白，脉沉弦。病机：余湿未除，兼夹瘀热。治法：清热祛湿化瘀。方药：苍术 20g，黄柏 10g，牛膝 15g，炒薏苡仁 30g，土茯苓 30g，川萆薢 30g，威灵仙 30g，泽兰 15g，泽泻 15g，徐长卿 15g，姜黄 10g，虎杖 10g，桂枝 15g，生石膏 15g。5 剂，水煎，分早晚服，每日 1 剂。

四诊　2009 年 6 月 2 日。患者关节疼痛、肿胀、灼热感全部消失，行动如常人，自觉体力明显增强，纳眠可，舌淡红，苔薄白略黄，脉沉弦不数。上方去石膏防止损伤阳气，予 7 剂继续服用。嘱 6 月 3 日检查尿酸、血沉、C 反应蛋白等。

五诊　2009 年 6 月 10 日。患者行动如常人，查尿酸 309μmol/L、血沉 9mm/h、C 反应蛋白 0.5mg/L；患者要求继续服药巩固。方药：党参 20g，茯苓 20g，白术 15g，炙甘草 10g，苍术 10g，黄柏 10g，怀牛膝 15g，生薏苡仁 20g，车前子 30g，百合 20g，川萆薢 15g，土茯苓 30g，威灵仙 15g，桃仁 10g，红花 10g。14 剂，水煎，分早晚服，2 日 1 剂。

【按语】本例痛风有明显的红肿热痛，属于热痹的范畴，结合舌脉，本病应从湿热来考虑。病因病理既明，则投用清热利湿之四妙散、活血祛湿之泄浊化瘀汤，在二方基础上，适当随证加减，步步为营，标本兼顾，因而收到满意的疗效。

二、经验与体会

（一）"动-定序贯"方法治疗痛风的临证经验

1. "动-定序贯"对痛风的认识　范冠杰教授总结多年临床实践，认为湿热瘀阻是急性痛风性关节炎的核心病机，是痛风急性发作的根本原因，是痛风发病的决定性因素。急性痛风多在酗酒、饱餐、劳倦、环境等外在条件下发作，该病患者大多有平素喜食肥甘厚腻、醇酒辛辣，使脾胃运化失调。脾为后天之本、气血生化之源，主运化水湿，脾胃功能失调，则湿浊内生，久而化热夹瘀，凝滞经脉关节，发为痛风。《内经》言"风寒湿三气杂至合而为痹也"，汗出当风、久居寒湿、冒雨涉水等，均可导致风寒湿邪侵入人体，与体内的湿浊搏结，湿浊流注关节、肌肉、骨骼，使气血运行不畅而形成本病。由于郁闭之邪最易化热，如寒湿凝滞气血，进而久滞筋骨化热化火。火热派刘完素认为"六气皆能化火"，"积湿生热"，同时他认为"湿病本不自生，因于大热怫郁，水液不能宣通，即停滞而生水湿也""凡病湿者，多自热生"，因此，湿热可相兼为病，相搏结于经络骨节致痹。补土派李杲亦倡导湿热学说，如《脾胃论》云："肝火旺，则挟火势，无所畏惧而妄行也。故脾胃先受之，身体沉重疼痛。盖湿热相搏，而风热热郁而不得伸，附着于有形也，宜苍术、黄柏之类。"朱丹溪在《丹溪心法·痛风》中指出："六气之中，湿热为患者十之八九"，可见，若感受湿热之邪，湿热流注关节，痹阻经脉，则引起痛风急性发作。《张氏医通》云："痛风而痛有常处，其痛上赤肿灼热或浑身壮热……"，正因湿热内阻，血行迟滞，甚至羁留不行，熏灼气血，阻滞经络，故关节红肿疼痛而难以忍受。久病湿热内蕴，熏灼津液，胶着成瘀，凝滞筋骨，可致关节僵硬、畸形，甚至形成痛风石。湿热瘀邪本应经肾之蒸化，从膀胱排出，若邪气由浅入深，由经络入脏腑，留着于肾，损害肾之精气，使肾脏蒸腾气化失司，痛风反复发作者，可致肾脏功能衰退。可见湿、热、瘀对本病的发生发展有着至关重要的影响。

2. "动-定序贯"对痛风辨证用药分析　范冠杰结合个人多年的临床经验，认为急性痛风性关节炎发作时核心病机为湿热瘀阻，在治疗时，着重强调本病的基础治法应为清热利湿活血。湿去热清，经脉通行，气血调和，则病易愈。临证用药方面，范冠杰教授学术思想相承于施今墨、吕仁和等中医对药名家，在前人的基础上，逐渐形成自己的学术风格，对疾病不同的治法组成相对固定的中药药串，相当于含有数个中药组成的药对，从而能巧妙灵活地进行加减变化，还能更进一步增强药物间的相须相使作用。药串与药对有异曲同工之妙，不仅仅是对前人的继承，更是对前人的发展和发挥。

至于具体用药，范冠杰教授以土茯苓、土贝母、百合、薏苡仁、车前草、忍冬藤、牛膝、丹参、苍术组成的药串作为基础药串治疗，临证根据个人情况不同辨证加减。

土茯苓：甘淡，性平，归肝、胃经，功能解毒、除湿、通利关节。《本草正义》称其"利湿去热，能入络，搜剔湿热之蕴毒"。《本草纲目》谓之"祛风湿，利关节，止泄泻，治拘挛骨痛"，偏于治疗下肢关节肿胀、积液。

土贝母：味苦，性微寒，归肺、脾经，功能散结、消肿、解毒，擅治疮疡肿毒。《百草镜》言其"能散痈毒，化脓行滞，解广疮结毒，除风湿，利痰，敷恶疮敛疮口"。痛风表现为关节红肿热痛，为脏腑邪毒留滞关节，土贝母不仅能解毒消肿，又擅行滞通利经络关节。

百合：味甘，性微寒，归肺、心经，功能养阴润肺、祛痰止咳、清心安神。在《新修本草》中首次出现治"通身疼痛"，详细记载为：百合，味甘、平，无毒。主邪气腹胀、心痛、利大小便、补中益气。除浮肿、胪胀、痞满、寒热、通身疼痛及乳难喉痹肿之外，还止涕泪。在治疗痛风时，取百合土金之气，入手太阴肺经，清热润肺，恢复阳明燥金敛降之力，以助气血津液正常输布运行，又取其入阳明经以清阳明之热，除通身疼痛之效，可谓一药多用。

薏苡仁：味甘、淡，性微寒，归脾、胃、肺经，功能利水渗湿、健脾止泻、清热排脓、除痹。既能渗除湿邪，又能舒筋脉，缓和拘挛。善于治疗湿痹而经脉挛急疼痛者，正如《神农本草经》所言："主筋急拘挛缩，不可屈伸，风湿痹，下气。"《本草纲目》亦言："筋骨之病，以治阳明为本，故拘挛筋急风痹者用之。"

车前草：味甘、淡，性微寒，归肾、肝、肺经，功能清热利尿、祛痰、凉血、解毒。《神农本草经》谓其"止痛，利水道，小便，除湿痹"。其既能清热利尿，使湿热从小便出，邪有出路，又能除祛风湿，止痹痛，可谓一举两得。

忍冬藤：又名银花藤，味甘，性寒，归肺、胃经，功能清热疏风、通络止痛，适用于风湿热痹，关节红肿热痛、屈伸不利等。《履巉岩本草》言其"治筋骨疼痛"。《本草纲目》谓其"治一切风湿气及诸肿痛，痈疽疥癣，杨梅恶疮，散热解毒"。《本草汇言》记载忍冬藤"驱风除湿，散热疗痹"。《医学真传》言其"夫银花之藤，乃宣通经脉之药也……通经脉而调气血，何病不宜"。可见忍冬藤不仅有清热作用，还具有调理气血之能，擅治风湿热毒和筋脉拘挛或风湿寒搏，对湿毒下注者有良效。

牛膝：味苦、甘、酸，平性，归肝、肾经，功能活血祛瘀、补肝肾强筋骨、引火（血）下行、利水通淋。本品能活血祛瘀，可用于多种血瘀证，善下行，长于补肝肾、强筋骨，以治关节疼痛为其所长。《神农本草经》言其"主寒湿痿痹，四肢拘挛，膝痛不可屈伸，逐血气，伤热火烂"。

丹参：味苦，性微寒，归心、肝经，功能活血祛瘀、凉血消痈、清心安神。《重庆堂随笔》言"丹参，降而行血，血热而滞者宜之"，可治各种血瘀证，包括风湿痹痛，与祛风湿药配伍。尤以治疗湿热痹血热瘀滞为佳。

苍术：味辛、苦，性温，归脾、胃、肝经，功能燥湿健脾、祛风湿、解表。本品辛苦燥湿，长于祛湿，治疗证以湿胜者尤宜，常与祛风除湿药配伍，如《类证治裁》薏苡仁汤，以之与薏苡仁、独活等同用；若治湿热痹痛，每与清热泻火药配伍，如《普济本事方》白虎加苍术汤，以之与石膏、知母等同用。

综上所述，土茯苓健脾胃、强筋骨，能入络，搜剔湿热之蕴毒，善解毒除湿，又通利关节；土贝母散结、消肿、解毒，与土茯苓合用，加强通利关节之功；百合味甘微寒质润，养阴润燥，防止土茯苓、土贝母祛湿太过而耗伤阴血，且养阴生津柔筋，利于筋骨舒展，并能治通身疼痛，与薏苡仁、车前草相配；薏苡仁健脾除湿、除痹止痛，车前草清热利尿，使邪有出路；忍冬藤，清热解毒，疏风通络，专治风湿热痹，关节红肿热痛；牛膝能活血祛瘀，可用于多种血瘀证，善下行，长于补肝肾，强筋骨，以治关节疼痛为其所长；丹参可治各种血瘀证，包括风湿痹痛，尤以治疗湿热痹血热瘀滞为佳；苍术辛苦燥湿，长于祛湿，治痹证以湿胜者尤宜。诸药共奏祛湿热、利关节、消肿止痛之效，具有明显的缓解急性痛风性关节炎关节红肿热痛的作用。

　　临床实践中，若伴腰膝酸软、小便频数等肾虚表现者，范冠杰教授常用狗脊、续断、女贞子、旱莲草等；伴口干舌燥等燥热内盛表现者多用石膏、知母、葛根、连翘；伴口干多饮、舌红少苔等阴虚内热证者，常用生地黄、地骨皮、玄参、麦冬；伴见面红唇赤，舌红绛，脉滑实等血分郁热之象者，加牡丹皮、麦冬、玄参、赤芍；肝气郁结者常用柴胡、薄荷、郁金、芍药；湿热壅盛明显者，加黄柏、绵茵陈、蚕沙等加强清热祛湿之效。

3. 现代药理研究　现代药理已证实以上中药可通过多个环节治疗急性痛风性关节炎。

　　土茯苓：现代药理研究发现土茯苓具有改善微循环、抗炎消肿、镇痛和降尿酸作用。孙晓龙等[3]采用皮下注射右旋糖酐致足肿胀模型并观察足体积变化及灌胃冰醋酸观察小鼠扭体反应，结果发现土茯苓注射液可明显抑制大鼠足肿胀，可明显减少小鼠扭体反应次数，并且呈一定的量效平行关系，说明土茯苓注射液有明显的抗炎及良好的镇痛作用。亦有研究发现土茯苓对高尿酸血症小鼠有明显的治疗作用，推测土茯苓可能通过抑制黄嘌呤氧化酶的活性，增强机体抗氧化能力来降低血尿酸，同时还起到对肾脏的保护作用[4]。

　　土贝母：含有多种活性成分皂苷、甾醇类物质、生物碱、棕榈酸、麦芽糖、蔗糖、大黄素、葫芦素 B 及葫芦素 E、麦芽酚、尿囊素、腺苷、胞嘧啶等多种化学成分，其中皂苷是其主要活性成分。研究发现[5]，土贝母在抗癌、抗肿瘤、抗炎、抗病毒等方面具有显著的药理作用，且毒性研究表明，土贝母皂苷的安全范围较大。

　　百合：在治疗痛风方面的疗效也有相关研究，如顾煜等[6]观察隔百合冰片饼灸治疗痛风性关节炎与口服溴苯马龙治疗的临床疗效，两组治疗均有效，且能降低血尿酸、尿尿酸、血沉水平，提示隔百合冰片饼灸治疗痛风性关节炎疗效与西药相当。药理学研究发现，百合的主要成分有酚酸甘油酯、苷类、生物碱、多糖、微量元素及蛋白质、磷脂、无机元素等，从百合中能分离出现代治疗痛风急性发作的重要药物秋水仙碱[7]。

　　薏苡仁：现代药理研究发现，薏苡仁具有抗炎、镇痛、解热、提高机体免疫力作用。实验证明，薏苡仁乙醇提取物可对抗二甲苯引起的小鼠耳肿和角叉菜胶引起的小鼠足跖肿胀，对乙醇引起的小鼠腹腔毛细血管通透性增高有抑制倾向，表现为延长热痛刺激甩尾反应潜伏期，但不显著减少扭体反应次数，表明薏苡仁有温和的镇痛抗炎作用[8]。张明发等[9]认为薏苡仁缓解疼痛及炎症反应的有效成分为薏苡素。薏苡谷壳乙醇提取物（AHE）对于脂多糖诱导的单核巨噬细胞（RAW）264.7 巨噬细胞炎症有抑制作用。AHE 经乙酸乙酯萃取后硅胶柱色谱得到的某些部分可以抑制一氧化氮合酶（iNOS）和环氧化酶（COX-2）的表达从而抑制脂多糖诱导的一氧化氮和前列腺素 E_2 形成。圣草素和神经酰胺是这些有效部位的主要成分，并且也表现出 iNOS 和 COX-2 抑制作用，可能是薏苡谷壳抗炎作用的有效成分[10]。

　　车前草：有研究报道，车前草乙醇提取物可抑制马肾脏 Na^+、K^+-ATP 酶活性，促进水、氯化钠、尿素与尿酸的排泄[11]。车前草注射液还可引起家犬输尿管上端腔内压力增高和输尿管蠕动频率增加，导致尿量增加，表明车前草中某些成分有利尿作用[12]，从而促进尿酸排泄。

忍冬藤：含有黄酮、环烯醚萜苷、木脂素类成分，其中环烯醚萜苷具有免疫作用和抗炎活性，能抑制痛风关节炎症反应[13]。陈礼坤[14]发现忍冬藤经过配伍可治疗急性痛风性关节炎，临床效果显著。

牛膝：牛膝根 200% 提取液有较强抗炎消肿作用，肾上腺皮质功能实验表明牛膝无肾上腺皮质激素样作用，其抗炎消肿机制在于牛膝可提高机体免疫功能，激活小鼠对细菌的吞噬能力，以及扩张血管、改善循环、促进炎症病变吸收等[15]。陆兔林等[16]采用扭体法、热板法对牛膝不同炮制品进行了镇痛作用比较，结果发现，牛膝不同炮制品都有一定程度的镇痛作用。吴敏田等[17]自 1990 年以来，采用单味牛膝 50g 水煎内服，50g 水煎液冷却后用毛巾敷于患处，这样内服外洗的方法治疗关节炎，疗效显著。

丹参：丹酚酸 A 是丹参的水溶性成分，近年来关于其化学研究、药理活性、药代动力学研究均取得了重要进展。药理研究发现，丹酚酸 A 具有广泛的药理活性，包括抗氧化作用。另外，体外实验显示，$0.1 \sim 10mg/L$ 丹酚酸 A 可升高原代大鼠成骨细胞（rOBs）和大鼠骨髓干细胞（rMSCs）碱性磷酸酶（ALP）活性、Ⅰ型胶原（Coll-I）mRNA 和 OPGmRNA 的表达，刺激成骨细胞结节钙化[18]。

苍术：现代研究报道，苍术有抗炎、镇痛作用，且其镇痛活性可能在水溶部位中[19]；此外，苍术的有效成分β-桉叶醇有很强的抑制 Na^+、K^+-ATP 酶活性作用，抑制率为 85%，从而降低输送能量，提供细胞内 Na^+-K^+ 的交换而达到利尿效应[20]。

综上所述，从现代药理研究可见，以上药物不仅具有不同程度的抗炎、解热镇痛作用，还能有效改善组织局部微循环及干预尿酸代谢，有利于缓解急性痛风性关节炎关节局部症状及改善炎症指标。同时方剂的功效绝对不是各成分功效的简单叠加，药有个性之特长，方有合群之妙用，药物间通过相互配伍，治疗作用的相互促进甚至能获得更好的或新的功效，不良反应得以消除，方剂功效正是方内药物共同作用于机体产生的综合效应。

（二）"动-定序贯"方法治疗痛风与中医哲学

"动-定序贯"中的"动"，即灵活、动态地看待疾病变化，而"定"与动相对，即把握事物的内在规律性，"动-定结合"强调不仅仅要把握核心病机，还应抓住核心病机的内部发展规律。

针对痛风性关节炎，范冠杰教授强调"湿热瘀阻"为其急性发作期的主要病机，体现"动-定序贯"之"定"，而临证又根据不同地区、不同时令、不同患者随证加减，体现"动-定序贯"之"动"。

疾病的发生发展是一个动态演变的过程，正如"动-定序贯"所言，我们必须运用变化、发展的眼光看问题，通过动态的临床思维，准确抓住病程变化的阶段性转折点，谨守疾病病机的演变，辨证施治，正所谓"观其脉证，知犯何逆，随证治之"。

三、名家名医经验

朱良春教授[21]创立"痛风方"（苍术、白术、茯苓、泽泻、萆薢等）以泻化浊瘀，调益脾胃，同时指出痛风日久，一般祛风除湿、散寒通络等草木之品力不能达，临床中常加用地鳖虫、地龙等虫类药，取其为血肉有情之品，具有走窜通达、破血行气、疏逐搜剔之特性，可使药效倍增，收效显著。

李小娟教授[22]认为痛风内外因夹杂，急性发作时当急则治其标，方选桂枝芍药知母汤加减调和营卫、清热祛湿、通络止痛。皮表红肿热痛较重者，根据"肺主皮毛"，酌加泻白散加石膏清肺热，宣肌表；灼热疼痛之时，根据"诸痛痒疮，皆属于心"，可用清心火之药物以缓解局部红肿热痛；久病多瘀，特别是有明显瘀象者，加入全虫、赤芍、伸筋草等活血通络之物。

杨振国教授[23]强调痛风治疗应清热燥湿、活血通络、宣痹止痛，并自拟术柏痛风汤（苍术、黄柏、枇杷叶、白扁豆、伸筋草、牛膝、木瓜、桃仁、金银花、连翘、薏苡仁、土茯苓、防己、防风、青红花、赤芍、川芎、当归、陈皮、风藤、威灵仙、葛花、高良姜、独活），临床观察 52 例患者经 3 个疗程（45 天）治疗，治愈 32 例，总有效率为 92.31%。

（谢雯雯　唐咸玉）

参 考 文 献

[1] 徐熠，徐玲玲. 中医药治疗痛风的研究进展. 中国药房，2010，21（33）：2195.
[2] Harris M D，Siegel L B，Alloway J A. Gout and hyPerurice mia. Am Phys Fam ician，1999，15：925.
[3] 孙晓龙，王宽宇，张丹琦，等. 土茯苓注射液抗炎、镇痛作用的实验研究. 中国中医药科技，2012，11（4）：231-234.
[4] 郭淑云，张薇，张琰，等. 土茯苓对高尿酸血症小鼠血清尿酸的影响. 中国药业，2012，21（13）：3-4.
[5] 金鹏飞，郑春辉，裴月湖. 中药土贝母研究进展. 沈阳药科大学学报，2003，20（2）：152.
[6] 顾煜，王伟明. 隔百合冰片饼灸治疗痛风性关节炎临床观察. 上海中医药杂志，2008，42（4）：44-45.
[7] 郭朝晖，蒋生祥. 中药百合的研究和应用. 中医药学报，2004，32（3）：27-29.
[8] 杨爽，王李梅，王姝麟，等. 薏苡化学成分及其活性综述. 中药材，2011，34（8）：1306-1312.
[9] 张明发，沈雅琴，朱自平，等. 薏苡仁镇痛抗炎抗血栓形成作用的研究. 基层中药杂志，1998，12（2）：36-38.
[10] Huang D W，Chung C P，Kuo Y H，et al. Identification of compounds in adlay（Coix lachryma-jobi L. var. ma-yuen Stapf）seed hull extracts that inhibit ipopolysaccharideinduced inflammation in RAW264. 7Macrophages. Journal of Agricultural and Food Chemistry，2009，57（22）：10651-10657.
[11] 蒋明，David Yu，林孝义，等. 中华风湿病学. 北京：华夏出版社，2004：1221-1223.
[12] 杨玺. 痛风合理用药. 北京：科技技术文献出版社，2009：17.
[13] 鲁思爱. 忍冬藤的化学成分及其药理应用研究进展. 临沂大学学报，2012，34（3）：132-134.
[14] 陈立坤. 综合方法治疗急性痛风性关节炎. 农村医药报，2007，34（12）.

［15］史玉芬，郑延彬. 牛膝抗炎、抗菌作用的研究. 中药通报，1988，13（7）：44.

［16］陆兔林，毛春芹，张丽. 牛膝不同炮制品镇痛抗炎作用研究. 中药材，1997，20（10）：507.

［17］吴敏田，马素平，张传启. 牛膝内服外洗治疗膝关节炎. 河南中医药学刊，1995，10（4）：60.

［18］张莉，张维库，赵莹，等. 丹酚酸A的进展和研究. 中国中药杂志，2011，36（19）：2603-2608.

［19］李霞，杨静玉，孟大利. 麸炒北苍术挥发油成分的分析和镇痛活性的研究. 中草药，2003，34（10）：886-887.

［20］赵爱梅. 苍术的药理作用研究. 光明中医，2009，1（24）：181-182.

［21］王亚平. 朱良春对丹溪痛风学说的发展创新. 中国中医药报，2006，7（5）：24.

［22］贾立辉，李小娟. 李小娟教授辨治急性期痛风性关节炎. 实用中医内科杂志，2012，26（5）：16-17.

［23］黄丽杰，陈岩松，赵用. 杨振国教授术柏痛风汤治疗痛风52例. 实用中医内科杂志，2011，25（12）：9-11.

第二十一章　甲亢的临证经验

甲状腺功能亢进症（hyperthyroidism，简称甲亢）系指由多种病因导致体内甲状腺激素分泌过多，引起以神经、循环、消化等系统兴奋性增高和代谢亢进为主要表现的疾病的总称。甲亢是内分泌系统的常见疾病，发病率约为0.5%，随着人们生活和工作节奏的不断加快，甲亢的发病率也在增高，已达到1%[1]。临床上以弥漫性毒性甲状腺肿伴甲亢（Graves）最常见，约占所有甲亢患者的80%，其次为结节性甲状腺肿伴甲亢和亚急性甲状腺炎伴甲亢。少见的病因有碘甲亢、垂体性甲亢（TSH瘤）及可产生和分泌辅助性T细胞（TH）的滤泡状甲状腺癌。

本病属于中医学"瘿病"范畴，是以颈前喉结两旁结块肿大为主要临床特征的一类疾病。中医学认为本病是由于情志内伤、饮食及水土失宜引起，并与体质（素体阴虚）有密切关系。气滞、痰凝、血瘀壅结颈前是瘿病的基本病机，初期多为气机郁滞，津凝痰聚，痰气搏结颈前所致，日久引起血脉瘀阻，气、痰、瘀三者合而为患。瘿病的病理性质初起以实证居多，久病由实致虚，可见气虚、阴虚等虚候或虚实夹杂之候。

"瘿病"属于中医内伤杂病范围，病变部位主要在肝，旁及他脏，其中与心、脾胃、肾关系密切，故以脏腑、八纲分析最为合拍。临床常见的临床证型有气滞痰阻、气滞血瘀、肝火旺盛、阴虚阳亢、气阴两虚、心肝阴虚等。其临床辨证可分为初、中、末三期。初期为肝失疏泄型；中期气郁化火，火性炎上，气血逆乱于上，亦可横逆犯土，或气滞则可湿聚痰凝血瘀，此时当以疏肝理气，辅以清热泻火、活血化痰、软坚散结；后期则出现病机转化，气、血、阴、阳均受损而成虚实夹杂之势，当以扶正为主，以补益气血阴阳、滋水涵木、温肾养心为要，佐以清热除烦、潜阳安神、软坚散结。瘿病在不同的病变阶段有不同的病机，但以颈前肿物为主要特征，标实则是贯彻始终的病机。

一、临证案例

病案一

梁某，男，26岁，2009年10月22日初诊。

初诊　患者诉近3个月工作压力大，出现情绪急躁，心慌，怕热，体重减轻5.5kg，大便溏泄，2个月前开始出现双手震颤，不能自制。症见：心慌，怕热汗出，消瘦明显，皮肤湿润，双手震颤，双眼白睛外露，双目炯炯有神，舌质红，苔黄厚，脉弦数。查体：双侧甲状腺Ⅱ度肿大，质软，无结节及压痛，双上极可闻及舒张期血管杂音。甲状腺功能检查：三碘甲状腺原氨酸（T_3）8.9nmol/L，甲状腺素（T_4）273nmol/L，促甲状腺激素（TSH）0.01mU/L；甲状腺彩超示"弥漫型肿大"，符合甲状腺功能亢进的表现。

西医诊断：甲状腺功能亢进症。

中医诊断：瘿病。

辨证：肝郁化火，痰热内阻。

治法：清肝泻火，化痰消瘿。

方药：方用龙胆泻肝汤合三仁汤加减：龙胆草 10g，黄芩 5g，泽泻 15g，柴胡 15g，车前子 15g，通草 5g，栀子 10g，生地黄 15g，甘草 5g，淡竹叶 10g，厚朴 15g，滑石（包煎）30g，白蔻仁（后下）10g，薏苡仁 30g，牡丹皮 10g。共 7 剂，每日 1 剂，分早晚 2 次温服。西药给予甲巯咪唑 10mg 口服，每日 3 次。

二诊　2009 年 11 月 5 日。患者服药后心慌、出汗、怕热减轻，自觉心胸烦热，双手微颤，大便质软成形，双侧甲状腺肿大及突眼依然，舌暗红，苔黄腻，脉细数。辨证属肝火旺盛，痰热扰心。治宜清肝泻火，清心化痰散结。方药：龙胆草 10g，黄芩 10g，泽泻 20g，通草 5g，柴胡 10g，车前子 15g，栀子 5g，生地黄 15g，甘草 5g，厚朴 15g，滑石（包煎）20g，薏苡仁 30g，牡丹皮 15g，石菖蒲 30g，郁金 15g。共 7 剂，每日 1 剂，分早晚 2 次温服。

三诊　2009 年 12 月 3 日。患者药后诸症减轻，双手震颤缓解，体重较前增加，甲状腺肿大、突眼程度减轻。诉近期咳嗽、咳痰，色黄量多质黏，容易疲倦，无发热，纳眠可，二便调，舌红，苔黄腻，脉滑偏数。复查：T_3 4.13nmol/L，T_4 156.6nmol/L，TSH 0.01mU/L。此乃肝火燎原之势大减。辨证属痰热互结。治宜清热化痰，消瘿散结。方药：薏苡仁 30g，白蔻仁（后下）10g，北杏仁 15g，厚朴 15g，法半夏 15g，黄芩 10g，柴胡 10g，车前子 15g，牡丹皮 10g，紫菀 15g，百部 15g，瓜蒌皮 30g，金荞麦 30g，干姜皮 5g，甘草 5g。共 6 剂，每日 1 剂，分早晚 2 次温服。

四诊　2010 年 2 月 25 日。患者坚持在门诊服用中药 4 个月，治法基本不变，方药随证加减。药后心慌、怕热、汗出等症悉除。症见：时有咳嗽，咳黄痰，量少质黏，双侧甲状腺Ⅰ度肿大，轻度突眼，余无不适，舌暗红，苔黄腻，脉滑。2 月 3 日复查甲状腺功能进一步好转：T_3 2.6nmol/L，T_4 126.7nmol/L，TSH 0.01mU/L。辨证属痰热互结。治宜清热化痰，消瘿散结。方药：龙胆草 10g，黄芩 5g，柴胡 10g，车前子 15g，厚朴 15g，薏苡仁 20g，法半夏 15g，北杏仁 10g，滑石 15g，牡丹皮 10g，枇杷叶 10g，绵茵陈 15g，茯苓 20g，射干 15g，甘草 5g。共 6 剂，每日 1 剂，分早晚 2 次温服。

患者经积极的中西医综合治疗后，诸症渐除，双侧甲状腺Ⅰ度肿大，轻度突眼，复查甲状腺功能明显好转，故收到满意的疗效。

【按语】瘿病的病变是一个动态变化的过程，无论疾病新久，均有气机不畅，同时兼夹痰浊瘀血病性属实的一面，故在治疗上当把理气化痰、活血化瘀、消瘿散结贯彻始终，然后随着病机的转化，把握在不同的病变阶段里的主要病机特点，施以相应的治法及用药。运用"动-定序贯"理论可以更好地指导医者在临证时的思路，使疾病的诊治达到一定的规范化。

本案例中患者初起为实证，以肝气郁结为先，气郁日久化火，燎原四起，后期火热灼伤阴津，炼液为痰，遂成痰热互结证。值得注意的是无论初病抑或久病，该病均兼夹痰浊。

在对疾病整体把握的前提下，"法随证立，方由法出"，以清肝泻火，化痰散结为基本大法，并贯穿整个诊疗过程中。方药以龙胆泻肝汤苦寒直折肝经实火，配合三仁汤宣畅三焦气机，"气血冲和，万病不生"，两方合用正中病机。二诊中患者自觉心胸烦热，于上方基础上加入石菖蒲、郁金，取"菖蒲郁金汤"之义以行气祛痰解郁。三诊及四诊时肝火燎原之势大减，痰热互结证是主要病机，故以清热化痰为主要治法，以三仁汤加减，辅以紫菀、百部、瓜蒌皮、金荞麦，以加强化痰散结的力度。在药物选择上，用柴胡配合生地黄以调达肝气，滋阴养血、动静结合，正适合肝体阴而用阳之性；杏仁、蔻仁、薏苡仁具有宣上、畅中、渗下的作用，调畅三焦气机，三焦枢机通利则气血平和，痰浊渐消，体现了"善治痰者，不治痰而治气"的理论。值得注意的是，龙胆草、黄芩、栀子苦寒之品不宜长期使用，一方面防止寒凉药伤及脾胃，另一方面大剂苦寒降泄之品，亦恐肝胆之气被郁，苦寒化燥，更伤津液。在本例的诊疗过程中，切中疾病的核心病机，把握各阶段的主要矛盾，确立基本治法，根据疾病的动态演变灵活选方用药，循序渐进，"动定"结合解决存在的致病因素，体现中医辨证论治的精髓。

病案二

黄某，男，30岁，2007年10月22日初诊。

初诊　患者诉心悸伴有双手震颤3个月，9月17日查甲状腺功能符合甲状腺功能亢进表现，现每天口服甲巯咪唑片40mg，仍有明显手震，行走时心悸加重，伴有气促，虚烦多梦，纳可，二便调，舌质暗红，苔薄黄，脉细。查心率：78次/分，律齐；触诊甲状腺Ⅱ度肿大，质韧，未扪及结节，无压痛；闭目平伸试验：双手震颤（+）。

西医诊断：甲状腺功能亢进症。

中医诊断：瘿病。

辨证：阴虚动风。

治法：镇肝息风，滋阴潜阳。

方药：怀牛膝15g，代赭石15g，醋龟板（先煎）10g，麦冬15g，天冬15g，白芍15g，玄参15g，川楝子12g，麦芽20g，山萸肉12g，绵茵陈15g，炙甘草10g。共7剂，每日1剂，分早晚2次温服。西药继续口服甲巯咪唑片，每天40mg。

二诊　2007年10月29日。药后心悸、双手震颤较前缓解，仍有明显手震，夜间心烦少寐，舌质暗红，苔黄，脉细。滋阴力度不足，原方基础上去天冬，加服生脉胶囊3粒，每日3次以益气养阴；加延胡索10g，配合川楝子为金铃子散以增强疏肝泄热力度；加赤芍15g，蒲公英15g清热凉血、活血散瘀以防血与热结；金石之品易碍胃，故加白术15g，麦芽20g，炙甘草10g以健运中焦。共7剂，每日1剂，分早晚2次温服。

三诊　2007年11月19日。患者服药后心悸症状缓解，双手震颤较前明显好转，夜可入睡，但自觉心胸烦闷，纳可，舌质暗红，苔薄白略腻，脉细。甲状腺肿大依旧。考虑甲状腺毒症较前减轻，甲巯咪唑片减量为每日30mg。肝阳渐平，但病机仍为阴虚阳亢，兼有湿浊内蕴。治以滋阴潜阳，佐以行气化湿。上方去麦冬、玄参等滋腻碍湿之品，加用苍术15g，薏苡仁30g健脾祛湿；心胸烦闷为湿邪内蕴蒙蔽心窍，加用郁金15g，石菖蒲15g行气祛湿解郁。共7剂，每日1剂，分早晚2次温服。

　　四诊　2008 年 3 月 7 日。患者坚持门诊服药，后睡眠好转，双手震颤日渐减轻，目前甲巯咪唑片减量至每日 15mg。双手轻度颤抖，时有拘急感，无心悸、气促、胸闷等不适，纳眠可，二便调，舌质暗红，苔薄白，脉沉。查心率：84 次/分，律齐，触诊甲状腺Ⅱ度肿大，质地软。复查：血清游离三碘甲状腺原氨酸（FT$_3$）5.6pmol/L，血清游离甲状腺素（FT$_4$）16.6pmol/L，TSH 0.01mU/L。甲状腺毒症较前进一步减轻，嘱患者甲巯咪唑片减量为每日 10mg。辨证及治法同前。仍有手抖，加入龙骨 30g，钩藤 20g 以镇肝息风，配合豨莶草 15g 清热通络；白芍重用至 25g，炙甘草 10g 为芍药甘草汤以缓急柔肝。共 7 剂，每日 1 剂，分早晚 2 次温服。

　　后长期门诊中药治疗，继续口服甲巯咪唑片维持量，余无明显不适。

　　【按语】瘿病起病之初，以气郁为先，肝气郁久则郁火内生，肝火既旺，暗耗阴津，肝阴不足，久必及肾，水不涵木，故见心悸、虚烦不眠、手颤等阴虚阳亢之症。

　　本例中患者为虚实夹杂之证，以阴虚为本，治疗上当以扶正为主，但患者初诊时手颤明显，故"急则治其标"，方用镇肝熄风汤以平肝息风，滋阴潜阳。二诊时手抖改善不明显，乃是肝火旺盛，滋阴力度不足，及时调整治疗方案，以生脉胶囊益气养阴，并辅用金铃子散清肝泄热。三诊时阴虚兼湿浊内蕴，湿浊弥漫不散易从热化，病情更加缠绵，故当以健脾祛湿以绝后患。四诊时湿浊已化，甲亢渐平，故用潜阳柔肝息风之品以重剂出击。患者服用中药数十剂，手颤、心悸不宁的症状逐渐改善，复查甲状腺功能好转，甲巯咪唑片用量逐渐减量，收到不错的疗效。肝为将军之官，其性刚果，若一味用药强制，易激发其反动之力。本案例方中选用的茵陈为青蒿之嫩者，麦芽为谷之萌芽，均顺肝木之性，疏肝而不使其抑郁，川楝子善引肝气下达，三者配合在一起既可清泄肝阳之余，又可使肝气调达，更利于肝阳的潜降。纵观本例的用药，降中有升，补中有泄，动静分明，体现了"动"和"定"的结合。

　　病案三

　　肖某，女，35 岁，2008 年 11 月 12 日初诊。

　　初诊　甲亢病史 5 年余，检查甲状腺功能时有升高，现每天服甲巯咪唑片 20mg，症见：甲状腺肿大不明显，乏力，容易疲劳，汗多，动则明显，以手心汗出为甚，失眠，纳可，二便调，舌质暗红，苔薄白，脉沉滑。触诊甲状腺Ⅰ度肿大，质地软，未扪及结节，活动可，无压痛。

　　西医诊断：甲状腺功能亢进症。

　　中医诊断：瘿病。

　　辨证：气阴两虚，痰瘀互结。

　　治法：补气生津，活血化瘀祛痰。

　　方药：黄芪 30g，女贞子 15g，墨旱莲 15g，三棱 15g，莪术 15g，黄药子 10g，丹参 15g，郁金 15g，蒲公英 15g，法半夏 15g，苍术 15g，白术 10g，甘草 10g。共 7 剂，每日 1 剂，分早晚 2 次温服。嘱患者口服甲巯咪唑片，每天 40mg。

　　二诊　2009 年 2 月 11 日。药后患者乏力、汗出稍减，睡眠改善，但活动后仍汗出较多，心胸胀闷不舒，余症状同前，舌质暗红，苔薄白，脉沉。复查：TSH 0.877mU/L，余正常。治疗上将甲巯咪唑片减为 10mg；中医辨证基本同前，此诊兼有肝气不舒，上方加柴胡 10g，白芍 15g 疏肝和血以解郁止痛，调和表里以助敛阴止汗。共 7 剂，每日 1 剂，分早晚 2 次温服。

三诊　2009 年 6 月 13 日。患者服药后心情舒展，乏力较前好转，但汗出减少不明显，舌质暗红，苔薄白，脉沉滑。汗出仍较多，上方重用黄芪 50g 以加强固表止汗之功；加浮小麦 15g，山萸肉 10g 以养心敛阴除热而止汗。方药：黄芪 50g，女贞子 15g，墨旱莲 15g，三棱 10g，莪术 10g，丹参 15g，郁金 15g，苍术 30g，白术 15g，柴胡 10g，白芍 15g，浮小麦 15g，山萸肉 10g，甘草 10g。共 7 剂，每日 1 剂，分早晚 2 次温服。

四诊　2009 年 6 月 27 日。药后患者汗出明显减少，身轻体健，疲劳感大为减轻，纳眠可，二便调，舌尖红，苔薄白，脉沉滑。辨证及治法同前，守方续服。上方加黄药子 15g 以增强清热软坚，消瘿散肿之力。方药：黄芪 50g，女贞子 15g，墨旱莲 15g，三棱 10g，莪术 10g，郁金 15g，苍术 15g，白术 15g，柴胡 10g，白芍 15g，浮小麦 15g，黄药子 10g，甘草 10g。共 7 剂，每日 1 剂，分早晚 2 次温服。

后患者定期复诊，甲状腺功能好转，无明显不适。

【按语】本案中患者甲亢病史较长，且时有复发，以乏力、汗多为主症就诊。瘿病之汗出初起多为实证，由肝火蕴蒸，热迫津液外泄而致；到疾病后期而成虚实夹杂之证，此时汗出则是因气阴两虚，卫外不固，阳不潜藏，阴不内守而成。中医以"虚则补之，实则泻之"为则，药用黄芪益气固表止汗，二至丸滋补阴液；丹参色赤入血分以清心活血，郁金体轻气窜，入气分以疏肝解郁、行气祛瘀，配合三棱、莪术活血化瘀，四者相合以调和气血；法半夏、白术、苍术化痰及健运中焦以杜绝痰浊内生。蒲公英、黄药子善于消瘿散结。全方标本兼治，气血并调，用药兼顾动定结合。但患者久病体虚难以一时奏效，宜步步为营，循序渐进。三诊时，加用浮小麦、山萸肉别具一格。《医宗必读·汗》曰："汗者心之液也，而肾主五液，故汗证未有不由心肾虚而得者。"浮小麦味甘，性凉，入心经，可养心退热，津液不被火扰；山萸肉味酸甘，入肾经，可滋阴敛汗。四诊时，患者汗出明显减少，药中病机，宜守方调理。黄药子具有良好的软坚散结、清热解毒、消散瘿肿的作用，常被医家们用于瘿病的治疗。但应注意，黄药子有小毒，最常见的是肝肾功能损害，其毒性与剂量成正比，故不宜长期大量使用，只宜暂用[3]。本病例在临证之际，抓住主症辨明核心病机，标本兼治，故能收效。

二、经验与体会

《道德经》曰："道生一，一生二，二生三，三生万物。"万物归一，不离其宗，甲亢证型多变，症状纷繁，病情复杂，但总有病根。李可认为："凡病皆本气自病。"甲亢为慢性消耗性疾病，发现之时多以脏腑发病，或及肝，或及脾，或及肾，临床表现杂乱难判，终不离脏腑辨证。以脏腑辨证为"定"，面对症状剥茧抽丝，由博返约以得道，把握一身之病机，则能寻得万病所生之根本。此即范冠杰"动-定序贯"中"定"之内涵。

"动-定序贯"思想亦根于阴阳，老子认为："万物负阴而抱阳，冲气以为和。"阴阳和，则肝可疏泄，脾可运化，肾可封藏，故能身体壮盛。阴阳失和，则一身周流之气机不畅，引起血脉瘀阻，气、痰、瘀三者合而为患，日久乃伤及本气。把握阴阳，以别柔刚。《素问·宝命全形论》曰："人生有形，不离阴阳，动者为阳，静者为阴。"甲亢发病之初为肝气郁滞，病性属实，患者常见情绪急躁，心慌，怕热，体重减轻，范冠杰多注重"疏肝理气"之法，以药串柴胡、白芍、薄荷、牡丹皮共奏疏肝解郁、凉血止血之功；随后由实转虚，伤及气、血、阴、阳，兼夹痰浊，形成虚实夹杂之证，患者见眼球突出，怕热汗出，手指颤抖，胸闷气短，心悸不宁，倦怠乏力，失眠多梦，以石膏、葛根、夜交藤等去热生津、宁心安神，黄芪、生地黄、地骨皮等平补气阴、清热润燥，续断、狗脊、二至丸等补益肾精、通利血脉。实属阳，虚属阴，阳主动，阴主静，此即范冠杰"动-定序贯"中动、定与阴阳的关系，把握甲亢发生发展中之动，统筹病因病机中之定，赋予药物中"一寒一热""一升一降""一刚一柔""一散一收""一补一泻""一动一静""一上一下"的阴阳调和，使患者气从以顺，诸症皆缓。

　　法有八法，辨治百症，范冠杰以补肾、疏肝、清肺、养心、运脾、理血（凉血、活血）、通腑导下和清利湿热各法以应诸变，疾病初起之时，则以理血、通腑导下、清利湿热等治其标，日久入脏，则以疏肝、清肺、养心以固根本，久病及肾，郑钦安认为："坎中一点真阳为人身立命之根。"病至后期，范冠杰多予运脾、补肾之法顾护先后天之本，《素问·至真要大论》曰："谨守病机，各司其属，有者求之，无者求之，盛者责之，虚者责之，必先五脏，疏其血气，令其调达，而致和平，此之谓也。"即把握"定"之病机，法随症变，不管何法，其根本原则是令脏腑、气血和调，阴平阳秘。"动-定序贯八法"于甲亢治疗中知己知彼，排兵布阵，辨证论治，标本兼顾。此法岂止于甲亢治疗中见效，见病思辨，把控动定，掌握疾病发生发展之序，以八法兼顾标本，结合现代先进医学，均能药到病除。

三、名家名医经验

　　1. 姜良铎注重标本兼顾、中西结合治疗甲亢　姜良铎教授[4]认为甲亢病机复杂，病情多样化，症状多不典型，只有通过化验检查才能确诊，其中甲亢的基本病机为肾阴亏虚与情志刺激所致的郁火炽盛，心肝火旺，久则导致气阴两亏及瘀、痰、湿内阻，辨证可有阴虚、气阴两亏、郁火炽盛、心肝火旺、瘀血、痰湿、气滞等偏重。姜良铎教授在治疗中重视标本兼顾，善将辨病与辨证相结合。依据个体状态与甲亢病证病机特点施治，若标为主则先治标，兼顾其本；标本皆著则标本同治；本虚明显则治本兼顾其标。治疗过程中常常初为标实，标实解决后则显示出本虚。辨病以临床症状与化验检查为主，查 T_3、FT_3、FT_4、TSH 等。辨病辨证相结合时则重视甲亢病情的轻、中、重程度及早、中、晚三期。轻症期多以火旺、气郁、痰阻为主；重症期多有气阴大伤、郁火炽盛、阴阳离绝之证。甲亢病早期多以阴亏轻、火旺重为主，中期多以阴亏与火、痰、湿、瘀等并重，甲亢发展到后期或不典型的老年甲亢患者，则以气阴亏虚为重，兼有火、痰、湿、瘀，常见疲乏无力、气短、纳差症状，多为阴亏及气、气阴两虚之证。姜良铎教授亦重视中西医结合，中西药配合使用常能很快控制病情，当西药减量时可使症状无加重，使用中药还可以避免或减轻治疗甲亢的西药引起的不良反应。

　　2. 李赛美主张分期辨证治疗甲亢　李赛美教授[5]根据中医传统理论辨证论治，结合现代医学对甲亢的认识，认为本病发病机制为正虚与邪实，正虚以阳虚、阴虚、气虚为主，邪实以气、血、痰、火郁结为主，李教授认为：甲亢与肝脾（胃）肾关系密切。甲亢是一个动态变化的过程，随着病机的转化，在不同的病变阶段具有不同的病机特点，临床上宜分期而治。①初期：肝郁气滞、胃热炽盛。因情志所伤，致肝郁气滞、郁久化热、移热于胃、灼伤阴津，则出现恶热、自汗、口干目涩、消谷善饥、大便量多、消瘦；②中期：肝郁气滞、痰瘀互结。李教授认为此期患者"阳明热盛"已不明显，但因肝郁气滞、肝木克土、酿生痰湿、气机不利、血行不畅，则气、血、痰壅结，症见颈前喉结两旁结节肿大、颈部觉胀、胸闷、喜太息、失眠。李教授认为此期肝郁气滞、肝失疏泄是主因。③后期：脾肾两虚。"肾为先天之本"，"脾为后天之本"，此期患者病久脾胃虚弱、脾胃运化失调、正气伤耗、精血不足，故见倦怠乏力、耳鸣、腰酸膝软、心悸不宁。

3. 林兰辨证治疗甲亢经验 林兰教授[6]经过大量临床实践，将本病分为四个证型，即气滞痰凝、阴虚阳亢、阴虚动风和气阴两虚。①气滞痰凝：本病初起，情志抑郁不遂，肝气不舒，疏泄失职，水湿停聚，气不行血，进而痰凝血瘀，聚结于颈则成瘿肿。临床症见颈前正中肿大，兼胸胁窜痛，舌质红，苔薄腻或黄，脉弦滑或兼数。②阴虚阳亢：此为本病的基本证型。林教授认为由于情志不遂，肝郁日久化火，亢阳莫制，病变由实转虚。临床症见颈前肿大，质柔软或偏硬韧，性情急躁易怒，眼球突出，手指颤抖，心悸不宁。③阴虚动风：甲亢的病变部位在心、肝、脾胃、肾，其中又以肝、心、肾为主。肝阴不足，肾水匮乏，临床症见颈前肿大，质柔软或偏硬韧，怕热多汗，眼球突出，心悸不宁、心烦少寐，手指及舌体颤抖，甚至全身颤抖。④气阴两虚：林兰教授认为，甲亢患者因肝气久滞、肝火内盛，势必克土、刑金、扰心、伤肾。症见颈前肿大，质柔软或偏硬韧，易汗出，倦怠乏力，心悸怔忡，胸闷气短，失眠多梦，手指颤抖。

以上医家在甲亢领域结合传统中医经典，辨证论治，总结多年临床经验，均取得较高建树，其分型基本囊括了甲亢的发展规律，即发病之初为肝气郁滞，病性属实；随着病程迁延，病情逐渐由轻而重，由实转虚，由阴虚阳亢至阴虚风动，再至气阴两虚，同时兼夹痰浊，形成虚实夹杂之证。如梁苹茂教授于甲亢治疗中以平肝潜阳、益气养阴、活血化瘀为思路贯通全局；刘文峰先生认为甲亢的早、中期为气阴两虚，气痰火瘀壅结，故治以益气养阴、化痰活血散结之法，后期则为脾肾阳虚、气滞痰凝血瘀，故行温补脾肾、活血化瘀消瘿之法。各名医把握病机，随症施治，与范氏"动-定序贯八法"中以疾病其"序"贯实证之"动"、虚证之"定"不谋而合。李可认为："八法不可废。"临床以八法点兵布阵、运筹帷幄，或除标，或扶正，不离其序，则能症状缓解，疾病得治。

（张　园　魏　华）

参 考 文 献

[1] 葛均波，徐永健. 内科学. 8版. 北京：人民卫生出版社，2014.
[2] 马书玖，王旭. 含碘中药治疗甲状腺机能亢进症临床研究进展. 中医药学刊，2005，23（8）：1411-1412.
[3] 张海谋，袁金玉. 黄药子的药理和毒理研究进展. 医药导报，2009，28（4）：490-492.
[4] 张晓梅. 姜良铎教授治疗甲亢经验. 北京中医药大学学报，2000，23（6）：66-67.
[5] 简小兵. 李赛美治疗甲状腺功能亢进症经验. 四川中医，2006，24（11）：1-2.
[6] 李鸣镝. 林兰辨治甲状腺功能亢进症经验. 中国中医基础医学杂志，2011，17（2）：183-184.

第二十二章　亚急性甲状腺炎的临证经验

亚急性甲状腺炎（subacute thyroiditis，SAT），简称"亚甲炎"，又称肉芽肿性甲状腺炎、巨细胞性甲状腺炎或 DeQuervain 甲状腺炎，是临床上常见的甲状腺疾病，约占所有甲状腺疾病的 5%。本病多见于 40～50 岁女性，是一种与病毒感染有关的自限性疾病，起病前 1～4 周常有上呼吸道感染症状，起病多急骤，常出现发热、畏寒、疲倦乏力等症状，伴随有甲状腺腺体肿大、压痛显著。病变广泛时可伴甲亢表现，多数在持续数周或数月后逐渐缓解，少数患者可迁延 1～2 年，个别留有永久性甲状腺功能减退（简称"甲减"）。

从现代医学角度来看，本病发病原因至今尚不清楚，虽然在高加索与中国人中发现亚甲炎与人类白细胞抗原有关，但一般认为亚甲炎不是一种自身免疫疾病，目前大多数学者认为与病毒感染有关，病毒破坏了部分甲状腺滤泡，释放出的胶体作为一种抗原引起甲状腺组织内的免疫反应。

诊断方面，根据发病前有上呼吸道感染史，甲状腺肿大、疼痛、压痛，伴发热、恶寒等全身状况，血沉增快，血清 T_3、T_4 升高而甲状腺摄 ^{131}I 率降低（分离现象），不难诊断。

治疗方面，传统的肾上腺糖皮质激素仍是有效、可行的治疗措施，可同时加服吲哚美辛、阿司匹林，可提高疗效、降低复发。值得注意的是，复发的病例常表现为症状轻、实验室检查不典型等特征而易误诊。由于错误诊断将亚甲炎患者误施以不必要的甲状腺手术而造成永久性甲减，引发医患纠纷的事情屡见不鲜。因此提高本病的早期正确诊断、治疗有重要临床意义。

中医根据亚甲炎的发病特点和临床表现将其归属于"瘿瘤""瘿痈""瘿肿"[1]范畴。常见的病因有感受火热之邪，或情志不遂。病理变化为感受火热之邪，热毒壅盛，结于颈前；或情志不遂，肝气郁滞，气郁化火，火热互结于颈，进而热毒或火热伤及阴津，又致阴虚火旺、虚热内扰之证。病变日久或延治误治，终致脾肾阳虚；或病久导致气机不畅，肝郁气滞，而致气郁痰阻。根据亚甲炎的临床特点可以采用以下方法分期辨证治疗：发病初期以发热、疼痛为重，颈前肿块初起、触痛明显，治以清热解表、散结止痛，热毒壅盛型及肝郁化火型多见于此期。中期发热渐轻，颈前肿块质硬疼痛，治以滋阴凉血散结、止痛消肿，此期多见阴虚火旺型；发展到病变后期或因失治误治，出现甲状腺功能减退，以怕冷、浮肿、腹胀等症为主时，治以温肾健脾、散结消肿，或病久导致气机不畅，气郁痰阻，以颈前肿块缩小或消失，疼痛渐轻，伴胁肋不舒，易怒，善太息，肢体困重，纳差时，治以理气解郁、化痰散结。根据各个分型辨证施治，有助于减轻症状、缩短疗程、提高疗效、降低复发。

一、临证案例

病案一

吕某，女，31 岁，2010 年 9 月 4 日初诊。

初诊　患者左颈部疼痛 2 天，发热，咽喉肿痛。患者自诉平素脾气急躁，纳差。查甲状腺彩超支持"亚甲炎"诊断，甲状腺激素轻度升高，TSH 0.04mU/L。血常规中性粒细胞轻度升高。查体左侧甲状腺可触及一圆形结节，有触痛。舌尖红，舌苔黄腻，脉弦数。

西医诊断：亚甲炎可能性大。

中医诊断：瘿痈。

辨证：外感风热，肝胃郁热。

治法：疏风散热，清热解毒疏肝。

方药：金银花 10g，连翘 15g，菊花 10g，广地丁 10g，栀子 5g，生地黄 10g，蒲公英 20g，牛蒡子 12g，黄连 10g，柴胡 10g，薄荷（后下）5g，白芍 20g，甘草 5g。每日 1 剂，早晚温服，可取适量药汁，局部外敷，清淡饮食，注意休息，低碘饮食，忌食海产品。

二诊　2010 年 9 月 11 日。患者无发热，仍有左侧甲状腺局部疼痛，口干，查体左侧甲状腺可触及一圆形结节，有触痛，心率无明显增快。舌质红，苔微黄干少津，脉数。现患者表象已退，热邪伤津，原方减疏风解表之品，加用玄参 20g，知母 10g 以滋养耗灼之阴液。

三诊　2010 年 9 月 18 日。患者仍有左侧甲状腺局部疼痛，头晕，近期稍汗多，胃纳一般，夜眠可，舌暗红，苔黄腻，脉滑。查体左侧甲状腺可触及一圆形结节，有触痛，心率无明显增快。辅助检查：外院查甲状腺功能提示 FT_3 5.79pmol/L，FT_4 24.64pmol/L，TSH 0.02mU/L，血常规提示：白细胞 8.29×10^9/L。现患者症状较前有所改善，效不更方，继服原方。

至 2010 年 10 月 9 日，患者甲状腺已无明显压痛，余未诉明显不适。现复查甲状腺功能：总三碘甲状腺原氨酸（TT_3）、总甲状腺素（TT_4）、FT_3、FT_4 正常，TSH 0.3mU/L。纳眠可，二便调。舌暗红，苔薄黄，脉滑。

【按语】本案患者发病初期因风温风火等客于肺胃，且平素情绪急躁，肝气不畅，故内有肝郁胃热，积热上壅，夹痰蕴结，以致痰气交凝，瘀而化热，发为瘿肿疼痛。临床表现为以发热、疼痛为重，颈前肿块初起、触痛明显，病机主要为外感风热。急则以治标为主，治以清热解表、散结止痛、疏肝为法。金银花、连翘疏风清热，栀子、菊花、紫花地丁清热解毒，生地黄滋阴以防热邪耗灼津液，蒲公英、牛蒡子清热解毒、散结消肿，黄连清胃火，配以疏肝的药对：柴胡、薄荷、白芍以行疏肝解郁之效。二诊时，外感及热象已退，未病防变，加用滋阴之玄参、知母。纵观疾病全程，使用"动-定序贯"辨治理论，"定"的是风、热、毒、郁四种病理产物，疏风、清热、解毒、解郁之法贯穿疾病治疗的全程，"动"的是患者用药后的变化及范冠杰对疾病转归的预知，当热象退却时加强滋阴之品，疾病辨证准确，且结合中药外敷散结消肿取得满意的疗效。

病案二

谭某，女，44 岁，2010 年 9 月 15 日初诊。

初诊　今年 7 月出现颈前疼痛，在外院诊断为"亚甲炎"，服泼尼松等治疗 2 个月，渐减量后疼痛有反复，现又将泼尼松加量到 5mg，每日 3 次。症见：无发热，胁肋不舒，易怒，善太息，肢体困重，纳差，舌尖红，苔薄白，脉弦滑。查体：甲状腺右叶可触及，有轻压痛，质韧，活动度可。

西医诊断：亚急性甲状腺炎。

中医诊断：瘿瘤。

辨证：气郁痰阻。

治法：理气解郁，化痰散结。

方药：蒲公英 20g，丹参 15g，僵蚕 10g，柴胡 15g，薄荷（后下）5g，白芍 15g，赤芍 15g，薏苡仁 20g，陈皮 15g，生地黄 15g，厚朴 15g，炙甘草 10g。嘱清淡饮食，畅情志。

二诊　2010 年 9 月 29 日。患者甲状腺部位无疼痛，颈部仍有热胀感，胁肋部仍时有胀痛不适。舌尖红，苔薄白，脉沉。胁肋部胀痛不适为肝失条达，原方基础上加用川楝子 10g，延胡索 15g 疏肝行气止痛。方药：蒲公英 20g，丹参 15g，姜僵蚕 10g，柴胡 15g，薄荷（后下）5g，白芍 15g，赤芍 15g，薏苡仁 20g，陈皮 15g，生地黄 15g，厚朴 15g，川楝子 10g，延胡索 15g，炙甘草 10g。嘱清淡饮食，畅情志。西药予泼尼松减量至 5mg，每日 1 次。

三诊　2010 年 10 月 13 日。患者甲状腺部位无疼痛，颈部仍有热胀感，胁肋部不适已减退。时有心悸，舌尖红，苔薄白，脉沉。中药续服前方，并予暂停泼尼松治疗。

四诊　2010 年 10 月 26 日。患者甲状腺部位无疼痛，颈部热胀感缓解，余无特殊不适，舌红，苔薄白，脉细。原方去延胡索、蒲公英，加北芪 15g，白术 15g。方药：丹参 15g，僵蚕 10g，柴胡 15g，薄荷（后下）5g，白芍 15g，赤芍 15g，薏苡仁 20g，陈皮 15g，生地黄 15g，厚朴 15g，川楝子 10g，北芪 15g，白术 15g，炙甘草 10g。

五诊　2010 年 11 月 15 日。患者停服泼尼松后无颈前疼痛反复，复查甲状腺功能正常。

【按语】该患者患病时间较长，病久导致气机不畅，且平素易急躁，肝郁气滞，而致气郁痰阻，痰邪进一步影响气机条畅，"木郁达之，结者散之"，且有形之邪阻滞经络，不通则痛也，故治以理气解郁、化痰散结止痛为主要治法。以蒲公英、僵蚕散结消肿，柴胡、薄荷、白芍柔肝疏肝行气止痛，且在《名医别录》中言白芍"……消痈肿，（治）时行寒热……"配赤芍有止痛消肿之功。脾为生痰之源，故以薏苡仁配陈皮健脾化痰，脾气得运，痰邪得化。在疾病后期，患者颈前疼痛缓解，结合患者舌脉、病程等综合因素，考虑患者以脾气虚为本，加用北芪、白术等益气健脾之药对。证候是动态变化的，是疾病微观不断变化的宏观反映，范冠杰善于观察，运用恒动的辨证观看待疾病的动态演变，变中有守地辨证用药是"动-定序贯八法"的理论核心。

病案三

余某，女，38 岁，2010 年 1 月 6 日初诊。

初诊 颈前肿大、疼痛 2 周，发病前有外感史，外院查 B 超示：考虑亚急性甲状腺炎，诊断为"亚急性甲状腺炎"，予泼尼松 15mg，每日 1 次治疗，今日就诊见颈前仍有肿大伴疼痛，形体偏胖，晨起口苦，纳呆，眠可，小便调，大便黏腻不爽。查体：形体偏胖，甲状腺Ⅱ度肿大，触之疼痛。舌质暗红苔黄腻，脉沉滑。服非甾体消炎药过敏史。

西医诊断：亚急性甲状腺炎。

中医诊断：瘿瘤。

辨证：湿热内蕴。

治法：清热利湿，散结止痛。

方药：绵茵陈 20g，薏苡仁 20g，车前草 30g，丹参 15g，蒲公英 25g，金银花 20g，连翘 20g，姜黄 15g，菊花 15g，滑石 15g，僵蚕 10g，川大黄 5g，甘草 10g。四黄散局部外敷。西药方面予暂停泼尼松治疗。

二诊 2010 年 1 月 20 日。患者颈前仍有肿大，疼痛减轻，口苦症状消失，胃纳有所改善，大便仍不爽。查体甲状腺Ⅱ度肿大，触之疼痛。舌质淡红，苔薄黄腻，脉沉滑。患者湿热症状减轻，加用茯苓 30g，白术 15g 健脾胃利湿，以防清泻耗伤胃气。

三诊 2010 年 1 月 27 日。患者颈前肿大稍缓解，无明显自觉疼痛，无口苦，大便调，查体甲状腺Ⅱ度肿大，压之疼痛。舌质淡红，苔薄黄腻，脉沉滑。原方去大黄，余药同前。

四诊 2010 年 3 月 3 日。患者无自觉特殊不适，查体甲状腺Ⅱ度肿大，压之仍感轻度疼痛。舌质淡红，苔薄黄腻，脉沉滑。原方基础上加用猫爪草 15g，山慈菇 10g 清热解毒散结。方药：绵茵陈 20g，薏苡仁 20g，车前草 30g，丹参 15g，蒲公英 25g，金银花 20g，连翘 20g，姜黄 15g，菊花 15g，滑石 15g，僵蚕 10g，茯苓 30g，白术 15g，猫爪草 15g，山慈菇 10g，甘草 10g。

【按语】患者形体肥胖，胖人多痰多湿，湿邪内蕴日久化热，加之复感风寒，郁而化热，热传阳明（足阳明胃经循行甲状腺部位），湿邪与热邪互结，积聚于颈项而成。故治以清热利湿、散结消肿止痛。药串的使用是"动-定序贯八法"的用药特点，处方中清热化湿常用药串：茵陈、薏苡仁、滑石，且薏苡仁有健脾之功效，脾气得运则湿浊自化；活血化瘀常用药串：丹参、姜黄，并针对散结消肿选用蒲公英、僵蚕，清热解毒选用金银花、连翘。二诊时，患者湿热之象减退，处方增加健脾渗湿的药串：茯苓、白术。相对固定的中药药串可针对主症和兼症的不同而灵活加减，进一步增强药物间的协同和配伍作用。

二、经验与体会

1. "动"与"定"的辨证关系仍是治疗疾病的关键 三例患者当中，疾病初期当有外邪入侵为诱因，结合患者平素的体质不同又可有不同的兼杂证，而在疾病的进展过程或治疗过程中，证候亦非一成不变的，提示我们在临床实践中，疾病的证候表现是多种多样的，其复杂性和动态演变性贯穿疾病的全过程，故"动-定序贯"思维方法的提出，即提示医师治病需从证候入手，抓住"定"即抓住核心病机的同时，根据"动"即证候相兼相应地调整处方用药。

2. 治疗亚急性甲状腺炎需要辨病与分期辨证相结合 亚急性甲状腺炎有其独特的临床特点，其临床过程可分为甲亢期、缓解期、甲减期，其证候也表现出变化与不同，如早期以热毒为主，中期以气郁、痰结为主，后期可表现为阴伤或气虚，因此在治疗过程中可结合现代西医学的检测手段和认识，采用四诊合参的方法进行辨证，做到辨病与分期辨证相结合，序贯治疗才能药到病除。

3. "动-定序贯"辨治方法是"同病异治"的理论实践 范冠杰在运用"动-定序贯"辨治亚急性甲状腺炎时，运用了古代中医哲学中的"同病异治"的思想。同病异治指同一疾病，可因人、因时、因地的不同，或由于病情的发展病机的变化及邪正消长的差异，治疗上应根据不同的情况，采取不同的治法，《素问·病能论》曰："有病颈痈者，或石治之，或针灸治之，而皆已，其真安在？岐伯曰：此同名异等者也。夫痈，气之息者，宜以针开除去之；夫气盛血聚者，宜石而泻之。所谓同病异治也。"西医也有同病异治，如同是糖尿病，选择不同的降糖药物，是根据病因病理的不同而施治。

中医认为疾病是人体内物质异常运动导致人体失衡的结果，一直处于不断变化中。"动-定序贯"的核心思想，"动"意在改变、变化，无论是对同一个疾病但不同患者的疾病病机，还是同一个患者同一个疾病但不同阶段的病机，都应打破固定思维，灵活动态地看待；"定"，意即固定、不变，即把握事物的规律性，同一疾病也可存在相似的病机；"序"，指次第、秩序、规则之意；"贯"，指连续、贯通，指需要认识到疾病的发生发展是一个动态演变的过程，而治疗也应当是一个连贯有序的过程。因此，同病异治与"动-定序贯"思想共同揭示了治病是一个"应变"的过程。

三、名家名医经验

1. 陈如泉从风、热、毒论治"痛瘿" 陈如泉教授[2]认为本病主要为外感风热毒邪所致。以六淫致病论，风性善行而数变，游走不定。本病常先发于一侧，后转至另一侧，有游走不定的特点。热为阳邪，致病常表现为一派热象的症状。外感风热邪毒或风温邪热袭表，热毒壅盛，灼伤津液，炼液为痰，痰阻气机，血行不畅，形成局部结节或肿块难消；或平素急躁易怒，则气机失于调畅，气滞血行不畅，与热邪互结于颈项，气郁热结，血瘀阻滞经络，经气不畅而致疼痛，最终发为"痛瘿"。陈教授认为本病累及多个脏腑，包括肝、肺、肾，尤为肝脏，概括为外感风热、肝郁热毒、阳虚痰凝三个主要证型。①外感风热证，急则治其标，治宜透邪解表、清热解毒、活血止痛。方选银翘散化裁，金银花、连翘辛凉透邪清热；薄荷、牛蒡子、板蓝根疏风清热、解毒利咽；猫爪草化痰散结、解毒消肿；延胡索、川楝子疏肝清热、活血止痛；柴胡伍黄芩，使邪热外透内清，和解少阳；荆芥虽为辛温之品，但温而不燥，利于透邪散邪，还不悖辛凉之旨，甚为精妙；甘草清热解毒，调和诸药。②肝郁热毒证，治宜疏肝清热，解毒活血之法，故以小柴胡汤合金铃子散为基本方化裁，柴胡、黄芩疏肝泄热，以冀热毒清解；川楝子伍延胡索，既能疏肝泄热，又能活血止痛，以上两组药对，选药精当，配伍精准，共奏疏肝清热、活血止痛之效。同时，伍以连翘、蚤休、忍冬藤、猫爪草、板蓝根、土贝母等大队清热泻火解毒药直折火邪；赤芍清热活血止痛，甘草清热解毒、调和诸药。③阳虚痰凝证，该证乃疾病之后期，为病程迁延日久或失治误治，日久耗气伤阴，损伤正气，当治以温阳补血、化痰散结、活血止痛之法，故以阳和汤为基本方加减化裁。

2. 于世家按病程分期辨治"瘿瘤" 于世家教授[3]认为亚急性甲状腺炎的发病与外感六淫、内伤七情及体质因素有关。起病多由风温邪热袭表，热毒壅盛，灼伤津液，炼液为痰，痰阻气机，血行不畅，或气郁生痰，痰随气逆，最终致气血痰热互结于颈前而发"瘿瘤"。随着病情进展及药物治疗，大多数患者正气恢复，毒邪消散，疾病痊愈，部分患者由于病程迁延日久或失治误治，加之素体阳虚阴盛，或先天肾阳不足，损伤后天脾胃，阳证转阴证，出现阳气虚衰、阴寒内盛的表现。证型可分为外感风热，毒邪壅滞型和脾肾阳虚，痰瘀阻滞型。①外感风热，毒邪壅滞型，多见于亚急性甲状腺炎急性期，此期多阳、实、热证，治疗宜清不宜温，且急则治其标，当清热解毒、通络止痛。方药中于教授常选大青叶、板蓝根、黄连、黄芩、金银花、连翘、延胡索、穿山龙、香附。②脾肾阳虚，痰瘀阻滞型，多见于亚急性甲状腺炎甲减期。治疗应缓则治其本，当温阳健脾、化痰活血。方药中常选用菟丝子、女贞子、枸杞子、巴戟天、山萸肉、白术、茯苓、猪苓、大腹皮、枳壳、泽泻、坤草。

3. 许芝银认为"瘿瘤"可反复发作，其病机有虚有实，治疗当辨明病因病机 许芝银教授[4]认为本病初因外感风热邪毒，结于颈前，则见瘿肿而痛；久病邪毒侵入肺卫，可致卫表不固，复感毒邪再次发病；结聚日久耗气伤脾，致气血不和、阻滞不畅，或致脾肾阳虚、寒凝血脉；甚至虚阳浮越于上，而成上热下寒之证。①反复发作的亚急性甲状腺炎患者临床仍以外感症状为主，治疗予疏风泄热的同时佐以益气固表，方选牛蒡解肌汤加减。药用：荆芥、防风、牛蒡子、金银花、山栀子、薄荷、射干、夏枯草、柴胡、黄芩，可酌加炒白术、炙黄芪。②部分亚急性甲状腺炎患者平素畏风恶寒，易于感冒，亚急性甲状腺炎虽经治愈，上感后易复发，诉平常疲倦乏力，气短心慌，动则汗出，休息后缓解，纳谷欠香，大便溏薄，受凉后可有腹泻等。许教授认为此类病证属脾气虚弱，气滞血瘀，治疗予补气健脾，佐以活血化瘀，方选参苓白术散加减。药用：党参、白术、茯苓、炙甘草、怀山药、砂仁、干姜、炙黄芪、防风、当归、川芎、紫丹参等。③部分患者原本阳气不足，易于感受外邪，又因医家过用祛风清热或多用寒凉之品，使得脾肾阳虚恶性循环，加重病情，循环往复。许教授认为此类患者证属脾肾阳虚、寒痰凝结，治疗以温阳散寒为主，佐以活血通脉，方选阳和汤加减。药用：鹿角片或鹿角胶、熟地黄、炙麻黄、桂枝、干姜、肉桂、白芥子、当归、紫丹、人参、红花、川芎、炙甘草。④部分年轻患者，病情平稳后易于反复，局部症状不甚，偶有咽喉隐痛不适，大多无其他全身症状，主要表现为双侧甲状腺均有肿大，表面凹凸不平，结节感较明显，以局部压痛为主。许教授认为此类患者由于年轻气盛，未重视疾病，治疗时依从性差，乃至病邪留恋，局部气血不畅。此类疾病治疗予行气活血，佐以软坚散结，方选桃红四物汤加减。药用：桃仁、红花、当归、赤芍、生地黄、川芎、三棱、莪术、法半夏、夏枯草、海藻、桂枝。

以上医家均认为亚急性甲状腺炎的发病与外感风热之毒密切相关，随着病程的进展和治疗的过程会呈现不同的证候改变，或为实证，或为虚实夹杂证，因此准确地把握病机，随症施治才是疾病治疗的关键。

（李秀铭 魏 华）

参 考 文 献

［1］王炜. 内外合治亚甲炎的体会. 辽宁中医杂志，1994，21（10）：46.

［2］陈继东，赵勇，徐文华，等. 陈如泉教授治疗亚急性甲状腺炎的经验. 时珍国医国药，2015，6：1506-1507.

［3］麻莉，于世家. 于世家教授治疗亚急性甲状腺炎经验荟萃. 辽宁中医药大学学报，2008，7：64-65.

［4］吴拥军，高国宇. 许芝银教授治疗反复发作亚急性甲状腺炎经验辑要. 中华中医药杂志，2014，11：3457-3459.

第二十三章　桥本甲状腺炎的临证经验

桥本甲状腺炎（HT）是一种常见的甲状腺自身免疫性疾病（AITD），可见甲状腺肿大或结节，临床表现为甲状腺功能亢进，或甲状腺功能减退，发病率为 0.3%～10%，40～60 岁约占 56%，男女比例为 1：7，育龄期患者易导致胎儿畸形。HT 发生还与遗传、环境、病毒感染药物，以及年龄、激素水平、精神紧张等多因素有关。HT 后期甲状腺持续免疫炎症最终导致甲减，表现为全身乏力、下肢浮肿、少汗、畏寒、便秘、嗜睡等，或并发恶性贫血、类风湿关节炎、干燥综合征等，甚至癌变。因此有效控制甲状腺免疫炎症是本病治疗的关键。

中医认为 HT 属于"瘿瘤"范畴，晋代《诸病源候论·瘿瘤等病诸候》将瘿病分为气瘿、血瘿、息肉瘿。《济生方·瘿瘤论治》记载"瘿瘤者，多有喜怒不节、忧思过度"。可见其病机始于情志不畅，气滞肝郁，郁结日久，则血行不畅而血瘀，脉络瘀阻致肝失条达，或气郁化火，火热炼液灼津，肝阳上亢，致木克脾土，继致水谷运化失常，无法化气成精，精微化生不足，后天不养先天，则肾阳亏虚，见"虚劳""浮肿"等症。可见 HT 的发生与气滞、血瘀等多因素有关，还涉及肝、脾、肾等多脏腑功能失调。

一、临证案例

病案一

贺某，女，33 岁，2016 年 5 月 22 日初诊。

初诊　患者颈前肿胀 1 月余。查体见双侧甲状腺Ⅰ度肿大，质地稍韧。症见：脾气急躁，易疲倦，多汗，口干，少许怕热，月经先后不定期，舌稍红，苔薄稍黄，脉弦细。查甲状腺功能示 T_3、T_4 正常，TSH 略高，甲状腺球蛋白抗体（TGAb）、抗甲状腺过氧化物酶抗体测定（TPOAb）明显升高，甲状腺彩超提示"甲状腺弥漫性炎症改变"。

西医诊断：桥本甲状腺炎。

中医诊断：瘿病。

辨证：肝郁化热，气阴两虚。

治法：疏肝清热，益气养阴。

方药：黄芪 15g，生地黄 15g，地骨皮 15g，柴胡 10g，郁金 10g，薄荷（后下）5g，白芍 30g，牡丹皮 30g，连翘 15g，玄参 10g，甘草 5g。14 剂，每日 1 剂，水煎，分 2 次服。

二诊　2016 年 6 月 8 日。患者服药后甲状腺尚韧，无怕热，口干、多汗较前改善，余无不适，苔薄白，脉弦滑。前方去连翘、生地黄，加浙贝母15g，14剂继服。

三诊 2016年6月28日。复查甲状腺功能正常，TGAb、TPOAb下降。脾气急躁较前改善，前方去玄参、地骨皮，白芍、牡丹皮减量至15g，21剂继服。

四诊 2016年8月2日。患者甲状腺肿胀较前减轻，月经25~40天一至，较前规律，纳一般，大便烂。原方去浙贝母，加山药、炒白术、法半夏各15g，21剂，水煎服。

五诊 2016年9月1日。患者甲状腺不肿，复查甲状腺功能正常，TGAb、TPOAb继续下降，苔薄白，脉沉细。前方加狗脊、续断各30g，女贞子、旱莲草各15g，30剂，水煎服。

六诊 2016年10月11日。患者甲状腺不肿，质软，复查甲状腺功能、TGAb、TPOAb均正常。嘱其巩固1个月后停药，临床治愈。

【按语】案例中患者病性属虚实夹杂，辨证为肝郁化热、气阴两虚，其标本并重，病势较缓，故标本兼治，首诊以疏肝理气清热为主，辅以益气养阴，选用柴胡、郁金、薄荷、白芍、牡丹皮疏肝解郁清热，黄芪、生地黄、地骨皮益气养阴，攻守兼施；二诊已无怕热、口干、多汗较前改善，故去连翘免苦寒伤中，去生地黄免生滋腻，佐以浙贝母软坚散结；三诊无阴虚症状，去玄参、地骨皮，减轻药负；三诊之后患者桥本甲状腺炎症状已缓解，出现纳一般、大便烂，为肝郁日久，木克脾土，脾不健运之象，故四诊减量白芍、牡丹皮，以免苦寒损伤脾阳，加炒白术、法半夏健脾化痰，借山药之气阴以阴阳同补；五诊肝气得舒，郁热得除，标症缓解之后三阴本虚之象尽现，故脉见沉细，当以滋补之法为重，兼以疏肝理气之品以续前善后，用补肾固本之药串，狗脊、续断、女贞子、旱莲草，诸药合用，既把握住疾病的主要环节、核心病机，又根据患者症状进行动态灵活的药味调整，未病先防，既病防变，药证相符，效验乃彰。

病案二

李某，女，61岁，2016年11月7日初诊。

初诊 患者下肢浮肿3月余。症见：近3个月来双下肢胫前轻度非指凹性浮肿，手足冰冷，腰膝酸软，倦怠乏力，口干不欲饮，大便秘结。舌暗红，苔薄黄稍腻，脉沉弦。查体：甲状腺稍大，质地坚实，表面不光滑，可随吞咽活动。甲状腺功能：FT_3、FT_4、T_3、T_4均降低，TSH、TGAb升高，TPOAb明显升高，甲状腺彩超提示：甲状腺增大并弥漫性损害，双侧甲状腺多发小结节。

西医诊断：桥本甲状腺炎，甲状腺结节。

中医诊断：瘿病。

辨证：脾肾亏虚，湿热内阻。

治法：补益脾肾，清热祛湿。

方药：绵茵陈15g，薏苡仁30g，布渣叶30g，茯苓15g，狗脊10g，续断10g，女贞子20g，旱莲草20g，桂枝10g，黄芪15g，泽泻10g，玄参10g，甘草5g。

二诊 2016年12月11日。患者无口干，大便正常，下肢水肿稍减轻，仍见腰膝酸软，手足冰冷，倦怠乏力，舌红较前减轻。予调整用药：加大狗脊、续断用量至20g，加当归10g，巴戟天10g，去玄参。

三诊　2017 年 1 月 28 日。患者下肢无水肿，腰膝酸软、手足冰冷、倦怠乏力均较前明显缓解。舌淡暗，边有齿痕，苔白腻。复查甲状腺功能：TSH 稍高，余项正常。前方去泽泻、茵陈、布渣叶，加白术 30g，陈皮 15g。

四诊　2017 年 3 月 21 日。患者诉无不适，复查甲状腺功能、TGAb 正常，TPOAb 较前明显下降，前方去巴戟天。嘱患者服药频率逐渐减少，即每日 1 剂服用半个月后，每 2 日 1 剂服用 1 个月，再改每 3 日或 1 周服 1 剂。

【按语】本案的根本病机为肾气亏虚，阳气不足，失于温煦，则津液运化失司，血脉不畅，故有手足冰冷、倦怠乏力的表现。但见舌红，苔黄腻，可知内有湿热，此时若纯大剂温阳益气，易使湿热焦灼郁结愈甚，不仅少火不生，且令壮火愈烈。因此，予女贞子、旱莲草各 20g 滋养肝肾，以狗脊、续断各 10g 温补肾阳，并以茵陈、薏苡仁清利湿热。此外，患者有大便秘结之津液亏虚的表现，遂以玄参急治其标。二诊大便正常，口干消失，表明阴液充足而有濡润之功，故去玄参，手足冰冷、腰膝酸软、倦怠乏力未见明显改善，因此时已经进入冬季，阳气内藏，加大狗脊、续断的用量以温阳散寒。且舌象已示热邪渐消，可加大温阳力度，加用巴戟天温补肾阳，当归温阳通络、活血养血、调和阴阳。三诊时，舌苔提示热去湿孤之势，结合患者肾阳亏虚之本及时令特点，清热需中病即止，以免损伤阳气，故去泽泻、茵陈、布渣叶，加用白术、陈皮健脾祛湿。四诊患者腰膝酸软、手足冰冷、倦怠乏力均消失，可见阳气恢复，且就诊时刚入春季，阳气生发，若再继续温补阳气，患者可能会阳有余而过亢，遂去温燥之品巴戟天，继续调养而愈。

二、经验与体会

"动-定序贯八法"是范冠杰教授运用多年的临床诊治经验及总结前贤的学术思想所创立的指导中医临床实践的思维方法。"动-定序贯八法"提出症状是病机的外在表现，"有诸内者，必形诸外"，故把握疾病的核心症状是分析核心病机的首要。从核心症状抓核心病机，辨证时要善于从四诊资料中发现主症，从而找准其背后的核心病机。病机的变化决定着疾病的发展。但无论病机如何改变，其中必有一定的规律可循。"动-定序贯八法"认为，在辨证过程中，把握疾病动态变化过程时，应以核心病机发生、发展的一般规律为主线，贯穿动态辨证的全过程。范冠杰教授总结桥本甲状腺炎的核心病机主要有：①肝气郁滞：多为情志致病，或工作压力大，或生活不顺，症见易怒烦躁，或郁郁寡欢，女性常伴有月经不调，舌红苔薄白，脉弦；②气阴两虚：眼突、神疲乏力、心悸气短、怕热、多汗、口渴；③脾虚胃热：能食善饥与便溏齐见，少气懒言、倦怠乏力、自汗、虚胖或日渐消瘦、舌质胖大或有齿痕、脉沉微或沉无力；④痰湿内阻：头身困重，纳差，甲状腺弥漫性肿大，质韧，苔白腻，脉滑；⑤心神失养：心烦，失眠多梦；⑥血瘀：舌暗，舌底络脉迂曲，甲状腺肿大，质地坚硬；⑦湿热内蕴：舌苔黄腻，口干不欲多饮，脉滑或滑数；⑧血分郁热：面红唇赤，舌红或绛，脉数；⑨肾虚证：精神萎靡，表情淡漠，面色苍白，可有浮肿，腹部胀满，手足清冷，腰膝酸软，小便清长。范教授认为本病主要涉及肝、脾、肾，临床表现为标实为主或本虚标实兼具，随着病程不同，临床证候分布亦不同，早期多以气滞、痰浊等标实表现为主，后期则多见虚损、血瘀之证。在治疗原则上，强调本病初期应从肝论治，中期仍以疏肝理气为主，佐以健脾化痰，后期应以温补脾肾为主，软坚散结为辅。肾为水火之脏，真阴真阳不足，均可致病。因此肾虚者有肾阴虚、肾阳虚、阴阳两虚之分。先天肾气不足或年老体衰而发病者，多以阴虚为著，随着病情迁延，阴损及阳，而至阴阳两虚。而肾阳虚者，则多因后天失养，脾虚不运，日久不护，损及肾阳所致。范冠杰将狗脊、续断、女贞子、旱莲草四药合用，形成"动-定序贯八法"的"补肾药串"，其中狗脊、续断温肾阳，女贞子、旱莲草滋肾阴，阴阳并补，不予大温大补，而欲微微生火，加之滋以精津，得以生化源源，川流不息，体现了张景岳的"善补阳者，必于阴中求阳，则阳得阴助而生化无穷；善补阴者，必于阳中求阴，则阴得阳升而泉源不竭"理念。此药串由两个补阴和两个补阳的药物组成，临床根据阴阳的偏向，既可合而为一，亦可拆分使用，灵活应变。

《素问·阴阳离合论》曰："阴阳者，数之可十，推之可百；数之可千，推之可万，万之大不可胜数。然其要一也。"一者，万物变化之根本也。患者临床表现纷繁复杂，或动，或静，或寒，或热，或阴，或阳，至大无外，至小无内，"动-定序贯"中的"动"体现在病程中的时时刻刻、方方面面。但拂尘见金，终能寻得一固定之轴，以运变化之轮，轴转便轮行，此即疾病发生发展之病机，亦"动-定序贯"理论中"定"之含义。且症状有千，病机有百，总不离阴阳二字，五行之中，此亦是"定"之深意。

"知其要者，一言而终，不知其要，流散无穷。"桥本甲状腺炎动、定之间化而有序。西医认为，桥本甲状腺炎是一种常见的甲状腺自身免疫性疾病，可由多种外因引发，即中医哲学中"天人合一"的体现。凡病皆本气致病，肝气不疏，气滞血瘀，凝而成痰于颈前两侧，邪之所凑，其气必虚，外感六淫邪气攻于颈前，初起正气尚盛，日久阴阳两虚，故表现为初期甲亢，后期甲减。阳予之正，阴为之主，朱丹溪曰："阳常有余，阴常不足。"若桥本甲状腺炎初现阴虚之象，则已阳损及阴，病渐入里，多缠绵难愈，遣方用药应重审阴阳。明桥本甲状腺炎起病之因，则邪有出路，晓桥本甲状腺炎发展之势，则药有来路，此桥本甲状腺炎始终之序，了了于心中，则能明白于指下。

李可认为："人身五脏六腑、四肢百骸、五体九窍凡一处阳气不到便是病。多一分阳气也是病。"故临证治病实为调和阴阳，阴平阳秘，正气内存，则邪不可干。桥本甲状腺炎多从肝胆起病，尤女为阴体，以肝为本，疏泄不足而气机不畅，重以疏肝理气之药串为君，如柴胡、白芍、薄荷、牡丹皮；佐以护中健脾药串为臣，如茯苓、炒白术、法半夏、神曲，以免肝盛横逆伐克脾土，自乱阵脚。五行相生相克之性如环无端，消长有序，应时时辨证论治，掌握疏肝理气大法，此为定；兼施以益气养阴、活血化瘀、宁心安神药串，急则治其标，此为动。疾病变化有动定，遣方用药随之动定，病有病序，药有药序，理论与临床灵活结合，不拘泥于教条，也不困惑于症状，故施今墨老先生云："临证如临阵，用药如用兵，必须明辨证候，详慎组方，灵活用药。不知医理，即难辨证；辨证不明，无从立法；遂致堆砌药味，杂乱无章。"此寥寥数语，却不可谓不是常读常新之言矣！疾病后期，多入脾入肾，损及先后天气血生化之源，阴病难治，派兵遣将应注重顾护本气，且人以天地之气生，四时之法成，须知独阳不生，独阴不生，阳生阴长之性，重用狗脊、续断、女贞子、旱莲草，药物配伍恪守"异气相使、相反相成"之则，自然形成"核心症状-核心病机-主症-治法-药串"的辨治思路。

三、名家名医经验

林兰教授[1]从临床观察发现甲状腺功能主要表现在两个方面,一方面调畅气机,如甲状腺自身气机不畅,则出现肝失疏泄,不能促进血液与津液的运行输布,如甲状腺结节、肿大;如影响全身气机不畅,则出现心情急躁易怒,胁痛目胀,口苦口干,胸闷太息,乳胀经迟等肝失疏泄不能调畅情志等表现。另一方面是生发阳气和推动阳气运行,如果去除甲状腺则见形寒肢冷,腰膝酸软,面㿠虚浮,动作懒散,头昏目眩,耳鸣失聪,肢软无力,嗜睡、水肿,男子阳痿,女子月经不调等一派肾阳虚衰之候。《素问·五脏别论》曰:"所谓五脏者,藏精气而不泻也,故满而不实;六腑者传化物而不藏,故实而不满"。甲状腺既有五脏之形实,又有六腑敷布气机之虚,似脏似腑,七经贯通,没有表里配对关系。且任、督脉及肝、肾、心、脾、胃之经均上入喉而过甲状腺,故提出了甲状腺为"奇恒之府,助肝疏泄,助肾生阳"学说。他认为桥本甲状腺炎分型为肝郁脾虚和脾肾阳虚,肝郁脾虚型治以疏肝理气,健脾化痰,通络消瘿,方用参苓白术散合四逆散加减;脾肾阳虚型治以温补脾肾之阳,方用八味肾气丸合二仙汤。

亓鲁光教授[2]认为本病的病因虽有外感风热毒邪、肝郁热蕴、气血瘀滞等多端,但其发生总与肝气郁结密切相关。甲状腺位于颈前两侧,为阳明经、少阳经脉所过之处,两经的经气通利条达,须赖肝的疏泄功能正常。若肝失条达、疏泄失职、气机不利,则瘿络瘀滞,而生瘿瘤。女子以肝为本,多忧思气结,故本病多发于青中年女性。耳后为胆经所过之处,肝经、胆经互为表里,所以临床上患者常伴有向耳后放射痛症状。有些患者可伴有心悸、多汗、烦躁易怒、口干口苦、失眠、消瘦、手颤等症状,此乃肝郁化火之象。因此,认为肝气郁结是本病的主要病机,若无肝气郁结的内在因素,纵有外感风热毒邪、痰气郁结等病因,也不易导致瘿瘤的发生。早期正气尚能耐受攻伐,治疗当针对肝经病变为主,提倡以疏肝解郁理气为治疗大法,由柴胡疏肝散为基本方加减;中期病变属虚实夹杂,痰瘀气交阻于颈前,病机多为肝郁脾虚。张介宾于《景岳全书》中指出:"夫人之多痰,皆由中虚使然。"脾为后天之本,脾健则气血生化有源,脾虚则气血生化乏源。故提出此期以健脾疏肝、化痰消瘿为法。本病后期常表现为精、气、神的虚弱,故可归于虚劳范畴。此期病机特点主要是以脾肾阳虚为本,局部痰气瘀互结为标,常取生脉散加软坚散结药物治之。

许芝银教授[3]根据本病的发展规律,将本病三期病程分为三个基本证型:早期痰气交阻型,若痰气郁结化热,可见肝郁火旺型;中期痰瘀互结型;后期脾肾阳虚型。桥本甲状腺炎早期患者一般无特殊感觉,但部分患者开始也可表现为心悸、畏热等症状,血甲状腺激素增高,即桥本甲状腺炎,证属心肝郁热,气阴两虚。此类患者多有情志不舒,气郁日久化火,消烁阴液,阴虚火旺,表现为两侧甲状腺弥漫性肿大,质较韧,症见性急易怒,心悸烦热,消瘦乏力,舌红苔薄白,脉细弦而数。很多患者之桥本甲状腺炎症状不明显,常在无意中发现甲状腺肿大而就诊,此证型由于肝气郁结、气机不畅,水湿聚而成痰,气滞痰凝,结于颈前而成瘿瘤,由于久病入络,气血瘀滞,引起甲状腺弥漫性肿大,质地坚韧兼有结节,甲状腺功能基本正常,或者略有偏低,抗体滴度较高。此证的病理因素有"气滞""痰凝""血瘀",三者相互夹杂。疾病的后期,病程日久,阳气耗损,终致出现脾肾阳虚的表现，其主要表现为：甲状腺弥漫性或结节性肿大，质地坚韧或硬，患者全身乏力，精神萎靡，表情淡漠，少言懒语，动作迟缓，面色苍白，可有浮肿，腹部胀满，手足清冷，腰膝酸痛，小便清长等。此瘿瘤属"阴邪所致"，不能见瘿瘤就以清热解毒散结法治之，会加重病情，治宜温阳散寒、软坚散结。

　　李红教授[4]认为桥本甲状腺炎多与个人先天禀赋体质有关，外部环境（饮食、情志等）参与发病。本病的发生不外乎正气不足，外邪入侵，结聚于经络、脏腑，导致气滞、痰凝、血瘀，而痰凝血瘀日久则又耗气伤阴，故本病病机为本虚标实，多以气阴两虚为本，痰瘀互阻为标。故益气养阴、化痰祛瘀，调节免疫力当是本病的基本治疗大法，自拟桥本方，方中药用生黄芪、灵芝、北沙参、女贞子、旱莲草、川芎、白芥子，结合患者之兼症，随证加减。

（张　园　魏　华）

参 考 文 献

[1] 任志雄，李光善，倪青. 林兰论治桥本甲状腺炎的学术思想. 辽宁中医杂志，2013，40（4）：681-682.

[2] 薛玉坤，李小华，贾华楠. 亓鲁光治疗桥本甲状腺炎经验. 山东中医杂志，2013，32（5）：353-354.

[3] 叶蓓，叶少玲. 许芝银教授治疗桥本甲状腺炎经验. 四川中医，2012，30（12）：16-17.

[4] 陈文信，李红. 李红教授治疗桥本甲状腺炎经验撷要. 四川中医，2016，34（4）：1-2.

第二十四章　甲状腺结节的临证经验

　　甲状腺结节是指甲状腺内局部硬度和结构发生异常改变的组织肿块，是一种常见的甲状腺病证，临床上有很多种甲状腺疾病都可以表现为结节，可由甲状腺退行性变、炎症、自身免疫等多种病变所致。甲状腺结节可以单发，也可以多发，多发的结节比单发的发病率高，而单发结节甲状腺癌的发生率较高。甲状腺结节在各个年龄段的男女人群中均可见到，但在中年女性中较多见[1]。甲状腺结节很常见，2016 年 AACE 指南中指出高达 50%～60%的健康人群存在甲状腺结节，大多数合并甲状腺结节的患者并无症状，但这并不能排除恶性病变存在[2]。西医认为对于良性结节，无症状者不需特殊治疗，仅需要半年或一年随诊 1 次；如有局部压迫症状，可行手术治疗。

　　甲状腺结节属于中医"瘿病"范畴。情志内伤、饮食不节、体质及地理环境等因素是本病发病的主要原因。长期的愤郁恼怒或忧思郁虑，使气机郁滞，肝气失于调达，津液凝聚成痰，气滞痰凝，壅结颈前，则发为瘿病。痰气凝之日久，使血液的运行受碍而产生瘀滞，则可致硬肿较硬或结节、瘿瘤。

一、临证案例

　　病案一

　　李某，女，41 岁，2016 年 10 月 25 日初诊。

　　初诊　患者 2016 年 4 月体检发现"甲状腺结节"，近期外院查甲状腺彩超：右侧结节（19.2mm×10.3mm），左叶结节（15.4mm×5.7mm），混合回声，分布不均匀，内见弧形强回声光斑伴声影。2016 年 10 月完善甲状腺功能、甲状腺抗体、血脂正常，甲状腺穿刺活检术病理结果提示（右叶结节）可见滤泡样病变，未见明显肿物。症见：神清，精神一般，稍乏力，情绪焦虑，易紧张，自觉颈前少许绷紧感，无视矇，无口干口苦，纳眠可，小便调，大便每日 1 次，舌暗红，苔黄白，脉弦。查体：甲状腺Ⅰ度肿大，质地不均匀，可及结节改变，活动可，无压痛。

　　西医诊断：甲状腺结节。

　　中医诊断：瘿病。

　　辨证：肝气郁结，痰热瘀结。

　　治法：疏肝理气，清热化痰，活血通络。

　　方药：柴胡 15g，薄荷（后下）5g，白芍 15g，牡丹皮 15g，玄参 15g，茯苓 20g，天花粉 15g，浙贝母 20g，知母 15g，法半夏 15g，陈皮 15g，枳实 15g，石见穿 20g，白花蛇舌草 30g，甘草 10g。水煎至 300ml，早、晚各 1 剂。加强与患者沟通，消除其对疾病的焦虑情绪，嘱规律饮食及休息。

　　二诊　2016 年 11 月 2 日。症见：患者情绪焦虑较前稍好转，精神良好，仍有少许乏力，无嗳气泛酸，无腹痛、腹泻，舌暗红，苔黄白，脉弦。病机仍为肝气郁结、痰热瘀结，患者症状好转，续服前方。

　　三诊　2016 年 11 月 10 日。服药 18 剂后，患者情绪稳定，自觉颈前绷紧感较前稍好转，时有胃胀感，大便偏烂，舌暗红，苔黄白，脉弦。查体同前。病机同前。考虑患者出现胃胀、大便偏烂，为平素脾胃虚弱，加之使用苦寒药物所致，故原方增加当归 5g，干姜 5g，去枳实。但考虑基本病机仍以热证为主，加黄芩 5g。方药：柴胡 15g，薄荷（后下）5g，白芍 15g，牡丹皮 15g，玄参 15g，茯苓 20g，天花粉 15g，浙贝母 20g，知母 15g，法半夏 15g，陈皮 15g，石见穿 20g，白花蛇舌草 30g，甘草 10g，黄芩 5g，当归 5g，干姜 5g。水煎至 300ml，早、晚各 1 剂。

　　四诊　2017 年 1 月 4 日。服药 20 剂后，患者情绪波动减少，自觉颈前绷紧感同前，胃胀感缓解，二便调，舌暗红，舌下脉络迂曲，苔黄白，脉弦紧。查体同前。病机同前。患者胃胀、大便偏烂症状缓解，原方去干姜，加赤芍、川芎以活血通络、行气。方药：柴胡 15g，薄荷（后下）5g，白芍 15g，牡丹皮 15g，玄参 15g，茯苓 20g，天花粉 15g，浙贝母 20g，知母 15g，法半夏 15g，陈皮 15g，石见穿 20g，白花蛇舌草 30g，甘草 10g，黄芩 5g，当归 5g，川芎 10g，赤芍 15g。水煎至 300ml，早、晚各 1 剂。

　　五诊　2017 年 3 月 10 日。患者情绪平稳，自觉颈前绷紧感明显减轻，无胃胀感，无口干口苦，二便调，舌暗红，舌下脉络迂曲，苔薄黄白，脉弦。查体同前。复查甲状腺功能：TSH 0.75mU/L，甲状腺彩超：右侧结节（15mm×11mm），左侧结节（14mm×5mm）。病机同前。原方予柴胡减量。方药：柴胡 10g，薄荷（后下）5g，白芍 15g，牡丹皮 15g，玄参 15g，茯苓 20g，天花粉 15g，浙贝母 20g，知母 15g，法半夏 15g，陈皮 15g，石见穿 20g，白花蛇舌草 30g，甘草 10g，黄芩 5g，当归 5g，川芎 10g，赤芍 15g。水煎至 300ml，早、晚各 1 剂。

　　【按语】结合本例患者，初诊时情绪焦虑、易紧张、脉弦，其核心病机为肝气郁结，故"疏肝理气"成为核心治法，柴胡、白芍、薄荷、牡丹皮可作为固定药串贯穿于整个治疗当中，体现"定"的思想。二诊时，患者症状好转，效不更方，可予原方继续服用。三诊时患者出现胃胀感、大便偏烂症状，"肝属木，脾属土，木旺则乘土"，由于患者平素脾胃虚弱，加之方中使用苦寒药物所致，故原方增加当归、干姜，去枳实。但考虑基本病机仍以热证为主，加黄芩以清泄上焦之热。此处，体现了"动-定序贯"的基本思想，即在把握疾病核心病机的基础上，根据临床证候以加减变动部分药物。四诊时患者胃肠不适症状缓解，而颈前紧绷感仍存在，此时考虑病变日久必有瘀，原方增加活血行气之品，提示随着疾病的进展，疾病的证候也可随之变化，本来居于次要位置的矛盾可能跃升为主要问题，治则、治法、药物也相应有所改变。五诊时患者症状已明显好转，且复查甲状腺彩超提示甲状腺结节较前缩小，患者心情舒畅，可予柴胡减量，并建议患者守方继服，体现"序贯"治疗的原则。

病案二

李某，女，58 岁，2017 年 8 月 24 日初诊。

患者近期体检甲状腺 B 超提示甲状腺结节（最大：31mm×20mm×18mm），分类：甲状腺右侧叶中部实性小结节（TI-RADS）3 类。查甲状腺功能正常，甲状腺抗体：甲状腺过氧化物酶抗体（aTPO）510.80U/ml，抗胸腺细胞球蛋白（ATG）>500.00U/ml。现自述时有心悸，余无不适。舌暗红，舌下脉络迂曲，苔黄微腻，脉弦滑。

西医诊断：甲状腺结节。

中医诊断：瘿病。

辨证：气滞血瘀。

治法：疏肝理气，活血化瘀。

方药：柴胡 5g，白芍 15g，薄荷（后下）5g，牡丹皮 15g，赤芍 15g，丹参 15g，益母草 15g，醋莪术 10g，川红花 5g，甘草粒 5g，葛根 15g，薤白 10g，瓜蒌皮 10g，浮小麦 15g。水煎内服，每日 1 剂。

二诊 2017 年 9 月 24 日。患者心悸好转，时有胸闷，无胸痛，近期声音沙哑，胃口差，二便调，舌暗红，舌下脉络迂曲，苔黄微腻，脉弦滑。方药：柴胡 5g，牡丹皮 15g，麦冬 15g，赤芍 15g，丹参 15g，醋莪术 10g，酒川芎 10g，绵茵陈 30g，熟党参 15g，白术 15g，云苓 15g，薤白 10g，瓜蒌皮 10g，怀山药 15g，甘草粒 5g。水煎内服，每日 1 剂。

三诊 2017 年 11 月 1 日。心悸、胸闷好转，胃口尚可，咽喉不适感，二便调。舌暗红，苔黄微腻，脉弦滑。辨证属气虚湿热瘀阻。治宜活血化瘀，健脾利湿清热。方药：牡丹皮 15g，赤芍 15g，丹参 15g，醋莪术 10g，酒川芎 10g，绵茵陈 30g，熟党参 15g，白术 15g，云苓 15g，薤白 10g，瓜蒌皮 10g，怀山药 15g，布渣叶 15g，甘草粒 5g。水煎内服，每日 1 剂。

四诊 2018 年 1 月 15 日。患者时有咽喉不适感，心悸、胸闷缓解，纳眠可，二便调。舌暗红，苔黄微腻，脉弦滑。复查甲状腺彩超：多发结节（最大：29mm×18mm×18mm），TI-RADS 3 类，查甲状腺功能：TSH 0.545mU/L，余项正常，甲状腺抗体：aTPO 311.60U/ml，ATG 273.9U/ml。方药：赤芍 15g，牡丹皮 15g，醋莪术 10g，酒川芎 10g，丹参 15g，绵茵陈 30g，熟党参 15g，白术 15g，瓜蒌皮 10g，怀山药 15g，厚朴 10g，浙贝母 10g，布渣叶 15g，甘草粒 5g。

【按语】本例患者初诊时有心悸、脉弦的表现，范冠杰认为此乃肝郁气滞、气机不畅、瘀血内停之象，舌下脉络迂曲提示瘀血重，故此时虽仍有疏肝的药串，但药物剂量与病例相比却是大大减少，而着重使用活血化瘀的药串：丹参、三棱、莪术，合用牡丹皮、赤芍加强活血之力，葛根升清阳，薤白、瓜蒌皮宽胸理气。此病例表明药串的使用不能墨守成规，要根据证候偏颇、患者体质等情况适时加减，灵活运用。二诊时考虑患者心悸、胸闷，结合舌脉象，仍以瘀血内阻为主要表现，气虚无力推动可致瘀血内停，气虚运化失常可导致湿浊内生，湿瘀内停阻碍气机可出现气滞，故活血的同时应加强补气之力，且患者年过半百而精气自半，故原方加党参、白术、怀山药等健脾益气之品，加用川芎以行气活血。后期患者咽喉不适，舌苔仍黄腻，为湿热内阻之象，则使用茵陈、布渣叶以清热利湿，浙贝母以化痰散结。

二、经验与体会

1. 治瘿瘤之法"定"在肝郁,"动"在疏肝 范冠杰结合多年的临床经验认为甲状腺结节的形成乃责之于肝,其病因与现代人的生活方式、工作压力等相关,工作压力大导致肝气郁结,气血运行失调,气滞而血瘀;喜食煎炸、辛辣、生冷等刺激之品,损伤脾胃,加之肝木乘脾,脾虚则痰浊内生,郁久化热,痰热、瘀血交织结于颈前则导致疾病发生。肝郁气结为本病的主要病机,把握核心病机后,不变的是疏肝理气的总则,变的是药物剂量的加减、药物配对的选择。因何而变?因人的体质、年龄,因时间气候地域,因疾病的兼证、变证而变,故疏肝理气的药串不能僵化地使用,需灵活变通,因人而异。

2. 坚持有序、连贯地辨治甲状腺结节 范冠杰在运用"动-定序贯"辨治甲状腺结节时,主要结合古代哲学中的恒变观,其核心是"阴阳变易学说"。《内经》中变易思想的主要内容就是阴阳变易学说,阴阳变易的思维贯穿于中医理论与临床实践当中。中医运用变易思维,解释人体的生命历程、疾病的变化转化,并确立治疗疾病的法则。中医认为人体存在阴阳二气,二者之间存在相互对立、相互转化、相互制约的关系,并始终处于彼此消长的不断运动变化的状态。即使人体发生疾病后,也始终处于传变转化当中。由于疾病的不断变化,中医在治疗疾病时,根据疾病发展的不同阶段,必须采取不同的治疗方法,即"应变而动",根据患者出现的新征兆、新症状采取新的治疗措施。

范冠杰在辨治甲状腺结节的过程中,重视疾病的不断变化,同一疾病在不同阶段其主要矛盾可发生改变,如甲状腺结节的主要病机为肝郁、痰热、瘀血,但主要病机中仍有主次,疾病初始以肝郁为主,故疏肝理气的治法首当其冲;随着病程的进展及药物的干预,肝气郁结之证候减轻,此时痰热、瘀血可升级为主要矛盾,故治疗时应加强清热、化痰、活血之力。总之,疾病在发生发展的过程中的主要矛盾并非是一成不变的,始终处于运动变化中,范冠杰坚持"动-定序贯"的辨治思想,强调疾病的治疗是一个有序、连贯、应变的过程。

三、名家名医经验

基于甲状腺结节的病因、病机特点,纵观各医家针对本病病机分析,本病病位在肝脾,责之于气滞、痰凝、血瘀,而治则治法及用药各有侧重。

1. 方朝晖从气、痰、瘀论治瘿瘤 方朝晖教授[1]认为甲状腺结节的中医辨证应与气、痰、瘀关系密切,同时强调女性发病率高与其经、孕、产、乳等不同阶段的肝经气血相关,具体辨证为气郁痰阻、痰瘀互结、肝火旺盛及无症状型,具体用药上,结合历代医家经验,治以活血化瘀、软坚散结、疏肝理气等。

2. 唐汉钧以疏肝理气化痰软坚为主辨治瘿瘤 唐汉钧教授[4]认为甲状腺良性结节的治疗应以疏肝理气、化痰软坚为基础并重视脾胃在疾病中的重要作用,因此强调在治疗中扶助正气。同时结合现代医学对甲状腺结节的认识,将其分为五个类型:对于甲状腺腺瘤、囊肿、结节性甲状腺肿等无明显自觉症状的患者辨证为气滞痰凝型；对于单纯性甲状腺肿、青春期甲状腺肿、更年期伴月经不调的甲状腺肿块患者辨证属肝郁气滞、冲任不调型；对于甲状腺肿、甲状腺腺瘤伴甲亢症状者辨证为气滞痰凝、阴虚内热型；对于急性甲状腺炎，局部肿痛明显，发病急骤者辨证属于火热内蕴、痰凝气滞型；对于甲状腺肿块如甲状腺腺瘤、甲状腺囊肿、结节性甲状腺肿等质较硬，久治不愈的患者辨证属血瘀气滞痰凝型。在治疗中强调辨证施治，对于甲状腺腺瘤、囊肿、结节性甲状腺肿等无明显自觉症状的患者，应以理气化痰、软坚消瘿法治之；对于更年期伴月经不调的甲状腺肿块或青春期甲状腺肿应配以疏肝理气、调摄冲任之法等。

3. 林兰强调"治肝为本"之法　林兰教授[5]指出本病发病与体质关系密切，提出"结节体质"患者趋向于甲状腺结节、乳腺增生、子宫肌瘤共同发病，强调肝气不疏为本病发病主要因素，同时提出痰瘀互结是三者的主要邪实因素，治疗上强调"治肝为本"并化痰祛瘀。临证当明辨痰瘀的偏重，或以理气化痰为主，兼以活血化瘀；或以活血化瘀为主，理气化痰为辅；若痰瘀并重者，则化痰祛瘀并施。另外，结合甲状腺结节所在位置，予清利咽喉之品，以缓解颈部不适。

在当代，由于生活方式及检查技术的进步，甲状腺结节发病率越来越高，各医家在继承古人辨治经验的同时，针对疾病的本质及演变规律进行分型的总结和归纳，形成了各具特色的理论思想和用药经验。总体来说，以体质为基础，从肝脾论之，结合气滞、痰凝、血瘀之偏向，治疗上也是调理肝脾结合理气化痰活血，并根据疾病的偏向性，选择相应用药。该辨治思想均与范冠杰的"动-定序贯"思想相通。

（李秀铭　魏　华）

参 考 文 献

[1] 方朝晖. 中西医结合内分泌代谢疾病诊治学. 北京：中国中医药出版社，2013.

[2] Medical Guidelines for Clinical Practice for the Diagnosis and Management of Thyroid Nodules. AACE/ACE/AME, 2016.

[3] 滕卫平，邢小平，童南伟，等. 中国十城市甲状腺疾病流行病学调查. 中华医学会第九次全国内分泌学术会议论文集，2010.

[4] 汝丽娟，唐汉钧. 甲状腺肿块内服治疗五法. 上海中医药杂志，1986，（8）：12-14.

[5] 郑亚琳，黄达，林兰. 林兰教授治疗甲状腺疾病经验介绍. 新中医，2013，45（9）：175-176.

第二十五章　甲状腺相关眼病的临证经验

甲状腺相关眼病（thyroid-associated ophthalmopathy，TAO）是最常见的眼眶疾病，影响到25%～50%的毒性弥漫性甲状腺肿（Graves病）患者，通常认为TAO是一种与甲状腺功能异常相关的器官特异性自身免疫性疾病，男女比例为1∶5.3。TAO分为非浸润性突眼及浸润性突眼两大类，前者为交感神经兴奋眼外肌和上眼睑所致，临床表现可无眼部自觉症状，或仅表现为睑裂增宽、上眼睑移动迟缓、瞬目减少、辐辏不良等体征；后者为眶后组织自身免疫炎症，临床主要表现为畏光、流泪、眼部胀、刺痛、异物感、突眼等。大约28%的患者病情较严重，会引起限制性斜视、复视，暴露性角膜炎和视神经病变等。TAO是内分泌系统较难控制的疾病之一，严重影响患者生活质量，干扰患者日常生活[1]。

本病的发病机制复杂，涉及遗传、环境及免疫紊乱等因素，治疗困难，目前虽有多种治疗方法应用于临床，但效果并不理想且不良反应多。糖皮质激素、放射治疗和手术治疗是本病的三大主要治疗方法，其中糖皮质激素是目前被普遍接受且疗效最为确切的一种，可通过口服、局部注射及静脉等途径给药。因静脉给药具有疗效快、效果佳、不良反应少及不易复发的优点，临床较常使用。糖皮质激素冲击治疗亦常与其他免疫抑制剂或局部放疗等疗法联合应用，其效果往往优于单一方案。

甲状腺相关眼病在我国古代属于"目疾"的范畴，隶属"鹘眼凝睛"的范围。鹘眼凝睛指眼珠逐渐胀硬突起，如鹘鸟之眼红赤凝视，不能转动的眼病。本病的病因与情志、饮食、外感等因素有关，本病的病机是肝气郁结，气郁化火则上扰清窍；湿热内积，蕴久成痰，血滞成瘀，或肝木侮土，脾虚失健，痰湿内盛，加之风邪外袭，风热上扰眼窍，郁火痰瘀凝结于眼而成病。本病的病理性质有虚实之分，病初为实证，病久则耗动肝肾之阴，致肝肾阴虚，虚火上炎；阴亏既久，渐损及阳，阴阳两虚之虚证或虚实夹杂证。

一、临证案例

病案一

魏某，男，56岁，2014年4月16日初诊。

初诊　患者2013年12月出现多食易饥、体重下降、时有心悸，无怕热汗出，无颈前肿大，无周期性瘫痪，患者未重视及治疗。2014年2月开始出现视物模糊、重影，无畏光流泪及眼部疼痛，患者仍未重视及就诊。1周前患者自觉上述症状加重，遂至某医院住院治疗，查甲状腺功能：FT_3 22.12pmol/L，FT_4 44.4pmol/L，TSH 0.02mU/L，建议至上级医院就诊,患者遂来我院住院治疗。症见:神清,精神疲倦,多食易饥,双眼视物模糊、重影,上眼睑肿胀,以右眼为甚,双眼轻度突出,无眼球疼痛及畏光流泪,时有心悸,无口干多饮,无头晕头痛,无咳嗽咳痰,无胸闷气促,纳眠可,二便调。舌暗淡,苔白腻,脉弦滑。查体:上眼睑肿胀,右眼为甚,轻度突眼,眼裂增宽,无瞬目减少、两眼内聚减退,双眼球活动度尚可,双眼结膜充血;甲状腺Ⅰ度肿大,无压痛,未触及结节改变,双侧颈部淋巴结无肿大,双手细颤征阳性,无胫前黏液性水肿。

西医诊断:甲状腺相关眼病,甲状腺功能亢进症。

中医诊断:鹘眼凝睛,瘿病。

辨证:肝郁脾虚,湿瘀互结。

治法:疏肝理气,健脾利湿,活血通络。

方药:柴胡15g,薄荷(后下)5g,白芍15g,党参15g,茯苓20g,白术15g,陈皮10g,法半夏15g,薏苡仁30g,丹参15g,泽兰15g,青葙子15g,甘草10g。水煎至300ml,早、晚各1剂。西药予甲巯咪唑10mg,每日2次口服治疗。

二诊 2014年4月22日。症见:患者神清,精神好转,多食易饥缓解,双眼视物模糊、重影同前,上眼睑肿胀,以右眼为甚,双眼轻度突出,无眼球疼痛,无畏光流泪,时有心悸,纳可,眠差,二便调。舌暗红,苔黄腻,脉弦滑。查体同前,CAS活动度评分为3分。4月21日开始给予注射用甲泼尼龙琥珀酸钠1g,每日1次冲击治疗。患者舌质转红,舌苔转黄,中医病机为肝郁脾虚,湿热瘀结。原方加车前草30g,绵茵陈15g,知母10g,连翘15g。方药:柴胡15g,薄荷(后下)5g,白芍15g,党参15g,茯苓20g,白术15g,陈皮10g,法半夏15g,薏苡仁30g,丹参15g,泽兰15g,青葙子15g,甘草10g,车前草30g,绵茵陈15g,知母10g,连翘15g。水煎至300ml,早、晚各1剂。

三诊 2014年4月27日。症见:患者神清,精神可,无多食易饥,双眼视物模糊、重影较前稍好转,上眼睑肿胀缓解,以右眼为甚,双眼轻度突出,无眼球疼痛,无畏光流泪,时有头晕,无头痛,无心悸,纳可,眠差,二便调。舌暗红,苔黄腻,脉弦滑。查体:上眼睑肿胀不明显,突眼减轻,无瞬目减少、两眼内聚减退,右眼球向上、向下、向颞侧运动受限,双眼结膜无充血;甲状腺Ⅰ度肿大,无压痛,未触及结节改变,双侧颈部淋巴结无肿大,双手细颤征阳性,无胫前黏液性水肿。患者于4月25日结束激素冲击治疗,4月26日复查甲状腺功能:FT$_4$ 23.64pmol/L,TSH 0.007mU/L,TRAb 1.98U/L,aTPO 204.4U/ml,ATG正常。西药方面,甲巯咪唑片改为15mg,每日1次口服治疗。病机同前。患者眼睑肿胀较前好转,原方去泽兰、薏苡仁;出现头晕、眠差等热扰清窍、心神之象,原方加黄芩5g,栀子5g。方药:柴胡15g,薄荷(后下)5g,白芍15g,党参15g,茯苓20g,白术15g,陈皮10g,法半夏15g,丹参15g,青葙子15g,甘草10g,车前草30g,绵茵陈15g,知母10g,连翘15g,黄芩5g,栀子5g。水煎至300ml,早、晚各1剂。

4月28日患者出院。

四诊 2014年5月27日。患者再次出现视物模糊、重影加重,症见神清,精神可,情绪焦虑,双眼视物模糊、重影,上眼睑肿胀,以右眼为甚,双眼轻度突出,无眼球疼痛,无畏光流泪,无多食易饥,无头晕头痛,无心悸,纳可,眠差,二便调。舌暗红,苔黄腻,脉弦滑。查体:上眼睑肿胀,双眼突眼,无瞬目减少、两眼内聚减退,右眼球向上、向下、向颞侧运动受限，双眼球活动度尚可，双眼结膜充血；甲状腺Ⅰ度肿大，无压痛，未触及结节，双侧颈部淋巴结无肿大，双手细颤征阴性。复查甲状腺功能：TSH 0.01mU/L，TRAb 1.65U/L，aTPO 160.3U/ml，ATG 正常。西药方面，予甲巯咪唑片10mg，每日1次，左甲状腺素钠片12.5μg，每日1次治疗。中医病机：肝郁脾虚，湿热瘀结。患者再次出现视物重影、眼睑水肿加重，为湿热、瘀血交织，迁延不愈之象，原方加强利湿活血之力，加薏苡仁30g，莪术15g，去陈皮、法半夏；患者情绪焦虑，为肝郁之象，原方加郁金10g。方药：柴胡15g，薄荷（后下）5g，白芍15g，郁金10g，党参15g，茯苓20g，白术15g，丹参15g，莪术15g，青葙子15g，甘草10g，车前草30g，薏苡仁30g，绵茵陈15g，知母10g，连翘15g，黄芩5g，栀子5g。水煎至300ml，早、晚各1剂。

　　五诊　2014年6月10日。症见：患者精神可，情绪较前平稳，视物模糊、重影同前，上眼睑肿胀好转，以右眼为甚，双眼轻度突出，无眼球疼痛及畏光流泪，无多食易饥，无头晕头痛，无心悸，纳可，眠好转，二便调。舌暗红，苔黄白腻，脉弦滑。查体：上眼睑肿胀减轻，余查体同前。中医病机同前。患者热象较前减退，原方去黄芩、栀子，加川芎、地龙加强活血行气。方药：柴胡15g，薄荷（后下）5g，白芍15g，郁金10g，党参15g，茯苓20g，白术15g，丹参15g，莪术15g，川芎15g，地龙15g，青葙子15g，甘草10g，车前草30g，薏苡仁30g，绵茵陈15g，知母10g，连翘15g。水煎至300ml，早、晚各1剂。

　　六诊　2014年6月26日。症见：患者精神可，情绪平稳，视物模糊、重影稍好转，上眼睑肿胀明显减轻，双眼轻度突出，纳眠可，二便调。舌暗红，苔黄白腻，脉弦滑，尺脉重按偏弱。查体：上眼睑肿胀不明显，余查体同前。中医病机同前。患者症状好转，应注意加强顾护正气，原方去连翘，予党参、白术加量。方药：柴胡15g，薄荷（后下）5g，白芍15g，郁金10g，党参30g，茯苓20g，白术30g，丹参15g，莪术15g，川芎15g，地龙15g，青葙子15g，甘草10g，车前草30g，薏苡仁30g，绵茵陈15g，知母10g。水煎至300ml，早、晚各1剂。

　　随访至2016年8月，患者视物模糊、重影无再加重。

　　【按语】患者初诊时以肝郁脾虚、湿瘀互结为主要病机，热证不明显，但随着西药激素的应用，糖皮质激素在中医学中属大温大燥之品，患者使用后出现了一派热象，其主要病机发生了改变，医师的治疗方案亦随之调整。因湿热并重，范冠杰选择了车前草、茵陈等清热利湿的药串；因肝开窍于目，且目在上，故选择了黄芩、栀子等清上焦之热并疏肝之品。随着疾病的发展，病邪交织使气机阻遏加重气不行则血滞，故瘀血产生，治疗上应加强活血之力。在治疗后期，无论是病邪入侵日久或是攻邪之药的使用，均导致正气损伤，故治疗当补气扶正。整个治疗过程无不体现了"动-定序贯"思维方法的运用。

病案二

黄某，女，58岁，2014年3月16日初诊。

　　初诊　患者甲亢病史半年，自诉于外院就诊并规范治疗，1个月前出现左眼睑肿胀伴挛缩，无明显畏光流泪，无眼球疼痛，少许视物模糊，无视物重影，无怕热汗出、心悸、手抖及体重下降等，纳可，眠差，舌暗红，苔黄腻，脉弦滑。查体：双侧甲状腺Ⅰ度肿大，质软，无结节及压痛；左眼睑肿胀伴挛缩，结膜充血，右眼未见明显异常，双眼球活动度可。辅助检查：近期外院查甲状腺自身抗体、甲状腺功能正常，TRAb 1.43U/L，眼眶磁共振（MR）提示双侧上睑提肌增粗。

西医诊断：甲状腺相关眼病，甲状腺功能亢进症。

中医诊断：鹘眼凝睛，瘿病。

辨证：痰瘀内阻。

治法：化痰利湿，活血通络。

方药：白术 30g，茯苓皮 30g，桂枝 10g，猪苓 30g，泽泻 30g，赤芍 15g，龙胆草 10g，桃仁 10g，红花 10g，黑枣 10g，白扁豆 15g，车前子 15g，丹参 30g，青葙子 15g，茺蔚子 15g。每日 1 剂，分早晚 2 次温服。嘱患者避免强光刺激，高枕卧位，限制钠盐；西医予硒酵母片 100μg，每日 2 次。

二诊　2014 年 4 月 3 日。患者左眼睑肿胀伴挛缩同前，无明显畏光流泪，无眼球疼痛，少许视物模糊，无视物重影，无怕热汗出，无心悸、手抖，无体重下降，纳可，眠差，舌暗红，苔黄腻，脉弦滑。患者左眼局部肿胀仍明显，原方加泽兰加强活血、利水之力，水湿为脾脏运化失常所致，故加苍术，与白术联用加强健脾运脾之力。方药：白术 30g，茯苓皮 30g，桂枝 10g，猪苓 30g，泽泻 30g，赤芍 15g，龙胆草 10g，桃仁 10g，红花 10g，黑枣 10g，白扁豆 15g，车前子 15g，丹参 30g，青葙子 15g，茺蔚子 15g，苍术 15g，泽兰 15g。每日 1 剂，分早晚 2 次温服。

三诊　2014 年 4 月 13 日。患者左眼睑肿胀稍减轻，左眼干涩感，无明显畏光流泪，无眼球疼痛，少许视物模糊，无视物重影，纳可，眠差，舌暗偏红，苔微黄腻，脉弦滑。患者左眼肿胀好转，出现干涩感，结合舌质偏红，考虑为阴伤之象，原方加玄参、沙参以滋阴，桂枝减量，去白扁豆以防温燥太过；眠差，易茯苓皮为茯神，联合首乌藤以安神。方药：白术 30g，茯神 30g，桂枝 5g，猪苓 15g，赤芍 15g，龙胆草 10g，红花 10g，车前草 15g，丹参 30g，青葙子 15g，茺蔚子 15g，苍术 15g，泽兰 15g，玄参 15g，沙参 15g，首乌藤 20g。每日 1 剂，分早晚 2 次温服。

四诊　2014 年 4 月 28 日。患者左眼睑肿胀、左眼干涩感好转，左上睑挛缩同前，无明显畏光流泪，无眼球疼痛，少许视物模糊，无视物重影，纳可，眠稍好转，舌暗偏红，苔微黄腻，脉弦滑。患者诸症好转，目前以左上睑挛缩为主症，原方加地龙 15g。方药：白术 30g，茯神 30g，桂枝 5g，猪苓 15g，赤芍 15g，龙胆草 10g，红花 10g，车前草 15g，丹参 30g，青葙子 15g，茺蔚子 15g，苍术 15g，泽兰 15g，玄参 15g，沙参 15g，首乌藤 20g，地龙 15g。每日 1 剂，分早晚 2 次温服。

五诊　2014 年 5 月 14 日。患者近期出现感冒，咳嗽无痰，咽痛，无鼻塞流涕，无发热恶寒，无头痛，左眼睑肿胀反复，左眼少许干涩感，左上睑挛缩同前，无明显畏光流泪，无眼球疼痛，少许视物模糊，无视物重影，纳可，眠稍好转，舌红，苔黄腻，脉弦浮。查体：甲状腺稍大，未触及结节，无压痛；咽充血，双侧扁桃体无肿大；双眼睑闭合正常，左眼睑肿胀，左侧眼裂少许增宽。辨证属风湿热证。治宜疏风利湿清热。方药：通草（后下）10g，连翘 20g，射干 10g，薄荷（后下）10g，茵陈 15g，黄芩 10g，藿香 10g，豆蔻（后下）5g，浙贝母 20g，车前草 15g，枳壳 10g，密蒙花 10g，桑白皮 10g。每日 1 剂，温服。

六诊　2014年5月19日。服药5剂后，患者咳嗽、咽痛缓解，仍有左眼睑肿胀伴挛缩，左眼少许干涩感，无明显畏光流泪，无眼球疼痛，少许视物模糊，无视物重影，纳可，眠尚可，舌暗偏红，苔微黄腻，脉弦滑。辨证属痰热瘀阻。治宜涤痰利湿清热，活血通络。方药：龙胆草5g，桂枝10g，猪苓30g，赤芍15g，红花10g，丹参30g，车前草15g，茵陈15g，关黄柏15g，密蒙花10g，苍术15g，石菖蒲10g。每日1剂，分早晚2次温服。

此后患者坚持服药，随访至2015年1月，患者左眼肿胀缓解，左眼睑挛缩减轻，外院复查TRAb 1.01IU/L，甲状腺功能正常。

【按语】该患者整体病机以痰、湿、瘀交织为主，因此"定"的是化痰利湿、活血通络的治法，但是在疾病的发展及治疗当中，三者所占的比例并非一致，且其比例处于不断变化中，故"动"的是立足于整体病机的基础上，不断地根据疾病的细微变化适时地做出药物调整，如适时增加化痰的药物或适时加强活血的力度。而该患者在治疗当中出现了变证，病机随即改变，范冠杰及时应变而调整处方用药，体现了变守相辅相成，动定有序的治疗原则。

二、经验与体会

1. 甲状腺相关眼病的治疗强调个体化的辨证观　辨证论治是中医临床治疗的基本原则，虽然一再强调其重要性，但目前临床上大多是一个症对应一个证候群和一个方剂，这种一对一的临床思维方式过于简单和僵化，没有很好地、完整地体现辨证论治的精髓，纵观甲状腺眼病的患者，临床上病证各不相同，且其治疗难度大、治疗周期长，加之医师的不断干预，本病的证候及兼杂证就变得更为复杂且处于不断变化中。因此，临证时除了要根据疾病辨证，更要根据患者的体质、地域、治疗过程的不同而进行辨证，变中有守、定中有动地把握疾病核心病机的演变规律，再次强调把握核心病机、抓住主要矛盾的重要性。

2. "致中和"是"动-定序贯"方法治疗甲状腺相关性眼病的最终状态　范冠杰的"动-定序贯"思维方式在临床应用时结合了古代哲学中的中和观。中和思维是指在观察分析和研究处理问题时，注重事物发展过程中各种矛盾关系的和谐、协调、平衡状态，不偏执、不走极端的思维方法。中和观包含两层含义，一是指治疗方法，中医认为疾病的发生是阴阳不平衡的过程，因此治病的过程就是调整脏腑之偏颇，补偏救弊，以使五脏之间恢复阴阳平衡协调的过程；二是指治疗力度，"中和"要求医师恰如其分地把握事物发展的"度"，坚持"过犹不及"和"执两用中"的原则，在治疗过程中及时调整以达到和谐的状态。"动-定序贯"思维方式中的"动"指的是动态认识疾病病机，"定"指的是把握疾病的规律性，体现了中和观的第一层意思，即是通过把握疾病的主要病机、主要矛盾，制定相应的治法，选择相应的药串，从而使人体"致中和"的方法。"序贯"体现了中和观的第二层意思，疾病的发生发展是一个连续的过程，医师在治疗过程中不能偏执于一种治法，而是根据病机的变动适时适度地做出调整。

在甲状腺相关眼病的治疗上，因其病机复杂、多变，治疗周期长且容易出现变证，治疗时不能拘泥于本病，要时时辨证结合辨病，选择合适的治疗方案，合理地安排序贯治疗，才能使疾病根除，达到"和"的状态。

三、名家名医经验

1. 路志正以内外兼治之法治疗甲状腺相关眼病　路志正教授[2]认为，突眼合并颈肿之病，此因肝郁脾虚、肝火上炎挟痰瘀互结所致，应予以滋阴潜阳、软坚散结、涤痰通窍、活血化瘀，以祛实攻邪为主，兼养肝血。除内治法外，路老尚重视给予黄药子等药物外敷甲状腺，若联合针灸治疗则可以达到疏通经络、调和五脏的良好作用。同时还强调，心理治疗具有药物等治疗不可替代的特殊作用，也不可忽视；并且坚持日常合理的饮食宜忌和生活习惯及配合气功等综合治疗措施，都能起到一定的辅助治疗效果。

2. 朱良春运用舒肺达肝之法治疗甲状腺相关眼病　朱良春教授[3]认为突眼之因和冲、任、督脉有密切关联，督脉"上颐环唇而入于目之内"，任脉"循面入目，至两目下中央"，冲脉出鼻上窍，脉气上贯巅顶，故知冲、任、督三脉都绕于目，目得养于精血、津液而能视，所谓"渗诸阳、灌诸精"。甲亢患者因本虚，冲、任、督脉失养而虚衰，精血、津液不能渗灌眼目，眼系失养故睑隙增宽，目失所养，或阴火作乱，故致眼球突出，多先见眼球内外聚合差、上下视物均受影响等症。多数TAO患者在肝郁化火炽盛时出现，亦有在甲亢被控制缓解后，甲状腺功能正常或减退时出现，用舒肺达肝、平衡阴阳，先治标后治本之法治疗甲亢突眼多收效显著。气郁诸病，以肝郁不达者为多，肝郁不达，又以肺气不畅为多。肺气虚则肝郁不达，疏肝必先舒肺、补肺，舒肺才能达肝，补肺才能制肝。

3. 廖世煌分期辨治甲状腺相关眼病　廖世煌[4]根据病机对本病的治疗分为伴甲亢而发生的突眼和甲亢后之突眼，突眼伴甲亢而临床表现为单侧或双侧眼球突出，白睛红赤，胞睑肿胀，眼胀眼痛，羞明多泪或目涩伴甲状腺肿大，兴奋，急躁易怒，心悸，手抖，面红热，头痛，口苦，多汗，多食易饥，眠差多梦，大便干结，小便黄短，舌红、苔黄，脉弦数。治宜疏肝清火，凉血化痰明目。治以小柴胡汤加减。甲亢后发生的突眼、甲状腺功能恢复正常后出现突眼或原有突眼加重，临床表现以气阴两虚为主，有的以脾虚为重，有的以肝肾阴虚为重，临床主要有以下两型：①脾虚湿瘀内阻，治以健脾渗湿，化痰祛瘀明目，方选参苓白术散加车前子、白芍、茺蔚子、青葙子；②肝肾阴虚、痰瘀内阻，治以滋补肝肾，明目祛瘀，方选杞菊地黄丸或石斛夜光丸加茺蔚子、青葙子、谷精草等。

4. 陈如泉以补肾填髓之法治疗甲状腺相关眼病　陈如泉教授[5]认为本病病位在心、肝、脾、肾，肾藏精，精血乃人体所必需的物质，精血充足则机体不病，若精血虚损则百病丛生。本病因肝火旺盛，导致气滞血瘀，痰湿瘀血壅滞肝经，结于目窠而成。治疗上甲状腺相关眼病的疗效与甲亢的控制关系密切，临床上要重视甲亢治疗，有利于突眼的恢复。但如甲亢控制过快，血中FT_3、FT_4浓度降低过快，对垂体的反馈作用大大减弱，以致垂体分泌的致突眼物质增加则突眼往往加重。治疗多以女贞子、墨旱莲、生地黄、玄参、麦冬滋补肾水、填肾髓。心主火，肾主水，水火失于既济就会造成机体的损害；又心主血，所以用柏子仁、炒酸枣仁、五味子、远志养心血、敛心气为主。牡蛎既重镇安神，又咸能入肾，促进水火互济，黄芪益气，两者共用益气养阴可促进甲亢及突眼的恢复。

　　以上医家认为本病的病位与肺、肝、脾、肾相关，或用驱邪之法，或用补虚之法，或用内外兼治之法，均可收到满意的效果，提示本病的病机复杂，每个患者的病证不尽相同，治疗仍需要把握核心病机，随证施治。

（李秀铭　魏　华）

参 考 文 献

[1] 胡欣，陈国芳，刘超. 2016 年欧洲甲状腺学会/欧洲 Graves 眼病专家组 Graves 眼病管理指南解读. 中华内分泌代谢杂志，2016，32（10）：886-888.

[2] 魏华. 路志正教授治疗甲状腺机能亢进症的用药经验. 广州中医药大学学报，2004，21（5）：407-408.

[3] 邱志济. 朱良春治疗甲亢突眼的特色发挥——名老中医学家朱良春教授临床经验. 辽宁中医杂志，2004，31（10）：809-810.

[4] 刘清平. 廖世煌辨治甲状腺机能亢进突眼症经验. 浙江中医杂志，2001，（1）：4-5

[5] 闵晓俊. 陈如泉诊治甲状腺相关性眼病经验. 中医杂志，2012，52（23）：1994-1995.

第二十六章　甲状腺功能减退症的临证经验

甲状腺功能减退症（hypothyroidism，简称甲减）是由于甲状腺激素合成和分泌减少或组织作用减弱导致的全身代谢减低综合征。主要分为临床甲减（overt hypothyroidism）和亚临床甲减（subclinical hypothyroidism）。甲减的患病率与促甲状腺激素（TSH）诊断切点值、年龄、性别、种族等因素有关。国外报告甲减的患病率为 5%～10%，亚临床甲减的患病率高于临床甲减。根据 2010 年我国 10 城市甲状腺疾病患病率调查，以 TSH＞4.2mU/L 为诊断切点，甲减的患病率为 17.8%，其中亚临床甲减患病率为 16.7%，临床甲减患病率为 1.1%[1]。女性患病率高于男性，随年龄增长患病率升高。我国甲减年发病率为 2.9‰[2]。甲减病因复杂，以原发性甲减最多见，此类甲减占全部甲减的 99%，其中自身免疫、甲状腺手术和甲亢 ^{131}I 治疗三大原因占 90%以上。原发性临床甲减的治疗目标是甲减的症状和体征消失，TSH、TT_4、FT_4 值维持在正常范围。左甲状腺素（$L\text{-}T_4$）是本病的主要替代治疗药物。

本病在中医并无专属对应病名，根据其临床表现相当于中医的"五迟""虚劳""水肿""瘿病"范畴。其病因主要归于先天、后天及医源性三个方面。先天因素主要由于地域或遗传性因素造成母体缺碘及父母精气不足所致；后天因素由于营养不足、劳伤胃气、瘿病病久及肾所致；医源性因素由于用药不当及手术损伤而致。

本病多属于本虚标实、虚实夹杂之证，但基本病机为阳虚，以脾肾阳虚为主，又可兼见气虚、血虚、阴虚，实则为瘀血、痰浊、湿邪。通常以虚为主或本虚标实，互为因果，相兼致病。根据"虚则补之""损则益之""实则泄之"的原则，故临床治疗中当补虚泄实，标本兼治，并根据气血阴阳、五脏不同分别补之，实则根据痰、瘀、湿分别论治。

一、临证案例

病案一

刘某，女，43 岁，2017 年 3 月 7 日初诊。

初诊　患者 2 年前出现倦怠乏力，外院诊断为"甲状腺功能减退症"，长期服用替代治疗，近期复查甲状腺功能正常。目前口服左甲状腺素钠片 25μg，每日 1 次。入院症见：神清，精神一般，眠差，潮热、腰酸，口干口苦，大便不畅，纳眠可，二便调。舌暗红，苔黄腻，脉沉细。

西医诊断：甲状腺功能减退症。

中医诊断：瘿病。

辨证：肝气郁结，湿瘀内阻。

治法：疏肝理气，祛湿活血。

方药：柴胡 10g，白芍 30g，薄荷（后下）10g，牡丹皮 15g，茵陈 30g，车前草 30g，苍术 10g，薏苡仁 30g，黄柏 10g，莪术 10g，三棱 10g，丹参 30g，红花 5g，桃仁 10g，甘草 5g，山楂 30g，连翘 30g。水煎至 300ml，早、晚各 1 剂。加强与患者沟通，消除其对疾病的焦虑情绪，嘱规律饮食及休息。

二诊　2017 年 3 月 14 日。症见：患者精神状态较前好转，仍眠差，现服用安眠药助眠，服用中药后潮热、腰酸、口干口苦、大便难解等症状明显好转。舌暗红，苔腻微黄，脉沉细。病机仍为肝气郁结、湿瘀内阻。眠差为心神不安，现热象较前已减，拟前方去连翘、减黄柏用量，加夜交藤以养心安神。方药：柴胡 10g，白芍 30g，薄荷（后下）10g，牡丹皮 15g，茵陈 30g，车前草 30g，苍术 10g，薏苡仁 30g，黄柏 5g，莪术 10g，三棱 10g，丹参 30g，红花 5g，桃仁 10g，甘草 5g，山楂 30g，夜交藤 30g，水煎至 300ml，早、晚各 1 剂。

三诊　2017 年 3 月 28 日。服药 14 剂后，患者精神好转，睡眠明显好转，安眠药可减量使用，偶有纳差，血脂偏高，余无特殊不适。舌暗红，苔腻微黄，脉弦。查体同前。病机同前。考虑患者出现胃纳差、大便偏烂，为平素脾胃虚弱，故原方增加当归 5g，干姜 5g。但考虑基本病机仍以热证为主，加黄芩 5g。方药：柴胡 10g，白芍 30g，薄荷（后下）10g，牡丹皮 15g，茵陈 30g，车前草 30g，苍术 10g，薏苡仁 30g，黄柏 5g，莪术 10g，三棱 10g，丹参 30g，红花 5g，桃仁 10g，甘草 5g，山楂 30g，夜交藤 30g，当归 5g，干姜 5g。水煎至 300ml，早、晚各 1 剂。

四诊　2017 年 4 月 25 日。服药 15 剂后，患者近期睡眠好转（未服用安眠西药），面色晦暗改善，大便次数增加，纳差好转，余无特殊不适。舌暗红，苔腻，脉弦。查体同前。病机同前。患者大便次数增加，质偏烂，考虑脾胃功能虚弱，拟前方加炒白术、山药、麦芽以健运脾胃，睡眠改善，予去夜交藤，去三棱、莪术以减少破血之力。方药：柴胡 10g，白芍 30g，薄荷（后下）10g，牡丹皮 15g，茵陈 30g，车前草 30g，苍术 10g，薏苡仁 30g，黄柏 5g，丹参 30g，红花 5g，桃仁 10g，甘草 5g，山楂 30g，当归 5g，干姜 5g，炒白术 15g，山药 15g，麦芽 15g。水煎至 300ml，早、晚各 1 剂。

五诊　2017 年 6 月 26 日。患者睡眠明显改善，无胃胀感，无口干口苦，二便调，舌暗红，苔腻，脉弦。查体同前。复查甲状腺功能稳定。继服前方 7 剂以巩固疗效。

【按语】甲状腺功能减退症患者服用左甲状腺素钠片期间时常会出现心悸、烦躁等症状，本患者病机总属肝郁气滞，郁而化火，气机不畅，津液输布失常，湿热内阻，久则气血运行不畅，湿阻血瘀。始发环节为肝气郁滞，因此范冠杰使用"疏肝行气"经验药串：柴胡、白芍、薄荷、牡丹皮，以疏肝柔肝；再予苍术、车前草、茵陈、黄柏、薏苡仁清热祛湿，宣泄三焦。舌质暗红，认为瘀血阻滞；范冠杰用莪术、三棱、丹参、红花以活血行气，破血消瘀。范冠杰在治疗过程中紧扣病机，抓住主次矛盾，及时调整用药方向，屡获良效。

病案二

陈某，女，53 岁，2016 年 4 月 12 日初诊。

初诊　患者 1 年余前出现倦怠乏力、记忆力差，在当地医院诊断为"甲状腺功能减退症"，目前服用左甲状腺素钠片 50μg，每日 1 次治疗，近期复查甲状腺功能正常。刻下眠差，烦躁易怒，面色萎黄，二便常，纳可。舌暗红，舌底络脉迂曲，苔白厚腻，脉弦紧。既往史：时发作性头晕，伴天旋地转感，神经科诊断为"良性阵发性位置性眩晕"。

西医诊断：睡眠障碍，甲状腺功能减退症。

中医诊断：不寐，瘿病。

辨证：肝郁化热，瘀血阻滞。

治法：疏肝清热，活血破瘀。

方药：柴胡 10g，白芍 30g，薄荷（后下）10g，牡丹皮 30g，川芎 10g，丹参 30g，三棱 10g，莪术 10g，首乌藤 30g，连翘 15g，川牛膝 15g，郁金 10g，茵陈 30g，甘草 5g。

二诊　2016 年 4 月 26 日。患者睡眠改善，性情急躁易怒基本同前，大便正常，面色萎黄减轻，舌暗红，舌底脉络迂曲，苔白厚腻，脉弦紧。病机同前。舌苔白厚腻，湿浊仍偏重，前方去茵陈、甘草，加布渣叶以化湿消滞。方药：柴胡 10g，白芍 10g，薄荷（后下）10g，牡丹皮 30g，川芎 10g，丹参 30g，三棱 10g，莪术 10g，首乌藤 30g，连翘 15g，川牛膝 15g，郁金 10g，布渣叶 15g。

三诊　2016 年 5 月 10 日。患者睡眠、性情急躁易怒较前明显改善，偶有胸闷，大便正常，面色萎黄好转，舌暗红改善，舌底脉络迂曲，苔厚腻改善，脉弦紧。目前血瘀之象明显，前方加赤芍以活血，薤白以宽胸行气。方药：柴胡 10g，白芍 30g，薄荷（后下）10g，牡丹皮 30g，川芎 10g，丹参 30g，三棱 10g，莪术 10g，首乌藤 30g，连翘 15g，郁金 10g，布渣叶 15g，薤白 10g，赤芍 15g。

四诊　2016 年 8 月 9 日。患者睡眠、性情急躁等不适症状较前明显好转，大便调，胃纳可，舌红，苔微腻，脉弦。牡丹皮减量，余守前方。方药：柴胡 10g，白芍 30g，薄荷（后下）10g，牡丹皮 15g，川芎 10g，丹参 30g，三棱 10g，莪术 10g，首乌藤 30g，连翘 15g，郁金 10g，薤白 10g，布渣叶 15g，赤芍 15g。

【按语】瘿病病位在颈前，但其发病与肝郁气滞、肝经功能失调有较大关系。《诸病源候论·瘿候》指出瘿病的病因主要是情志内伤："瘿者由忧恚气结所生"，肝失疏泄，易于引起人的精神情志活动异常。而瘿病的发生与情志关系极大。所以范冠杰在临床治疗瘿病常从调肝理气入手，调畅气机、调畅情志，以促进疾病恢复。

二、经验与体会

"动-定序贯八法"是范教授运用多年的消渴病诊治经验及总结前贤的学术思想所创立的指导中医临床实践的思维方法。其不仅在消渴病的诊治中疗效显著，应用于甲状腺疾病也屡获良效。"动-定序贯八法"提出症状是病机的外在表现，"有诸内者，必形诸外"，故把握疾病的核心症状是分析核心病机的首要。从核心症状抓核心病机，辨证时要善于从四诊资料中发现主症，从而找准其背后的核心病机。病机的变化决定着疾病的发展。但无论病机如何改变，其中必有一定的规律可循。"动-定序贯八法"认为，在辨证过程中，把握疾病动态变化过程时，应以核心病机发生、发展的一般规律为主线，贯穿动态辨证的全过程。

范教授在辨治甲状腺功能减退的过程中，重视疾病的不断变化，同一个疾病在不同阶段其主要矛盾可发生改变，如甲状腺功能减退的主要病机可为虚实夹杂，实证主要为肝郁、湿邪、瘀血，虚证主要为脾肾两虚。但主要病机中仍有主次，疾病初始可以肝郁为主，故疏肝理气治法首当其冲，随着病程的进展及药物的干预，肝气郁结之证候减轻，此时本虚可升级为主要矛盾，故治疗上在疏通气机的基础上要兼顾本虚的情况。总之，疾病在发生发展的过程中其主要矛盾非一成不变，始终处于运动变化，范教授坚持"动-定序贯"的辨治思想，强调疾病的治疗是一个有序、连贯、应变的过程。

三、名家名医经验

陈如泉教授[3]认为本病病机特点为"以虚为主，虚实夹杂"，关键在于脾肾阳虚。其擅于用膏方进行治疗，膏方药性温和、作用持久，具有救偏却病、补虚固本、增强体质、延年益寿的功效，在慢性虚损性疾病的调治中日益受到重视[4]。陈教授认为，膏方调治甲减患者，以脾肾阳虚者最为适宜。对于虚实夹杂合并有并发症者，则既要考虑"形不足者，温之以气，精不足者，补之以味"，注重阴阳气血的调补，更要顾及痰瘀蕴结、阳气郁遏，以求固本清源、通畅气血、调和阴阳。

于世家教授[5]认为甲状腺功能减退以肾阳虚为主要病机，认为病位主要在肾、脾、心；并据多年临床经验，将甲减辨证分型为肾阳虚、脾肾阳虚、心肾阳虚证。据"益火之源，以培右肾之元阳"，故在临床多用巴戟天、淫羊藿、菟丝子、仙茅根等药温补肾阳。《内经》曰："善补阳者，必于阴中求阳。"亦加用枸杞子、黄精、女贞子等滋阴益肾、养肝补脾之品，以达"阴中求阳"之目的，使阳得阴助而生化无穷。

冯建华教授[6]认为本病多属于中医之"虚劳""水肿"等范畴。本病的主要病机是脾肾阳虚；病因多由先天禀赋不足、后天失养，或者积劳内伤、久病失调引起的脾气、肾气不足，继之脾肾阳虚所导致。从临床情况来看，甲减的病情比较复杂，病机特点虚实夹杂，早期多见心脾两虚，阳虚征象不明显，实邪（水湿、痰浊、血瘀）罕见；随着病程的迁延，水津代谢随着脾虚的加重而明显，直至脾肾阳虚。由于肾阳是人体诸阳之本、生命之源，五脏阳气皆取于肾阳，才能发挥正常功能活动，所以肾阳虚是甲减病机之根本。肾中元阳衰微，阳气不运，气化失司，开阖不利，以致水湿、痰浊、瘀血等阴邪留滞，出现面色晦暗、精神萎顿，甚则意识昏蒙、眩晕、尿少或尿闭、全身水肿等浊阴上逆之证。同时肾阳虚衰，也可导致其他脏腑阳气衰弱。肾阳不足，命门火衰，火不生土，不能温煦脾阳，或肾虚水泛，土不制水而反为所侮，脾阳受伤，而出现脾肾两虚；肾阳虚衰，不能温煦心阳而致阴寒内盛、血瘀水停，则会形成心肾阳虚；肾阳不足，日久阳损及阴而导致阴阳两虚。通过长期的临床经验积累，冯建华认为本病虽然以脾肾阳虚为主要病机，但随着疾病的发展还常兼出现阳虚湿盛、心肾阳虚、痰瘀阻滞、阴阳两虚等证型。

（王一婷·魏　华）

参 考 文 献

[1] Shan Z，Chen L，Lian X，et al. Iodine Status and Prevalence of Thyroid Disorders After Introduction of Mandatory Universal Salt Iodization for 16 Years in China：A Cross-Sectional Study in 10 Cities. Thyroid，2016，26（8）：1125-1130.

[2] Teng W，Shan Z，Teng X，et al. Effect of iodine intake on thyroid diseases in China. N Engl J Med，2006，354（26）：2783-2793.

[3] 陈如泉，吴东. 陈如泉运用膏方调治甲状腺功能减退经验. 湖北中医药大学学报，2014，16（3）：109-111.

[4] 周时高. 膏方调制慢性虚损性疾病体会. 上海中医药杂志，2011，45（12）：75.

[5] 都静，于世家. 于世家教授治疗原发性甲状腺功能减退症经验撷菁. 实用中医内科杂志，2011，25（2）：11-12.

[6] 张晓斌，司廷林. 冯建华教授治疗甲状腺功能减退症的经验. 光明中医，2011，26（11）：2206-2208.

第二十七章　痤疮的临证经验

痤疮（acne）是一种与内分泌功能失调有关的毛囊、皮脂腺慢性炎症性皮肤病。本病好发于青少年颜面部位，临床上以面部的粉刺、丘疹、脓疱或结节、囊肿为特征，易反复发作。本病在人群中的发病率为20%～24%，在青春期人群中的发病率更高，为30%～50%，国外文献报道甚至高达90%，一般男性略高于女性。

西医认为痤疮是一种多因素的皮肤附属器官疾病，其详细发病机制目前尚未完全清楚。已知内分泌失调，血中雄性激素水平相对或绝对性升高，靶组织毛囊、皮脂腺受体对雄激素的敏感性过强，皮脂分泌过多、毛囊皮脂腺导管角化异常，以及毛囊内微生物感染等是本病发病的主要因素；其次，免疫、遗传、血液流变学诸因素也被认为与痤疮的发生有关。由于内分泌失调，雄性激素水平过高，导致皮脂腺分泌功能亢进，过多的皮脂分泌引起毛囊皮脂腺导管角化增生，从而使皮脂排泄不畅，毛孔皮脂导管开口阻塞，致使出现粉刺和丘疹损害。皮脂分泌过多和排泄不畅容易引起细菌微生物感染，主要是痤疮棒状杆菌，其次是白色葡萄球菌和糠秕孢子菌感染，出现红色炎性丘、脓疱及结节囊肿。本病反复发作，继发增生性或萎缩性瘢痕及色素沉着。

临床表现：痤疮主要发生于青春期男女面部的前额、脸颊或下颌、口周，亦可见于胸背和上臂。近年随着社会的进步和人民生活水平的提高、饮食结构的改变、工作学习生活节奏的加快及空气环境的污染，痤疮患者日益增多，其发病年龄已向少年化和中年化发展。也就是说，目前痤疮的发病年龄不仅仅局限于青春期，许多过早发育的少年儿童和青春期过后的中年男女痤疮患者也越来越多。痤疮初起多为细小的黑头或白头粉刺，可挤出豆渣样的皮脂。亦有初起为皮色或红色小丘疹，继而发展为小脓疱或小结节。严重者可形成脓肿、囊肿或蜂窝织炎并伴有疼痛。部分皮脂溢出过多的患者伴有红斑、油腻、瘙痒等脂溢性皮炎的表现。反复发作，继发凹凸不平的瘢痕和色素沉着。女性患者常伴有月经不调和月经前后皮疹增多加重，部分伴有四肢或乳晕多毛症。

实验室和其他辅助检查：螨虫检查、糠秕孢子菌检查及细胞学检查。

诊断要点：多发于青少年，好发于颜面及上胸背部，有粉刺、丘疹或伴有结节、囊肿、脓疱。

西医治疗：根据痤疮发病的主要因素，西医治疗痤疮总的原则是：抑制过剩的皮脂分泌、改善异常的毛囊和皮脂腺导管角化，消除毛囊内的细菌微生物和炎症。主要应用抗生素、维A酸类、雌性激素、类固醇激素、维生素、雄性激素拮抗剂及外用药等进行治疗。严重病例可联合用药。

痤疮属于中医学的"肺风粉刺"范畴。

痤疮在中医文献学中很早就有记载，《诸病源候论》中说："面痤者，谓面上有风热气生疮，头如米大，亦如谷大，白色者也"，认为本病属肺胃蕴热，不得宣泄，进而痰湿阻滞，痰瘀互阻引起。《外科正宗·肺风粉刺酒齄鼻》曰："肺风、粉刺、酒齄鼻三名同种。粉刺属肺，齄鼻属脾，总皆血热郁滞不散。"《外科启玄》曰："妇女面生窠瘘作痒，名曰粉花疮。乃肺受风热或绞面感风，致生粉刺，盖受湿热也。"《医宗金鉴·外科心法要诀》曰："肺风粉刺，此病由肺经血热而成。"

中医病因病机：主要病因病机有肾阴不足、肺胃血热、痰瘀互结及冲任不调等[1]。中医认为痤疮主要是先天素体肾之阴阳平衡失调，肾阴不足，相火天癸过旺，阴虚内热，冲任不调；加之后天饮食生活失调，肺胃火热上蒸头面，血热郁滞而成。若病情反复发作，日久气滞血瘀痰凝，则出现结节、囊肿和瘢痕。

中医治疗：滋阴泻火，清肺解毒，凉血活血，调理冲任。在治疗方法上应内治和外治相结合，内外合治，标本兼顾，才能收到较好的治疗效果。对于严重的痤疮，采用中西医结合的方法治疗，可明显提高疗效。

一、临证案例

病案一

敖某，女，23岁，2009年6月27日初诊。

初诊　患者诉额部新起丘疹，伴小脓疱。症见：额部可见散在红色丘疹，伴小脓疱，面部油腻，口干，LMP：2009年5月25日，时有痛经，量适中。大便干结，小便调，纳眠可，舌尖红，苔微黄，脉细数。

西医诊断：痤疮。

中医诊断：肺风粉刺。

辨证：肺胃血热。

治法：清泄肺胃。

方药：地骨皮20g，玄参20g，柴胡10g，牡丹皮10g，黄芩5g，知母20g，黄柏10g，桑白皮15g，白芷5g，连翘30g，茵陈15g，车前子15g，茯苓10g，旱莲草15g，甘草5g。共7剂，每日1剂，水煎，分早晚服。嘱患者加强饮食与运动治疗。

二诊　2009年7月16日。患者服用14剂药后复诊，面部少许新起丘疹，面油有所减少，大便烂，小便调，纳眠可，舌尖红，舌苔黄微腻，脉濡。病机为肺胃血热夹湿，肺胃之热较初诊减轻，但湿象明显，故上方加用薏苡仁30g，滑石30g，冬瓜皮30g等清热利湿之药，并加用北杏仁15g开宣肺气，去连翘、玄参、白芷等清热解毒之药。每日1剂，水煎，分早晚服。

三诊　2009年7月23日。患者服用7剂药物后复诊，额部下巴可见新起丘疹，口干，大便干结，小便调，纳眠可，舌尖红，苔微黄，脉细滑。原方加用皂角刺15g消肿托毒、排脓，枳壳15g行气通便。

四诊　2009年8月3日。患者服用7剂药物后复诊，额部下巴丘疹，口干，大便调，纳眠可，月经已至，轻微痛经，舌尖红，苔厚腻，脉滑。方药：皂角刺 15g，甘草 5g，茯苓 10g，连翘 15g，黄芩 10g，桑白皮 15g，车前草 15g，薏苡仁 15g，法半夏 15g，滑石 30g，冬瓜皮 30g，北杏 10g，枳实 15g，大黄炭 5g，玄参 10g。

五诊　2009 年 8 月 14 日。患者服用 10 剂药后复诊，局部肿疖减轻，大便调，纳眠可。舌尖红，舌苔黄微腻，脉浮滑。

此患者在服药 2 月余后，病情已缓解，皮疹潮红减轻。服药 4 个月，新疹已不再出，皮损大部分变淡，部分皮疹吸收，面部油腻减轻，再服药 1 月余皮疹吸收，自觉症状消失。

【按语】范冠杰在多年的临床实践中发现寻常痤疮之发病，其本在于"肾阴阳天癸平衡失调，相火妄动"，其标在于"肺胃积热、血热瘀滞"。面部皮肤主要由肺经和胃经所司。《素问•五脏生成》说："肺之合皮也，其荣毛也。"五行理论中，肺属金，肾属水，肾阴不足不能上滋于肺，可致肺阴不足。肺与大肠相表里，若饮食不节，过食肥甘厚味，大肠积热，上蒸肺胃。肺胃血热，则可见脸生粉刺。本证型特点主要症状：面部见红色或暗红色丘疹、粉刺，或小脓疱、结节、瘢痕，舌红苔黄或苔少，脉细弦或弦数；月经前皮疹加重、月经前乳房胀痛、月经不调，或口干、口苦、耳鸣、心烦、失眠、多梦、大便干、小便黄。治法：滋阴泻火，清肺凉血。代表方剂：消痤汤。消痤汤中女贞子、旱莲草滋肾阴；知母、黄柏泻肾火，调整肾之阴阳平衡；石膏、地骨皮泻肺胃之火；生地黄、丹参凉血化瘀清热。舌质根部苔黄腻厚，可加龙胆泻肝丸口服。加减法：大便秘结不通，加大黄（后下）、枳实通腑泄热；大便稀烂不畅、舌苔厚浊去生地黄，加土茯苓、茵陈蒿清热解毒；失眠多梦加合欢皮、茯苓宁心安神；肺胃火热盛者加生石膏、地骨皮清泻肺胃之火。

范冠杰教授集皮肤病治疗经验之精华，根据"法随证立，方由法出"的原则，随着病情变化及证候加减，其治则及药物加减也随之变化，体现了"动-定序贯"思想。

病案二

强某，女，37 岁，2009 年 8 月 20 日初诊。

初诊　患者颜面痤疮反复，唇周为主。症见：颜面散在痤疮，唇周为主，伴有色素沉着，色暗，面色萎黄，月经延后 3～5 天，夹有血块，量少，偶有痛经，睡眠差，入睡时间少，易急躁，二便调。舌质暗，舌苔白，脉弦。

西医诊断：痤疮。

中医诊断：肺风粉刺。

辨证：肝郁气滞夹脾虚湿滞。

治法：疏肝解郁兼健脾化湿。

方药：柴胡 10g，白芍 15g，香附 5g，枳壳 5g，陈皮 5g，木香（后下）10g，法半夏 10g，党参 10g，茯苓 15g，白术 15g，炙甘草 5g，北芪 15g，酸枣仁 30g，远志 10g，桃仁 10g。

二诊　2009 年 9 月 3 日。患者服 14 剂药后复诊，颜面痤疮反复，唇周为主，伴有色素沉着，色暗，睡眠差，入睡好转，易急躁，腹胀，二便调。舌质暗红，苔黄微腻，脉弦细。患者痤疮处色素沉着，舌质暗红，血瘀之象明显，原方加用山楂 15g，丹参 15g，川芎 10g，赤芍 15g 活血通络，舌苔黄微腻，湿热之象较前明显，加用通草 5g，薏苡仁 20g 增强清热利湿之功，睡眠改善，改酸枣仁、远志为茯神 15g。

三诊 2009 年 9 月 17 日。患者服 14 剂药后复诊，颜面痤疮反复，唇周为主，伴有色素沉着，色暗，睡眠差，易急躁，无腹胀，大便烂。月经量增，已净。舌质暗淡，舌苔藻黄，脉弦。辨证属肾虚肝郁夹湿。治宜补肾疏肝解郁兼化湿。方药：女贞子 15g，旱莲草 15g，狗脊 15g，川续断 10g，熟地黄 15g，补骨脂 15g，柴胡 10g，陈皮 10g，枳壳 10g，茯苓 15g，茯神 20g，莲子 10g，炙甘草 5g，大枣 10g。

四诊 2009 年 9 月 27 日。患者服 10 剂药后复诊，颜面痤疮反复，唇周为主，伴有色素沉着，色暗，睡眠差，易急躁，无腹胀，大便烂。舌质暗淡，舌苔黄腻，脉沉。经过上次服药后患者肾虚好转，原方去续断及补骨脂，痤疮色素沉着，舌淡暗，瘀血明显，原方加用红花 10g，赤芍 15g，桂枝 10g 温阳活血通络，并加用远志 10g 加强安神定志之功。

五诊 2009 年 10 月 12 日。患者服 14 剂药后复诊，额部痤疮发作次数减少，色素沉着减轻，夜眠改善。

【按语】本案例中患者各诊病机复杂，各诊病机随着患者不同的证候特点而动态变化，根据痤疮的发生轻重与月经周期的关系，主要为冲任不调。冲任不调证候特点为面部肺风粉刺的发生和轻重与月经周期有明显关系，月经前面部皮疹明显增多或加重，经后皮疹减少减轻；或伴月经不调，经前心烦易怒，乳房胀痛不适。但是随着病情发展的不同阶段，其核心病机也随之变化。初诊和二诊根据舌证脉象，核心病机为肝郁气滞，同时兼脾虚，范教授使用了肝郁气滞的药串：柴胡、白芍，同时加用了妇科调经之要药：香附，配合陈皮、枳壳、木香理气健脾。患者面色微黄，为脾虚之象，采用经方理中汤（党参、白术、茯苓、甘草）加减。同时患者眠差，加用心神被扰之药串：酸枣仁、远志。

二诊时患者眠改善，舌质由暗转为暗红，舌苔由白转为黄微腻，考虑患者湿热瘀血加重，加用山楂、丹参凉血化瘀，同时加用通草、薏苡仁清热利湿。

三诊时患者为月经前后期，该阶段患者的核心病机由肝郁气滞转为冲任不调，治法以疏肝理气、滋养肾阴、调理冲任为主，加用补肾之常用药串狗脊、川续断、女贞子、旱莲草平补肾之阴阳，同时兼顾疏肝理气，柴胡、枳壳、陈皮理气清热。

证候相兼出现，随着病情变化及经过治疗后，各诊证候均呈动态变化，相兼组合各有不同，根据"法随证立，方由法出"的原则，药串加减也随相应证型呈动态变化，体现了范冠杰教授动定结合、有序连贯的辨治特色。经多次治疗调整药串加减后患者痤疮减少，睡眠改善，冲任和谐，气血得通，邪有出路。女子冲任不调所致的肺风粉刺，应在月经前 1 周给予用药调治，连续 3 个月至半年，以达到痤疮不复发或少复发的目的。

病案三

麦某，女，20 岁，2009 年 6 月 17 日初诊。

初诊 面部痤疮，经前明显，色红，局部呈粟粒状，无痛经，量适中，脾气急躁，口干口苦，大便干结，纳眠可，舌暗红，苔黄微腻，脉滑弦数。

西医诊断：痤疮。

中医诊断：肺风粉刺。

辨证：肝郁气滞，湿浊瘀阻。

治法：疏肝解郁，清热利湿，活血化瘀。

方药：柴胡 15g，牡丹皮 10g，女贞子 15g，旱莲草 15g，车前子 15g，茯苓 20g，黄芩 5g，桑白皮 10g，山药 15g，益母草 10g，北芪 10g，白蒺藜 10g，当归 5g，赤芍 15g，甘草 5g。每日 1 剂，水煎，分早晚服。嘱患者加强饮食与运动治疗。

二诊　2009 年 7 月 2 日。患者服用药物 14 剂后复诊，痤疮反复，遗留色素，脾气急躁减轻，口干口苦，大便稍干，纳眠可。无痛经，量适中。舌质暗略淡胖尖红，舌苔微黄，脉滑弦数。患者肾虚好转，大便偏干，避免补肾滋阴之药，原方去女贞子、旱莲草，患者大便偏干，加用瓜蒌皮 15g，桑白皮 15g，黄芩 5g，知母 10g 清泄肺热，润肠通便。

三诊　2009 年 7 月 8 日。患者服用药物 7 剂后复诊，痤疮减轻，遗留色素，脾气急躁减轻，口稍干苦，大便正常，纳眠可。无痛经，量适中。舌质暗略淡胖，舌尖红，舌苔微黄，脉弦滑。患者便秘好转，原方去瓜蒌皮、知母；舌质淡胖，考虑患者脾虚水湿，原方加白术 15g，泽泻 10g 健脾利湿。

【按语】本案例的病变基础是"气火内郁"，主要以"内郁"为主，特点是颜面或胸部、背部出现红色丘疹，可有散在脓疮，油脂多，伴口苦咽干，便干溺赤，舌红苔黄，脉弦数。治疗依《内经》"本郁达之，火郁发之"之原则，方用龙胆泻肝汤合柴胡疏肝散加减，药用柴胡、赤芍、白蒺藜疏肝散瘀；黄芩、土茯苓、白花蛇舌草解毒除湿；桑白皮、白芷燥湿水肿，以及龙胆草、栀子、枳壳、当归、白芍、连翘等加减。

病案四

黎某，女，24 岁，2009 年 3 月 18 日初诊。

初诊　患者颜面散发痤疮，经前加重，月经推迟，时有痛经，血块不多。舌尖红，舌苔黄微腻，脉弦细滑。

西医诊断：痤疮。

中医诊断：肺风粉刺。

辨证：肝郁气滞，湿盛困脾。

治法：疏肝解郁，健脾化湿兼活血。

方药：柴胡 10g，白芍 20g，牡丹皮 10g，陈皮 5g，枳壳 10g，丹参 20g，红花 10g，绵茵陈 15g，白术 10g，茯苓 20g，滑石 20g，炙甘草 5g。

二诊　2009 年 3 月 26 日。患者服用 7 剂药后复诊，颜面散发痤疮，经前加重，局部呈硬结，有脓点。3 月 21 日月经已行，伴痛经，血块不多，经后头晕、眠差、多梦。舌质淡红，舌苔燥黄，脉弦滑。患者面部仍可见散在痤疮，伴有脓点，原方加用白芷 5g，连翘 15g，皂角刺 15g 清热消肿排脓，舌质淡红干燥，加用生地黄 15g，麦冬 15g 滋阴清热润燥。

三诊　2009 年 4 月 23 日。患者服用 28 天中药后复诊，经前仍散发痤疮，以颧部为主，局部呈硬结，色暗红，有脓点，4 月 20 日月经已行，无伴痛经，血块不多，经后头晕、眠差、多梦。舌尖红，舌苔黄微腻，脉弦滑。患者面部痤疮仍可见脓点，加用黄芩 5g 清肺胃之热；眠差，脉弦，原方加荷叶解郁安神助眠。舌燥减轻，原方去麦冬防滋腻生内热。

四诊　2009 年 5 月 14 日。患者服用 21 剂中药后复诊，颜面部痤疮明显好转，局部呈细小粟粒状，经后头晕。眠差，易醒，多梦。舌尖红，舌苔黄微腻，脉弦滑。方药：青皮

5g，枳壳 15g，法半夏 15g，茯苓 20g，白芷 5g，丹参 15g，牡丹皮 15g，玄参 20g，皂角刺 15g，连翘 15g，生地黄 15g，柴胡 10g，莲叶 10g，旱莲草 15g，女贞子 15g。

【按语】本案例中患者痤疮的发生、加重与月经周期有密切关系，结合舌脉象考虑核心病机为肝郁气滞、湿盛困脾，故核心治法是疏肝解郁、健脾化湿，兼活血通络，用"动-定序贯八法"中固定药串，如柴胡、白芍、薄荷、牡丹皮疏肝解郁，丹参、莪术、红花活血化瘀，湿盛困脾时用健脾利湿之品，如茯苓、炒白术、法半夏、神曲等，用药时可在具体"八法"药串中选择。在整个治疗过程中，患者"定"在"肝郁气滞"的总体证型未有明显变化，故"疏肝解郁"总体大法未变，而"动"在病程治疗中，根据证候演变出现"燥热内盛""湿盛困脾""瘀血内阻"证明显时，加强了清肺胃热、健脾化湿、活血的治疗，经过规范的"序贯"治疗，收到了满意的疗效。

二、经验与体会

1. "动-定序贯八法"指导临床治疗痤疮要抓住核心病机　"动-定序贯八法"理论强调治疗糖尿病及其他内科、外科杂病主要是把握其核心症状，确定核心病机，根据病机与主症之间的因果关系确定治疗药串。核心病机就是证脉与主症之间的枢机，是治疗拐点。核心病机主要通过症状体现出来，如肝郁气滞的核心症状是"急躁易怒，脉弦"，湿热内阻的核心症状是"苔黄腻，脉滑"，瘀血阻滞的核心症状是"舌暗红、舌底络脉迂曲"。核心病机在每一次治疗期间是可以动态变化的，且兼夹症也是动态变化的，但其变化有内在的规律可循，这体现了"动-定序贯"的连续有序性。

2. 肝郁气滞是痤疮发生的重要病机　范冠杰教授基于多年的临床实践认为，气血津液的疏通是治疗疾病的关键，而气血津液疏通的关键在于肝气的疏通。肝郁气滞是痤疮发生的病机关键，常见的兼夹证是肺胃热盛、湿热瘀阻，故治疗以疏肝解郁为核心治法，同时辅以清热利湿、活血化瘀等法。

三、名家名医经验

1. 姚树锦教授从肺胃郁热论治痤疮　国家级名老中医药专家主任医师认为[4]，痤疮发生是由于肺胃郁热上蒸头面，血热郁滞阻于肌肤所致，其发病有虚实之分，但以实为主。总结其病理因素为湿、热、瘀、毒、虚，以清热、利湿、凉血、解毒为大法的治疗原则，选方以犀角地黄汤合四妙丸为主：肺热明显加桑白皮、枇杷叶、败酱草；肝气郁滞者加焦栀子、龙胆草；大便不通加大黄、枳实、瓜蒌仁以通腑泄热；有脓疱疹者，加用紫草、蒲公英、白花蛇舌草、金银花等加强清热解毒之力。

2. 毛德西教授从肺胃阴虚出发论治　毛老[5]认为：本病多由中焦虚弱，中气不能升清降浊，虚火上炎于肺，肺主皮毛，阳明主肌肉，故发为青春痘，治本之法为补中降逆清虚热。毛老认为本方专入阳明，阳明之脉，以下行为顺，上行为逆，且冲任之脉利于阳明而主女子之月事，正如《素问·上古天真论》所谓："女子二七而天癸至，任脉通，太冲脉盛，月事以时下。"冲、任、阳明三经为多血之经，此方于三经皆有裨益，故以此方为正治妇科返经上逆之法。

3. 杨震教授治疗痤疮推崇相火学说　　陕西省名老中医、国家级名中医杨震教授[6]针对痤疮的治疗提出相火学说之内生火热理论，根据不同症状表现可分为郁热相火、湿热相火、血热相火、阴虚相火及相火虚衰五种，并根据不同病因病机提出不同治疗方法。杨教授认为痤疮发生为湿热相火所致，其治疗当用清泻相火、清热解毒、凉血祛瘀，自拟乌紫解毒汤。乌紫解毒汤组成：乌梅 10g，紫草 10g，紫花地丁 15g，蒲公英 15g，炒薏苡仁 15g，土茯苓 15g，莪术 10g，栀子 10g，大黄 6g。加减：红肿明显加生石膏 20g；伴发热、咽痛加用风药，如金银花、连翘、羌活、防风；皮疹已连成片，局部红色，可加桃仁、茜草、红花、丹参；肠道有瘀，便秘病久者去大黄加郁李仁、火麻仁；病程久，脾虚舌质淡胖，边有齿痕，大便溏薄者加金砂散以实脾；病程久，肝郁明显加化肝煎。

上述医家均是根据痤疮发生、发展和演变规律，结合自己多年的临床实践，总结出的防治痤疮的学术精华，为中西医结合防治痤疮拓宽了学术思维。

（赵晓华）

参 考 文 献

[1] 胡东流. 中西医结合皮肤性病学. 北京：人民卫生出版社，2004：125-127.

[2] 范瑞强，何盛琪，禤国维，等. 66 例痤疮患者血清睾酮及雌二醇水平研究. 临床皮肤科杂志，1998，27（1）：17.

[3] 陈英. 女子面部痤疮从肝论治. 河北中医，2003，25（2）：110.

[4] 乔黎焱，范彩文，张瑾，等. 犀角地黄汤合四妙汤治疗痤疮临床观察. 陕西中医，2016，37（11）：1469-1470.

[5] 李鲜，韩宇. 毛德西教授运用麦门冬汤加减治疗经前痤疮. 中医研究，2016，29（10）：35-37.

[6] 史艳平，王少波，郝建梅，等. 杨震教授应用相火学说治疗痤疮经验. 中国中西医结合皮肤性病学杂志，2015，14（1）：32-34.

第二十八章　多囊卵巢综合征的临证经验

多囊卵巢综合征（PCOS）是由遗传和环境因素共同导致的常见内分泌疾病。在育龄妇女中，其患病率为 5%～10%，常见的临床表现为月经异常、不孕、高雄激素血症、卵巢多囊样表现等，可伴有肥胖、胰岛素抵抗、血脂紊乱等代谢异常，是 2 型糖尿病、心脑血管疾病和子宫内膜癌发病的高危因素[1]。其病理生理机制主要包括胰岛素抵抗、高雄激素血症、神经内分泌异常。

中医古籍中无多囊卵巢综合征的病名，根据临床表现，可将其归属于祖国医学"闭经""月经失调""经量过少""癥瘕""不孕"等范畴。随着现代医学的发展，近代医家对多囊卵巢综合征的认识不断加深，临床报道众多，内容丰富，显示出中医药治疗本病具有一定的优势。

一、临证案例

病案一

黄某，女，36 岁，2017 年 1 月 9 日初诊。

初诊　多囊卵巢综合征病史多年，平素周期基本正常，偶有延后，但月经量偏少，经期持续时间长，淋漓不尽 10 余天，无痛经，有血块，常伴腰痛不适，纳眠可，二便调。舌淡暗，苔薄白，脉细弦。LMP：2016 年 12 月 8 日。患者未婚，否认近期性生活史。查体：四肢体毛较多。2016 年 5 月 25 日妇科 B 超提示：子宫增大，内膜增厚，左卵巢囊性结构。

西医诊断：多囊卵巢综合征。

中医诊断：月经失调。

辨证：肾虚血瘀。

治法：补肾活血。

方药：桂枝 10g，茯苓 15g，白芍 15g，桃仁 15g，牡丹皮 15g，红花 5g，菟丝子 15g，枸杞子 15g，淫羊藿 15g，补骨脂 15g，柴胡 10g，杜仲 20g，白术 15g，甘草 5g。共 7 剂，每日 1 剂，水煎，早晚温服，嘱患者月经来潮即停药。

二诊　2017 年 1 月 23 日。患者诉月经量较前增多，约 8 日尽，偶有血丝，无血块，无痛经，仍有腰痛不适，大便偏干，纳眠可，二便调。舌微暗红，苔薄微黄，脉细弦。诊断同前。辨证同前。方药：茯苓 10g，白芍 15g，桃仁 10g，牡丹皮 15g，菟丝子 15g，枸杞子 15g，淫羊藿 15g，补骨脂 15g，柴胡 10g，杜仲 15g，白术 10g，甘草 5g，生地黄 10g，熟地黄 10g。共 14 剂，每日 1 剂，水煎，早晚温服。

三诊　2017 年 3 月 13 日。患者诉 3 月 5 日月经来潮，量偏多，无血丝血块，无痛经，现已结束。患者精神较疲倦，面色白，纳眠可，二便调。舌淡暗，苔薄白，脉细。辨证属脾肾两虚。方药：茯苓 10g，牡丹皮 15g，枸杞子 15g，淫羊藿 15g，补骨脂 15g，柴胡 10g，杜仲 15g，白术 10g，甘草 5g，生地黄 10g，熟地黄 10g，党参 15g，黄芪 15g，当归 10g，大枣 20g，仙鹤草 15g。共 7 剂，每日 1 剂，水煎，早晚温服。服药后患者精神、体力可，面容润泽，月经规律，量中等，无血块。

【按语】 该患者为中年女性，多囊卵巢综合征病史，此次因月经失调就诊。主要症状为月经量少、持续时间长、有血块，周期偶有延后，腰痛，舌淡暗，苔薄白，脉细弦，四诊合参，辨证为肾虚血瘀。《素问·上古天真论》云："女子七岁，肾气盛，齿更发长。二七而天癸至，任脉通，太冲脉盛，月事以时下，故有子……七七，任脉虚，太冲脉衰少，天癸竭，地道不通，故形坏而无子也。"《傅青主女科》有云"经本于肾""经水出诸肾"。可见肾藏精，主生殖，为天癸之源头，为月经产生的根本。肾气充沛，阴阳平衡，天癸泌至，冲任通畅，气血和调，胞宫充盈，月事以时下[2]。若肾气不足则肾精不能化生为血，冲任不充，血脉不盈而致血虚，血虚日久而成瘀，或肾气虚弱无力推动血行，血行迟滞也可成瘀[2]。此患者月经量少、淋漓不尽、周期后延、腰痛、脉细，考虑为肾虚，精血化生不足、冲任亏虚的表现；经血中有瘀块、舌质暗、脉弦，考虑为肾气虚，血行乏力而成瘀的表现。治疗上，以补肾活血为法，予菟丝子、枸杞子、淫羊藿、补骨脂、杜仲以补肾壮阳、滋肾阴；予白芍、桃仁、牡丹皮、红花以活血化瘀，辅以养血敛阴；予桂枝、茯苓、白术、柴胡以健脾养血，行气通络。二诊时，患者诉月经量较前增多，已无血块，但大便偏干，舌微暗红，苔薄微黄，脉细弦，考虑有化热倾向，于上方去桂枝、红花，加生地黄、熟地黄以滋阴血、清虚热。三诊时，患者月经量偏多，无血块，精神较疲倦，面色白，考虑瘀血已去，脾虚血虚之象渐显，于上方去白芍、桃仁、菟丝子，加党参、黄芪、当归、大枣、仙鹤草以健脾益气、养血止血。

病案二

何某，女，23 岁，2017 年 9 月 23 日初诊。

初诊　患者反复面部痤疮 10 余年，平素月经周期不规律，以推迟为主，月量、经期尚正常，日常情绪急躁。LMP：2017 年 9 月 13 日。无特殊不适，纳眠可，二便调。舌淡暗，苔薄黄腻，脉弦。辅助检查：妇科彩超示子宫未见明显占位病变，双侧卵巢呈多囊改变。

西医诊断：多囊卵巢综合征，痤疮。

中医诊断：月经失调，粉刺。

辨证：肝郁脾虚，湿热瘀阻。

治法：疏肝健脾，清热祛湿活血。

方药：当归 10g，赤芍 10g，柴胡 10g，茯苓 15g，白术 15g，炙甘草 5g，薄荷 10g，党参 10g，牡丹皮 10g，苍术 15g，连翘 15g，丹参 15g，炒薏苡仁 30g，乌梢蛇 15g。共 7 剂，水煎内服，每日 1 剂。

二诊　2017 年 9 月 26 日。病史同前，患者未诉特殊不适，纳眠可，二便调。舌淡暗，苔微黄腻，脉弦。诊断及辨证、治法、处方同前，共 14 剂，水煎，早晚服。

三诊　2017 年 10 月 14 日。患者月经将至，诉乳房稍胀，无腹痛、腹泻等不适，纳眠可，二便调，舌淡暗，苔薄白，脉沉弦。方药：当归 15g，赤芍 15g，柴胡 15g，茯苓 15g，白术 15g，炙甘草 5g，薄荷 10g，党参 10g，牡丹皮 10g，苍术 15g，连翘 20g，丹参 15g，薏苡仁 30g，乌梢蛇 15g，女贞子 15g，菟丝子 15g。共 14 剂，水煎，早晚服。经期仍可服用。

四诊　2018 年 3 月 3 日。病史同前，患者月经基本正常，面部散在粉刺、丘疹、结节、囊肿，纳眠可，二便调。舌淡暗，苔薄白，脉弦。治宜疏肝健脾，清热祛湿活血。方药：当归 10g，赤芍 15g，柴胡 10g，茯苓 15g，白术 10g，炙甘草 5g，薄荷 10g，党参 10g，牡丹皮 10g，苍术 15g，连翘 30g，丹参 20g，薏苡仁 30g，乌梢蛇 15g，金银花 15g，黄芩 15g，僵蚕 10g。共 10 剂，水煎，早晚服，日 1 剂。

患者服 10 剂后面部痤疮逐渐缓解，月经规律。

【按语】本患者为 23 岁女性，面部痤疮、月经后延多年，病程长，考虑其发病与先天禀赋、体质密切相关。高金金[3] 曾从体质角度探讨多囊卵巢综合征的成因和论治。由于多囊卵巢综合征临床主要症状为四联症：肥胖、多毛、闭经、不孕，结合先天禀赋、饮食因素、环境因素、情志因素的综合影响，认为本病常见体质为痰湿质、血瘀质、气郁质、阳虚质。痰湿质以闭经、不孕、形体肥胖尤其是腹部肥满松软，胸腹痞满，口中黏腻，带下量多，舌质淡苔厚腻或舌体胖大有齿痕，脉滑为主要表现；血瘀质以闭经或月经量少，行而不畅，色紫暗有瘀块，小腹胀痛，面部痤疮，舌质暗红或边有瘀点，脉弦细为主要表现；气郁质以月经量少或闭经，情志抑郁，或烦躁易怒，胸胁不舒，经前乳房胀痛，舌质正常或色暗或有瘀斑，舌苔薄白或薄黄，脉弦或紧为主要表现；阳虚质以月经后期、婚久不孕，月经量少色淡，头晕耳鸣，形寒肢冷，性欲淡漠、带下清稀，夜尿频多，舌淡苔白滑，脉沉细或沉迟无力为主要表现。此患者平素情绪急躁，考虑为气郁质。叶天士言："女子以肝为先天。"肝为血海，主藏血；在五行属木，主疏泄、调畅气机，为全身气血调节之枢。肝血旺盛，肝气条达，冲任通畅，则月事以时下。若情志不畅或易怒伤肝，导致肝气郁结，疏泄失常，气机紊乱，水湿停蓄，聚而为痰；或肝气乘脾，脾失运化，湿浊内生，日久成痰；痰湿阻滞气机，血行受阻，而成瘀血。此外，肝气郁久化热或肝阴亏虚，肝火旺盛，煎熬津血，亦可炼液成痰成瘀，最终形成痰瘀胶结，阻滞冲任，冲任失调，导致月经不调、无排卵、不孕等。肝火犯肺，肺热上蒸颜面，表现为面部痤疮、多毛[4]。此患者月经后延、面部痤疮，舌淡暗，苔薄黄腻，脉弦，考虑为肝郁脾虚，湿热瘀阻。治以疏肝健脾、清热祛湿活血，初诊予赤芍、柴胡、牡丹皮、薄荷以疏肝柔肝、行气活血；予党参、茯苓、白术、炙甘草以健脾益气；予苍术、连翘、炒薏苡仁以清热祛湿；予当归、丹参、乌梢蛇活血通络。二诊时，患者无不适，效不更方。三诊时，其月经将至，诉乳房稍胀，考虑肝脏体阴而用阳，于上方加女贞子、菟丝子以养肝阴。四诊时，患者月经基本恢复正常，以面部散在粉刺、丘疹、结节、囊肿为主要诉求，于上方去女贞子、菟丝子，加金银花、黄芩、僵蚕以载药上行，疏透郁热。

二、经验与体会

1. "动-定序贯"理论指导下对多囊卵巢综合征的病机认识　多囊卵巢综合征是一种常

见的女性内分泌疾病，以慢性无排卵和高雄激素血症为主要特征，临床以月经后延，甚则闭经、不孕、多毛、痤疮为主要表现。"动-定序贯"理论强调从复杂多变的临床症状中把握核心病机，强调对疾病的深入理解和全面认识，从中寻找内部规律。中医学上，女子月事能如常而至，胞宫能正常孕育胎儿，有赖于肾-天癸-冲任-胞宫轴的正常运转，与肾、肝、脾三脏密切相关。肾气充盛则先天之精化生天癸，脾气健运则后天水谷之精充养天癸，天癸成熟后始能发挥化生月经的动力作用。冲脉隶于阳明，为血海和十二经之海；任脉与足三阴经交会于小腹部，为阴脉之海；督脉为阳脉之海，总督一身阳气；带脉环腰一周，约束诸经和生理性带下的分泌。冲任二脉受脏腑气血的滋养和督带二脉的调节，在天癸的特殊作用下始能广聚脏腑阴血，使血海按时满盈，溢入胞宫，化为月经。肝为藏血之脏，具有储藏、调节全身血量的作用；肝主疏泄，为全身气血调节之枢纽；肝血充足、肝气条达，方能冲任气血充盛，经候如常。中医认为，卵子是肾中所藏阴精，若肾精亏虚则卵子缺乏物质基础难以发育成熟，若肾气不足则卵子缺乏内在动力而无力排出。女子以血为本，以气为用。气血的充盈有赖于脾的充养。若脾气亏虚，气血生化不足，则血海空虚，无以为用。若脾失健运，痰湿内生，壅滞冲任、胞宫，则血脉不畅，可出现闭经。如肝失疏泄，气滞不行，则血行瘀阻，冲任失调；若郁久化热生火，上蒸颜面、肌肤，则表现为颜面、胸背部痤疮。因此，尽管多囊卵巢综合征的表现呈高度异质性，临证中审察肝脾肾三脏的虚实、冲任二脉的通滞，为辨证的关键，此为"动-定"思想的体现。

再者，与一般内科疾病不同，月经具有周期性，需结合此特点进行分析。现代医学中，月经周期包含卵泡期-排卵期-黄体期-月经期四个阶段。中医妇科学运用阴阳学说，对各阶段女性生理现象及周期变化规律进行分析，认为月经周期由经后期、经间期、经前期和行经期四个阶段组成[5]：经后期（卵泡期）血海空虚并呈现阴长的动态变化，经间期（排卵期）为重阴转阳的氤氲之时，经前期（黄体期）为阳生渐长至重阳，行经期（月经期）为阳盛而开并重阳转阴[6]。因此，辨证论治时需对月经周期中阴阳的动态演变进行调节，此为序贯思想的表现。

2. "动-定序贯"理论指导多囊卵巢综合征的具体辨治　"动-定序贯"理论强调抓住核心症状，把握核心病机，采取相对固定的中药药串组合，并根据病机的变化，灵活更换相应药串，从而有步骤、有计划地制定个性化整体诊疗方案。范冠杰根据多囊卵巢综合征的发病特点，概括出常见的八个证候，进而针对性地提出八个治疗法则及具体用药药串：①肾气亏虚证：月经先后不定期或闭经，量多或少，色暗质稀，腰膝酸软，神疲乏力，头晕耳鸣，舌淡，苔薄白，脉沉弱；治则：补益肾气；药串：菟丝子、枸杞、补骨脂、淫羊藿。②肾阴虚证：月经先期或经期延长，或月经后期，量先多后少，渐至闭经，色深红质稠，五心烦热，口燥咽干，小便短黄，舌质红，少苔或无苔，脉细数。治则：滋阴补肾；药串：熟地黄、生地黄、女贞子、旱莲草。③肾阳虚证：月经后期、量少，或闭经，色淡质稀，畏寒肢冷，腰膝酸软，夜尿频多，舌质淡，苔白，脉沉迟，尺脉无力。治则：温肾壮阳；药串：狗脊、川续断、杜仲、巴戟天。④脾虚证：月经先后不定，量多或少，色淡，四肢倦怠，口淡无味，不思饮食，食后腹胀，便溏，舌质淡边有齿痕，苔薄白，脉缓弱。治则：健脾益气；药串：党参、白术、黄芪、怀山药。⑤肝郁气滞证：月经先后不定，或闭经，经色暗红或夹有血块，情绪抑郁、善太息，经前乳胀，或少腹胀痛，胸闷不舒，舌质红，苔薄白，脉弦。治则：疏肝理气；药串：柴胡、白芍、薄荷、郁金。⑥肝火旺盛证：月经先后不定、稀发或闭经，月经量先多后少，色紫质稠，烦躁易怒，口干口苦，渴喜冷饮，痤疮多毛，便秘尿黄，舌质红，苔薄黄或少，脉弦数。治则：清肝泻火；药串：炒栀子、黄芩、牡丹皮、川木通。⑦血瘀证：月经后期或闭经，量少，色紫暗夹血块，经行不畅，小腹或少腹疼痛，痛处不移，经行腹痛，块下痛减，舌质紫暗，或有瘀点、瘀斑，或舌下静脉瘀滞，苔薄，脉弦或涩。治则：活血化瘀通络；药串：当归、赤芍、益母草、丹参。⑧痰湿证：月经后期、量少，或稀发闭经，色淡红质黏滞，胸腹痞满，倦怠乏力，口中黏腻不爽，舌质淡胖，苔白腻，脉缓滑。治则：化痰燥湿；药串：苍术、法半夏、陈皮、茯苓。

在分型治疗之余，根据女性月经周期藏泄规律及阴阳消长的特点，辅以分期序贯治疗，以调节脏腑气血阴阳的动态平衡，达到调经或促排卵或助孕的目的。如在月经后期血海空虚，为阴长阳消期，酌加滋阴养血补肾药促进卵泡发育；排卵期以顺应生理变化，促使阴阳转化为目的，酌加补肾助阳、活血化瘀之品促进卵泡的排出；经前期为阳长阴消期，应用温补肾阳以促进和维持黄体功能，接近经期时加入疏肝理气、活血化瘀之品因势利导，以促进经血的顺利排泄[7]。

总而言之，治疗多囊卵巢综合征以调理冲任为主，需观其所变，察其虚实，调其通盛。对于痰湿、瘀血、气滞等实邪阻滞冲任者，治以化痰燥湿、活血通络、疏肝行气，以通利冲任。对于脾肾亏虚、肝血不足、冲任空虚者，治以健脾益肾、补肝养血，并且随着月经周期、冲任气血盛衰的变化，进行相应调整。

3. "动-定序贯"理论指导多囊卵巢综合征的全程管理 2018年，我国指出，由于多囊卵巢综合征的病因不清，目前尚无有效的治愈方案，临床应根据患者的主诉、治疗需求、代谢改变，采取个体化对症治疗措施，以达到缓解临床症状、解决生育问题、维护健康和提高生命质量的目的。"动-定序贯"理论与该理念不谋而合，强调对本病进行长期的健康管理，应针对不同个体、不同年龄阶段、不同需求，予以个体化治疗，此亦为"动"的体现。如对于青春期、育龄期无生育要求、因排卵障碍引起月经紊乱的患者，治疗以调节脏腑、冲任、维持规律月经为主。对于有生育要求者，治疗以调节女子胞阴阳气血平衡，促进受孕为主。对于以高雄激素表现如痤疮、多毛为主诉者，以改善症状为主。当进入某一阶段治疗时，通过把握核心症状，抓住核心病机，确定治则，应用相对固定的药串进行治疗，此为"定"。当此阶段问题解决，结合该病的发展方向，预测下一阶段可能存在的问题，提前进行预防，对后续的治疗是有重大意义的，此为序贯的延伸。再者，尚可在不同阶段，根据治疗的需求，运用针刺、或者现代医学的治疗手段，充分发挥各自所长，而补各自所短，以达到最佳的疗效。因此，运用"动-定序贯"理论治疗多囊卵巢综合征，有助于从整体上规划、统筹安排各种治疗措施，有利于进一步提高临床疗效。

三、名家名医经验

李光荣教授[8]认为，肾气不足、肾精亏虚是多囊卵巢综合征月经异常的根本原因；肝郁脾虚是其中的重要病机，由此引起的血瘀、痰凝是不可忽视的病理产物。治疗上，以补肾为主，着重肾、肝、脾同调；强调阳气的重要性，注重补阳药的配伍应用；重申血以活为要，活血法贯穿治疗的始终。

李丽芸教授[9]认为多囊卵巢综合征属中医"痰湿不孕"范畴，主要病机是脾肾不足，痰瘀阻滞胞宫，不能摄精成孕，因而提出了"调治周期法"。具体调治方法为：卵泡期（周期第7~14天），阴分渐长，治以滋肾育阴、养血活血为主，辅以温肾活血，阳中求阴，以此促进卵泡发育，常用经验方为温肾育卵汤加减（处方：淫羊藿、巴戟天、黄芪、紫河车、当归、熟地黄、川芎、牛膝、鹿角霜、枸杞子、丹参、菟丝子等）。排卵期为阴阳互相转化之时，气血凝滞则转化不利，应在补肾健脾的基础上适当选用行气活血之品，促进排卵，常用桃仁、鸡血藤、赤芍、川芎、当归、香附、郁金、青皮等药。黄体期（排卵后至月经来潮）阳气渐长，应在补肾阳的基础上，助以滋肾健脾，育阴养血，阴中求阳，促进黄体成熟，常用经验方为补肾健脾助孕汤（处方：桑寄生、续断、旱莲草、菟丝子、白芍、砂仁、太子参、熟地黄）。

戴德英教授[10]认为本病以肝肾阴虚为本，以痰湿郁火为标，建议治疗以滋阴清热为主，化痰活血为辅，自拟地知柏方治疗本病，方用生地黄15g，知母10g，黄柏9g，胆南星10g，陈皮6g，枳实10g，香附10g，当归9g，桃仁9g，川牛膝10g，生甘草5g。在临证中，又根据患者不同表现随症加减。若肥胖明显，酌加礞石15g，生山楂30g；若面部痤疮明显，加金银花9g，泽兰15g；便秘重者，加制大黄9g；若患者有畏寒、便溏等阳虚表现，去当归，加淫羊藿15g，紫石英30g，巴戟天15g。用法为水煎服，早晚2次分服。

胡国华教授[11]认为治疗本病应重视以下几点：①病证结合，以证为主；②分步调治，因人制宜；③防治结合，以防为主。对于本病用药特点有：①分病论治，注重虚实；②辨证用药，重在配伍；③阴阳兼顾，气血分调。

综上可见，名老医家经验提示多囊卵巢综合征多以肝脾肾虚为本，以痰湿、瘀血、气滞为标。治疗中有重辨证、善遣方、调周期、佐意疗、忌饮食等不同特点，后辈应当认真学习、深入体会、取其精髓、加以继承。

（吴露露　唐咸玉）

参 考 文 献

[1] 中华医学会妇产科学分会内分泌学组织及指南专家组. 多囊卵巢综合征中国诊疗指南. 中华妇产科杂志, 2018, 53 (1): 2-6.

[2] 潘文. 补肾活血法治疗多囊卵巢综合征的中医研究现状. 中国中医基础医学杂志, 2013, 19 (12): 1508-1510.

[3] 高金金. 从中医体质学论多囊卵巢综合征的治疗. 世界中西医结合杂志, 2016, 11 (11).

[4] 王艳清等. 多囊卵巢综合征中医病机探讨. 辽宁中医药大学学报, 2012, 14 (2): 107-108.

[5] 张玉珍. 中医妇科学（新世纪第二版）. 北京: 中国中医药出版社, 2007: 18.

[6] 金凤丽. 从肝郁与瘀痰互结论多囊卵巢综合征中医病机及辨证实质. 中华中医药学刊, 2011, 29 (8): 1836-1837.

[7] 耿红玲. 中医周期疗法在 PCOS 不孕症患者促排卵周期中的疗效观察. 中国实验方剂学杂志, 2015, 21 (10): 180-181.

[8] 刘新敏. 李光荣治疗多囊卵巢综合征经验. 中医杂志, 2006, 47 (10): 741-742.

[9] 钟秀驰. 李丽芸治疗多囊卵巢综合征经验. 湖南中医杂志, 2011, 27 (6): 35.

[10] 刘丽清. 戴德英治疗多囊卵巢综合征经验. 中医杂志, 2002, 43 (4): 261.

[11] 张静, 谷灿灿, 胡国华. 海派中医妇科名家胡国华教授诊治多囊卵巢综合征临证经验. 四川中医, 2014, 32 (7): 3-5.

第二十九章　围绝经期综合征的临证经验

女性从出生到衰老是一个渐进的生理过程，更年期是指女性从生育期向老年期过渡的生理转化时期[1]。女性在这一时期中，由于卵巢功能逐渐衰退，雌激素水平下降，出现以自主神经系统功能紊乱为主伴有神经心理症状的一组症候群，西医学称为"围绝经期综合征"[2]，多发生于 45～55 岁。据报道，我国女性人口已逾 6 亿，其中围绝经期女性高达 1.6 亿[3]。西医认为，卵巢功能衰退是引起本病的主要原因。本病症状程度的轻重除与上述内分泌功能状态有关外，同时还与患者的体质和心理健康状态、环境和精神因素密切有关。临床表现主要体现在月经的变化、泌尿生殖系统的变化、血管舒缩综合征、精神症状（焦虑、失眠、喜怒无常等）、骨质疏松几个方面且易发生脂代谢异常、动脉粥样硬化、心脑血管疾病。因此如何帮助女性解决生理和心理方面的障碍，安然度过围绝经期已成为全球医学关注的热点。西医主要治疗方法以激素替代疗法及预防骨质疏松等治疗为主。

本病属中医之"绝经前后诸证"，可因症状的不同表现而归属于具体不同证，如"月经不调""脏躁""心悸"等。中医学认为，围绝经期综合征的发病与肾中精气不足、脾气亏虚、心肝火旺等各脏腑功能失调关系密切，因此，肾、肝、脾、心诸脏功能失调是发病基础。然而本病病本在肾，肾中精气不足，导致冲任二脉气血亏损、机体阴阳失调、脏腑功能紊乱是根本病机[4]。生理上心肾水火既济，若肾阴不足，不能上济于心，则心火独亢，出现心火亢盛证候。肝肾乙癸同源，肾阴不足，津亏不能化血，导致肝肾阴虚、肝失濡养、肝阳上亢，出现肝火旺盛的证候。肾为先天之本，脾为后天之本，先后天互相充养，脾赖肾阳以温煦，先天之精靠后天之精的滋养，肾阳虚衰，火不暖土，又导致脾肾阳虚的证候。所以本病以肾虚为本，肾阴阳平衡失调，不能滋养、温煦其他脏腑发为本病。中医药可通过多系统、多环节改善机体的免疫功能和内分泌功能，进而改善伴随症状，较西药患者接受度更高。

一、临证案例

病案一

孟某，女，48 岁，2007 年 6 月 19 日初诊。

初诊　阵发性潮热多汗伴面部烘热 1 年余，腰部酸痛，性情急躁易怒，口干，少许口苦，腹胀，纳可，睡眠欠佳，难以入睡，夜尿 1 次，大便干结。舌尖红，舌苔薄白干，脉沉细。

西医诊断：围绝经期综合征。

中医诊断：脏躁。

辨证：肝肾阴虚，虚火上炎。

治法：滋肾清肝。

方药：狗脊 10g，川续断 10g，女贞子 30g，旱莲草 30g，绵茵陈 30g，黄芪 30g，生地 30g，连翘 30g，夜交藤 30g，竹叶 15g，远志 10g，枳实 10g，地骨皮 30g，大黄 10g，莱菔子 10g，甘草 5g。每日 1 剂，水煎温服，并嘱患者注意生活应有规律，注意劳逸结合，保证充足的睡眠，解除思想负担，保持豁达、乐观的情绪，适当运动，增强身体素质。

二诊 2007 年 7 月 24 日。患者阵发性潮热多汗伴面部烘热较前明显减轻，仍有腰部酸痛，口干减轻，口苦消失，自诉服药后急躁易怒改善，睡眠好转，睡眠时间延长，腹胀减轻，大便较前易解。舌体偏大，舌质淡红，舌苔薄白，脉沉细。考虑为肝肾得养，虚火之邪减轻，效不更方，守方继用。上方每日 1 剂，水煎温服。患者一直遵医嘱坚持规律服药。

三诊 2007 年 11 月 6 日。患者阵发性潮热、多汗、面部烘热症状基本消失，劳力后偶有腰部酸痛，心情觉舒畅，睡眠较前明显改善，无口干口苦，纳可，二便调。舌体稍大，舌质淡红，舌苔薄白，脉沉细。辨证考虑肝肾之阴得养，心肝之火得泻，减竹叶为 10g，加柴胡 10g，白芍 30g 疏肝柔肝、调达肝气。

四诊 2008 年 3 月 4 日。患者无明显潮热、多汗、面部烘热，腰酸痛缓解，面挂笑容，可与家人、朋友开玩笑，纳眠可，二便调。舌质淡红，舌苔薄白，脉沉细。患者不适症状基本消失，生活质量明显改善。

【按语】此患者病机为肝肾阴虚、虚火上炎，肝肾阴虚为本，阴虚致虚火上炎，故烦躁易怒；肾阴虚故腰痛、阵发性潮热不适；肾阴亏虚于下，无以上资心阴，心肾不交，热扰心神，故眠差；虚火上炎于面部故面部烘热。治以滋肾清肝，在滋养肝肾之阴的同时清泻心肝之火，宁心安神。药物选用狗脊、川续断、女贞子、旱莲草补肾，生地黄、地骨皮滋阴清虚热，黄芪益气健脾化气，淡竹叶、夜交藤、远志清心火、宁心安神、改善睡眠，大黄、莱菔子、枳实泄热行气、消胀通腑，连翘清郁热，使补中有泻，既扶正顾护正气，又祛邪治标，标本兼治。后期虚火已清，为避免滋阴及泻火之品阻碍肝气调达，加用柴胡、白芍疏肝敛阴，根据病情变化，谨守病机，动态调整。且服药同时，强调七情致病，嘱患者注意生活规律，劳逸结合，保证充足的睡眠，解除思想负担，保持豁达、乐观的情绪，并适当运动增强身体素质。全方面干预疾病各个影响因素，故疗效显著。

病案二

毛某，女，48 岁，2009 年 6 月 27 日初诊。

初诊 月经不调 1 年余。5 个月前开始出现月经不调，经期不准，月经 3 个月一至，伴耳鸣，记忆力下降，易疲劳，白天及夜间出汗多，腰膝酸软，齿酸，纳可，眠差，二便正常。舌质淡红伴有瘀点，苔薄白，脉沉寸弱。

西医诊断：围绝经期综合征。

中医诊断：月经不调。

辨证：心肾亏虚，瘀血内阻。

治法：滋肾养心，活血化瘀。

方药：补骨脂 20g，骨碎补 15g，山萸肉 15g，熟地黄 15g，牡丹皮 15g，当归 15g，龙骨 40g，牡蛎 40g，熟附子（先煎）10g，黄精 15g，山药 15g，生地黄 15g，炙甘草 10g。共 7 剂，每日 1 剂，水煎，分早晚服。嘱患者生活规律，保证充足睡眠，适量运动。

二诊 2009 年 7 月 18 日。患者复诊无耳鸣，无疲劳，无齿酸，仍有月经不调，经期不准，月经有血块，汗多减轻，睡眠好转，纳可，二便正常，舌质淡红伴有瘀点，苔薄白，脉沉。患者已无明显疲劳症状，脾气亏虚症状改善，原方去黄精，月经不调方面考虑患者以瘀血为主要病因，瘀血不去，新血不生，且患者虚象有所改善，去当归，加用桃仁 15g，红花 10g 加强活血调经之功。共 7 剂，每日 1 剂，水煎，分早晚服。

三诊 2009 年 7 月 25 日。患者服上药后前期梦多，晨起有目眵，纳可，二便正常，舌质红伴有瘀点，苔薄白，脉沉。服药后，梦多，晨起有目眵，考虑为服用补肾阳药，发挥功效之象，但为避免过补肾阳而化火伤阴，原方去附子，加用菊花 15g 清肝明目。并嘱患者多饮水，少食用辛辣刺激之物。

至 10 月服药期间，患者月经 45 天一至，耳鸣、疲乏、腰膝酸软、多汗、眠差等不适症状明显减轻，精神佳，每天睡 6h 左右，纳可，二便正常，舌质红，舌瘀点减少，苔薄白，脉沉。为增强依从性，服药改为 3 日 1 剂。

【按语】本患者病机为虚实夹杂，辨证属心肾亏虚，瘀血内阻。治以益肾养心，佐以活血化瘀，选用补骨脂、骨碎补、熟地黄、熟附子、生地黄、山茱萸滋补心肾之阴阳，具有阴中求阳、阳中求阴之妙，伍以山药、黄精健脾益气，使后天之本充足，以资先天之本，当归活血调经，龙骨、牡蛎敛阴，潜阳，止汗。二诊虚象明显改善，加用桃仁、红花加强活血化瘀之功，使旧血得化，新血得生。服药后期，有少许热象存在，予以对症辨治。且注意在治疗过程中根据疾病的变化在主要治法不变的基础上，稍加以改变，体现"动-定序贯"的治疗特色。本病辨证明确，针对疾病的症状，辨证施治，疗效满意。

病案三

梁某，女，43 岁，2009 年 6 月 24 日初诊。

初诊 患者阵发性心悸半年，月经 3 个月未至，时有手麻，胸闷，头晕，困倦乏力，纳可，眠一般，二便调。舌暗淡，苔薄白，脉弦。既往颈椎病病史。

西医诊断：围绝经期综合征。

中医诊断：心悸。

辨证：肝郁脾虚，瘀血内阻。

治法：疏肝健脾，理气活血。

方药：陈皮 10g，柴胡 15g，川芎 10g，香附 10g，枳壳 15g，白芍 15g，当归 5g，熟地黄 20g，干姜 5g，砂仁（后下）10g，葛根 40g，白蒺藜 10g，炒白术 15g，红花 10g，炙甘草 5g。每日 1 剂，早晚温服。嘱患者规律生活，保证充足睡眠及适量运动。

二诊 2009 年 7 月 15 日。患者近期因工作繁忙，外出就餐及饮酒稍多，未能保证充足睡眠，压力过大，阵发性心悸发作，颈部疼痛，手麻，胸闷感，时有胁肋胀满不适，头晕，困倦乏力，月经至，经量较前增多，睡眠差，多梦，夜尿较前增多，大便调。舌质暗红，舌苔微黄，脉弦。患者因生活、饮食及工作习惯而致火热内生，热扰心神，加用车前子 10g 导心火从小便而出，颈部疼痛加延胡索 15g，桂枝 5g 活血通经止痛，四诊合参，考虑此次月经量增多为瘀血阻滞脉络，迫血溢于脉外，治以活血化瘀止血，加用莪术 15g 活血化瘀，当归改当归炭 10g 活血止血，沙参 15g，桑椹子 15g 滋阴养血。并嘱患者注意保持健康生活方式，睡眠充足，饮食清淡，适量运动，注意保持心情舒畅。

三诊　2009 年 7 月 22 日。患者心悸减轻，颈部疼痛及手麻症状较前有所缓解，胸闷头晕减轻，仍时有胸胁胀痛，畏寒，腰酸，睡眠差，夜尿 2～3 次/晚，大便干结。舌暗淡，苔薄白，脉沉弦。辨证属肝肾亏虚，瘀血阻络。治宜补益肝肾，理气活血。方药：初诊方加用巴戟天 5g 温肾助阳，五味子 5g 滋肾生津、宁心止悸，乌药 10g 行气止痛，麦冬 10g，天冬 15g 养阴润肠通便。

四诊　2009 年 8 月 19 日。患者心悸减轻，无疲倦乏力，睡眠可，大便烂。舌暗淡，苔薄白，脉弦。上方基础上加茯苓 15g 健脾渗湿，以实大便。

五诊　2009 年 9 月 23 日。患者心悸较前明显减轻，纳眠可，二便调。舌暗淡，苔薄白，脉弦。患者一般情况良好，未诉明显不适。

【按语】本患者就诊初期，主要以肝郁脾虚为主要表现，随着病程进展及外界相关因素的影响，疾病本质发生一定的改变，以气滞血瘀为主要表现，且后期兼见有阳虚的症状，中医治疗疾病并非以一个特定的病机为主治疗贯穿病程的始终，而是在不断地变化着，早期患者以肝郁脾虚为主要表现时，治疗的重点在以白术健脾益气，干姜温中健脾，砂仁、陈皮理气和中，脾气健运则气机运行正常，伍以白蒺藜、香附、枳壳、柴胡疏肝理气，体阴用阳；予白芍、熟地黄、葛根滋阴柔肝，川芎、红花、当归调经、活血化瘀。而随着疾病的发展受工作等外界因素的影响，疾病的核心病机发生改变，表现为以气滞血瘀为主，此期加强活血化瘀，旧血不去，新血不生，同时注意阴血同源，酌情加用养阴之品。后期患者出现畏寒，腰酸，夜尿多，脉沉，为肾阳不足之象，故加小剂量巴戟天少火生气，同时阴中求阳，配伍五味子、天冬、麦冬之滋养肝肾阴之品，肝肾同源，滋水涵木。

二、经验与体会

范冠杰教授认为肾虚精血不足是围绝经期综合征的发病基础，肝郁气滞是围绝经期综合征发生的重要原因，脾气亏虚是围绝经期综合征的发病关键，心火亢盛、心神失养加重本病的发生，血瘀阻络对本病发生也起重要作用。女性的病理变化主要是肝、脾、肾功能的失常，引起气血失调，损伤冲任二脉。针对上述不同病因病机，范冠杰教授提出了补肾、疏肝、健脾、养心为主的治则。围绝经期女性大多经历了经、孕、产、乳的生理过程，现代女性在社会、工作、家庭中承受的心理压力较大，情志抑郁导致肝失条达，疏泄无度，气机不畅，血随气滞，冲任不调，引发诸症。故除了采用中药辨证施治外，范冠杰教授强调情志致病的重要性，故在临证中尤其注意嘱咐患者保持心情舒畅。基于上述生理、病理特点，范冠杰教授对于围绝经期女性的心理治疗，以治肝为本，以使肝木条达为目的，以疏肝为基本原则，同时辅以补肾健脾、活血化瘀通络。常使用柴胡、白芍、枳壳、香附疏肝，狗脊、川续断、女贞子、旱莲草补肾，黄芪、白术、砂仁健脾和中，川芎、莪术、红花、当归活血调经。疾病是不断变化的，病机也是不断变化的，但具有一定的规律可循，把握疾病变化的规律，对于相同病机采用相对固定的药串治疗，打破了传统中医药"一病一证一方"的思维模式,而且疾病具有复杂性,临床经常遇到寒热错杂、上热下寒证等复杂证候,采用"动-定序贯八法"的辨治思维,动态灵活辨证施治,即为"动-定序贯八法"思维的精髓,更加符合临床实际,能更好地指导临床医师用药。

三、名家名医经验

夏桂成教授治疗围绝经期综合征主张交济心肾,调理阴阳气血和滋肾清心。夏教授创造性地提出"心-肾-子宫轴"理论[5],认为子宫与心肾相连,受心肾所主宰,其藏泻功能亦与心肾有关。子宫之藏,实乃肾之封藏也;子宫之泻,实乃心气之动。心肾的交济是作为人体上下交互运动的最主要形式,而脾升胃降、肝主疏泄等传统运动的形式及调节作用,都是为心肾相交运动所服务,并且受其影响。因此,围绝经期综合征的发病实乃心肾失调所致。故提出交济心肾、均衡阴阳的治疗准则,以清心为主,兼顾补肾,自拟验方滋肾清心汤,临床疗效显著。

王秀霞教授[6]认为围绝经期综合征的病机为天癸枯竭,肾阴阳失调,肝气郁结而发病。肾为先天之本,女子以肝为先天之用,天癸藏于肾,妇女在月经不调至完全绝经过渡期时,阴阳相对失衡,导致肾精与肝气的损坏,会出现一系列综合紊乱现象,如失眠多梦、抑郁、心情低落、烘热汗出等。王秀霞教授自拟坤宁安汤方治疗,调补并用。方选柴胡桂枝龙骨牡蛎汤为基础方,柴胡、桂枝和里解外,调节阴阳;龙骨、牡蛎重镇安神,以治烦躁易怒,临床随症加减。

刘润侠教授[7]提出围绝经期综合征的病因病机为"肾虚肝郁",病本于肾,肾精亏虚,精血化生不足,水不涵木,肝血失充,疏泄功能失常,肝郁气滞,发为本病。肝郁贯穿于本病的整个过程。肾虚是发病基础,故治法上以补肾为基础,肾精亏虚重用厚味滋阴补肾药如女贞子、知母等,加用咸寒的血肉有情药物如鳖甲、龟板,同时注重"阳中求阴",辨证加入淫羊藿、肉苁蓉等,使"阴得阳升,而泉源不竭"。肝郁是发病的重要环节,故调肝在本病治疗中不可或缺,仿丹栀逍遥散组方,以牡丹皮、栀子泻火解郁,又以当归、白芍养血柔肝,补肝体以助肝用,补泻兼施,泻而不伤正。

(卢绮韵)

参 考 文 献

[1] 乐杰. 妇产科学. 第4版. 北京:人民卫生出版社,1998:18.

[2] 顾美. 临床妇产科学. 北京:人民卫生出版社,2002:103.

[3] 国务院人口普查办公室,国家统计局人口和就业统计司. 中国2010年人口普查资料. 北京:中国统计出版社,2012.

[4] 范振宇,杨娟. 中医对围绝经期综合征的认识与治疗. 上海中医药大学学报,2018,3(32):12-16.

[5] 胡荣魁. 国医大师夏桂成教授"心肾子宫轴"理论及临床应用研究. 南京:南京中医药大学,2015.

[6] 张玉翠,于燕,孙玉华. 名老中医治疗围绝经期综合征经验浅析. 世界最新医学信息文摘,2015,15(54):129.

[7] 吉楠,刘艳巧,刘润侠,等. 刘润侠补肾调肝法治疗围绝经期综合征经验. 江西中医药,2014,45(11):12-13.

第三十章　月经失调的临证经验

凡与正常月经的周期频率、规律性、经期长度、经期出血量任何一项不符的源自子宫腔的异常出血，西医学称为异常子宫出血，即月经失调[1]；中医则将凡是月经的周期、经期、经量等发生异常，以及伴随月经周期出现明显不适症状的疾病，称为"月经病"。月经病的种类繁多：以月经周期异常为主症的有月经先、后期等；以经期异常为主的有经期延长；以经量异常为主症的有月经过多、过少等；以伴随月经周期前后出现症状的疾病有痛经、崩漏、经行身痛、经行发热等。相当于现代妇科中的内分泌疾病如功能失调性子宫出血、闭经、痛经、多囊卵巢综合征、经前期综合征等疾病范畴。虽然月经病的发病率未有确切报道，却是临床最常见的妇科病，历来被列为妇科病之首。

中医认为月经病的病因病机主要是寒、热、湿邪，或七情所伤，或体质因素，或生活因素，或瘀血、痰湿等病因作用于机体后，使脏腑功能失常，气血失调，损伤冲、任二脉，或肾-天癸-冲任-胞宫轴失调，继而发生月经病。正如《医学源流论》所说："凡治妇人，必先明冲任之脉……冲任脉皆起于胞中，上循背里，为经脉之海，此皆血之所从生，而胎之所由系。明于冲任之故，则本源洞悉，而候所生之病，则千条万绪，以可知其所从起。"

孙思邈于《备急千金要方》将妇人方置于全书第一篇，开篇即言，因妇人有经带胎产之异，"是以妇人之病，比之男子十倍难疗"，专列三卷以论妇人病证治，其对妇人病的重视可见一斑。本章节主要以月经先期、月经后期、月经过少为案例来介绍运用"动-定序贯"思维治疗月经失调的临证经验。

一、临证案例

病案一

陈某，女，32岁，2017年9月7日初诊。

初诊　平素月经规律，经期5～7天，周期30天，近1年月经周期提前，周期18～20天，末次月经8月27日，量多，色淡红，质清稀，经前伴乳房胀痛，腰酸肢痛，小腹坠胀，心烦不安，平素怕冷，神疲气短，纳眠差，二便尚调，舌质淡暗，苔薄黄，脉沉弦细。

西医诊断：月经频发。

中医诊断：月经先期。

辨证：肝郁脾虚。

治法：疏肝解郁，养血健脾。

方药：薄荷（后下）10g，白芍15g，柴胡10g，牡丹皮10g，丹参20g，当归10g，茯苓15g，白术10g，浙贝母15g，知母15g，生地黄15g，炒栀子10g，炙甘草10g。共7剂，每日1剂，水煎，分早晚服。

二诊　2017年9月28日。患者末次月经为9月16日，量多，色淡红，质清稀，经前心烦不安，小腹坠胀，神疲气短，纳可，眠差，二便调。舌质淡暗，苔薄黄，脉沉细。续服上方14剂。每日1剂，水煎，分早晚服。

三诊　2017年10月12日。患者末次月经为9月16日，服药后神疲、气短明显好转，纳眠可，腰肢仍有酸楚，乳房胀痛、心烦均较前减轻，右腿少许麻木，略有腹胀、头晕，二便调。舌质淡暗，苔薄白，脉沉细。患者心烦减轻，为肝火扰心之表现，可去薄荷；思其腹胀，加制香附15g以疏肝理气、调经止痛；右腿麻木，加葛根20g，杜仲20g舒筋健骨。共10剂，每日1剂，水煎，分早晚服。

四诊　2017年10月22日。患者服药后诸症好转，末次月经10月13日，量多，质清稀，右腿仍少许麻木，略有腹胀、腹痛、头晕，舌质淡暗，苔薄白，脉沉细。于上方加赤芍15g，川芎10g活血行气止痛。共7剂，每日1剂，水煎，早晚分服。

五诊　2017年10月29日。患者近几日偶有左下腹冷痛，右腿麻木较前稍减轻，腹胀、头晕亦有好转，舌质淡红，苔薄白，脉沉细。因左下腹冷痛，兼见寒阻经络，故于上方加桂枝10g，吴茱萸5g温经通脉，继服14剂。每日1剂，水煎，早晚分服。

六诊　2017年11月13日。患者末次月经11月10日，经行少有腹胀腰酸，无乳房胀痛，舌质淡红，苔薄白，脉沉细。效不更方，再服药3月余。

后电话回访，患者月经基本正常，未诉特殊不适。

【按语】患者首诊时以月经提前为主症，经前伴乳房胀痛是为肝郁，心烦不安、寐差则为肝郁化火、烦扰心神的表现。《素问·五运行大论》提出"气有余，则制己所胜而侮所不胜；其不及，则己所不胜侮而乘之，己所胜轻而侮之"。肝木乘脾，脾失健运则纳差，水谷运化失司则经血生化不足，经色淡，质清稀；脾气虚弱则脾不能统血摄血，以致冲任不固，经血先期而行，经量增多。

方中白芍、柴胡、薄荷、牡丹皮四药均入肝经，组成疏肝药串。白芍柔肝和血，养血敛阴，泄肝之邪热，以补脾阴；柴胡轻清辛散，引清阳之气上升，升举阳气，疏条肝气；薄荷轻清芳香，辛凉行散，疏肝解郁；牡丹皮清透肝中伏火，凉血而不留瘀。四药组合，一收一散一行一透，共奏疏肝郁，清肝火，条达肝脏气机之功。知母、浙贝母伍用并走上焦，生地黄走下焦，佐以三味滋阴药共用并走上下，滋肾水以涵肝木；白术以健脾燥湿为主，茯苓以利水渗湿为要，两药一健一渗，水湿则有出路，故脾之运化功能得以恢复；再酌加有活血化瘀之功的当归、丹参入肝经；栀子清三焦郁火；最后以甘草调和诸药。全方共奏肝气条达，脾气运化复常，精气健旺之功。

在三诊、四诊中出现右腿麻木之症，先以葛根解肌、杜仲舒筋健骨；再以赤芍专下气，善行血中之滞，凉血热通经脉；川芎辛散温通，行气活血，气香走窜，既能活血化瘀，又能行血中气滞，为血中之气药，一药活血一药行气，两药伍用，行一身之气血而不留瘀。五诊中时有下腹冷痛，则加桂枝、吴茱萸温通经络。复诊中，每次方药的调整，顾及兼症缓急的变化，逐步调整方药，体现了范教授以序贯的动态思维治疗疾病。

病案二

李某，女，35 岁，2016 年 10 月 19 日初诊。

初诊　平素月经周期 30～35 天，经期 2～3 天，末次月经 10 月 10 日，量少，质稠，色暗红，异味（±），痛经（±），血块（±），经前伴有乳房胀痛、少许痤疮。平素性情急躁易怒，时有心烦，常有腰酸。眠可夜梦多，纳可，二便调。舌质暗红，舌下脉络青紫、粗张、迂曲，苔白，脉弦细。

西医诊断：月经过少。

中医诊断：月经过少。

辨证：肝郁肾虚，气滞血瘀。

治法：补肾疏肝，行气化瘀。

方药：狗脊 10g，续断 10g，旱莲草 30g，女贞子 30g，柴胡 5g，牡丹皮 30g，薄荷 5g，白芍 30g，益母草 20g，红花 15g，莪术 10g，甘草 5g。共 14 剂，每日 1 剂，水煎，分早晚服。

二诊　2016 年 11 月 20 日。末次月经为 11 月 13 日。量少，质稠，色暗红，异味（-），痛经（±），血块（±），经前乳房胀痛减轻，性情急躁，常有腰酸，眠可梦多。舌质暗淡，舌下脉络青紫、迂曲，苔薄白，脉弦细。患者月经量少，血块不多，痛经不重，腰酸明显多为气血生化乏源，胞脉空虚，血海不盈，加熟地黄 30g，当归 15g 滋阴补血，辅以赤芍 15g 活血。共 14 剂，每日 1 剂，水煎，分早晚服。

三诊　2017 年 12 月 14 日。末次月经为 12 月 13 日，量少，质偏稠，色暗红，痛经（+），血块（±），时有腰酸，眠差梦多，醒后疲倦，二便调。舌质暗淡，舌下脉络青紫、迂曲，苔薄黄，脉弦紧。患者月经量少色暗红，痛经明显，为气机血瘀，经血排出不畅之征，加川芎 10g，香附 10g 行气以活血，鸡血藤 30g，活血调经；瘀血郁而化热，热扰心神故见梦多，苔薄黄，脉弦紧，加黄芩 15g，连翘 15g 清泻郁热。

四诊　2017 年 1 月 23 日。末次月经为 1 月 16 日，经期 4 天，经量稍增加，质偏稠，色红，痛经减轻，腰酸明显缓解。眠欠佳，多梦，舌质淡红，舌下脉络偏青紫，苔薄黄，脉弦滑。续服上方 14 剂，每日 1 剂，水煎，分早晚服。

五诊　2017 年 2 月 19 日。本月月经未至，二便调，眠欠佳，多梦。舌质淡红，舌下脉络偏紫，苔薄黄微腻，左脉弦右脉滑。患者舌下脉络青紫、迂曲减轻，血瘀之象较前减轻，去川芎、香附；睡眠仍欠佳，苔微腻且右脉滑，兼有夹湿，去熟地黄，加茵陈 15g，薏苡仁 15g 清热利湿；酸枣仁 30g，夜交藤 30g 养心安神。续服。

六诊　2017 年 4 月 28 日。患者近 2 个月月经周期 33～35 天，经期 5 天，经量较前明显增加，质偏稠，色红，痛经（-），血块（±），少许腰酸，眠可少梦，二便调，余无不适。继服上方。

随诊：服药 2 月余，经期 5～6 天，经量如常，余无不适。

【按语】本病案中患者既往月经量少，常伴有腰酸，为肾精不足，气血生化无源，致胞脉空虚、冲任不充，血海不能按时满溢的表现。同时该患者平素性情急躁、心烦，经前乳房胀痛，脉弦均为气机郁滞、肝失疏泄的表现。故患者主要的证候为肾虚肝郁。《内经》中多次提到肝与肾之间的相互联系，如《素问·五运行大论》云："北方生寒，寒生水，水生咸，咸生肾，肾生骨髓，髓生肝"；《素问·阴阳应象大论》曰："肾生骨髓，髓生肝"，揭示了肝木肾水母子相生的关系。《傅青主女科》中提出："夫经水出诸肾，而肝为肾之子，肝郁则肾亦郁矣；肾郁而气必不宣，前后之或断或续，正肾之或通或闭耳。"该患者病程较长，气滞日久，《血证论·阴阳水火血气论》中说"运血者，即是气""气结则血凝"。气为血之帅，血的运行依靠气机的推动，气滞无法推动血液运行，则血停而瘀生，出现经色暗红、质稠，舌下脉络青紫迂曲，瘀血内停，经血受阻致经行量少。

该患者虽为肾虚、肝郁、血瘀三证并见，但以肾虚为主，《丹溪心法》所谓："经水涩少为虚为涩，虚则补之，涩则濡之。"故应以养癸水、充经源为治本之道。治疗当以补肾精、开肝郁为先，兼活血调经之药。范冠杰常用的平补肾气药串组合以二至丸为基础，旱莲草夏至之日采，药性甘寒填精凉肝血，女贞子冬至之日收，药性甘平滋肾养肝阴，两者共用能益肝补肾，交通季节之妙；另配伍狗脊强腰膝于骨骼肌肉之间，续断通血脉于筋节气血之间，二者强健一身筋骨、通利血气，四药均入肝肾经，相伍而用，益彰补肝肾、强筋骨、调冲任之功。柴胡、牡丹皮、薄荷、白芍疏理肝气、调畅气机；益母草辛微寒，能活血调经；红花辛散温通，能活血通经、祛瘀止痛；莪术苦辛温香，为气中血药，善破气中之瘀血。三药均入肝经，用于肝郁气滞而治血瘀最佳。

后在复诊中，根据兼症加减用药。在五诊中兼有夹湿，去掉滋腻的熟地黄，加茵陈、薏苡仁清热利湿而不伤阴；酸枣仁宣通肝胆二经之滞，以通利血脉、清泻虚热而补肝宁心安神；夜交藤通络镇静而引阳入阴，养心安神。施今墨先生常用此药对治疗阳不入阴失眠患者。

二、经验与体会

1. 抓主要证候，把握"动"与"定"的关系，进行序贯治疗　　《医宗金鉴·妇科心法要诀》中提到："妇人从人凡事不得专注，忧思、忿怒、郁气所伤，故经病因于七情者居多，盖以血之行止顺逆，皆由一气率之而行也。"妇人多忧思，妇科疾病多与情志相关，情志不遂引起气机不畅，继而引起病变。《灵枢·五音五味》言："妇人之生，有余于气，不足于血，以其数脱血也。"由于经孕产乳多伤于血分，妇人多为气分偏盛而血分不足。肝藏血，主疏泄，司血海，对于人体情志的条达，气血的平和有重要的调节作用。而妇女以血为本，肝气平和，气机条畅，则血脉流通，血海宁静，故有"肝为女子先天""百病不离乎郁，诸病皆属于肝"之说。

如上篇中所提到的"动-定序贯范氏八法"理论强调"证脉-核心病机-主症"的相关性，采用固定的药串，动态调整组合，根据病情的变化，准确定性而采用序贯的治疗方案，更有利于疾病治疗。月经病虽有月经先期、月经后期、月经过少或过多等不同疾病，有着动态变化的主诉与表现，但溯其本源都有肝失疏泄时，范冠杰常从"肝"论治，疏肝解郁，调畅气机。白芍、柴胡为施老常用对药，此配伍出自《太平惠民和剂局方》逍遥散，治五郁最为有效。脾虚气弱则统血无权，肝郁血虚则疏泄不利，所以月经不调、乳房胀痛。此时疏肝解郁，固然是当务之急，而养血柔肝，亦是不可偏废之法。范教授在其基础上，增加薄荷疏肝且芳香行散、牡丹皮化瘀且清透郁火。四药同用,养肝阴泻肝火,使肝脏气机条达。

2. 把握阴阳失衡之根本病机 中医学认为人体是一个有机的整体,构成人体的各个组成部分之间在结构上不可分割,在功能上相互协调、互为补充,在病理上则相互影响。"动-定序贯八法"理论在诊治过程中要从整体出发,结合多因素考虑,调整机体脏腑功能,以恢复整体水平上的协调状态,而不单纯着眼于某一脏腑或局部的治疗,同时重视"三因制宜"。《灵枢·寿夭刚柔》云:"余闻人之生也,有刚有柔,有弱有强,有短有长,有阴有阳。"每一个体都有不同的体质类型、生理特点。女性由于月经这一特殊的生理特征,机体产生周期性的生理变化。故而"动-定序贯八法"理论在治疗月经病时表现出自身的优越性,生理状态的动态变化是为某一时期内在表现的反应,动态的药串改变与药物调整能贴合其兼症的改变。在此兼症变化表现时期,范冠杰以"一证便是,不必悉具"的辨证思路进行提炼和发挥,抓住疾病核心症状,从而确定核心病机,进而遣方用药。如上个病例中所表现,患者于经前期为阴长阳消,肝气郁结表现明显,易诊断肝郁证,同时患者有"腰酸,经量少",可诊断为"肾虚证",即以肾虚肝郁为主证。后复诊时,虽时有腿部麻木,或腹胀兼症出现时,但月经先期及月经量、质都有明显改善,酌情配伍对症药物治疗,不必对主症的判断疑惑动摇。如《素问·至真要大论》所言:"谨察阴阳之所在而调之,以平为期。"也由于"动-定序贯八法"理论完全融入传统中医整体观念的核心思想,使其不受时间、空间、病种的局限,适合于月经病的治疗。

三、名家名医经验

1. 朱南孙的妇科病临床治疗学说 朱教授将妇科治法的运用精炼为"从、合、守、变"四个方面,以四法为原则,燮理阴阳,贯穿辨证施治。"从"者,反治也。如寒因寒用、热因热用、通因通用、塞因塞用。"合"者,兼治也。病有夹杂,动静失匀、虚实寒热错杂,制其动则静愈凝,补其虚则实更壅。朱氏临证寒热并调、七补三消,通涩并举,药应兼用。"守"者,恒也。针对病程较长,证情复杂的慢性疾患,辨证既确,坚守原则,"用药勿责近功",缓缓图治,以静守待其功;"变"者,变通也。治病贵在权变,法随证变,并要因人、因时、因地制宜,及时调整治法。

从肝肾论治月经病是朱氏妇科学术思想之精华。朱南孙从肝肾同源及冲任隶属于肝肾这一生理关系出发,在其先父朱小南先生"肝气不舒,百病从生,尤以妇人为先"见解的基础上,提出了"治肝必及肾,益肾须疏肝""肝肾为纲""肝肾同治"的妇科病临床治疗学说,贯穿临床实践,并指导后学,自成一派。同时"冲任损伤"在妇科病机中占核心地位。临证时针对妇女月经周期冲任气血盛衰出现生理性变化的特点,将补充冲任和疏理冲任分类组合,分别施用于月经周期的各阶段,在调理冲任时,对邪留冲任者,治贵在通[2]。

2. 俞瑾提出"女性生命网络调控"学说 俞瑾教授开创了中西医结合治疗多囊卵巢综合征的先河,不仅提出多囊卵巢综合征病机主要在人体生命网络中神经-生殖内分泌-代谢网络失调的论据,还发现雄激素过高是多囊卵巢综合征患者生命网络中主干失控的病三角现象。通过测定,俞教授提出了多囊卵巢综合征患者的高雄激素主干如遇上有高血压、糖尿病家族史的遗传"土壤"就易出现高雄激素、高胰岛素现象，获得了治疗前后临床表现和实验数据相结合的依据，将内分泌生殖学与中医临床相结合，观察妇科疾病，大大增强了治疗手段。其强调以生活方式改变作为首位的治疗方法，然后采用中西医融合的方法，根据中医辨证分型，分为补肾化痰法、清肝补肾法和益肾祛痰化痰法，结合少量雌激素周期治疗和小剂量地塞米松治疗[3]。同时俞教授指出，中医应不忘针药结合。根据患者不同状况，给予相应的针刺治疗。通过针刺调节下丘脑、垂体促使排卵，这对于卵巢反应正常，体内有一定雌激素水平的患者，具有显著的疗效。根据冲任学说，俞教授认为女子五七肾气即不足，即西医学上所讲的卵巢功能衰退，临床上虽频用促排卵西药，但终因冲任不足，无以受孕。所以，俞教授认为排卵功能障碍者属冲任脉枯涩，且在治法上提出当予滋润，以改善卵巢局部环境，使卵巢的反应性增强[4]。

3. 马宝璋以"冲任理论"贯穿治疗过程　马宝璋教授认为月经的产生机制集中了妇科全部基础理论而成为妇科理论的核心。冲、任、督、带四脉属"奇经"，胞宫为"奇恒之腑"，冲、任、督、带四脉下起胞宫，上连十二经脉，而与脏腑相通。从而使冲、任、督、带四脉在妇科生理、病理的理论中具有特殊重要的地位[5]。他将冲任理论贯穿于妇科生理病理的整个过程。在生理上，马老认为冲任二脉与各个脏腑均有联系，且提出冲任的生理特点是具有"湖泽""海洋"一样的功能，也就是十二经脉的气血流溢于冲任；且冲任二脉的气血不再逆流于十二正经，否则中医学的"血海满而自溢，自溢胞宫"的月经理论无法阐述。在病理上，马老认为导致妇科疾病的主要原因是损伤冲任，且把妇产科疾病的病理机转概括为三个方面：脏腑功能失调影响、气血失调影响、直接损伤胞宫影响，并且根据其相互关联、相互影响来分析这三种病机。同时通过对大鼠等进行的建模研究，以及自身临床经验，提出月经病的治疗贵在补肾。

4. 张玉珍重在治本以调经，以"调"为重　张玉珍教授重视中医调经方法，擅长使用调理肾气的方法进行妇科月经类疾病的诊治。张教授从广义上将凡是针对月经病的病机所施治的原则和方法及相应方药，使月经产生或恢复正常的期、量、色、质，消除因经而发或因经断而出现的各种证候，都看作"调经"范围。张教授通过补肾、疏肝、扶脾、调理气血、调理冲任的同时引用了补肾、疏肝调经等调经法则。其结合临床经验和学习，归纳了调经规律，充分发挥了中医的整体观和辨证论治优势特点。张教授认为，所谓"调经"，重在"调"字。即是重在治本以调经。通过辨脏腑气血、别月经期量、分阶段论治的手段，按照月经特定时间，以病证结合进行辨证与治疗。张教授主编的教材对传统的胞宫、子宫的概念进行了继承和创新的界定，从而完善了中医肾-天癸-冲任-胞宫轴，以便能更好地指导认识月经病的病机和治疗[6]。

（吴明慧　唐咸玉）

参 考 文 献

[1]中华医学会妇产科学分会妇科内分泌学组. 异常子宫出血诊断与治疗指南. 中华妇产科杂志, 2014, 11（49）.

[2]董莉, 许传荟. 朱氏妇科朱南孙临证经验集. 北京：科学出版社, 2017.

[3]潘芳. 俞瑾教授"生命网络调控观"指导下中西医结合治疗多囊卵巢综合征经验初探. 实用中西医结合

临床，2012，3（12）.

[4] 俞瑾. 俞瑾中西医融合妇产科医案精粹. 上海：上海科学技术出版社，2016.

[5] 时思毛. 马宝璋教授"冲任学说"学术思想总结. 世界中西医结合杂志，2012，3（7）.

[6] 廖慧慧，赵颖，张玉珍. 张玉珍教授继承、创新中医调经法的思路与方法. 天津中医药，2015，32（5）：260-263.

第三十一章　皮肤瘙痒症的临证经验

皮肤瘙痒症是指临床上仅有皮肤瘙痒，而没有任何原发性皮肤损害的皮肤病。现代医学认为本病病因复杂，包括内因和外因多种因素，内因包括皮肤病或系统性疾病，外因包括物理、机械和化学刺激。

全身瘙痒的内因多与某些疾病有关，如内分泌疾病（如糖尿病）、肝胆疾病、内脏肿瘤、感染性疾病、神经障碍性疾病、妊娠等。外因有物理性刺激如温度、日光、湿度、毛发、粉尘等；化学性刺激如酸碱剂、金属物质等；生物学刺激如辛辣刺激食物、酒类、尘螨等。局限性瘙痒主要由于局部疾病或刺激所致，肛门瘙痒多与蛲虫病、前列腺炎、痔疮、肛瘘有关；阴囊瘙痒症则与精神因素、局部多汗和内衣裤刺激等因素有关；而白带多、阴道真菌和滴虫病、淋病、妊娠及服用避孕药等是引起女性瘙痒的主要原因。

临床表现：①全身性瘙痒症：常于一处开始，随之逐渐扩展到身体大部分或全身。瘙痒多为阵发性，尤以夜间为甚，严重者呈持续性瘙痒伴阵发性加剧，有时瘙痒呈游走性，部位不定。多因反复搔抓引起皮肤出现抓痕、表皮剥脱、血痂、色素沉着、湿疹或苔藓样变等继发性损害。包括老年性瘙痒症、冬季瘙痒症、夏季瘙痒症、水源性瘙痒症。②局限性瘙痒症：瘙痒局限于某一部分，亦可同时数处发病，其中以肛门、阴囊和女性外阴部多见。可分为肛门瘙痒症、阴囊瘙痒症、女阴瘙痒症，以及局限于头部、腿部、掌跖部和外耳道。

诊断方面：本病发病时仅有瘙痒而无原发性皮损即可作为本病的诊断依据。鉴别诊断：①荨麻疹：以风团为皮损表现，速起速消，不留任何痕迹；②虫咬皮炎：皮损多见于暴露部位，皮疹为红斑、丘疹、丘疱疹、风团、肿胀；③疥疮：无一定发病年龄，有接触传染史，皮疹多发于指间、腕部、腋下、膝、肘曲侧和腹股沟等处，以丘疹及小水疱为主。

西医治疗：①积极治疗原发病、避免接触诱发因素；②全身治疗：根据病情选用抗组胺剂、5-羟色胺拮抗剂和镇静剂；③局部治疗：避免局部刺激、镇静止痒、润泽皮肤为基本治疗原则。

本病属于中医"风瘙痒""痒风"等范畴。中医认为本病的发生因感受风寒、风热外邪，或因脏腑功能失调，致血热湿热蕴内而困，或因年老体弱，肝肾不足，致血虚生风生燥，肌肤失养而导致发病。

中医治疗方面：瘙痒性皮肤病，其症以"瘙痒"为主。就"痒"而言，风可作痒、湿可作痒、热可作痒、虚亦可以作痒。其病虽外见于肌肤，其病因内及于五脏，其病机错综复杂。临证之中，不可拘泥于一病一法和一方一药。这是治疗此类病证的要点之一。

中西医结合治疗：中药对瘙痒症的止痒作用不及西药迅速和有效，但对一般轻、中度的瘙痒症长期缓解效果不错。对于严重的瘙痒症，尤其是由内在疾病引起的，中西医结合治疗可取得较好疗效。

一、临证案例

病案一

胡某，男，85岁，2008年8月16日初诊。

初诊　患者诉今年6月份无明显诱因下出现全身皮肤干燥、瘙痒，无红斑、丘疹、糜烂、渗液，于当地医院就诊，诊断为"瘙痒症"，期间曾予抗过敏、止痒及局部外用药治疗（具体不详），但瘙痒症状反复，痒甚影响睡眠。症见：全身皮肤干燥、瘙痒，夜间加重，影响睡眠，皮肤散在少许抓痕、血痂，无红斑、斑丘疹、风团、糜烂、渗液等皮损，纳一般，眠差，大便干结，2～3天一解，夜尿频，舌淡暗，苔薄黄，脉弦细。

西医诊断：老年瘙痒症。

中医诊断：风瘙痒。

辨证：血虚生风化燥。

治法：养血润燥，祛风止痒。

方药：生地黄20g，当归15g，白芍15g，胡麻仁（打碎）20g，防风15g，荆芥10g，川芎15g，丹参15g，白蒺藜15g，制何首乌20g，甘草5g，玄参15g，火麻仁15g，肉苁蓉15g。共14剂，水煎服，每日1剂。

二诊　2008年8月20日。患者诉全身皮肤瘙痒减轻不明显，皮肤仍干燥，口干，咽部干痛感，纳眠差，大便干结，近3日未解，夜尿频，舌红偏暗，苔微黄厚，脉弦稍滑。辨证：血虚生风化燥，阳明郁热。治法：养血润燥，祛风止痒，兼以通腑泄热。患者大便干结难解，考虑为肠道津液亏虚，加之阳明有热则加重阴液耗伤所致，在原方基础上加用熟大黄10g，知母15g以清热通便；加黄精15g养阴血而润燥。共3剂，水煎服，早晚翻煎服下。

三诊　2008年8月23日。患者全身皮肤瘙痒较前减轻，仍有皮肤干燥，四肢抓痕、血痂减少，口干，近2日大便可解，舌淡红偏暗，苔白稍厚，脉弦细。辨证：血虚生风化燥，阳明津亏。治法：养血润燥，祛风止痒，兼以润肠通便。大便通畅，可去大黄、知母，以防加重耗伤阴液，续以生地黄、玄参、火麻仁、肉苁蓉养阴润肠通便。共7剂，水煎服，早晚翻煎服下。

四诊　2008年8月30日。患者诉皮肤瘙痒减轻，皮肤干燥稍好转，四肢抓痕、血痂减少，部分渐消退，口干减轻，大便2天一解，质偏硬，舌淡红偏暗，苔白，脉弦细。患者目前瘙痒症状较前减轻，可去荆芥、白蒺藜以减少疏风止痒之力；主以养阴血润燥为法。继服中药14剂。

五诊　2008年9月15日。患者偶有皮肤少许瘙痒，以头皮为主，皮肤干燥减轻，大便2日一行，舌淡暗，苔白，脉弦细。大便干结，考虑为年老脏腑亏虚、气血不足、肠道津液亏虚，加之气虚无力推动肠内糟粕运行，加用山萸肉15g，黄芪50g以行补益肝肾、益气生血之功。共 14 剂，水煎服，早晚翻煎服下。

后患者长期坚持于门诊随诊，共服中药 60 余剂，皮肤干燥、瘙痒症状明显缓解，大便情况尚可。

【按语】年老脏腑功能衰退，阴血亏虚，血虚生风化燥，肌肤失养发为本病，属本虚标实之证。阴血虚而化燥生风，肌肤不荣，故见皮肤干燥、瘙痒剧烈，当以养血润燥为主，辅以疏风止痒，选用生地黄、当归、胡麻仁、荆芥、防风共奏养血活血、疏风止痒之功。丹参、川芎活血行血，达"治风先治血，血行风自灭"之意。病程中首见大便干结，为肠道津液不足，乃无水行舟，故辅以火麻仁、肉苁蓉润肠通便；加玄参配合生地黄达增液之效；后见便秘干结难解，苔黄厚乃阴水亏虚，风邪易于化热，阳明有热之象，故予大黄、知母清热通便，中病即止以防耗伤阴液。缓则治其本，平稳期可继续以养血润燥为主法调整药物。

对于此病的诊治过程中，应"定"于患者阴血亏虚之本，"动"于把握风邪易于化燥、化热之变，在疾病的发展过程中，在治本的同时，应更加注重其燥热之邪的变证，以防进一步加重阴液的耗伤。

病案二

李某，男，53 岁，2018 年 1 月 2 日初诊。

初诊　患者 2 型糖尿病病史 10 余年，现用胰岛素治疗，血糖控制尚可。3 个月前无明显诱因出现全身皮肤瘙痒，呈游走性，无红斑、丘疹等皮疹，无破溃渗液。症见：全身皮肤游走性瘙痒，无皮疹、抓痕、血痂等。口干口苦，疲倦，大便干结，夜不能寐，舌暗红，苔黄厚腻，脉弦滑。否认过敏史。

西医诊断：糖尿病皮肤瘙痒症。

中医诊断：风瘙痒。

辨证：湿热+血瘀证。

治法：清热祛湿，活血化瘀。

方药：苍术 10g，关黄柏 10g，薏苡仁 30g，车前草 30g，茵陈 30g，布渣叶 15g，丹参 30g，五指毛桃 30g，川芎 10g，莪术 10g，益母草 30g，土茯苓 15g，白鲜皮 15g，地肤子 15g。14 剂，水煎内服，翻煎外洗，每日 1 剂。

二诊　2018 年 2 月 13 日。患者皮肤瘙痒减轻，大便通畅，口干、失眠等症状改善。上方去川芎，益母草减至 15g，白鲜皮加至 30g，加白术 30g。

三诊　2018 年 3 月 18 日。患者仅下肢皮肤时有瘙痒，夜能入寐，大便偏稀，少许口干，舌稍暗，苔白微腻。关黄柏减至 5g，茵陈减至 15g。嘱患者服药频率逐渐减少，即每日 1 剂服用半个月后，每 2 日 1 剂服用 1 个月，再改为每 3 日或 1 周服 1 剂。

【按语】患者平素嗜食肥甘厚味，致脾胃受损，湿邪内生，郁久化热，阻遏气机，血行不畅而生瘀。脾为肺金之母，肺外合皮毛，母病及子，卫外不固，内外合邪，阻滞经络，而发皮肤瘙痒。首诊时湿热并重，且脾虚不运，易饮食停滞，范冠杰在基础药串上，加布渣叶消食化滞、清热利湿；加五指毛桃健脾补肺、行气利湿，使"气化则湿亦化"。二诊时血瘀渐消，故去川芎，益母草减量，加用白术增强健脾燥湿之功，攻补兼施。白鲜皮味苦，性寒，故首诊时量不宜大，以免寒凉凝涩，遏阻中阳。待脾气渐复，可增加用量。三诊时热势渐去，故减量性偏寒凉之黄柏、茵陈。吴鞠通言："湿为阴邪……其性氤氲黏腻，非若寒邪之一汗而解，温热之一凉则退，故难速已。"故继续巩固治疗，待邪去脾气健旺，疾病自愈。

二、经验与体会

范冠杰教授认为皮肤瘙痒症虽病在体表，实为人体内部脏腑、阴阳、气血失调的外在表现。其病因责之外感内伤，其内脏腑虚弱，气血阴阳生化不足，肌肤失养；脏腑功能失调，气血运行不畅，痰湿、瘀血等病理产物内生，郁久化热，其外腠理不固，又久居湿地，或寒热失调，风寒湿热外袭，内外合邪，泛溢肌表，致皮肤瘙痒，顽固不愈。因其涉及五脏，病证复杂，临床诊治时绝不可见皮治皮。

1. 把握核心病机 "动-定序贯"思想强调以"核心病机"为靶点，面对纷纭复杂的病证，范冠杰教授提出要抓住能够揭示疾病内在本质、反映疾病病机的主要症状，即"核心症状"。一组核心症状产生的根本原因是核心病机，核心病机是疾病的某一阶段病理因素、病位及病性的概括。临床采用核心病机辨证可系统分析、归纳病情资料，快速厘清繁杂的症状，避免杂乱无章，准确把握核心病机，真正做到化繁为简。通过不同核心病机的组合，进一步从整体上抓住主要矛盾，全面分析病机，分清主次、轻重、兼夹，辨别出因人而异的真正契合每一个个体的证候，充分体现了整体观念和辨证论治的精髓，不失为一种精准、有效、规范的辨证模式。

范冠杰教授根据多年的临床经验，总结出皮肤瘙痒症的核心病机及对应的核心症状，主要有：①湿热内蕴：舌苔黄腻，口干不欲多饮，脉滑或滑数；②血脉瘀阻：舌暗，有瘀点或瘀斑，舌底脉络迂曲，女性月经有血块，色暗，伴有痛经；③肝气郁滞：易怒烦躁，或郁郁寡欢，女性常伴月经不调，脉弦；④肺胃燥热：口渴喜饮，口气重，大便干燥或秘结难行，脉洪大；⑤心神失养：心烦，失眠多梦，睡眠不安；⑥血分郁热：面红唇赤，舌红或绛，脉数；⑦气阴两虚：倦怠乏力，口干或渴，舌质淡，苔薄或少；⑧肾虚：腰膝酸软，倦怠乏力，小便频数，尺脉沉；⑨脾虚湿盛：纳差，舌淡或胖大，边有齿痕，苔白腻，脉濡细；⑩肝经湿热：胁肋疼痛，舌红苔黄腻，脉弦数或弦滑；⑪热毒壅盛：口渴喜冷，唇色鲜红或绛紫，局部红肿热痛，舌绛紫；⑫心火亢盛：舌尖红绛，心烦失眠，口舌生疮；⑬血虚失养：面白无华，唇舌淡，女性月经量少色淡，脉细无力；⑭中气不足：神疲乏力，声低息弱，自汗，易感冒，脉虚弱。

2. 施行动态变化而有序连贯的治疗 动态思维是"动-定序贯"思想的重要内涵之一。人是一个脏腑、经络、形体、官窍内外相连、上下沟通的统一整体。人体内部的脏腑阴阳、气血经络的正常生理功能相互依赖，紧密联系，当发生病理变化时亦相互影响，同时情志、饮食、四时气候等多种因素均可影响疾病的发生发展及转归，因此疾病的全过程是一个变化的过程。在医者的干预治疗及多种外界因素作用下，核心病机组合在不断发生变化，这种变化分为量变和质变。当发生量变时，核心病机的轻重、兼夹发生了变化。核心病机组合变化时，意味着质的变化。范冠杰教授临床中对复诊患者都会仔细观察舌苔脉及症状的变化，一方面评估药物疗效，验证辨证的准确性；另一方面了解证候组合中核心病机的主次、轻重、兼夹的变化，避免延误病机。

由于病情的复杂性，临床治疗时不可强求面面俱到，急功近利，应根据病情的标本、缓急、轻重，施以有序连贯的长期治疗，标实为主时不宜功伐太过，须中病即止，顾护正气；待邪去正虚，更应缓慢调理，一味使用滋腻碍胃药物，必致虚不受补，病情反复，适得其反。

3. 方药与核心病机契合 范冠杰教授精于辨证，善用"药串"，将 3 味或 3 味以上的药物组成"药串"以增强疗效，制其偏胜，顺应脏腑特性。药串的运用建立在辨证的基础上，每组药串针对一个核心病机，通过不同药串的灵活组方，始终保持与动态变化的核心病机的高度契合，达到"方证相应"。其基本药串如下：①湿热内蕴：苍术、黄柏、薏苡仁、车前草、茵陈。②血脉瘀阻：丹参、莪术、红花、三棱、桃仁。③肝气郁滞：柴胡、白芍、薄荷、牡丹皮。④肺胃燥热：石膏、知母、葛根、连翘；若胃肠热结，大便秘结，治以清热通腑：大黄、枳实、火麻仁。⑤心神失养：夜交藤、远志、酸枣仁。⑥血分郁热：牡丹皮、赤芍、麦冬、玄参。⑦气阴两虚：黄芪、生地黄、地骨皮。⑧肾虚：狗脊、续断、女贞子、墨旱莲。⑨脾虚湿盛：茯苓、炒白术、法半夏、陈皮。⑩肝经湿热：茵陈、鸡骨草、田基黄、龙胆草。⑪热毒壅盛：野菊花、益母草、紫草、蒲公英。⑫心火亢盛：淡竹叶、莲子心、连翘。⑬血虚失养：黄芪、当归、白芍、熟地黄。⑭中气不足：黄芪、党参、五指毛桃、白术。

范冠杰教授认为脏腑失调，卫外不固，易感受风寒湿热之邪，内外相合，郁于皮肤腠理而瘙痒，因此临床常使用药串：白鲜皮、地肤子、土茯苓各 15~30g。《本草纲目》曰："白鲜皮，气寒善行，味苦性燥，足太阴、阳明经去湿热药也。兼入手太阴、阳明，为诸黄风痹要药。"李可言："白鲜皮功能清湿热而疗死肌，为风热疮毒、皮肤痒疹特效药。"地肤子，味苦，性微寒，功专清热利湿，祛风止痒。土茯苓，味甘、淡，性平，归肝、胃经。《本草正义》曰："土茯苓，利湿去热，能入络，搜剔湿热之蕴毒。"诸药配伍，相须相使，共奏清热除湿，祛风止痒之效。现代药理研究表明以上中药均具有良好的抗菌、抗炎、抗过敏等作用。范冠杰教授注重整体观念，内外兼治，在辨证论治的基础上组成方剂，单煎内服后可再翻煎外洗，双管齐下，充分发挥药效，体现了中医药"简、便、效、廉"的特点。

总而言之，临床在治疗瘙痒之症时，应究其病机，辨清虚实而论治，切不可拘泥于一病一法和一方一药，当辨主症，审病机，立处方才能取得功效。在本病临床诊治中，应注意"定"于主要病机的延续，"动"则遣方用药随变证灵活调整，每当临证之时，亦可一发中的。

三、名家名医经验

高普教授[1]认为皮肤瘙痒症的发生可以是风热、风寒或湿热之邪蕴于肌肤，不得疏泄；亦可因风邪久留体内，化火生燥，以致津血枯涩，肌肤失养所致。老年人年过半百、气血双亏，临床中遵循中医的辨证论治原则，强调顾护正气为本，治疗时以"治风先治血，血行风自灭"为本,并配合"驱散外邪,祛风止痒"为标,攻补兼施,标本同治,通过四诊合参,舌脉辨证,采取养血润肤、活血通络、清热凉血、祛风散寒、疏散风热、祛风除湿等治法,取得了显著的临床疗效。

岳仁宋教授[2]认为糖尿病以脾失健运、精不正化为根本原因,其并发症之一皮肤瘙痒症亦与脾有着密不可分的关系。脾虚气血生化无源,血涩不行而生瘀;血少无以滋润,皮肤失于濡养而见干燥、瘙痒。津液输布不利,聚而生湿,停而为饮。水湿犯溢肌肤则导致皮肤肿胀,若进一步聚湿生热,浸淫肌肤,则发为湿疹、瘙痒。总之脾失健运,精不正化,致使痰、湿、瘀、热等郁结肌腠,气血壅塞不通,精微不得输转、濡润肌肤而发为本病。当以健脾益气法、运脾化湿法、清脾利湿法、疏肝健脾法、温补脾阳法分类论治。

亓鲁光教授[3]认为消渴是导致皮肤瘙痒的根源,消渴日久,五脏六腑失调,气血津液运化失常,日久气血津液亏虚,脏腑失养,生风生燥热,风热、血热蕴于肌肤,不得疏泄,气血失和而痒;或血虚肝旺以致生风生燥,肤失濡养且风燥逗留肌肤皮肉间,导致皮肤瘙痒。早期发病较急,体质较实,实证居多,治疗上以清热凉血解毒为主;至中晚期或老年体弱、病情迁延不愈者,多表现为气阴两虚、气虚血瘀,治疗上以扶正祛邪为主,同时益气养阴、活血祛瘀。因此进一步总结出糖尿病皮肤瘙痒症常见中医证型及治法方药如下:①热毒壅滞证,治疗当清热解毒、凉血祛风,方用五味消毒饮加减;②湿热浸淫证,治疗当清热运脾化湿,方用四妙散加减;③肺脾气虚证,治疗当益气健脾,方用玉屏风散加减;④肝风内动证,治疗当平肝息风,方用天麻钩藤汤加减;⑤血虚肝旺证,治疗当养血平肝、祛风润燥,方用地黄饮子或六味地黄丸加减;⑥气阴两虚证,治疗当益气养阴祛风,方用生脉散加凉血祛风药。

(夏亚情　唐咸玉)

参 考 文 献

[1] 相田园,高普,宋芊,等. 高普教授治疗老年性皮肤瘙痒症临床经验总结. 世界中西医结合杂志,2015,10(12):1657-1659.

[2] 邬丹,岳仁宋,许趁意,等. 从脾论治糖尿病皮肤瘙痒症. 光明中医,2017,32(18):2612-2613.

[3] 苏虹霞,党红转,王艳,等. 亓鲁光教授中医辨证治疗糖尿病皮肤瘙痒症的经验. 实用中西医结合临床,2010,10(1):63-64.

第三十二章 多汗症的临证经验

多汗症是由小汗腺分泌过多所致，表现为全身（泛发性多汗症）或局部（局限性多汗症）出汗过多。多汗症可继发于某些精神神经疾病、代谢性疾病、内分泌紊乱、肿瘤、药物等，称为继发性多汗症；原发性多汗症病因未明，最常发生的部位是手掌、腋窝和足底，偶有发生于头颈部、躯干部和小腿。任何年龄均可发病，病情严重时不仅影响患者的工作、生活和学习，甚至会使患者产生心理障碍。经临床实践表明，中医治疗多汗症，常可收到很好的疗效。

中医认为汗为心之液，是由人体阳气蒸化津液而成的，正所谓"阳加于阴谓之汗"，另外汗出多少与卫气的固密作用有密切关系。故多汗症主要有如下病因：①肺卫亏虚：素体阳虚卫弱，或久病体虚，或久患咳喘等耗伤肺气，而肺与皮毛相表里，肺气亏虚，肌表疏松，卫表不固，腠理失于调节而异常汗出。②营卫不和：体内阴阳的偏盛、偏衰，或卫表亏虚之人感受风邪，致营卫不和，卫外失司，致汗液失常外泄。③湿热内蕴：嗜食辛辣厚味，或素体湿热偏盛，致肺胃湿热内蕴，邪热熏蒸，迫使津液外泄而致汗出增多。偏湿者，由于湿热遏伏于里，阳气不达于外，主要可致头汗；而以肺胃热盛为主者，由于（脾）胃主四肢，则以手足或腋下汗出为多。④阴虚火旺、亡血失精或邪热耗阴，致肾水不足，阴精亏虚，导致虚火内生，迫津外泄而汗多。⑤气滞血瘀：气血运行不同，津液运行受阻，而旁达外泄，故汗出异常。

多汗症属于中医的"自汗""盗汗"范畴。

临证案例

病案一

韩某，女，56岁，2009年10月13日初诊。

初诊 患者自诉反复心悸、全身汗出10年余，心脏彩超检查示：主动脉钙化、主动脉瓣轻度关闭不全。曾经中西医结合治疗，效果欠佳。近因症状加重而前来诊治。症见：心悸，全身汗出，劳累后加重，畏寒恶热，面色黄，乏力，夜间手足心热，纳眠正常，二便调，患者饮水多，舌质淡红，边有瘀点，苔少薄白，脉弱。

西医诊断：左心功能不全，多汗症。

中医诊断：心悸，自汗。

辨证：心阴阳俱虚。

治法：益气滋阴，通阳复脉。

方药：炙甘草 15g，党参 15g，麦冬 10g，生地黄 25g，麻仁 15g，阿胶（烊化）10g，桂枝 15g，生姜 15g，大枣 10 枚，黄芪 15g，白术 10g，防风 10g，川芎 15g。3 剂，每日 1 剂，水煎，分早晚服。

二诊　2009 年 10 月 17 日。患者心悸发作次数较前减少，服药后感觉全身较前轻松，仍然全身汗出，夜间睡觉时仍手足心热，舌质瘀点较前减少，脉弱。辨证仍为心阴阳俱虚证。治法：益气滋阴，通阳复脉。续守前方，增加生地黄用量为 35g 增强养阴的力度。方药：炙甘草 15g，党参 15g，麦冬 10g，生地黄 35g，麻仁 15g，阿胶（烊化）10g，桂枝 15g，生姜 15g，大枣 10 枚，黄芪 15g，白术 10g，防风 10g，川芎 15g。5 剂，每日 1 剂，水煎，分早晚服。

三诊　2009 年 11 月 1 日。患者心悸、汗出均减轻，夜间睡觉时手足心热减轻，舌质淡红，苔少薄白，脉弱。疗效明显，方证相符。病机：心阴阳俱虚。治法：益气滋阴，通阳复脉。上诊方加用熟附子 15g 增强温壮心阳的力度：炙甘草 15g，党参 15g，麦冬 10g，生地黄 35g，麻仁 15g，阿胶（烊化）10g，桂枝 15g，生姜 15g，大枣 10 枚，黄芪 15g，白术 10g，防风 10g，川芎 15g，熟附子 15g。5 剂，每日 1 剂，水煎，分早晚服。

患者汗出进一步减轻，之后以此方加减变化服用 30 余剂，心悸汗出明显减轻，手足心热感消失。

【按语】心主血脉，血汗同源，汗出日久，则伤及阴阳，心阴虚则见恶热、夜间手足心热，心阳虚则见畏寒，阳虚者其气必虚，气虚不得固摄则见全身汗出，心阴阳亏虚则见心悸，由此可辨为心阴阳俱虚证，即炙甘草汤方证，治疗以炙甘草汤滋补心阴阳，同时配合玉屏风散益卫固表，煅龙骨、煅牡蛎敛汗，方证相符，药症相应，共同达到治疗目的。后期气阳不足渐显，故调以师承经典药对"黄芪配附子"以温阳益气、固表止汗。此乃施老临床药对常用配伍，现举如下：

施老曾治一自汗 5 个月患者，动则大汗如洗，伴有气短、懒言，时有心悸，四肢不温，夜间为甚，舌质淡，苔薄白，脉沉细。辨证为气阳不足，不能敛阴，卫外不固而汗液大泄。投以黄芪、附子合当归四逆汤。药用：黄芪 30g，熟附子 10g，当归、白芍各 12g，细辛 3g，桂枝、通草、炙甘草各 6g，大枣 5 枚。共服药 15 剂，诸症皆失。此乃"黄芪配附子——温阳益气，固表止汗"：黄芪补气升阳，固表止汗，利水消肿；附子回阳救逆，温肾助阳，祛寒止痛。黄芪具有生发之性，善于益气固表，止汗固脱，伍以附子，相使为用，温阳益气，回阳救逆，固表止汗益彰。施老先生尝谓："临证如临阵，用药如用兵。必须明辨证候，详审组方，灵活用药。不知医理，即难辨证；辨证不明，无从立法，遂致堆砌药味，杂乱无章。"

病案二

王某，男，45 岁，2010 年 6 月 3 日初诊。

初诊　患者诉自汗 7 月余，患者先后到省人民医院、中山一附院治疗 3 月余，未见明显疗效，近 2 个月加重，遂至广州中医药大学第一附属医院服用中药，观其服用中药皆固涩敛汗、养阴清肺之剂，先后服用近 50 剂，亦未见明显疗效。详细追问病史得知病起自酒醉后午休，开窗贪凉，未加衣被，身热汗出，感受风寒。醒后觉恶寒，头、手足心汗出甚多，以背部汗出尤甚。精神疲倦，口不渴，汗出恶寒明显。舌暗红，苔薄白，脉浮滑。

西医诊断：多汗症。

中医诊断：自汗。

辨证：营卫不和。

方药：桂枝汤原方。桂枝15g，白芍15g，生姜10g，大枣15g，炙甘草5g。3剂，每日1剂，水煎，分早晚服。嘱其药后服热粥以助药力，盖被避风。

二诊　2010年6月6日。患者诉3剂药后，各项症状未见明显改善，头、手足心、背部汗出甚多，口不渴，汗出恶寒非常明显，舌暗红，苔薄白，脉浮滑，重按无力。考虑患者大量汗出颇似中医之漏汗，而背部属足太阳膀胱经行于体表，隶属于卫气，与少阴肾经互为表里，二者经气相通。《伤寒论》曰："太阳病，发汗，遂漏不止，其人恶风，小便难，四肢微急，难以屈伸者，桂枝加附子汤主之。"病机：卫失固密，营阴外泄，里阳亏虚。治法：调和营卫，固阳益卫摄阴。处方以桂枝加附子汤、玉屏风散加减：桂枝15g，白芍15g，生姜10g，大枣15g，炙甘草5g，熟附子（先煎30min）15g，黄芪10g，白术10g，防风5g。3剂，每日1剂，水煎，分早晚服。

三诊　2010年6月9日。患者自诉服第1剂药当天，手足心汗出停止，背部汗出即减少一半，唯头部汗出未见明显减少。精神好转，口不渴，恶寒，舌暗红，苔薄白，脉浮滑。病机：营卫不和，里阳亏虚。治法：调和营卫，固阳益卫摄阴。上诊处方加大附子、黄芪用量增强温阳益气的力度。方药：桂枝15g，白芍15g，生姜10g，大枣15g，炙甘草5g，熟附子（先煎30min）25g，黄芪30g，白术10g，防风5g。6剂，每日1剂，水煎，分早晚服。

四诊　2010年6月15日。患者诉全身汗出均消失，恶寒亦较前减轻，精神明显好转。要求继续巩固治疗，查舌淡红，苔薄白，脉沉滑。效不更方，原方3剂，每日1剂，水煎，分早晚服。半个月后，其女感冒求诊，诉其父已经康复。

【按语】《伤寒论》第20条：太阳病，发汗，遂漏不止，其人恶风，小便难，四肢微急，难以屈伸者，桂枝加附子汤主之。该漏汗当属自汗。汗证有自汗与盗汗之别，自汗属阳虚腠理不固，漏汗属自汗之较重者。盗汗属阴虚，虚热内扰，灼伤阴津。临证思辨特点为：对于汗证的治疗，临床当辨清自汗还是盗汗，在病机上当辨清其是属营卫失调、气虚卫表不固、阳虚腠理不固，还是虚热内扰或湿热熏蒸。该患者反复发汗，且多而难止，阳气随汗液耗散太过，属表阳亏虚腠理不固之漏汗证，治疗用炮附子复阳固表，其力度明显强于黄芪之益气固表。

祝谌予在《若干古方之今用》中就"桂枝汤"治疗汗证一文中有详细论述，祝老认为虽各医家均以"解肌发表，调和营卫"来论"桂枝汤"，但他个人体会桂枝汤实为健脾胃、和营卫的强壮剂。调和营卫根于健脾和胃，因为胃主卫，脾主营，外邪侵袭人体受病，主要在于内因。《素问遗篇·刺法论》说："正气存内，邪不可干"；《素问·评热病论》说："邪之所凑，其气必虚"，都说明正气不足以抗御外邪而致病。正气即指脾胃之气，人体虽赖先天之肾气资生，但需后天脾胃之气来滋养。桂枝汤中五味药，无一不是对脾胃起作用。再从桂枝汤变化出的方剂来看，如小建中汤、黄芪建中汤等方也都是温中健脾胃的方剂。

因此笔者认为桂枝汤之和营卫源于健脾胃，是扶正的强壮剂。

患者因酒后腠理不固，汗出时感受风寒，属于气血不合，营卫失调之汗出，先予桂枝汤调和营卫，症状未见明显改善，后考虑患者出汗量颇大，类似于《伤寒论》之漏汗证，故二诊即予桂枝加附子汤合玉屏风散加减，方证相对，患者病情迅速得以改善。使用本方时应注意：桂枝、白芍等量；喝热粥助药力、滋汗源；盖被避风寒。范冠杰与祝老师承一脉，运用"桂枝汤"之强壮剂之方义，动态遣方用药化裁出"桂枝加附子汤"等系列方药，巧妙运用"动-定序贯"法则辨治多汗症取得良好疗效。

病案三

姚某，男，25岁，2010年9月9日初诊。

初诊 患者自诉夜间汗出2个月余，每天夜里睡前下肢汗出，熟睡后汗自出，严重时浸湿内衣，平日易疲劳。自述前日进食羊肉后咽痛，二便正常，舌淡红，苔薄黄，脉浮细。详细询问后得知其汗出时伴发热，其他时间并不发热。考虑此患者发热汗出有定时，与伤寒论第54条："病人脏无他病，时发热，自汗出，而不愈者，此卫气不和也。先其时发汗则愈，宜桂枝汤"颇为相似。

辨证：营卫不合兼肺热。

治法：在外调和营卫，在内佐以清热润燥。

方药：以桂枝汤加减。桂枝10g，芍药10g，黄芪10g，炙甘草5g，生姜3片，大枣4枚，知母15g。3剂，每日1剂，水煎，分早晚服。

二诊 2010年9月12日。患者自诉服药后汗出明显减少。查舌淡红苔薄白，脉浮细。证属营卫不合，治宜调和营卫。方药：桂枝10g，芍药10g，黄芪10g，炙甘草5g，生姜3片，大枣4枚。每日1剂，水煎，分早晚服。

三诊 2010年9月15日。患者自诉服药后症状全部消失，予上方3剂巩固。

【按语】 该患者夜间汗出，经过辨证属于营卫不和，不同于阴虚，更不得予治疗阴虚证之套方套药，前后有兼夹肺热证之不同，笔者以桂枝汤调和营卫，在内以知母清肺热润燥。此为"动-定序贯"辨证思维之抓住主要病机，纵有"盗汗"乃阴虚之说，亦要纵观患者发病全过程，抓主要症状，辨别主要病机，而不拘于既往定法定方，准确抓住动态变化的病机演变过程遣方用药；即如一诊明确"营卫不和兼夹肺燥热"之病机处方用药，二诊肺热证解除后，随着病机的动态演变，予桂枝加黄芪汤随证施治，从中可以看出"动-定序贯"原则的具体运用。

病案四

廖某，男，39岁，2008年12月20日初诊。

初诊 患者自诉自小双手汗出，每日大量汗出，甚怕与别人握手。自诉服遍中西药无效，观其以往中药处方皆麻黄根、浮小麦之类涩汗、敛汗之药。症见：双手汗出，稀汗不热，腹胀腹泻，触按则胀感减轻，大便正常，小便稍浑浊。舌淡红苔白，脉沉细。考虑患者虽腹胀，但按压反而胀感减轻，故此属虚胀，结合患者手心大量汗出，而脾主四肢。故从脾虚卫弱着手。

西医诊断：多汗症。

中医诊断：自汗。

辨证：中气亏虚，津液失固。

治法：补中升清，益卫固津。

方药：以补中益气汤加减。黄芪30g，党参15g，白术15g，苍术10g，炙甘草5g，升麻5g，柴胡5g，当归10g，陈皮5g。5剂，每日1剂，水煎，分早晚服。

二诊 2008年12月26日。患者诉服药后腹胀腹泻均减轻，但手汗出未见明显减轻，舌淡红苔白，脉沉细。辨证：脾虚卫弱，津液失固。治法：补中升清，益卫固津。处方仍以补中益气汤加减，加大黄芪、白术等补气的力度。方药：黄芪100g，党参30g，白术30g，苍术10g，炙甘草5g，升麻5g，柴胡5g，当归20g，陈皮10g。5剂，每日1剂，水煎，分早晚服。

三诊 2008年1月3日。患者诉服药后腹胀、腹泻完全消失，手汗大减，小便清澈，大便正常，舌淡红苔白，脉沉细较前稍有力。效不更方。方药：黄芪150g，党参30g，白术45g，苍术10g，炙甘草5g，升麻5g，柴胡5g，当归20g，陈皮20g。5剂，每日1剂，水煎，分早晚服。

四诊 2008年1月9日。患者自诉服药后手汗在平时完全消失，二便调，舌淡苔白，脉沉细有力。嘱患者自服补中益气丸、玉屏风颗粒。

【按语】自汗有虚实之分，虚证不外乎肺气不固或心血不足。肺主皮毛，肺气不固则表虚腠理不固，营卫不和，汗液外泄。心血不足则心血耗伤，心液不藏，汗液外泄故自汗。因此，自汗的基本病机是气血不足。然而，脾为后天之本，为气血生化之源。脾和肺为母子关系，土旺能生金，脾气旺则肺气足。脾能生血，心主血，脾旺则生血之源充足，则心血充盈。正如《内经》所说"中焦受气，取汁，变化而赤，是谓血……""脾气散精，上归于肺……"清代医家叶天士《临证指南医案·汗》谓："阳虚自汗，治宜补气以卫外。"吴昆曾在《医方考》中曰："脾胃肺之母，东垣谓脾胃一虚，肺气先绝，故用黄芪以益皮毛，不令自汗而泄肺气。"一语切中补中益气可健脾固表的功效。

本案属脾虚气弱之证，手汗出、腹胀喜按、易腹泻皆乃脾气虚之表现，脾主肌肉，脾虚则肌腠不实，皮毛不固；气虚则津液失于统摄。故属气虚卫阳不固，营卫失和之证。治疗时选补中益气汤补中健脾、益气固表，其中党参、黄芪大补脾肺，白术健脾燥湿，当归补血和营，合参芪以益气养血，陈皮行气和中，使补气而无气滞之弊，升麻、柴胡升举清阳，甘草温和而健中，兼调和诸药之用。该患者手汗甚重，然辨证关键在于"腹胀腹泻，触按时减轻"，结合舌脉可诊断患者属于气虚不固之汗出。临诊从补益中气着手，取得胀除泻止汗收之效，故而临诊时，触诊尤为重要，此法源于张仲景《伤寒论》，然后世中医学者在临床中却常常忽略，鲜少用之，即时用之，亦很少从中医角度考虑问题，故不能不说是一大遗憾，借此希望引起中医界之重视。运用"动-定序贯"思维从错综复杂之动态变化的临床症状、体征中辨别此刻最主要的相对固定的主要症状特点，分析其中病机奥秘，辨证施治无往不利。

（邹冬吟 魏 华）

第三十三章　无汗症的临证经验

　　无汗症是指皮肤表面少汗或完全无汗，亦称汗闭，可分为局限性汗闭或全身性汗闭。西医一般分为汗腺功能障碍性无汗症、神经性无汗症、特发性无汗症；临床表现：患者全身皮肤或某一部位终年无明显汗液。全身性无汗的患者常感全身不适，极度疲劳，在运动时最明显。在天热时，体温往往升高，心率加快，全身皮肤潮红，甚至出现虚脱、中暑等症状，给患者带来痛苦，甚至造成严重的伤害。中医认为，阳加于阴谓之汗，正常的出汗是阴阳共同作用的结果，汗出可以调节体温，排出体内的废物，调节人体阴阳的平衡。无汗症的病因有很多，临床发现，表里、寒热、虚实之证均有。外感内伤，新病久病都可见有全身无汗。外感病中，《素问·举痛论》曰："寒则腠理闭，气不行，故气收矣。"邪郁肌表，气不得宣，汗不能达，故无汗，属于卫气的调节功能失常。《素问·阴阳应象大论》曰："阳盛则身热，腠理闭。"再者当邪热入里，耗伤营阴，亦可导致无汗，属于热盛津枯，而汗液生成乏源。湿邪黏腻，亦会阻塞腠理，正如《素问·刺疟》所说之"湿疟汗不出"。内伤久病，无汗，病机复杂，可能是肺气失于宣达，使汗的调节功能失调；亦可能是阴血津液久亏，汗无生化之源，故无汗。《伤寒论》中的麻黄汤证、大青龙汤证、小青龙汤证是属于表寒导致的无汗，白虎汤证之无汗乃属里热汗出过多所致等，具体在临床中更是变化多端。

　　无汗症属于中医"汗闭"范畴。

一、临证案例

　　病案一

　　杨某，男，17 岁，2009 年 7 月 3 日初诊。

　　初诊　患者自述近 1 年来很少出汗甚至无汗出。详细追问病史：患者于 1 年前的盛夏外出回家后，贪图凉爽，未等待汗落，便冲凉消暑，后又吹空调，第 2 天即觉全身僵硬不适，遂至当地医院就诊，予对症处理后症状缓解，自此开始即使运动后也少见汗出，常常胸闷、气促、头晕、头痛，伴有咳嗽，心烦，恶风、颈项僵硬不适，便秘。舌暗淡，苔黄白相间，少津，脉弦紧。查体：肌肉拘急，腹肌稍紧张，无压痛及反跳痛。

　　西医诊断：无汗症。

　　中医诊断：汗闭。

　　辨证：风寒束表。

治法：发散风寒，解肌疏筋。

方药：麻黄 10g，葛根（先煎）30g，桂枝 10g，白芍 15g，羌活 10g，葱白 10g，生姜 6g，大枣 6g，甘草 15g，杏仁 10g。3 剂，水煎，分早晚服，每日 1 剂。嘱少食辛辣刺激性食品。

二诊　2009 年 7 月 7 日。患者自诉药后心中烦躁，夜不能眠，仍有胸闷、气促、头晕、头痛，伴有咳嗽，心烦，恶风，颈项僵硬不适，便秘。舌暗淡，苔黄白相间，少津，脉弦紧。考虑患者病机未变，病重药轻，药不胜敌，与"太阳病，初服桂枝汤，反烦，不解者，先刺风池、风府，却与桂枝汤则愈"相似，故加大用量以解除表邪。方药：麻黄 15g，葛根（先煎）45g，桂枝 15g，白芍 15g，羌活 15g，葱白 15g，生姜 10g，大枣 10g，甘草 10g，杏仁 15g。5 剂，水煎，分早晚服，每日 1 剂。

三诊　2009 年 7 月 13 日。患者诉药后 30min 左右全身汗畅，顿觉全身舒适，颈项觉舒展，少汗、心烦、胸闷改善明显。咳嗽、大便亦有所改善。嘱其原方继续服用 3 剂，水煎，分早晚服，每日 1 剂。

四诊　2010 年 7 月 17 日。患者面带喜色，告知药效显著，项强、少汗、心烦、咳嗽均消失，唯有大便不太畅顺。查舌暗淡，苔白腻，边有齿痕，脉细滑。辨证属脾肾阳虚。治宜温阳兼以润肠通腑。方药：熟附子（先煎 30min）20g，肉桂（后下）5g，甘草 10g，干姜 15g，砂仁（捣碎，后下）10g，杏仁 10g，葛根 30g。4 剂，水煎，分早晚服，每日 1 剂。

五诊　2010 年 7 月 25 日。患者自诉服药后大便畅顺，1 年之无汗症，短期取效，现在天热时，亦能有汗出，与常人无异。查其形体偏胖，舌暗淡，苔薄白，脉弦滑，予上方去杏仁、葛根，加黄芪 10g，白术 10g 健脾益气，嘱其常服，助阳益卫，增强体质。

【按语】该患者无汗，颈项不适，恶风，结合中医经典理论及范教授多年临床实践经验，根据症状-核心病机-证素-治法-药串，考虑核心病机为肺失于宣发肃降，病位在肺，根据五行学说中五脏之间生克制化关系，肺金生肾水，可出现母病及子、子病犯母等病理状态。《伤寒论》云："太阳病，项背强几几，无汗，恶风，葛根汤主之。"结合经典专著，范教授用等量麻黄、桂枝宣肺解表，"有诸内者，必形诸外"，中医经典理论中言"肺与大肠相表里、肺合皮毛"，故出现无汗、便秘等情况，故用杏仁宣肺之余，润肠通便。表证解，便秘仍在，考虑母病及子，肺气久而不宣，体内气的运行受阻，进而导致脾肾阳虚，阳虚而大肠传导功机不利，给予熟附子、肉桂温阳助营卫之气使有力而运，气行畅顺，肺主气的功能可如常发挥，以调节汗孔开合。层层进取，步步为营，充分体现了动定结合、有序连贯的辨治特色。

病案二

张某，男，77 岁，2008 年 8 月 30 日初诊。

初诊　（患者家属代诉）患者得帕金森综合征 5 年，2 年前逐渐出现面部肌张力增高，不能长时间站立，每次最多站立 20~30min，1 年前无明显诱因又逐渐出现全身汗出减少，终至无汗伴发热，体温波动在 37.5~38.5℃，8 月 21 日因肺部感染住院治疗。症见：神清，精神疲倦，咳嗽咳痰，痰多黏稠，色白夹黄，胸闷气喘，发热，无汗，发热在早晨和下午明显，口干口苦，饮水多，纳眠差，大便稍干，夜尿频数，苔厚腻，色白泛黄，脉弦、滑数有力。西医予以抗炎、祛痰、吸氧等治疗 7 天，患者咳嗽咳痰、发热等症未见明显缓解。

西医诊断：肺部感染，无汗症。

中医诊断：肺热病，汗闭。

辨证：少阳枢机不利，阳明有热。

治法：和解少阳，清热祛痰。

方药：柴胡 30g，黄芩 15g，法半夏 15g，党参 15g，炙甘草 5g，生石膏（先煎 30min）45g，知母 15g，厚朴 10g，槟榔 10g，白蔻仁 5g，草果 5g，杏仁 10g，麻黄 10g。5 剂，水煎，分早晚服，每日 1 剂。

二诊 2008 年 9 月 6 日。家属代诉患者服药后，咳嗽、气喘、咳痰明显减轻，痰量明显减少，色纯白黏稠，口干口苦减轻，早晨、下午仍然发热，全身无汗，舌质淡红，苔转薄白略黄，脉弦滑。上方基础上增加竹茹、竹沥以增强清热化痰的力度。方药：柴胡 30g，黄芩 15g，法半夏 15g，党参 15g，炙甘草 5g，生石膏（先煎 30min）30g，知母 15g，厚朴 10g，春砂仁（捣碎，后下）10g，白蔻仁（捣碎，后下）10g，草果 5g，杏仁 10g，桔梗 10g，竹茹 15g，竹沥（兑入）2 支。5 剂，水煎，分早晚服，每日 1 剂。

三诊 2008 年 9 月 13 日。患者自诉精神明显好转，体力明显增强，咳嗽、气喘、咳痰、口干口苦均消失，痰量明显减少，早晨已无发热，下午发热未见明显下降，体温常波动在 37～38.5℃，仍无汗，大便正常，夜尿频数，舌质淡红，苔薄白，脉沉弦。考虑患者夜尿频属肾阳亏虚、固摄乏力之象，此乃本虚，以往处方中未能顾及此处，可能发热乃肾阳亏虚、阳气外浮之象。为安全起见，采用寒温并用之法。辨证属少阳枢机不利，肾阳亏虚。治宜和解少阳，温补肾阳。方药：柴胡 25g，黄芩 10g，半夏 10g，党参 15g，炙甘草 10g，大枣 10 枚，生姜 10g，白芍 10g，桂枝 10g，熟附子 10g，干姜 10g，肉桂（焗服）1.5g。5 剂，水煎，分早晚服，每日 1 剂。

四诊 2008 年 9 月 19 日。患者 9 月 15 日已出院，来门诊治疗。患者自诉服药后未见明显不适，也无明显改善，依然无汗，下午发热。考虑既然无特殊不适，说明药已对证，适当加大温阳药量，减轻清热药量。于上方基础上调整为桂枝 15g，熟附子 15g，干姜 15g，肉桂（焗服）3g。5 剂，水煎，分早晚服，每日 1 剂。

五诊 2008 年 9 月 24 日。患者自诉服药后体温波动在 37～37.5℃，面部肌张力减轻，仍无汗出。辨证属肾阳亏虚。治宜温补肾阳。方药：熟附子 15g，干姜 15g，肉桂 3g，春砂仁（捣碎，后下）10g，白蔻仁（捣碎，后下）10g。3 剂，水煎，分早晚服，每日 1 剂。

六诊 2008 年 9 月 27 日。患者自诉服药后体温已完全恢复正常。全身舒适，体力增强，纳眠明显好转，活动后可稍见汗出，面部肌张力明显减轻。患者甚是兴奋，要求继续服药。予上方基础上加细辛增强宣透之力。

七诊 2008 年 10 月 7 日。患者自诉服第 1 剂药后，全身微微汗出，自觉遍体凉爽，服完 3 剂后，全身舒畅，所有不适症状均消失。方药：熟附子 15g，干姜 15g，肉桂 3g，春砂仁（捣碎，后下）10g，白蔻仁（捣碎，后下）10g。10 剂，巩固治疗。

【按语】患者初为外感复加内伤咳嗽，病属急为标是实证，当先治疗，根据患者咳嗽咳痰，色白夹黄，胸闷，辨为肺热证，根据发热甚于早晨和下午，辨为少阳小柴胡汤证和阳明白虎汤证，苔厚腻为盛夏湿热邪气蛰伏膜原所致，故患者咳嗽缠绵难愈，予以小柴胡汤、白虎汤清热，麻杏石甘汤宣肺清热，加厚朴、槟榔、白蔻仁、草果宣化湿邪，病变证机复杂，予以经方合用，以取佳效。标症已去，后以治疗缓症为主，根据患者无汗、口干、饮水多，发热甚于早晨和下午，仍辨为少阳小柴胡汤证和阳明白虎汤证，肺主皮毛，汗孔玄府在皮毛，综合患者无汗，辨证其内有少阳不合、阳明热盛，外有肌表营卫不调，治疗以小柴胡汤、桂枝汤、白虎汤合方。后考虑患者长期夜尿频数，有阳虚存在，故从少阳枢机不利与肾阳虚入手。

病案三

宋某，男，29 岁，2009 年 4 月 7 日初诊。

初诊　患者自诉从 14 岁至今，平素很少出汗，每至夏秋季节就燥热难忍，甚至曾因此晕倒街旁；曾先后到北京、天津、上海、南京、广州等多家三甲医院就诊，经中西医治疗均未见明显效果。症见：精神疲倦，乏力，终年无汗，恶寒喜温，口干口苦，不喜饮，偶尔喜温饮，低热，体温波动在 38℃左右，皮肤干燥瘙痒，阴部瘙痒，二便调，纳可，眠差。舌暗苔黄腻，边有齿痕，脉沉缓。

西医诊断：无汗症。

中医诊断：汗闭。

辨证：寒热错杂，兼夹湿浊，三焦不通。

治法：温阳清热化湿，宣通三焦。

方药：乌梅 15g，细辛（后下）10g，当归 10g，黄连 10g，黄柏 10g，桂枝 15g，党参 10g，蜀椒 10g，干姜 15g，熟附子（先煎 30min）15g，木香（后下）10g，7 剂，每日 1 剂，水煎，分早晚服。嘱患者忌食生冷、油腻之品。

二诊　2009 年 4 月 14 日。患者诉服药后精神较前好转，乏力减轻，口干口苦减轻，仍未见汗出，余症也未见明显改善。辨证：寒热错杂，兼夹湿浊，三焦不通。方药：乌梅 30g，细辛（后下）15g，当归 15g，黄连 10g，黄柏 10g，桂枝 15g，党参 20g，蜀椒 10g，干姜 20g，熟附子（先煎 30min）15g，木香（后下）15g，蛇床子 15，徐长卿 15g。7 剂，每日 1 剂，水煎，分早晚服。

三诊　2009 年 4 月 21 日。患者自诉服药后精神、体力明显好转，口干口苦明显减轻，低热，体温波动在 36.5～37.5℃。仍未见汗出，皮肤干燥瘙痒，阴部瘙痒减轻，二便调，纳可，眠差，口腔溃疡。舌暗，苔白腻微黄（黄腻苔明显减退），边有齿痕，脉沉缓稍有力。患者舌脉证均较前好转，却出现口腔溃疡，考虑为阳药运行，阴邪化去，从上窍而出的一种瞑眩反应，实为药效，而非药误。皮肤干燥瘙痒实为阳气亏虚不能运行津液布散周身之象，此象最易使人迷惑而辨证为阴津亏虚，从而滋阴养液，走上缠绵难愈之路。辨证属寒热错杂，寒重热轻，兼夹湿浊，三焦不通。治宜温阳化湿，佐以清热宣通三焦。方药：乌梅 30g，细辛（后下）15g，当归 10g，黄连 5g，黄柏 10g，桂枝 30g，党参 20g，蜀椒 10g，干姜 30g，熟附子（先煎 30min）30g，木香（后下）15g，蛇床子 15g，徐长卿 15g。7 剂，每日 1 剂，水煎，分早晚服。

四诊 2009 年 4 月 28 日。患者自诉服药后精神、体力进一步好转，已无口干口苦，体温已完全恢复正常，仍未见汗出。皮肤干燥、瘙痒均明显减轻，阴部瘙痒减轻，二便调，纳可，眠差，口腔溃疡消失。舌暗苔白腻，边有齿痕，脉沉细。辨证属阳虚寒湿夹杂。治宜温阳祛寒化湿。方药：熟附子（先煎 30min）30g，干姜 30g，炙甘草 10g，肉桂（后下）10g，春砂仁（捣碎，后下）20g，生龟板（同附子先煎 30min）20g，黄柏 10g。15 剂，每日 1 剂，水煎，分早晚服。

五诊 2009 年 5 月 17 日。患者自诉服药后精神、体力大胜从前。皮肤潮润、无瘙痒、阴部瘙痒基本痊愈。二便调，纳可，眠较差。舌淡红苔白稍腻，边有齿痕，脉沉滑。辨证属阳虚湿邪内盛，阳不入阴。治宜温阳化湿，引阳入阴。方药：熟附子（先煎 30min）30g，干姜 30g，炙甘草 10g，肉桂（后下）10g，磁石（先煎 30min）30g，生龙骨（先煎 30min）30g，生牡蛎（先煎 30min）30g，酸枣仁 15g，朱茯神 30g，远志 30g，生半夏 15g，生姜 15g，秫米一撮，茯苓 30g。15 剂，每日 1 剂，水煎，分早晚服。

六诊 2009 年 6 月 2 日。患者自诉服药后睡眠质量较前明显好转，服药后 1h 会有少量汗出。舌淡红苔白，边有齿痕，脉沉滑有力。辨证属阳虚有湿。治宜温阳化湿。方药：熟附子（先煎 1.5h）45g，干姜 30g，炙甘草 10g，肉桂（后下）10g，细辛（后下）5g，磁石（先煎 30min）30g，生龙骨（先煎 30min）30g，生牡蛎（先煎 30min）30g，酸枣仁（先煎 30min）30g，朱茯神 30g，合欢皮 30g，甘松 15g，生麦芽 30g，远志 30g，生半夏 15g，秫米一撮，生姜 30g。15 剂，每日 1 剂，水煎，分早晚服。

七诊 2009 年 6 月 17 日。患者自诉服药后睡眠已经完全恢复正常，服药后 20min 全身汗畅，自觉全身上下顿感轻松。患者要求继续服药巩固。以上方加强益气健脾的力度，以助津液化生之源。于上方加党参 15g，茯苓 15g，白术 15g。15 剂，每日 1 剂，水煎，分早晚服。

八诊 2009 年 7 月 16 日。患者自诉从服药到现在，身体已经完全恢复正常，且体质较前大大改善。天热之时，已能有汗出，盛夏季节，不会再像以往一样感到燥热难忍。

【按语】此患者患汗闭证长达 15 年，患者以往所服用中药差不多一派滋阴清热之剂，即使患者已经呈现"但欲寐"之精神疲倦之象，也未改养阴之风，所谓医者，开手治病之前，必不当存一丝先入为主之念，方能做到辨证论治，一切从实际出发。该病例的治疗过程从寒热错杂-阳虚寒湿交结-阳虚湿浊内盛-阳虚这一条主线，最终解决此顽疾。"动-定序贯八法"强调辨证应抓准核心病机，疾病的证候通常十分复杂，只有把握住核心病机，从复杂证候中抓住辨证要点，认识复杂病机之间的主次、因果关系及动态转化，找出其中决定证候表现的核心病机，确立以主证为中心的治疗方案，才能取得疗效[1]。

二、经验与体会

无汗症指皮肤表面局限性或全身性无汗或少汗。无汗可见于全身，亦可见于局部皮肤，常伴有皮肤干燥、烦热、肢体酸楚、浮肿等症状。既可为许多疾病的伴随症状，也可独立成病，甚者引发他病。

因风、寒、火、湿、瘀、饮食等因素引发肺失于宣发肃降而发为此病，病位在肺，根据五行学说中五脏之间生克制化关系，脾土生肺金、肺金生肾水、肝木克脾土、心火克肺金等，可出现母病及子、子病犯母、木郁乘土、木火刑金等病理状态，故无汗与脾、肝、肾、心关系密切。根据"动-定序贯八法"辨证施治，当以宣肺为基本方法，辅以运脾、疏肝、补肾、养心等理脏大法，同时兼以疏风、散寒、清热、渗湿、化瘀、理气等治标之法。"有诸内者，必形诸外"，"肺合皮毛"，皮毛赖肺的精气滋养和温煦，皮毛的散气与汗孔的开合也与肺之宣发功能密切相关。肺失宣发，故排汗功能异常。症状是病机的外在表现，因此要把握核心病机，首先要把握主要症状，同时关注与主症相关的兼症，"肺与大肠相表里、肺合皮毛"，故肺之功能失司，往往容易导致无汗、汗多、便秘、皮疹等不适。因此临床上遣方用药时又需时时注意因风、寒、火、湿、瘀、饮食等不同诱因所带来的不同症状表现。"动-定序贯八法"治疗无汗强调从核心病机出发，用连续、动态、发展的思路进行辨证论治，注重整体观念，同时关注患者兼症的治疗。运用上下同治、表里同治、五脏同治体现出范教授"动-定序贯八法"中动态把握核心病机，用连续、动态、发展的思路诊治的精神所在。

（梁庆顺）

参 考 文 献

[1] 龙艳，邹冬吟，沈歆，等. 基于"动-定序贯八法"理论浅谈核心病机辨证. 江苏中医药，2013，（1）：9-11.

第三十四章 慢性乙型病毒性肝炎的临证经验

慢性乙型病毒性肝炎，是指感染乙型肝炎病毒 6 个月以上，病毒没有得到彻底清除，体内乙型肝炎病毒潜伏或引起肝炎发病。我国是乙型肝炎高发区，一般人群乙肝表面抗原（HBsAg）携带率为 7.18%[1]，共计约有 9300 万慢性乙型肝炎病毒感染者[2]。持续的乙型肝炎病毒感染可导致慢性肝炎、肝纤维化、肝硬化，甚至原发性肝癌。慢性乙型肝炎患者中，肝硬化失代偿的年发生率约为 3%，5 年累计发生率为 16%。慢性乙型肝炎、代偿期和失代偿期肝硬化的 5 年病死率分别为 0～2%、14%～20% 和 70%～86%。慢性乙型肝炎目前作为我国常见的慢性传染病之一，严重危害人类健康。

慢性乙型病毒性肝炎，古籍中并无特定病名，根据本病病情的不同临床表现，可归属于中医"疫毒""癥瘕""黄疸""胁痛""臌胀"等病证范畴，病机方面，与正气亏虚、情志不遂、饮食不节、外感六淫及湿热疫毒等因素密切相关。

一、临证案例

曾某，男，59 岁，2014 年 3 月 24 日初诊。

初诊 患者 2 型糖尿病病史 2 年余，间断口服降糖药物、中药治疗（具体药物及剂量不详），近 1 年未服用降糖药物，以饮食、运动控制为主，期间空腹血糖 4.6～6.3mmol/L，餐后 2h 血糖多在 6.1～10mmol/L。既往"小三阳"病史 18 年，近期未查肝功能及相关肝炎指标。症见：神清，精神一般，稍乏力，情绪焦虑，易紧张，无视蒙，无口干口苦，纳眠可，小便调，大便日 1 次，舌暗红，苔白，脉弦。查体：BMI 18.87，心肺未及明显异常，肝肋下未及，肝区叩击痛呈阴性。辅助检查：HbA1c 6.2%；肝功能：谷丙转氨酶（ALT）443U/L，谷草转氨酶（AST）183U/L，谷氨酰转肽酶（GGT）132U/L，硫代巴比妥酸（TBA）41.7μmol/L；肝纤四项：Ⅳ型胶原 151.2ng/ml。乙型肝炎五项：HBsAg（+），乙型肝炎异抗体（HBeAb）（+），乙型肝炎病毒核心抗体（HBcAb）（+），余项阴性。乙型肝炎 DNA 定量：1.31×10^7U/ml。

西医诊断：2 型糖尿病，肝功能异常，慢性乙型病毒性肝炎。

中医诊断：消渴病。

辨证：肝气郁结，气滞血瘀。

治法：疏肝理气，活血通络。

方药：柴胡 10g，牡丹皮 20g，白芍 30g，薄荷（后下）10g，田基黄 30g，鸡骨草 30g，茵陈 15g，丹参 20g，山药 20g，茯苓 20g，赤芍 15g，栀子 5g，首乌藤 30g，制远志 15g。

水煎至 500ml，早、晚各 1 剂。加强与患者沟通，消除其对疾病的焦虑情绪，嘱规律饮食及休息。

二诊　2014 年 4 月 2 日。辅助检查：ALT 204U/L，AST 71U/L。症见：患者情绪稳定，精神良好，乏力较前减轻，晨起少许口苦，无嗳气泛酸，无腹痛腹泻，舌暗红，苔白，脉弦。病机为肝气郁结，气滞血瘀，气郁化火。原方予牡丹皮、茵陈、丹参、赤芍加量，加用益母草 30g 以加强清热活血之力；山药加量以固护中焦。方药：柴胡 10g，牡丹皮 30g，白芍 30g，薄荷（后下）10g，田基黄 30g，鸡骨草 30g，茵陈 30g，丹参 30g，山药 30g，茯苓 20g，赤芍 30g，栀子 5g，首乌藤 30g，制远志 15g。水煎至 500ml，早晚各 1 剂。

三诊　2014 年 4 月 5 日。辅助检查：ALT 220U/L，AST 90U/L；上腹部 MR：肝硬化。患者拒绝胃镜检查。服药 12 剂后，晨起口苦症状明显改善，无胃脘不适，大便正常，病机同前。鉴于患者症状较前改善，复查肝功能基本稳定，予守方继续服用。水煎至 500ml，早晚饭后各 1 剂。

四诊　2014 年 4 月 28 日。辅助检查：ALT 13U/L，AST 35U/L。患者情绪平稳，无明显不适症状。

【按语】纵观临床肝脏病变患者，虽病证各不相同，但究其原因，多以社会工作压力大、饮食不节、起居不慎、情志失调等因素为主。范冠杰认为，患者每次就诊时证候在不断演变，兼夹症也不断变化，但疾病的核心病机是相对固定的。因此，临证要变中有守、定中有动地把握疾病核心病机的演变规律，施以相应的药串。核心病机辨证思路是从核心症状入手。临床上，核心症状就是贯穿病程始终，每次就诊变化不大的症状，如"急躁易怒或郁郁寡欢、脉弦"为核心症状，其核心病机为肝气郁结。在与患者的交流中，可明显感觉患者存在情绪焦虑、易紧张的特点，故范冠杰认为本病的临床辨治，应"定"于"肝气郁结"的核心病机，"肝为刚脏，喜条达而恶抑郁"，基于此，在本病辨治过程中，"疏肝理气"成为核心治法，柴胡、白芍、薄荷、牡丹皮可作为固定药串。

患者二诊时，情绪焦虑、易紧张症状明显改善，转氨酶亦明显下降，提示用药对证，效可。同时，询问患者症状时，尤其注重患者脾胃运化功能的评估，"肝属木，脾属土，木旺则乘土""见肝之病，知肝传脾，当先实脾"，而方中部分寒凉药味亦可损伤中焦，故山药加量，配合茯苓以固护脾胃，体现了动态观察病情的理念。

再者，"定"的思想，不仅仅是针对核心症状、病机及药串而言，亦应与"序贯"理念相结合，体现在用药守方的把握。三诊时，患者主观不适症状明显消除，复查转氨酶基本稳定。此时亦可明显感觉患者对疗效的肯定及治疗疾病的信心增强，已无初诊时焦虑、紧张情绪，提示肝气得疏，故"序贯"治疗尤为关键，建议患者守方继服。

二、名家名医经验

基于慢性乙型病毒性肝炎病因、病机、病位、病性复杂多变，并有病程长、病情难愈的特点，纵观各医家针对本病病机分析，本虚责之于"肝、脾、肾"，标实主要以"湿、热、瘀、毒"为主，而治则治法及用药各有侧重。

尹常健教授[3]认为乙型病毒性肝炎的中医辨证应以证候、舌脉及体质情况等为主要依据,同时参考现代医学肝功能等检测指标,配合中医药的护肝治疗,以使宏观与微观兼顾,使临床治疗更具针对性。具体作用途径:①减轻肝实质炎症:药物主要包括清热解毒药如败酱草、板蓝根、大青叶、金银花、连翘、黄芩、虎杖、生甘草、蒲公英、田基黄等;清热利湿药如车前草、竹叶、赤小豆、苍术、白术等;疏肝利胆药如柴胡、茵陈、栀子、金钱草、海金沙、大黄、羚羊角粉等。②改善肝脏微循环:药物主要包括活血化瘀法和相应的药物如丹参、牡丹皮、赤芍、当归、水红花子、泽兰、红花、马鞭草、鸡血藤、三七粉等。③改善肝细胞周围的酸碱环境:药物主要包括酸甘化阴药如五味子、乌梅、山楂、木瓜、鱼腥草、白芍、牛膝等。④调节免疫失衡:药物主要包括清热解毒药如黄芩、黄连、虎杖、板蓝根、大青叶、龙胆草、茵陈、大黄、生甘草、连翘等;活血化瘀药如丹参、赤芍、牡丹皮、川芎、红花、莪术等。⑤调节脂质代谢:药物主要包括枸杞子、决明子、山楂、泽泻、甘草、白术、龙胆草、三七、菊花等。

彭胜权教授[4]结合岭南特有的气候、地域、人群体质状况和生活习惯及多年研究成果,认为病毒性肝炎的基本病因是湿热疫毒。湿热疫毒、郁肝困脾、瘀血痰浊为主要病理变化,而肝郁脾虚一直贯彻始终。治法以清热解毒、化瘀调气,标本兼应贯穿始终。自拟基本方:土茵陈、北芪、山药各30g,土茯苓、云苓各20g,晚蚕沙15g,桃仁、郁金、枳壳各12g,柴胡、赤芍、僵蚕各 10g。其中根据疾病的不同阶段,用药可随症加减。早期以湿热俱盛为主,可酌加蚤休、鹰不泊、白花蛇舌草、泽泻、贯众等;中期湿热疫毒之邪不仅黏滞胶结不解,且气滞、血瘀、浊聚上升为主要矛盾,治疗应着重调理人体气机,可随症选加川楝子、佛手、牡丹皮、香附、素馨花、红花、茜根等;后期脾肾阳虚明显,可加党参、淫羊藿、仙茅、菟丝子、鸡内金等。同时坚持"未病先防,既病防变""见肝之病,知肝传脾,当先实脾"的治疗思路,早期加用健脾益气的药物,如白术、白扁豆、茯苓、生薏苡仁等,可杜绝肝病未愈而脾胃已伤的后顾之忧。

吴德兴教授[5]认为本病以元气不足为本,湿热疫毒为标,痰瘀交阻的病理变化贯穿整个病情始终,以"正虚邪实兼顾,湿热痰瘀分流"为其治疗大法。其基本方药是黄芪、白术、皂角刺、蚤休、白花蛇舌草、大黄、虎杖、猪苓等。而气虚甚者,加党参;阴虚者加女贞子、五味子;疫毒重者加山豆根、半枝莲;湿重加者加泽兰、云苓;恶心痰甚者加竹茹、胆南星;瘀血重者加桃仁、败酱草或三棱、莪术;食欲不振者加焦三仙。

在当代,肝病领域名中医众多,各医家在继承古人辨治经验的同时,针对疾病的本质及演变规律进行分型和分期的总结、归纳,形成了各具特色的理论思想和用药经验。如彭胜权教授、吴德兴教授在辨治过程中分别将肝郁脾虚、痰瘀交阻"定"为贯穿本病始终的病机特点,尹常健教授则在辨治过程中,借助现代医学手段,将目标"定"于相应的护肝途径,选择相应针对性用药。该辨治思想均与范冠杰的"定"的思想不谋而合。各医家在疾病的发展中,注重患者的症状及病机的变化,如彭胜权教授将本病动态分为早、中、晚三期随证施药,吴德兴教授则根据不同症状制定相应单药及药对,与范冠杰"动-定序贯"的"动"的思想存在共同之处。

范冠杰在运用"动-定序贯"辨治肝病时,主要结合古代哲学中"五行学说"进行灵活应用。

　　五行学说是以木、火、土、金、水的特性认识和分析事物和现象的属性，运用五行生克规律阐释事物之间相互关系的哲学理论。五行，指木、火、土、金、水五种物质及其运动变化。五，即木、火、土、金、水五种基本物质；行，含有运动变化之义。其主要理论包括五行的概念与特性、事物的五行归类和推演，以及五行的生克乘侮关系。随着古人对五行认识的不断深化，五行的物质元素意义逐渐被淡化，其方法论的作用日益加强和突出，逐渐演变成一种固定的理论框架和思维模式。五行的特性被抽象出来，并作为分析、归纳各种事物和现象的属性及研究各类事物内部相互联系的依据，进而采用取象比类和推演络绎的方法，将某方面相同、相近、相似性质的事物或现象分归于五行之中。《尚书·洪范》所载"水曰润下，火曰炎上，木曰曲直，金曰从革，土爰稼穑"，是对五行特性的经典性概括，也是后世对五行特性阐发的主要文献依据。

　　木的特性："木曰曲直"。"曲"，屈也；"直"，伸也。"曲直"，是对树木生长形态的生动描述，言其主干挺直向上，树枝曲折向外。从树木的向上生长、向外舒展、屈伸自如等现象，引申为木具有生长、升发、舒畅、条达等特征。结合"藏象学说"中肝脏主升主动的特性，归属于木。

　　故范冠杰在辨治肝病的过程中，重视肝脏木性喜升发、舒畅、条达的特性，以"疏肝理气"为核心治法，善用疏肝理气药串（柴胡、白芍、薄荷、牡丹皮），其中柴胡味苦，性平，功能疏肝解郁；白芍味苦、酸，性微寒，功能疏肝理气、柔肝养血；薄荷味辛，性凉，功能解郁；牡丹皮味苦，性凉，功能清热凉血，活血散瘀，体现了动静相随、开合相济的配伍规律。同时，在用药过程中注重固护中焦脾胃，以防肝木乘土的病变，体现了五行乘侮的思想。

（张锦明）

参 考 文 献

[1] Liang X，Bi S，Yang W，et al. Epidemiological serosurvey of hepatitis B in China-declining HBV prevalence due to hepatitis B vaccination. Vaccine，2009，27（47）：6550-6557.

[2] Lu F M，Zhuang H. Management of hepatitis B in china. Chin Med J（Eng1），2009，122（1）：3-4.

[3] 尹常健. 中医药护肝治疗的几个理论与实践问题. 中西医结合肝病杂志，2008，12（2）：65-67，92.

[4] 杨钦河. 彭胜权教授清热解毒、活血调气法治疗病毒性肝炎经验介绍. 陕西中医，2002，23（1）：49-50.

[5] 赵汉鸣. 吴德兴诊治乙型肝炎临床经验. 江西中医学院学报，1993，5（3）：12.

第三十五章　失眠的临证经验

　　失眠是临床常见病证之一，是指以频繁而持续的入睡困难和（或）睡眠维持困难并导致睡眠感不满意，不能满足日间生理需要为特征的一类病证。可表现为难以入寐、寐中易醒、醒后不易再眠，或寐而不酣，时寐时醒，寐而早醒，甚者彻夜不寐等。2002 年全球 10 个国家失眠流行病学研究结果显示，中国人在过去的 1 个月中有 45.4% 的人经历过不同程度的失眠。另外一项 2006 年的国内研究表明，中国内地成年人中有失眠症状者高达 57%。而采用相对严格的诊断标准后，在北京市进行的研究显示，成人失眠症患病率为 9.2%[1-2]。失眠虽然不属于危重疾病，但长期的睡眠障碍会影响到人们的正常生活、工作、学习，并能加重或诱发心悸、胸痛、眩晕、头痛、中风、抑郁、焦虑等病证，从而影响健康。

　　失眠属中医的"不寐""目不瞑""不得眠""不得卧"等范畴，而对失眠病因病机的分析早在《内经》中就有记载，可将其归纳为两个方面，一是其他病证影响，如咳嗽、呕吐、腹满等，使人不得安卧；二是气血阴阳失和，使人不能入寐。张景岳则在《景岳全书·不寐》中对失眠的病因病机及其辨证施治进行了较全面的归纳和总结，书中云："寐本乎阴，神其主也，神安则寐，神不安则不寐。其所以不安者，一由邪气之扰，一由营气之不足耳。"《医宗必读》将失眠原因概括为"一曰气盛，一曰阴虚，一曰痰滞，一曰水停，一曰胃不和"五个方面。经历代医家的不断完善和发展，目前对不寐病因病机的认识有阴阳理论、营卫学说、脏腑理论、三焦学说、他邪致病、情志内伤等。不寐病因繁复，病机多变，以各种因素所致的脏腑气血阴阳失调为根本，因气血、营卫失和，阴阳失交，阴不纳阳，阳不入阴，兼有瘀血与痰浊阻滞，相互交结而发病。其病位主要责之于心，并与肝、胆、脾胃、肺、肾等密切相关，病性多虚实错杂。

一、临证案例

病案一

廖某，女，47 岁，2018 年 5 月 28 日初诊。

初诊　患者诉睡眠质量变差半年，未行诊治。症见：日间疲倦乏力，时有胸闷气短，善太息，情绪抑郁，睡前自觉发冷，睡时自汗出，汗湿衣襟，醒后汗出自止，夜间梦多，纳一般，便调。舌暗红，苔薄微黄，舌下脉络迂曲，左关脉滑，寸尺脉弱。

西医诊断：睡眠障碍。

中医诊断：不寐。

辨证：肝郁脾虚，肝火内扰。

治法：疏肝理气解郁，清热健脾安神。

方药：砂仁（后下）10g，炙甘草 10g，生龟甲（先煎）30g，黄柏 15g，知母 15，牡丹皮 15g，地骨皮 15g，柴胡 10g，煅牡蛎（先煎）60g，煅龙骨（先煎）60g，首乌藤 30g，郁金 15g。共 7 剂，每日 1 剂，水煎，分早晚服。

二诊　2018 年 6 月 4 日。患者服 7 剂药物后，精神好转，胸闷气短、汗出减轻，仍眠差，纳一般，大便偏烂，排不尽感，舌暗红，苔薄白，舌下脉络迂曲，左关脉滑，寸尺脉弱。病机为肝郁脾虚。于前方中去寒凉之牡丹皮、知母，加熟附子（先煎）10g，人参 10g 以温阳益气，加茯苓 20g 健脾安神。每日 1 剂，水煎，分早晚服。

【按语】患者首诊时疲倦乏力、纳不佳为脾虚运化无力，气血生化不足所致；胸闷气短、善太息是肝失疏泄，肝气郁结所致；夜间睡前自觉发冷乃肝气郁结、气机不畅、阳气布散受阻，加之夜间阳气内藏所致；自汗出为肝郁化火、肝火内扰所致。患者平素情志抑郁，情志为病，多累及肝，肝失疏泄，肝气郁结，气机不畅，营卫失和，阴阳失调，导致不寐。肝郁不解，横逆犯脾，脾气亏虚；肝气郁久不散则可化火，肝火内扰，心神不宁，津液不能自藏而外泄。处方中柴胡疏肝解郁；郁金行气开郁；煅牡蛎、煅龙骨相配，重镇安神、收敛固涩，牡丹皮可清泻肝火，与地骨皮相配清热除蒸，黄柏、知母相配滋阴清热，配以砂仁健脾温中；首乌藤养心安神；炙甘草调和诸药。上方抓住患者目前眠差、汗出两个主症，谨守肝郁、肝火的核心病机，治疗以疏肝、清肝为要，同时虽然脾虚症状不明显，仍不忘护脾。

二诊时患者精神好转，胸闷气短、汗出的症状减轻，考虑肝气郁结、肝火内扰之证得以减轻，同时患者出现大便烂，纳一般，脾虚之证加重，原因是寒凉之品伤脾，予加强脾胃的调理，前方去性寒之牡丹皮、知母，同时加熟附子温阳，人参补脾益气，茯苓健脾安神，体现了范冠杰教授动定结合、有序连贯的辨治特色。

病案二

汪某，女，54 岁，2018 年 5 月 11 日初诊。

初诊　患者经甲亢 ^{131}I 治疗后出现甲减，长期服用左甲状腺素钠片补充治疗。近来出现失眠，每日可睡 4～5h，夜间梦多，时有烘热。症见：夜间入睡困难，睡后梦多，醒后头晕，时有烘热，烦躁，少许汗出，纳一般，二便调。舌质红有齿痕，苔薄黄，脉沉弦。辅助检查：甲状腺功能三项正常。

西医诊断：睡眠障碍，甲状腺功能减退症。

中医诊断：不寐，瘿病。

辨证：肝气郁结，枢机不利。

治法：疏肝解郁，调畅枢机。

方药：柴胡 10g，茯苓 20g，法半夏 10g，黄芩 10g，煅牡蛎（先煎）30g，煅龙骨（先煎）30g，丹参 10g，炙甘草 5g，竹茹 10g，党参 10g，陈皮 5g，黄连 10g，大枣 10g。共 14 剂，每日 1 剂，水煎，分早晚服。

二诊　2018 年 6 月 11 日。患者诉服上方后睡眠改善，头晕减轻，烘热症状减少，无明显汗出，舌质红有齿痕，苔薄黄，脉沉弦。辨证同前，用药在前方基础上增加桂枝 10g，葛根 30g，共 14 剂。

【按语】本案例中患者证候病机相对简单，以肝气郁结、少阳枢机不利为核心，在整个治疗过程中，患者"定"在"肝气郁结、枢机不利"的总体证型未有明显变化，故"疏肝解郁、调畅枢机"总体大法未变，故使用药物组成也相对固定，方药变化不大，但疗效显著。抓住核心症状辨证后，治法也随之清晰，在具体用药上，以柴胡加龙骨牡蛎汤加减而成，《伤寒论》云："伤寒八九日，下之，胸满烦惊，小便不利，谵语，一身尽重，不可转侧者，柴胡加龙骨牡蛎汤主之。"此患者烦躁、不寐，都是"烦"的体现，柴胡加龙骨牡蛎汤适用，方中以小柴胡汤和解少阳枢机，以煅牡蛎、煅龙骨重镇安神，后加桂枝合桂枝甘草龙骨牡蛎汤之意，桂枝甘草龙骨牡蛎汤原文主治"火逆下之，因烧针烦躁者"。少阳枢机不利，郁久则化热，故见烘热汗出，舌红，苔薄黄，故遣方用药时加黄连、竹茹清热安神，另根据"序贯"理论，加党参、陈皮、茯苓健运脾胃，预防肝郁乘脾导致脾病。

二、经验与体会

1. 把握疾病发展变化中"动"与"定"的辨证关系　"动"即运动、改变、变化，"动"是自然界的根本规律，是永恒的主题，世间一切事物均处于永恒的运动、变化和发展之中。而相对的，有"动"便必有"定"，"定"即不变、稳定，是事物发展变化的规律性，"动与定"就如"阳与阴"，互为根本，不可分割。"动"体现在疾病从发病开始一直处于邪正的盛衰变化过程中，并非一成不变，也提示着医者需要用动态的、变化的观点去审视疾病和它的属性，随之也要以变化的观点去制定疾病的治疗方案。"定"则体现在疾病在发展变化中所表现出来的共性的、规律性的东西，提示医者在诊治疾病过程中学会分析、总结、归纳，谨守内在病机，识别疾病发展的相应阶段，不偏离疾病的内在规律。在就诊过程中，患者不断变化的症状、舌脉是"动"；不同的影响因素是"动"；长期失眠导致了精神情绪的异常、引发了其他系统疾病是"动"；针对每个独立的个体辨证施治，立法处方施药每每不同是"动"；患者就诊的每个阶段，各证之间的此消彼长，药物的随证增减予夺是"动"。分析抓住不寐的特点，把握不寐的核心病机是"定"，注重调理脏腑阴阳、疏利气机的辨治重点是"定"。

2. 从肝脾论治，以调畅气机为主，注意固护脾胃　每一种疾病从发病、进展到结局是一个不断发展变化的过程，但这些发展演变又具有共性的规律，也具有内在的连续性，"动-定序贯"理论就体现在认识疾病全局和把握疾病核心上，强调把握其病因、病位、病机的演变规律，根据病机与主症之间的因果关系确定治疗药串。

现代人生活压力大，社会竞争激烈，情志多有不遂，情志失调已然成为现代人不寐的主要病因。七情虽由五脏分别主司，但肝主疏泄，是调节体内气机升降出入的重要脏器，与情志密切相关。若肝失疏泄，五脏情志会随之改变，气机的调畅也会受到影响，如朱丹溪所言："气血冲和，万病不生，一有怫郁，诸病生焉。"情志失调，气机不畅，导致脏腑功能紊乱、阴阳失调、气血失和，进而导致不寐。另脾胃为后天之本，且同居中焦，是气血生化之源、营卫产生之所，为气机升降之枢，是各项生命活动的保障，脾胃受损，百病由生。心主神志，心神需要心血的濡养，脾胃功能失常，气血生化乏源，心神失其所养，必然神乱不安而生不寐。营气、卫气由脾胃化生水谷精微所成，营卫的协调是目瞑而寐的基础，脾胃受损，营卫二气运行失常，引起不寐。气机枢纽之脾胃受损，气机升降失常，亦会导致不寐。故《素问·逆调论》有云"胃不和则卧不安"。虽然不寐的病因繁多复杂，多数最后都是因为影响到气机的调畅，而使阴阳失调所致，所以气机不畅，阴阳失调可谓是不寐的核心病机，脏腑定位则以肝、脾、胃为主。因此，临床辨治不寐时，可多从肝脾入手，抓住病机的主要矛盾，不忘理气调肝，健运脾胃。而本于这个核心病机，应用柴胡加龙骨牡蛎汤加减治疗，每每收获良效。柴胡加龙骨牡蛎汤中有小柴胡汤调畅气机、疏肝解郁，有桂枝加龙骨牡蛎汤镇静安神、调和营卫，有茯苓健脾宁心，有生姜、半夏和胃降逆，有人参、大枣固护脾胃，全方具有调畅气机、镇静安神之效，且肝、脾、胃兼顾。

三、名家名医经验

1. 贾跃进解六郁治不寐　贾老[3]指出现在失眠的患者中多可见气滞、血瘀或是痰、湿、食、火积聚等情形。气机的郁滞会产生诸如瘀、痰、火、湿、食等病理产物的积滞，反过来这些病理产物又会阻碍气机的流动。气郁生湿，湿郁成热，热郁成痰，痰郁则血瘀，血瘀则食不化，六者相因为病，六郁之邪，可导致气机不畅，是百病的源头，失眠的产生亦是如此。所以贾老临床上强调治不寐当以解六郁之邪、调畅气机为治则，在治失眠的过程中始终贯穿着调畅气机的思想，强调通过调气来治疗不寐。当然在调畅气机的时候，还要注重标本虚实，实则以祛除邪气为先，虚者则适当补益。六郁之邪祛除之后，气机自然通畅，再佐以安神药，必然会起到画龙点睛的作用。

2. 施今墨辨治不寐经验　施今墨[4]先生在治疗不寐方面有独到的见解，先生指出不寐的病因病机不外乎多种因素引起脏腑功能紊乱，气血失和，阴阳失调，阳不入阴而发病。施老强调，治疗不寐，调阴阳、理气血、治脏腑、和营卫，方法众多，重在辨证明确，方能触类旁通。根据施老治疗不寐的案例总结出以下几种辨治方法：①交通心肾法，常用方为黄连阿胶鸡子黄汤、百合知母汤、酸枣仁汤、交泰丸等，以交其心肾，济其水火，调其阴阳。②养血安神法，常用八珍汤合朱砂安神丸、磁朱丸以安其心神。③补肾壮髓法，若为肾水亏虚，则用六味杞菊地、麦味地黄汤，以滋肾水；若为肾阳虚，则宜用十全大补汤或三才封髓丹、五子衍宗丸等。④滋阴宁神法，常用方有百合知母汤、百合地黄汤、柏子养心丸、天王补心丹等。⑤扶阳抑阴法。⑥导痰和胃法。⑦调肝宁胆法，常用逍遥散、炙甘草汤、诸复脉汤、柴胡加龙骨牡蛎汤。⑧调和营卫法，常选玉屏风散、桂枝加龙骨牡蛎汤、栀子豉汤，调和营卫，固表安神。

3. 张怀亮从火论治不寐经验　张怀亮[5]教授常从火论治不寐，言"论不寐者，非皆因于火，而多因于火也"。他认为不寐与君火、相火、君相二火关系密切，具体而言，从君火论治进一步分为君火旺、心阴受损、君火虚等，从相火论治主要指肝肾阴虚，从君相二火论治则分心肝不交、心肾不交及心与肝肾俱不交三种。对于单纯君火旺盛者，张怀亮多以栀子豉汤加减；对于日久心阴受损者，常用朱砂安神丸加减；对于心阳受损，心神浮散不安即君火虚所致不寐者，常用桂枝甘草龙骨牡蛎汤治疗。从相火论，对于肝肾阴精不足，相火失去制约，妄动而上扰心神所致不寐者，张怀亮常用二仙汤加减；君相二火合病中，心肝不交引起的不寐以"入睡困难、睡前心烦"为其特征，张怀亮治疗此类不寐多以黄连阿胶汤加减；心肾不交引起的不寐者，多为肾阴亏虚，君火与肾中相火俱旺所致，张怀亮常用交泰丸合知柏地黄汤加减；心与肝肾俱不交者以"自汗、盗汗及烦热"为其特征，张怀亮常用当归六黄汤加减。

4. 路志正从五脏论治不寐　路志正[6]教授立足于五脏藏神的理论，认为五脏功能失调可引起五脏之神包括神、魂、魄、意、志的变化而发生不寐。路老从五脏论治不寐的经验总结如下：①心神所伤，从心论治。路志正教授认为，心神不宁的原因有三个方面，一是心之本脏虚；二是火热、痰浊、瘀血内扰；三是肝胆、脾胃、肾脏的传变和相兼所致。治疗上心气虚者，补益心气、安神定惊，方选生脉饮合甘麦大枣汤；心血虚者，治以补养心血、宁心安神，方用酸枣仁汤加味；心阴虚火旺者，治以滋阴降火、清心安神，方用百合知母地黄汤合黄连阿胶汤等。②神魄失守，从肺论治。肺藏魄，肺气虚，肺魄不能制肝魂，致魂魄飞扬而发生不寐。从肺论治，路老强调辨别痰湿伤肺或燥邪伤肺，前者宣肺润降、化痰止咳，后者清燥润肺、温胆宁神。③魂不安舍，宜从肝治。路老认为不寐之证，与情志因素密切相关，情志为病，无不伤肝。若为情志所伤，肝郁气滞，气血失和者，治以疏肝解郁安神；若为肝郁血虚、魂不归肝者，治以养血柔肝安神；若为肝郁化火、阳不入阴者，治以清泄肝火、宁心安神。④意不能藏，从脾论治。若为脾胃虚弱，湿浊内生，湿邪阻滞，意不能藏，心神扰乱而不寐者，治以健脾祛湿宁心。若为脾胃失和，枢纽失机，五脏之神失于协调而见不寐者，治宜健脾和胃安神；脾胃虚弱，生化无源，阴血不足，月经不调者，路老多采用健脾养血调经法。⑤志无所定，从肾论治。肾虚精血不足，神失所养，志无所定而致不寐者，治以益肾填精、养血安神；若肾阴不足，阴虚火旺，内扰心神而致不寐者，治以滋阴降火、养心安神。

（温建炫）

参 考 文 献

[1] 中华医学会神经病学分会睡眠障碍学组. 中国成人失眠诊断与治疗指南. 中华神经科杂志, 2012, 45（7）：534-540.

[2] 中国睡眠研究会. 中国失眠症诊断和治疗指南. 中华医学杂志, 2017, 97（24）：1844-1856.

[3] 刘扬, 李菲, 武萌萌, 等. 全国名老中医贾跃进学术经验之解六郁治不寐. 辽宁中医杂志, 2017, 44（8）：1600-1602.

[4] 裴蓉, 王抗战, 李德珍. 施今墨治疗不寐法则析义. 光明中医, 2013, 28（12）：2500-2501.

[5] 刘贯华, 张怀亮. 张怀亮教授从火论治不寐经验. 中华中医药杂志, 2013, 28（10）：2975-2977.

[6] 苏凤哲, 卢世秀. 路志正教授从五脏论治不寐经验. 世界中西医结合杂志, 2010, 5（1）：1-3.